KALUSCHE/CSAPO · ELEKTROKARDIOGRAPHIE

Konventionelle und intrakardiale ELEKTROKARDIOGRAPHIE

Dr. Dietrich Kalusche
Priv.-Doz. Dr. Georg Csapo†

unter Mitwirkung von

Prof. Dr. Helmut Roskamm
Dr. Ladislaus Samek
Volker Schwendel
Herz-Zentrum Bad Krozingen
D 79189 Bad Krozingen

Herausgegeben von
Novartis Pharma GmbH
D-79662 Wehr/Baden

April 1997

Novartis Pharma GmbH Wehr/Baden 1997
Satz: Fotosatz H. Strütt + W. Rünzi, 79650 Schopfheim
Druck: Kehler Druck GmbH, 77694 Kehl
Printed in Germany
ISBN 3-933 185-05-X

Geleitwort

Mein Mitarbeiter, Oberarzt Dr. Dietrich Kalusche, Leiter unserer elektrophyiologischen Abteilung, hat jetzt zum zweiten Mal das ursprünglich im Jahre 1980 von meinem damaligen Mitarbeiter PD Dr. George Csapo herausgegebene Buch »Konventionelle und intrakardiale Elektrokardiographie« auf den neuesten Stand gebracht. Sieben Jahre nach Erscheinen der 2. Auflage wird diese 3. Auflage vorgelegt. In gekürzter Form wurde der Inhalt des Buches von Herrn Kalusche auch in die 1996 im Springer-Verlag erschienene 4. Auflage unseres Lehrbuchs »Herzkrankheiten«, herausgegeben von H. Roskamm und H. Reindell, eingearbeitet.

Die jetzige, deutlich veränderte und erweiterte Auflage enthält eine ganz wichtige Erweiterung vor allem in Richtung interventioneller kardiologischer Verfahren in der Behandlung von Herzrhythmusstörungen, wie implantierbare Kardioverter/Defibrillatoren und vor allem der Hochfrequenz-Katheterablationsbehandlung. Herr Kalusche hat diese Verfahren an unserer Klinik eingeführt. Die Anzahl der Ablationsbehandlungen hat bei uns von Jahr zu Jahr zugenommen, sie beträgt 1996/97 annähernd 300 Eingriffe pro Jahr. Mit Entwicklung dieser Therapieverfahren hat die gesamte Rhythmologie einen deutlichen Auftrieb erfahren.

Das Buch befaßt sich aber nicht nur mit Rhythmusstörungen, sondern auch mit sämtlichen anderen Bereichen, in denen die EKG-Diagnostik von Bedeutung ist, zum Beispiel Hypertrophie-, Infarkt- und Ischämiediagnostik. Trotz der schnellen Entwicklung und allgemeinen Verbreitung und der Fortschritte der Echokardiographie bleibt auch hier die allgemeine Elektrokardiographie eine wesentliche Basisdiagnostik.

Wie allgemein bekannt, erfreut sich die »Konventionelle und intrakardiale Elektrokardiographie«, verlegt durch Ciba-Pharma, einer großen Verbreitung in der Ärzteschaft und ist vor allem auch bei den jüngeren Ärzten sehr beliebt. Ich bin sicher, daß auch diese 3. Auflage wieder sehr gut ankommen wird.

Bad Krozingen, im Februar 1997

Prof. Dr. Helmut Roskamm
Ärztlicher Direktor
des Herz-Zentrums Bad Krozingen

Vorwort zur 3. Auflage

17 Jahre nach Erscheinen der noch von Dr. Csapo herausgegebenen Erstauflage und etwa 8 Jahre nach unserer 2. Auflage liegt die »Konventionelle und intrakardiale Elektrokardiographie« jetzt in 3. Auflage vor. Neben einer gründlichen Überarbeitung und Aktualisierung hat es auch einige Erweiterungen gegeben: Neu sind z.B. im Teil A Abschnitte über »Herzfrequenz-Variabilität« und »QT-Dispersion« sowie ein Kapitel (A.25) mit altersabhängigen »Normalwerten« zur besseren Interpretation vor allem auch kindlicher EKGs. Das Kapitel »Belastungs-EKG/chronische Koronarinsuffizienz« (A.12) wurde dankenswerterweise wieder von Herrn Dr. L. Samek und Prof. Dr. H. Roskamm neu bearbeitet und so auf den neuesten Stand gebracht. Es ist wie schon früher ein ganz zentrales Kapitel des Buches.

Die größten Ergänzungen finden sich jedoch im Teil B, der sich mit »Herzrhythmusstörungen« befaßt. Im Bereich der Herzrhythmusstörungen hat sich in den vergangenen 10 Jahren ein bedeutsamer Wandel vollzogen: Die medikamentöse Therapie vieler Arrhythmien spielt eine zunehmend geringere Rolle, statt dessen nehmen interventionelle Verfahren einen immer größeren Platz ein. Neben der klassischen Schrittmacher-Therapie sind hier die implantierbaren antitachykarden Systeme (implantierbarer Kardioverter/Defibrillator mit antitachykarder Stimulationsmöglichkeit) und vor allem die Katheterablationsverfahren zu nennen. Durch die Einführung der Hochfrequenz-Katheterablationsbehandlung ist die klinische Elektrophysiologie aus einem rein diagnostischen Verfahren herausgewachsen, für viele Patienten mit tachykarden Herzrhythmusstörungen kann nun die Diagnostik durch eine kurative Therapie ergänzt werden. Basis für den gezielten Einsatz solcher Behandlungsmethoden ist unverändert eine gute Kenntnis der Klinik bzw. Symptomatik von Herzrhythmusstörungen und insbesondere ihre elektrokardiographische Manifestation und Differentialdiagnose. Der Darstellung von Oberflächen-EKGs und entsprechenden intrakardialen Ableitungen wird deshalb viel Raum geschenkt. Dadurch soll es dem in der Praxis oder im Krankenhaus tätigen Arzt erleichtert werden, Patienten zu selektionieren, für die eine invasive Diagnostik und Therapie in Frage kommt. Darüber hinaus soll es ihm auch helfen, entsprechende elektrophysiologische Befunde und Therapieberichte zu verstehen.

Die Schrittmacher-Technologie und auch die Entwicklung automatischer Kardioverter/Defibrillatoren schreitet unverändert rasch fort. Dadurch wird jedoch auch die Nachsorge solcher Patienten immer komplexer. Die Kapitel B.11 und B.12 vermögen in diesem Zusammenhang nur Grundsätzliches zu vermitteln.

Nicht zuletzt hat sich auch das Format geändert: Durch die jetzt gewählte fast quadratische Form ist es möglich, alle Abbildungen so zu präsentieren, daß ein Drehen des Buches um 90 Grad nicht mehr erforderlich ist. Dies wird sicherlich zu einer Erleichterung im täglichen Umgang führen.

Mein Dank gilt wieder allen, die mir bei der Arbeit an der 3. Auflage geholfen haben: durch Anregungen und Kritik, Zusenden von EKGs, Erstellen des Manuskripts u.a. Ich hoffe, daß das Buch auch in seiner jetzigen Auflage eine hohe Akzeptanz findet und dem Leser Hilfestellung in Klinik und Praxis bietet.

Bad Krozingen, im März 1997   Dr. med. Dietrich Kalusche

Vorwort zur 2. Auflage

Neun Jahre nach Erscheinen der ersten Auflage der »konventionellen und intrakardialen Elektrokardiographie liegt das Buch nun in zweiter Auflage vor. Sie ist überarbeitet, ergänzt und in einigen Bereichen erheblich erweitert. Zwischenzeitlich war 1984 ein unveränderter Nachdruck erfolgt.

Die große Nachfrage zeigt, daß die von DR. G. CSAPO versuchte Integration moderner invasiver elektrophysiologischer Forschung und Befunde in den Bereich der konventionellen, deskriptiven Elektrokardiographie richtig und wegweisend war.

Die klinische Elektrophysiologie hat sich in dem vergangenen Jahrzehnt erheblich weiterentwickelt: Während die Diagnostik bradykarder Herzrhythmusstörungen Ende der 60er und Anfang der 70er Jahre das Hauptindikationsgebiet darstellte, rückten zuletzt zunehmend die Tachyarrhythmien in den Mittelpunkt des Interesses. Als Folge der verbesserten elektrophysiologischen Diagnostik bei supraventrikulären und ventrikulären Herzrhythmusstörungen haben auch neue Therapieverfahren (antitachykarde Schrittmachersysteme, gezielte antiarrhythmische Operation) einen erheblichen Auftrieb erfahren. Die Entwicklung ist keineswegs abgeschlossen.

So ist es konsequent, daß sich die einschneidendsten Veränderungen und Erweiterungen im Teil B des Buches finden, welcher sich mit den »Herzrhythmusstörungen« befaßt. Trotz der überarbeiteten und aktualisierten Hinweise auf die Therapie einzelner Arrhythmien ist das Buch in erster Linie ein EKG-Buch. Es macht die Auseinandersetzung und Beschäftigung mit Büchern über Differentialdiagnose und Therapie von Herzrhythmusstörungen nicht überflüssig, sondern soll den Einstieg erleichtern. Das gilt auch im besonderen Maße für das stetig weiterwachsende Gebiet der Schrittmachertherapie.

DR. L. SAMEK und PROF. DR. H. ROSKAMM haben – wie schon der in der 1. Auflage – dankenswerterweise wieder das Kapitel »Belastungs-EKG / chronische Koronarinsuffizienz« verfaßt und aktualisiert. Mein Dank gilt darüber hinaus allen, die mir bei der Arbeit an der 2. Auflage geholfen haben: durch das Zusenden interessanter EKGs, Herstellen von Abbildungen, Schreiben von Manuskripten u. a.

DR. G. CSAPO verstarb noch 1980, wenige Monate, nachdem die erste Auflage dieses Buches erschienen war. Er war immer allen neuen Entwicklungen sehr aufgeschlossen, sprühte selbst von Ideen, Dinge voranzubringen. Ich hoffe, daß diese zweite Auflage ein »Fortschreiben« seines Werkes ist.

Bad Krozingen, im Oktober 1989   DIETRICH KALUSCHE

Vorwort zur 1. Auflage

Im Jahre 1964 erschien das Buch »Grundriß der klinischen Elektrokardiographie« in der wissenschaftlichen Reihe »DOCUMENTA GEIGY«. Der Erfolg der ausgezeichneten Arbeit von DR. F. A. SCHAUB ist dadurch gekennzeichnet, daß GEIGY, Basel, das Buch 1968 und 1972 nachdrucken ließ, um der Nachfrage der Ärzte und Medizinstudenten gerecht zu werden.

Jetzt wurde erneut gewünscht, daß der Verlag ein Buch über die Elektrokardiographie publiziere. Aufgrund der ständigen Entwicklung unseres Wissens ist es in der Medizin unmöglich, ein Buch nach 15 Jahren unverändert nachzudrucken, auch dann nicht, wenn es so umfassend ist wie die Arbeit des inzwischen verstorbenen Autors des »Grundriß der klinischen Elektrokardiographie«.

Bei der Zusammenstellung dieser Arbeit, die eine Fortsetzung des früheren Buches darstellt, haben wir uns zum Ziel gesetzt, einen Band in die Hände der Ärzte und Medizinstudenten zu geben, der die elektrokardiographischen Erscheinungen aufgrund anatomischer und funktioneller Störungen des Herzens behandelt, und doch ohne spezielle elektrophysiologische Vorbildung verständlich ist.

Die Entwicklung der allgemeinen und insbesondere der medizinischen Elektronik hat fundamentale Fortschritte in der experimentellen Elektrophysiologie mit sich gebracht. Durch die neu gewonnenen Erkenntnisse wurde die Entwicklung der klinischen Elektrophysiologie und die Elektro- bzw. Schrittmachertherapie der Rhythmusstörungen möglich. Die chirurgische Therapie lebensbedrohlicher Rhythmusstörungen gewinnt zunehmend an Bedeutung, und die medikamentöse Behandlung der Rhythmusstörungen wird von Tag zu Tag mehr zur »kausalen« Therapie.

Die empirische elektrokardiographische Arbeit unserer Vorgänger konnte und mußte durch aktive elektrophysiologische Forschung ergänzt werden. Dementsprechend soll unser Buch zur funktionellen und elektrophysiologischen Interpretation des Elektrokardiogramms beitragen. Sie wird nur dann den gewünschten Erfolg haben, wenn sie dem Leser ermöglicht, bei der Auswertung eines Elektrokardiogramms nicht zu einer Diagnose, sondern zur Erkenntnis einer anatomischen oder funktionellen Störung des Myokards, der Koronargefäße oder des spezifischen Leitungssystems zu kommen.

Allen unseren Mitarbeitern, die uns bei der Zusammenstellung dieser Arbeit geholfen haben, möchten wir unseren herzlichen Dank sagen. An erster Stelle sollen die ausgezeichneten lektoriellen Tätigkeiten von DR. BETTINA KANNEGIESSER, von DR. ULRICH STIELER, DR. KARL PAUER und PROF. DR. HELMUT A. TRITTHART erwähnt werden. DR. HANS GEBHARD und DR. WOLFGANG NEIS, CIBA-GEIGY GmbH, Wehr/Baden, haben unsere Tätigkeit hervorragend unterstützt.

Bad Krozingen, im Januar 1980   GEORG CSAPO

Inhaltsverzeichnis

Teil B   Rhythmusstörungen

Teil A

1 Definition des konventionellen EKG, des VKG und des intrakardialen (His-Bündel-)Elektrokardiogramms

Die Elektrokardiographie registriert die bei jeder Herzkontraktion auftretenden elektrischen Aktionsströme des Herzmuskels als Funktion der Zeit. Die Änderung des Aktionsstromes wird auf einem mit konstanter Geschwindigkeit vorgeschobenen Papierstreifen oder auf einem Oszilloskop als Kurve (= Elektrokardiogramm [EKG]) aufgezeichnet. Die charakteristische Form der Stromkurve entspricht dem rhythmischen Vorgang der während jeder Herzaktion sich wiederholenden Depolarisation und Repolarisation der Vorhof- und Kammermuskulatur.

Beim **konventionellen EKG** geschieht dies mit Hilfe von auf der Haut angebrachten Elektroden. Eine besondere Schaltung erlaubt es, die Summe aller jeweils auftretenden elektrischen Kräfte als vektorielle Projektion auf bestimmte Ableitungen darzustellen.

Beim **Vektorkardiogramm (VKG)** erreicht man durch eine spezielle Schaltung der Elektroden, daß ein Kathodenstrahl, durch die elektrischen Kräfte in einem dreidimensionalen Koordinatensystem abgelenkt, eine Vektorschleife beschreibt.

Bei der **intrakardialen (oder His-Bündel-)Elektrographie** werden durch intrakardiale Elektroden Lokalpotentiale von unterschiedlichen Gebieten des Arbeits- und spezifischen Muskelsystems abgeleitet. Bei Routineuntersuchungen sind diese Gebiete: Hoher rechter Vorhof (Nähe des Sinusknotens), tiefer rechter Vorhof (Nähe des AV-Knotens), His-Bündel und rechte Kammer. Zusätzlich wird die Erregungsbildung und Erregungsleistung mit einer programmierten Schrittmacherstimulation getestet. Mittels der Technik der programmierten Vorhof- und Kammerstimulation ist es darüber hinaus möglich, tachykarde supraventrikuläre und ventrikuläre Rhythmusstörungen zu provozieren, wodurch häufig erst eine genaue diagnostische Analyse und Therapiefindung möglich ist. Die intrakardialen Potentiale werden zusammen mit mindestens zwei Ableitungen des konventionellen EKG mit großer Papiergeschwindigkeit aufgezeichnet.

2 Anatomische Grundlagen der Elektrokardiographie

Um die elektrischen Phänomene des Herzens, welche das EKG-Gerät aufzeichnet, besser zu verstehen, seien die für das EKG wichtigen Besonderheiten der Herzanatomie in Erinnerung gerufen.

Das Herz besitzt eine Arbeitsmuskulatur und ein spezifisches Muskelsystem, das aus einem Erregungsbildungs- und einem Erregungsleitungssystem besteht.

2.1 Spezifisches Erregungsbildungs- und Erregungsleitungssystem

Der **Sinusknoten** (KEITH-FLACK) ist der normale Schrittmacher des Herzens (sogenannter primärer oder nomotoper Schrittmacher). Die ersten Beschreibungen dieser Strukturen stammen von KEITH und FLACK (1907) und W. KOCH (1907). Er ist autonom, das heißt zu selbständiger rhythmischer Reizbildung befähigt. Der Sinusknoten befindet sich in unmittelbarer Nähe der Einmündung der Vena cava superior kranial im rechten Vorhof im Sulcus terminalis (Abb. A.2. 1). Er liegt etwa 1 mm unter dem Epikard, ist oval, 10 bis 20 mm lang und im Querschnitt dreieckig. In seiner longitudinalen Achse befindet sich die Sinusknotenarterie, die in der Regel ganz proximal aus der rechten Koronararterie (55–75 %) oder aus dem Ramus circumflexus der linken Koronararterie (30–45 %) entspringt (Abb. A.2.2). Diese

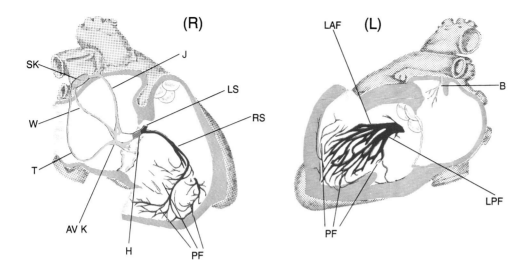

(R) **(L)**

SK — J
LAF

LS
B

W
RS

T

LPF
AV K
PF

H PF

Abb. A.2.1 Die normale Anatomie des Erregungs-bildungs- und Erregungs-leitungssystems im rechten (R) und linken (L) Herzen. SK: Sinusknoten; J: anteriores (oder JAMES-)Bündel; W: mittleres (oder WENCKE-BACH-)Bündel; T: posteriores (oder THOREL-)Bündel; AV-K: Atrioventrikulärknoten; H: His-Bündel; LS: linker TAWARA-Schenkel; RS: rechter TAWARA-Schenkel; LAF: linker anteriorer Faszikel; LPF: linker posteriorer Faszikel; PF: PURKINJE-Fasern; B: interatriales BACHMANN-Bündel.

anatomische Lage sichern dem Sinusknoten – der von einigen Autoren als eine enorme Adventitia der Sinusknoten-arterie angesehen wird – eine zentrale Überwachungsposition im arteriellen Kreislauf. Druck und Pulsation der zentralen Aorta werden durch die Pulsation der Sinusknotenarterie auf den Sinusknoten übertragen. Neben einer neurohumoralen Regulation bekommt der Sinusknoten durch die mechanischen Signale Informationen zur Anpassung an die aktuelle Kreislaufsituation.

Vom Sinusknoten aus breitet sich die Erregung über die Vorhofmuskulatur über bevorzugte »Bahnen« aus (Abb. A.2.1). Während man früher annahm, daß es sich dabei um spezifische Muskelfasern ähnlich dem ventrikulären Erregungsleitungssystem (His-Purkinje-System) handelt, besteht heute weitgehend Übereinstimmung darüber, daß die Myokardzellen des bevorzugten Erregungsausbreitungsweges in den Vorhöfen weder lichtmikroskopisch noch histochemisch von anderen Vorhofmyokardzellen zu unterscheiden sind. Möglicherweise kommt die bevorzugte, weil schnellere Erregungsausbreitung über diese Bahnen alleine dadurch zustande, daß dort die Muskelfasern weitgehend parallel angeordnet sind. Trotzdem seien die historischen Bezeichnungen der internodalen und intraatrialen Bündel an dieser Stelle erwähnt:

Das THOREL-Bündel verläuft in einem rechts-dorsolateralen Bogen zum AV-Knoten, als Wenckebach-Bündel werden Fasern bezeichnet, die über die Hinterwand des rechten Vorhofs zum AV-Knoten ziehen, während das JAMES-Bündel den kürzesten Verlauf entlang dem anteriorem Vorhofseptum nimmt. Als Bachmann-Bündel wird eine interatriale Verbindung zwischen rechtem und linkem Vorhof bezeichnet.

Der **Atrioventrikularknoten (AV-Knoten,** Aschoff-Tawara-Knoten) liegt rechts, subendokardial in der kaudalen und posterioren Region des Septum interatriale vor dem Sinus coronarius und ist etwa $4 \times 6 \times 2$ mm³ groß.

Kaudalwärts geht der AV-Knoten in den Stamm des His-Bündels über, der die einzige muskuläre Verbindung zwischen Vorhof und Kammern darstellt und distal durch die Pars membranacea des Septum interventriculare laufend in die Pars muscularis eindringt, um sich dort in den **rechten** und **linken Tawara-Schenkel** aufzuzweigen (Abb. A.2.1). Der linke Schenkel teilt sich schon früh in einen kleinen anterioren oder superioren und einen größeren posterioren oder inferioren Faszikel (Abb. A.2.1). Aus diesen Fasern bildet sich das feinverzweigte Purkinje-Faserwerk aller subendokardialen Schichten des linken Ventrikels heraus. Rechts verläuft der Schenkel ebenfalls subendokardial im Septum bis zum vorderen Papillarmuskel und gelangt wiederum über ein feinverzweigtes Faser-netz zur ganzen Ventrikelwand.

Die **Erregungsleitungsgeschwindigkeit** ist in den unterschiedlichen Gewebestrukturen des Herzens wie folgt:

Sinusknoten	0,05 m/s	His-Bündel	0,8–2,0 m/s
Vorhofmuskulatur	0,8–1,0 m/s	PURKINJE-Fasern	
Internodales Bündel	1,5–1,8 m/s	(TAWARA-Schenkel)	2,0–4,0 m/s
AV-Knoten	0,05–0,1 m/s	Kammermuskulatur	0,5–1,0 m/s

2.2 Blutversorgung des Herzens

Die Blutversorgung des Myokards erfolgt über die Koronararterien (Abb. A.2.2), die im Bereich der Sinus aortae (VALSALVAE) entspringen. Ihrem Zustand kommt ausschlaggebende Bedeutung für die Myokardfunktion zu. In funk-tioneller Hinsicht müssen die Koronararterien trotz gewisser interkoronarer Anastomosen als Endarterien aufgefaßt werden.

Dies gilt jedoch so nur für das normale Herzkranzgefäßsystem. Unter pathophysiologischen Bedingungen, insbesondere bei der Entwicklung einer Koronararteriosklerose, können hingegen funktionstüchtige Kollateralkreisläufe entstehen.

Die **linke Koronararterie** versorgt durch den **Ramus interventricularis anterior** den vorderen und unteren Abschnitt des Septums, die Vorderwand des linken Ventrikels sowie die anteromedianen Teile des rechten Ventri-kels, durch den **Ramus circumflexus** die anterolaterale, laterale (Herzspitze) und posterolaterale Partie des linken Ventrikels und zum Teil den linken Vorhof.

Die **rechte Koronararterie** versorgt durch den **Ramus interventricularis posterior** den hinteren Abschnitt des Septums sowie den größten Teil der Hinterwand der linken Kammer durch kleinere Äste, die im Sulcus coronarius abzweigen, die Hauptpartie der Vorderwand des rechten Ventrikels und den rechten Vorhof.

Der Sinusknoten wird durch die **Sinusknotenarterie** versorgt (Abb. A.2.2), die in den meisten Fällen der erste Ast der rechten Kranzarterie ist. In den übrigen etwa 30 % stammt sie aus dem Ramus circumflexus sofort nach dem Abgang.

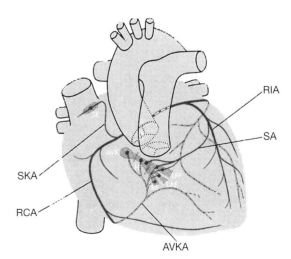

Abb. A.2.2 Blutversorgung des Leitungssystems.
SK: Sinusknoten; AVK: Atrioventrikularknoten; H: His-Bündel; RS: rechter Schenkel; LAF: linker anteriorer Faszikel; LPF: linker posteriorer Faszikel; SKA: Sinusknotenarterie; RCA: rechte Koronararterie; AVKA: AV-Knoten-arterie; RIA: Ramus interventricularis anterior; SA: Septaler Ast des RIA (siehe Text).

Der AV-Knoten wird von der rechten Kranzarterie durch die **AV-Knotenarterie** versorgt (Abb. A.2.2), die aus der rechten Koronararterie am Abgang des Ramus interventricularis posterior entspringt. Der rechte Tawara-Schenkel und die anterioren Faszikel des linken Tawara-Schenkels bekommen ihre Blutversorgung durch den Ramus interventricularis anterior der linken Kranzarterie. Das His-Bündel und der posteriore Faszikel des linken Schenkels haben dagegen eine doppelte Blutversorgung: diese Gebiete werden sowohl durch Äste der linken als auch der rechten Kranzarterie versorgt.

Im Einzelfall ergeben sich nicht selten Abweichungen von diesem klassischen Versorgungstyp, weil das Versorgungsgebiet der linken wie der rechten Koronararterie größer oder kleiner sein kann. Allgemein dringen die Arterien von der Herzoberfläche zusammen mit den Muskelfasern in die Tiefe, so daß z.B. Infarkte der inneren Muskelschichten bei intakten äußeren Muskelschichten durchaus möglich sind.

Literatur

ANDERSON RH, BECKER AE, BRECHENMACHER C, DAVIES MJ, ROSS L (1975): The human atrioventricular junctional area. A morphological study of the A-V node and bundle.
Europ J Cardiol 3:11
ANDERSON RH, HO SY, WHARTON J, BECKER AE (1995): Gross morphology and microscopy of the conduction system. In: Mandel WJ. (ed): Cardiac arrhythmias: mechanisms, diagnosis and management.
3. Auflage, JB Lippincott, Philadelphia, S. 13
ASCHOFF L (1905): Bericht über die Untersuchungen des Herrn Dr. Tawara, die »Brückenfasern« betreffend und Demonstration der zugehörigen mikroskopischen Präparate.
Münch Med Wschr 52:1904
BIGGER JT (1994): The electrical activity of the heart. In: Schlant RC, Alexander RW (Eds.): The Heart, eight editon
McGraw-Hill, New York. S. 545
BROOKS CMC, LU HH (1972): The sinoatrial pacemaker of the heart.
Charles C. Thomas, Springfield/III
CHUAQUI BJ (1972): Über die Ausbreitungsbündel des Sinusknotens.
Virchows Pathol Anat Arch 355:179
CRANEFIELD PF (1975): The conduction of the cardiac impulse, the slow response and cardiac arrhythmias.
Futura Publishing Mount Kisco/New York
FRINK RJ, JAMES TN (1973): Normal blood supply to the human His bundle and proximal bundle branches.
Circ 47:8
HUDSON REB (1960): The human pacemaker and its pathology.
Brit Heart J 2:153
JAMES TN (1961): Anatomy of the human sinus node.
Anat Rec 141:109
JAMES TN (1961): Anatomy of the coronary arteries.
PB Hoeber Medical Division, Harper & Row, New York
JAMES TN (1963): The connecting pathways between the sinus node and A-V node and between the right and the left atrium in the human heart.
Am Heart J 66:498
JAMES TN (1968): The coronary circulation and conduction system in acute myocardial infarction.
Progr cardiovasc dis 10:410
JAMES TN, SHERF L (1968): Ultrastructure of the human atrioventricular node.
Circ 37:1049
KEITH A, FLACK M (1907): The form and the nature of the muscle connections between the primary division of the vertebrate heart.
J Anat Physiol 41:172

KNIERIEM HJ, MECKING D (1983): Anatomie des spezifischen Reizbildungs- und Erregungsleitungssystems.
In: Lüderitz B. (Hrsg.): Herzrhythmusstörungen,
Springer Berlin/Heidelberg/New York, 1
KOCH W (1907): Über das Ultimum moriens des menschlichen Herzens. Beitrag zur Frage des Sinusgebietes.
Beitr Pathol Anat 42:203
KUPERSMITH J, KRONGRAD E, WALDO A (1973): Conduction intervals and conduction velocity in the human cardiac conduction system.
Studies during open heart surgery.
Circ 47:776
MASSING GK, JAMES TN (1976): Anatomic configuration of the HIS bundle and bundle branches in the human heart.
Circ 53:609
NOBLE D (1975): The initiation of heart beat.
Clarendon Press, Oxford
ROSENBAUM, MB, ELIZARI MV, LAZZARI JO (1970): The hemiblocks: New concepts of intraventricular conduction based on human anatomical, physiological and clinical studies.
Oldsmar, Tampa Tracings/Fla.
SCHAPER, W (1984): Pathophysiologie der Koronardurchblutung.
In: Roskamm H. (Hrsg.): Koronarerkrankungen.
Springer Berlin/Heidelberg/New York/Tokio, 95
THOREL C (1909): Vorläufige Mitteilung über eine besondere Muskelverbindung zwischen der Cava superior und dem His'schen Bündel.
Münch Med Wschr 56:2159
TRUEX RC, SMYTHE MQ (1967): Reconstruction of the human atrioventricular node.
Anat Rec 158:11
TRUEX RC (1976): The sinu-atrial node and its connections with the atrial tissues. In: Wellens HJJ, Lee KI, Janse MJ (Eds.): The conduction system of the heart.
Martinus Nijhoff Medical Division, The Hague, 209
TRUEX RC (1970): Anatomy related to atrioventricular block.
In: Brest A. N., Dreifus LS: Arrhythmias Vol. 2/2, Cardiovascular Clinics
F. A. Davis Philadelphia, 1
WALLER BF, SCHLANT RC (1994): Anatomy of the heart.
In: Schlant R. C., Alexander R. W. (eds): The heart. 8. Auflage
McGraw-Hill, New York. S. 59

3 Elektrische Phänomene der Herztätigkeit

Bei jeder Erregung einer Muskelfaser oder eines ganzen Muskels, also auch des Herzens, entsteht ein Aktionsstrom. Dabei verhält sich die Membranaußenfläche des erregten Teils der Muskelfaser oder des Muskels gegenüber dem nicht-erregten stets elektronegativ.

3.1 Aktionsströme

Die elektrophysiologischen Grundlagen des EKG erklären sich am einfachsten am Beispiel der einzelnen Muskelzelle. Die Entwicklung von Mikrokapillarelektroden hat es ermöglicht, die Potentiale zwischen Zellinnerem und Extrazellulärraum direkt zu messen (Abb. A.3.1).

Eine Muskelfaser ist in Ruhe – wie jede Körperzelle – polarisiert: es besteht eine Potentialdifferenz zwischen Zellinnerem und Zelläußerem (sogenanntes Ruhemembranpotential, etwa bis –90 mV).

Als Folge einer selektiven Ionenpermeabilität der Zellmembran besteht ein Gleichgewicht zwischen den positiven elektrischen Ladungen an der Außenfläche und den negativen elektrischen Ladungen an der Innenfläche. Im Zellinnern überwiegen die Kaliumionen, im Zelläußeren die Natriumionen (Abb. A.3.2).

Wird das Ruhemembranpotential durch einen externen Stimulus (Verletzung, elektrischer Strom, Aktionspotential der Nachbarfasern) oder durch einen an der Zellmembran ablaufenden Prozeß auf einen kritischen Wert (Schwellenpotential) erniedrigt, entsteht eine plötzliche Permeabilitätsänderung der Membran für Natriumionen, was innerhalb weniger Millisekunden zu einer Potentialumkehr der Membran führt (Depolarisation). Die anschließende Rückbildung und Wiederherstellung des Ruhepotentials (Repolarisation) wird mit der Depolarisation zusammen als Aktionspotential bezeichnet (Abb. A.3.1 und A.3.2). Die einige Millisekunden dauernde Depolarisation wird als Phase 0 des elektrischen Herzzyklus bezeichnet (»schneller Aufstrich«).

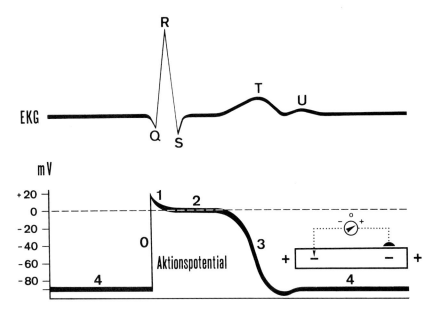

Abb. A.3.1 Membranpotentialänderungen mit dem parallel laufenden Kammer-EKG.

28

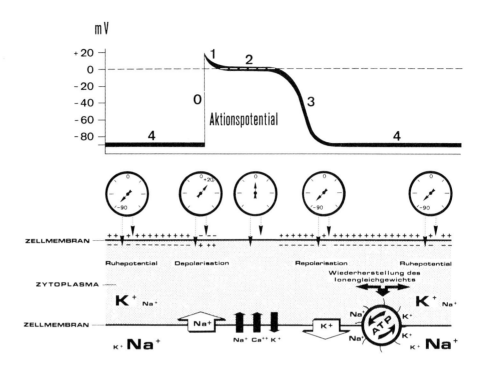

Abb. A.3.2 Membranpotentialänderungen und die dafür verantwortlichen Ionenmechanismen während des Aktionspotentials (siehe Text).

Während der Phase-0-Depolarisation strömen Na^+-Ionen in die Zelle ein (Abb. A.3.2), die das Ruhemembranpotential zuerst ausgleichen und dann umkehren: das in Ruhe zum extrazellulären Raum negative Zellinnere (bis –90 mV) wird plötzlich positiv (+15 bis 20 mV: Abb. A.3.1 und A.3.2). Während der nachfolgenden Repolarisation wird zuerst der positive Potentialüberschuß (wahrscheinlich durch Cl^--Ionen-Einfluß) ausgeglichen (Phase 1 des elektrischen Herzzyklus). Diese schnelle erste Phase der Repolarisation wird durch ein Plateau (Phase 2 des elektrischen Herzzyklus) abgelöst. Während dieser Phase 2 beginnt der K^+-Ionen-Ausstrom bei progressiv abnehmendem Na^+-Einstrom, gleichzeitig findet sich ein je nach Zelltyp mehr oder weniger ausgeprägter Kalziumionen-Einstrom (Abb. A.3.2).

Während der Phase 3 des elektrischen Herzzyklus wird durch Ausfluß von K^+-Ionen das Ruhemembranpotential wieder hergestellt und damit die Repolarisation beendet. Wie man heute weiß, sind verschiedene Auswärtsströme, die überwiegend durch Kalium-Ionen getragen werden, für die Repolarisation der Myokardzelle verantwortlich. Unterschiedliche Kaliumkanäle wurden identifiziert. Man unterscheidet folgende Kalium-Ionen-Ströme: I_{K1} (Einwärtsgleichrichter), I_K (verzögerter Gleichrichter), I_{TO} (transienter Auswärtsstrom); weitere Kaliumströme werden durch Acetylcholin $I_{K(Ach)}$ oder auch $I_{K(ATP)}$ aktiviert. Die in Abb. 3.2 schematisch dargestellten Ionenströme stellen also eine (didaktisch begründete) Vereinfachung dar.

Zwischen zwei Aktionspotentialen liegt die elektrische Diastole oder Phase 4 des elektrischen Herzzyklus, die aber nicht still ist: dank aktiver Stoffwechselleistungen der Zelle (sogenannter Natriumpumpe) treten die Natriumionen entgegen dem elektrischen Feld und dem Konzentrationsgradienten aus der Zelle aus (Abb. A.3.2). Die Kaliumionen strömen zum Teil passiv (entsprechend dem durch den Natriumauswärtsstrom entstandenen elektrischen Feld), zum Teil ebenfalls aktiv (gekoppelte Natrium-Kaliumpumpe), ins Zellinnere zurück.

Während der Phase 4 besteht ein grundlegender Unterschied zwischen sogenannten Schrittmacherzellen und Zellen des Arbeitsmyokards: während bei den letzteren das Ruhepotential während der gesamten elektrischen Dia-

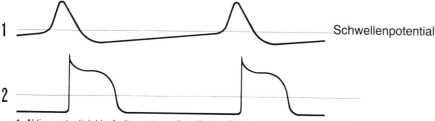

1 Schwellenpotential

2

1 Aktionspotentialablauf mit spontaner diastolischer (Phase 4) Depolarisation (LDD)
2 Aktionspotentialablauf ohne spontane diastolische (Phase 4) Depolarisation und stabilem Ruhepotential

Abb. A.3.3 Die Schrittmacherzellen zeigen eine langsame diastolische Spontandepolarisation. Wenn das Membranpotential durch diese Depolarisation den Schwellenpotentialwert erreicht, wird ein Aktionspotential ausgelöst (1). Die Arbeitsmuskelzellen haben ein stabiles Ruhepotential und werden passiv depolarisiert (2).

stole konstant bleibt, stellt sich bei den SM-Zellen kein Ruhepotential ein. Nach Erreichen eines **maximalen diastolischen Potentials** (MDP) kommt es sofort zu einer erneuten **langsamen diastolischen Depolarisation** (LDD). Das Membranpotential nimmt dadurch konsekutiv ab, und nach Erreichen des kritischen Schwellenwertes kommt es zu einem erneuten Aktionspotential. Verantwortlich für die LDD ist eine Abnahme der Kaliumleitfähigkeit im Anschluß an die Repolarisation mit der daraus resultierenden Abnahme des Kaliumauswärtsstroms bei konstantem »Hintergrundstrom«. Die Steilheit der Phase-4-Depolarisation bestimmt in erster Linie die Frequenz der Aktionspotentiale der Schrittmacherzellen (Abb. A.3.3).

3.2 Automatie

Nicht nur die Zellen des Sinusknotens, sondern auch solche des atrioventrikulären Übergangs (AV-Junktion) und des spezifischen ventrikulären Erregungsleitungssystems (Purkinje-Fasern) besitzen die Eigenschaft einer langsamen diastolischen Depolarisation, d.h. sie haben die Fähigkeit zur Automatie (Abb. A.3.4).
Die Steilheit der LDD ist jedoch im Vergleich zur Steilheit der Phase-4-Depolarisation von Sinusknotenzellen deutlich flacher, so daß eine niedrigere Entladefrequenz resultiert. Deshalb wird in der Regel die langsame diastolische Depolarisation einer solchen Zelle durch eine »von oben« kommende schnelle Depolarisation unterbrochen, bevor das Schwellenpotential erreicht worden ist. Unter normalen Bedingungen wird die Herztätigkeit vom Sinusknoten mit seiner sehr hohen Automatiefrequenz beherrscht.

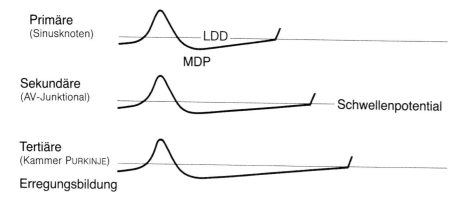

Primäre (Sinusknoten)
LDD
MDP

Sekundäre (AV-Junktional)
Schwellenpotential

Tertiäre (Kammer PURKINJE)

Erregungsbildung

Abb. A.3.4 Die langsame diastolische Spontandepolarisation (LDD) der verschiedenen Erregungsbildungszentren. MDP: maximales diastolisches Potential.

Die sekundären Automatiezentren im AV-junktionalen Gebiet (Frequenz 40–60/min.) und die tertiären Automatie-zentren im Purkinje-System (Frequenz 20–40/min.) kommen dann zur Geltung, wenn der Sinusimpuls aus- oder die Frequenz abfällt oder in Folge einer Leitungsstörung die Kammer nicht erreichen kann. Unter pathologischen Bedingungen können darüber hinaus sekundäre und tertiäre Erregungsbildungszentren eine abnorm hohe Automa-tiefrequenz entwickeln. Auch Zellen mit normalerweise stabilem Ruhepotential können unter Einfluß von Noxen und Medikamenten, bei Kaliummangel und insbesondere auch unter den Bedingungen der Ischämie die Stabilität ihres Ruhepotentials verlieren und automatisch tätig werden. Die Automatie des Sinusknotens wird auch als nomo-top bezeichnet, die der untergeordneten Zentren als heterotop oder auch ektop.

3.3 Entstehung und Ausbreitung der Erregung

Normalerweise nimmt die Erregung des Herzens ihren Ausgang im Sinusknoten. Von dort führen drei bevorzugte Leitungswege zum AV-Knoten, der linke Vorhof wird über das Bachmann-Bündel erreicht (Abb. A.2.1). Die vom Sinusknoten stammende Erregung erreicht den AV-Knoten nach 20–40 ms. Im AV-Knoten wird die Erregung ver-langsamt, sie erreicht das His-Bündel etwa 60–120 ms später. Diese physiologische Bremsung des Erregungsfort-laufs verhindert eine gleichzeitige Vorhof- und Kammersystole. Im His-Bündel wird die Erregung dann wieder beschleunigt und gelangt über die Tawara-Schenkel sehr rasch zum Synzytium der Purkinje-Fasern in der Arbeits-muskulatur und in dieser vom Endokard zum Epikard. Die Aktionspotentiale verschiedener Herzabschnitte sind in der Abbildung A.3.5 dargestellt.

Die Summe der in den Vorhöfen entstehenden elektromotorischen Kräfte erzeugt den Vorhofteil, diejenige der Ven-trikel den Kammerteil des EKG. Die Erregungsausbreitung und Erregungsrückbildung entlang eines Herzmuskel-streifens und die damit verbundenen elektrischen Zustandsänderungen sind in der Abbildung A.3.6 veranschau-licht. Zwei bipolare Elektroden liegen an den beiden Enden eines Herzmuskelstreifens. Ein Galvanometer registriert

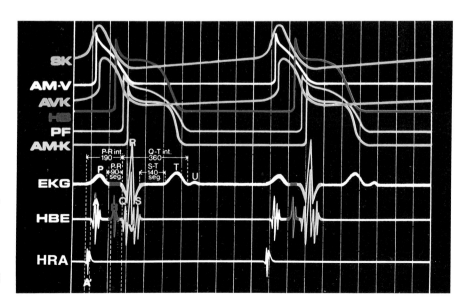

Abb. A.3.5 Die Aktionspotentiale ver-schiedener Herzabschnitte und ihre Be-ziehung zum konventionellen und intrakar-dialen EKG (siehe auch Abb. A.4.17). SK: Sinusknoten; AM-V: Arbeitsmusku-latur-Vorhof; AVK: Atrioventrikularknoten; HB: His-Bündel; PF: PURKINJE-Fasern; AM-K: Arbeitsmuskulatur-Kammer; HBE: His-Bündel-Elektrogramm; HRA: Ableitung vom hohen rechten Vorhofgebiet.

als Folge der über den Muskelstreifen wandernden Erregungswelle einen **biphasischen Aktionsstrom**. Der vom Galvanometer gemessene Aktionsstrom entsteht dadurch, daß ein Strom von der ruhenden (positiven) zur erregten (negativen) Zellmembranpartie während der **Depolarisation** und in umgekehrter Richtung während der **Repolarisation** fließt. In Ruhe (Abb. A.3.6 a) herrscht elektrisches Gleichgewicht; eine Spannungsdifferenz fehlt. Nach Reizung (Abb. A.3.6 b) an einem Ende des Muskelstreifens verhält sich die Membranaußenfläche gegenüber der noch ruhenden elektronegativ, so daß ein Strom vom erregten zum unerregten Bezirk fließt (Depolarisation). Das extrazelluläre Galvanometer zeigt einen Ausschlag, der bis zum Maximum der Erregung ansteigt. Die dabei auftretende Potentialdifferenz von einer bestimmten Größe und Richtung kann auch als **Vektor** zum Ausdruck kommen. In Ruhe ist infolge fehlender Potentialdifferenz kein Vektor nachweisbar. Da die Richtung eines Vektors immer zum positiven Pol zeigt, weist der Depolarisationsvektor vom Ort der Erregung weg; er verläuft parallel zur Längsrichtung der Muskelfaser. Ist die Depolarisation der Muskelfaser beendet (Abb. A.3.6 c), herrscht unter beiden Elektroden Negativität. Eine Potentialdifferenz fehlt, und das Galvanometer steht wieder auf Null. Ein Vektor ist nicht vorhanden. Zu Beginn der Repolarisation dauert die Negativität über dem später erregten Bezirk noch an, während sie in den zunächst aktivierten Partien bereits abgeklungen ist (Abb. A.3.6 d). Es entsteht also wieder eine Potentialdifferenz, jedoch in umgekehrter Richtung. Das Galvanometer schlägt in entgegengesetzter Richtung aus; auch der Vektor ist entgegengesetzt gerichtet. Da die Repolarisation langsamer abläuft, ist der Ausschlag geringer und gedehnter und der Vektor kleiner als während der Depolarisation. Nach Beendigung der Repolarisation (Abb. A.3.6 e) befindet sich die Muskelfaser wiederum in elektrischem Gleichgewicht (keine Potentialdifferenz), so daß das Galvanometer erneut auf Null steht und ein Vektor nicht mehr nachweisbar ist.

Der biphasische Aktionsstrom besteht somit aus einer rasch verlaufenden Anfangsschwankung (Erregungsausbreitung oder Depolarisation), aus einem auf der Nullinie liegenden Zwischenstück (Zustand der vollständigen Erre-

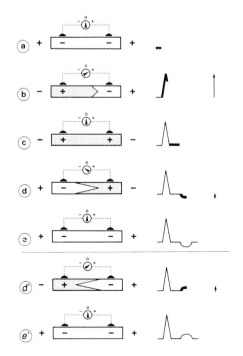

Abb. A.3.6 Schematische Darstellung des Ablaufes der Depolarisation (**b, c**), der Repolarisation (**d, e**) und der Entstehung des biphasischen Aktionsstromes (bipolare Ableitung) an einem Herzmuskelstreifen.
a) Die Zellmembranoberfläche zeigt in Ruhe eine positive Ladung.
Depolarisation
b) Die erregte Membran wird elektronegativ, und das Galvanometer zeigt einen (positiven) Ausschlag; **c)** bei vollständiger Depolarisation ist die Membranoberfläche elektronegativ, eine elektrische Spannung zwischen den Elektroden existiert nicht, das Galvanometer kehrt auf 0 zurück.
Repolarisation
d) Die bereits repolarisierte Membranoberfläche ist elektropositiv gegenüber der noch erregten; das Galvanometer zeigt einen entgegengesetzten (negativen) Ausschlag; **e)** vollständige Repolarisation = Ruhezustand = a; **d')–e')**: beim menschlichen Herzen läuft die Depolarisation in endo-epikardiale, die Repolarisation in epi-endokardiale Richtung (siehe auch Abb. A.3.7 und A.3.8), weshalb das Galvanometer während beider Prozesse (QRS bzw. T im EKG) in gleiche (positive) Richtungen ausschlägt.

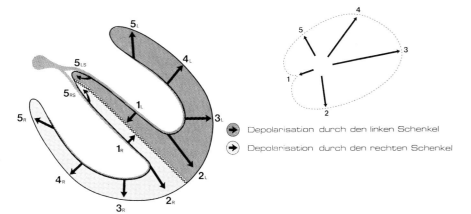

Abb. A.3.7 Der normale Ablauf der Kammerdepolarisation und die daraus entstehenden Momentanvektoren, die die Vektorschleife ergeben (Verbindungslinie der Spitzen der Momentanvektoren; siehe Text).

Depolarisation durch den linken Schenkel

Depolarisation durch den rechten Schenkel

gung) und aus einer langsameren, flacheren End- oder Nachschwankung (Erregungsrückbildung oder Repolarisation) von entgegengesetzter Richtung. Die Produkte aus Spannungsgröße und Zeit sind für die Erregungsausbreitung und -rückbildung identisch.

Die elektrokardiographischen Ableitungen vom menschlichen Herzen zeigen normalerweise keine solchen biphasischen Aktionsstromkurven, sondern gleichgerichtete Anfangs- und Endschwankungen Die Erklärung hierfür liegt in der gegensätzlichen Richtung der Depolarisations- und Repolarisationsvektoren in der Kammermuskulatur. Die Depolarisationswelle läuft vom Endokard in Richtung Epikard. Demgegenüber fängt der Repolarisationsprozeß an der epikardialen Fläche der Kammermuskulatur an und verläuft in endokardialer Richtung (Abb. A.3.6 d und e, A.3.7 und A.3.8). Die Reihenfolge, in der die verschiedenen Partien der Kammermuskulatur depolarisiert und auch repolarisiert werden, ist in Abbildung A.3.7 dargestellt. Die Depolarisation beginnt an der linken Seite des mittleren Septums und breitet sich nach rechts aus (Vektor 1 li. auf Abb. A.3.7). Die Erregung der rechten Seite des Septums fängt um 0,01 s später und etwas tiefer am Papillarmuskel an. Diese Erregung richtet sich im Septum von rechts nach links (Vektor 1 re. auf Abb. A.3.7) und ist schwächer als die gegenseitige (1 li.), weshalb der Summationsvektor durch die linksseitige (li. Schenkel) Erregung bestimmt wird. Sodann werden die beiden (li. und re.) paraseptalen Gebiete erregt (Vektor 2 li. und 2 re.), und es ergibt sich ein Vektor, der sich nach vorn und unten richtet. Darauf

Repolarisation

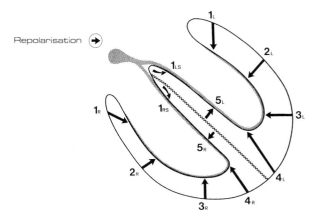

Abb. A.3.8 Der normale Ablauf der Kammerrepolarisation mit den entsprechenden Momentanvektoren.

33

folgt die in entgegengesetzter Richtung verlaufende (im re. Ventrikel vom Septum nach rechts, im li. nach links) Erregung der linken und rechten Herzwand. Da hier die linksseitigen Kräfte dominieren, richtet sich der resultierende Vektor von rechts nach links (Vektor 3 auf Abb. A.3.7).

Wie schon oben ausgeführt, erfolgt die Repolarisation der Kammermuskulatur in entgegengesetzter Richtung, d.h. von Epikard zu Endokard (Abb. A.3.8). Die Zellen, die als erste depolarisiert wurden, werden zuletzt repolarisiert. Einige Autoren behaupten, daß für den paradoxen Ablauf von Depolarisation und Repolarisation die Wirkung des endokardial größeren und in epikardialer Richtung abnehmenden Druckes auf die Phase 2 (Plateau) des Aktionspotentials verantwortlich wäre.

3.4 Refraktärperiode (Refraktärzeit)

Nach Auslösung eines Aktionspotentials einer Herzmuskelzelle (sowie auch nach Erregung der gesamten Herzmuskulatur) kann sie durch einen neuen Stimulus so lange nicht wieder erregt werden, bis das Membranpotential während der Repolarisation auf einen Wert von etwa bis -50 mV zurückgekehrt ist.

Diese vollständige Unerregbarkeit wird als **absolute Refraktärperiode** (ARP) bezeichnet, sie ist ein elektrophysiologischer Begriff und kann nur mit Registrierung des Aktionspotentials bestimmt werden. In diesem Zustand verursacht ein Stimulus keine Änderung im Ablauf der Phase 3 des Aktionspotentials (Abb. A.3.9).

Der absoluten Refraktärperiode folgt die **effektive Refraktärperiode** (ERP; Membranpotential etwa -50 bis -60 mV): jetzt kann ein Stimulus ein neues Aktionspotential auslösen, jedoch mit sehr langsamem und niedrigem Anstieg der Phase 0 (Abb. A.3.9). Die kleine Potentialänderung kann jedoch die umliegenden Muskelfasern nicht reizen (sie liegt unter der Stimulationsschwelle) und somit wird keine Muskelkontraktion und keine mit elektrokardiographischer Methode registrierbare Potentialänderung ausgelöst. Der übrige Teil der Aktionspotentialkurve (zwischen -60 mV und dem Ruhepotential) bildet die **relative Refraktärperiode** (RRP; Abb. A.3.9). Während dieser Zeit können neue effektive Aktionspotentiale ausgelöst werden, jedoch mit einer kleineren Steilheit (dv/dt) der Phase-0-Depolarisation und einem niedrigeren Potentialüberschuß. Diese Änderung der Phase-0-Depolarisation verursacht eine langsamere Fortleitung des Aktionsstromes.

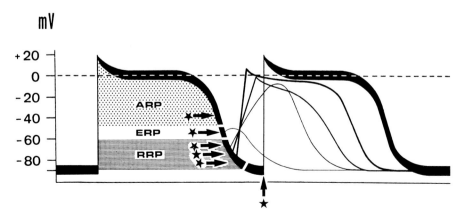

Abb. A.3.9 Zusammenhang zwischen den Refraktärphasen und dem Aktionspotential (sogenannte Voltage dependent-refractoriness).
ARP = Absolute Refraktärperiode; Die Muskelfaser ist nicht reizbar (die ARP ist ein elektrophysiologischer Begriff); ERP = Effektive Refraktärperiode: Eine Reizung löst eine lokale Änderung des Aktionspotentials aus, die aber nicht fortgeleitet wird (die ERP ist ein klinischer Begriff und differiert kaum von der ARP); RRP = Relative Refraktärperiode: Eine Reizung löst ein Aktionspoential aus, das aber deformiert und nicht typisch für die entsprechenden Fasern ist. Die Steilheit der Phase 0 ist geringer, das Aktionspotential wird deshalb mit einer geringeren Geschwindigkeit fortgeleitet; ★ = Stimulus.

Das Refraktärverhalten und damit auch die Antwort einer Herzmuskelzelle auf einen Reiz wird also durch den aktuellen Wert des Membranpotentials bestimmt: Beide sind potentialabhängig, voltage dependent. In dieser Beziehung verhalten sich alle Strukturen des Herzens bis auf den AV-Knoten gleich. Die absolute Refraktärperiode des AV-Knotens übertrifft die Aktionspotentialdauer. Die Refraktärität ist hier also nicht nur potential, sondern auch zeitabhängig, time dependent.

Die Dauer der effektiven Refraktärperiode ist an den verschiedenen Stellen des Reizleitungssystems unterschiedlich: Hier spielt zum ersten die unterschiedliche Aktionspotentialdauer in den verschiedenen Abschnitten des Reizleitungssystems eine Rolle (Abb. A.3.5) und zweitens kommt die Zeitabhängigkeit der Refraktärperiode im AV-Knoten hinzu. Der Abschnitt mit der längsten effektiven Refraktärperiode (in der englischen Literatur »gate«) bestimmt, ob eine vorzeitige Erregung fortgeleitet wird. Dieses »gate« ist für die gesamte Erregungsleitung des AV-Knotens und spezifischen Kammerleitungssystems entscheidend. Im Bereich des His-Purkinje-Systems findet sich die längste Refraktärperiode im Bereich des unteren Drittels des Purkinje-Systems (ventricular gate). Als Folge der Existenz dieser »gates« findet man im Herzen Bezirke, deren eigene effektive Refraktärperiode bereits abgelaufen ist und die dennoch auf eine Erregung nicht reagieren können, weil zwischen ihnen und der Erregungsfront ein »gate« noch refraktär ist. Dies entspricht der funktionellen Refraktärperiode der Struktur, die durch direkte Stimulation schon wieder erregbar wäre (Abb. A.3.10). Mittels programmierter Stimulation kann man während einer elektrophysiologischen Untersuchung die Refraktärperioden des normalen Erregungsleitungssystems und von gegebenenfalls vorhandenen akzessorischen Leitungsbahnen als auch der Arbeitsmuskulatur sowohl in antegrader als auch in retrograder Richtung bestimmen.

Zur weiteren Erläuterung der Refraktärperioden seien im folgenden die bei jeder intrakardialen elektrophysiologischen Untersuchung zu bestimmenden Refraktärperioden erklärt:

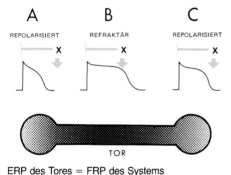

Abb. A.3.10 Schematische Darstellung der funktionellen Refraktärperiode (FRP). Zum Zeitpunkt x sind die Stellen A und C schon repolarisiert und deshalb direkt reizbar. Die Erregung einer dieser beiden Stellen wird aber nicht auf die andere übertragen, da sich zwischen beiden eine noch nicht-repolarisierte (refraktäre) und deshalb noch nicht erregbare Stelle (B) befindet.

ERP des Tores = FRP des Systems

ERP der Vorhöfe: Das längste Intervall zwischen einer atrialen Erregung und einem nachfolgenden vorzeitigen atrialen Extrastimulus, bei dem der Extrastimulus die Vorhöfe nicht mehr erregt (Abb. A.3.11 g).

RRP des gesamten AV-Leitungssystems: Das kürzeste Intervall einer atrialen Erregung und einem nachfolgenden vorzeitigen atrialen Extrastimulus, der mit unveränderten Leitungsparametern (ohne Leitungsverzögerung) in die Kammern übertragen wird (Abb. A.3.11 b). Das entspricht theoretisch dem längsten Intervall zwischen zwei Stimulationen, bei dem die zweite Stimulation schon mit verzögerten Leitungsparametern übertragen wird.

FRP des AV-Knotens: Das kürzeste H_1-H_2-Intervall, das von zwei atrialen Erregungen (A-StA) erreicht werden kann (Abb. A.3.11 c).

ERP des AV-Knotens: Das längste Intervall zwischen zwei atrialen Erregungen, bei dem die zweite atriale Erregung nicht mehr zum His-Bündel weitergeleitet wird (Abb. A.3.11 f).

ERP der Kammern: Das längste Intervall zwischen Kammererregung und nachfolgendem vorzeitigen ventrikulären Extrastimulus, bei dem der Extrastimulus die Kammern nicht mehr erregt.

Die Refraktärzeit ist ein sinnvoller Schutz- und Erholungsmechanismus des Herzmuskels. Ihre Dauer sowie die Dauer des Aktionspotentials sind von der Herzfrequenz abhängig. Im allgemeinen sind sie bei hoher Frequenz kürzer und bei niedriger Frequenz länger. Der AV-Knoten bildet auch hier wieder eine Ausnahme: seine Refraktärphase bleibt bei höherer Frequenz fast unverändert zeitabhängig (»time dependent«).

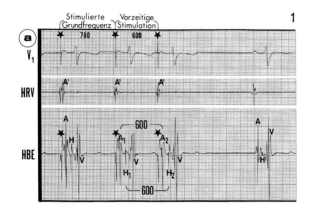

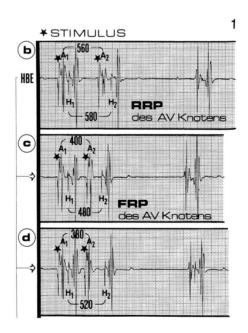

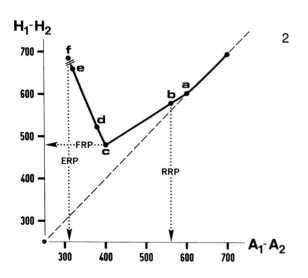

Abb. A.3.11 Darstellung der Refraktärperioden aufgrund der intrakardialen Untersuchung (1) und der AV-Knoten-Leitungskurve (2).
a) Die vorzeitige SM-Stimulation wird ohne Veränderung der Leitungsparameter fortgeleitet; b) nach vorzeitiger Stimulation wird das A-H-Intervall verlängert; relative refraktäre Periode (RRP) des AV-Knotens; c) das kürzeste H_1-H_2-Intervall nach vorzeitiger Stimulation; funktionelle refraktäre Periode (FRP) des AV-Knotens;

36

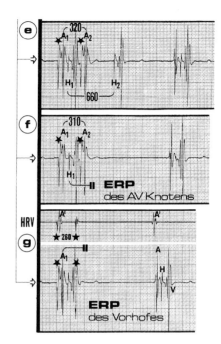

Abb. A.3.11 Darstellung der Refraktärperioden aufgrund der intrakardialen Untersuchung (1) und der AV-Knoten-Leitungskurve (2).
f) nach vorzeitiger Vorhofstimulation wird lediglich eine A-Welle ausgelöst, die im AV-Knoten nicht fortgeleitet wird: effektive refraktäre Periode (ERP) des AV-Knotens;
g) die vorzeitige Stimulation löst keine Herzaktion (Vorhofaktion) aus; ERP des Vorhofes (siehe Text).

Literatur

ANTONI H (1996): Physiologie und Pathophysiologie der elementaren Mykardfunktion.
In: Roskamm H, Reindell H. (Eds): Herzkrankheiten. 4. Auflage
Springer, Berlin/Heidelberg. S. 27
CAMPBELL DL, RASMUSSON RL, COMER MB, STRAUSS HC (1995) The cardiac calcium independent transiant outword potassum current: Kinetics, molecular properties, and role in ventricular repolarisation. In Zipes D. P., Jalife J (Eds.): Cardiac electrophysiology. From cell to bedside.
W. B. Saunders, Philadelphia S. 83
CRANEFIELD PF (1975): The conduction of the cardiac impulse, the slow response and cardiac arrhythmias.
Futura Publishing Co., Mount Kisco/New York
DAMATO AN, LAU SH, PATTON RD, STEINER C, BERKOWITZ WD (1969): A study of atrioventricular conduction in man using premature atrial stimulation and His bundle recordings.
Circ 40:61
DECK KA, TRAUTWEIN W (1980): Ionic currents in cardiac excitation.
Pflüger's Arch. Ges. Physiol. 280:63
DENES P, WU D, DHINGRA R, PIETRAS RJ, ROSEN KM (1974): The effects of cycle length on cardiac refractory periods in man.
Circ 49:32
DiFRANCESCO D, MANGONI M, MACCAFERRI G (1995): The pacemaker current in cardiac cells. In: Zipes D. P., Jalife J. (Eds.) Cardiac electrophysiology. From cell to bedside.
W. B. Saunders, Philadelphia, S. 96
DRAPER MH, WEIDMANN S (1951): Cardiac resting and action potentials recorded with an intracellular electrode.
Amer J Physiol 1, 15:14

HOFFMAN BF, CRANEFIELD PF (1960): Electrophysiology of the heart.
McGraw-Hill, New York
KASS RS (1995): Delayed potassium channels in the heart: Cellular, molecular, and regulatory properties. In: Zipes DP, Jalife J (Eds.): Cardiac electrophysiology. From cell to bedside
W. B. Saunders, Philadelphia, S. 74
LEWIS T, ROTHSCHILD MA (1915): The excitatory process in the dog's heart. II. The ventricles.
Phil. Trans. R. Soc. (London), B. 204:181
McALLISTER RE, NOBLE D (1966): The time and voltage dependence of the slow outward current in cardiac Purkinje fibers.
Amer J Physiol 186:632
MERIDETH J, MENDEZ C, MÜLLER WJ, MOE GK (1968): Electrical excitability of atrioventricular nodal cells.
Circ Res 23:69
MOE GK, MENDEZ C, HAN J (1965): Aberrant A-V impulse propagation in the dog heart: A study of functional bundle branch block.
Circ Res 16:261
MYERBURG RJ (1971): The gating mechanism in the distal atrioventricular conduction system.
Circ 43:955
MYERBURG RJ, GELBAND H, HOFFMAN BF (1971): Functional characteristics of the gating mechanism in the canine A-V conducting system.
Circ Res 28:136
NOBLE D, TSIEN RW (1968): The kinetics and rectifier properties of the slow potassium current in cardiac Purkinje fibers.
J. Physiol. (London) 195:185
NOBLE D (1975): The initiation of heart beat.
Clarendon Press, Oxford
REUTER H (1973): Divalent cations as charge carriers in excitable membranes.
Progr. Biophys. molec. Biol. 26, 3
ROSEN MR, WIT AL, HOFFMAN BF (1974): Electrophysiology and pharmacology of cardiac arrhythmias. I. Cellular electrophysiology of the mammalian heart.
Amer Heart J 88:380
SCHER AM (1964): The sequence of ventricular excitation.
Amer J Cardiol 74:287
TRAUTWEIN W (1969): Generation of the cardiac action potential. In: Manning G. W., Ahuja S. P.: Electrical activity of the heart.
Charles C Thomas Publisher, Springfield/III, 9
VAN DAM RT, MOORE EN, HOFFMAN BF (1963): Initiation and conduction of impulses in partially depolarized cardiac fibers.
Amer J Physiol 204:1133
WEIDMANN S (1951): Effect of current flow on the membrane potential of cardiac muscle.
Amer J Physiol 115:227
WIT AL, ROSEN MR, HOFFMAN BF (1974): Electrophysiology and pharmacology of cardiac arrhythmias. II. Relationship of normal and abnormal automaticity activity of cardiac fibers to the genesis of arrhythmias. A. Automacity.
Amer Heart J 88:515

4 Technische und methodische Grundlagen der Elektrokardiographie

4.1 Technische Grundlagen
V. SCHWENDEL

Bei Kontraktion eines jeden Muskels kommt es zu elektrischen Potentialänderungen, wobei ein erregter Muskelbezirk gegenüber einem nicht erregten nach dem bioelektrischen Grundgesetz als elektrisch negativ betrachtet wird. Mit Hilfe der Elektrokardiographie lassen sich jene elektrischen Potentialänderungen messen bzw. registrieren, die mit der Aktion der Herzmuskulatur in Zusammenhang stehen.
Größe, Richtung und Dauer dieser elektrischen Potentialänderungen lassen Rückschlüsse auf Erregungsbildung, Erregungsleitung und Funktion des Herzmuskels zu.
Die Muskelfaser wird nicht gleichzeitig auf ihrer ganzen Länge von der Erregung erfaßt, sondern eine Erregungswelle wandert in Längsrichtung über die Faser. Potentialänderungen in ihrem zeitlichen Verlauf bei der Erregung einer Zelle nennt man Aktionspotential. Die Amplitude und der Verlauf registrierter Aktionspotentiale hängen wesentlich von der Meßmethode bzw. den Ableitungsbedingungen ab. Wird eine Mikroelektrode in eine Zelle eingestochen und die Potentialdifferenz gegenüber einer Bezugselektrode mit konstantem Potential gemessen, so erhält man ein monophasisches Aktionspotential (Abb. A.3.2). Werden beide Elektroden außerhalb einer Muskelfaser in gewissem Abstand voneinander angebracht, so erhält man ein biphasisches Aktionspotential. Es kann hinsichtlich Größe, Richtung und Polarität als Elementarvektor bezeichnet werden. Die Summe aller an der Herzaktion beteiligten Muskelfasern bzw. deren Elementarvektoren bilden gemeinsam einen resultierenden Momentanvektor. Betrachtet man die kürzeste Verbindung zwischen den beiden Abnahmeelektroden als Ableitungslinie, so wird verständlich, daß die abgeleitete Potentialdifferenz (das heißt das EKG) ausschließlich von der Projektion des Momentanvektors auf die Ableitungslinie abhängig ist. Die Amplitude eines registrierten Vektors in einer Ableitung ist dann maximal, wenn er parallel zur betreffenden Ableitungslinie läuft, bzw. minimal, wenn er senkrecht auf die Ableitungslinie zeigt. Da sich der Momentanvektor während der Herzaktion kontinuierlich ändert, variiert auch seine Projektion auf die Ableitungslinie, was zum typischen Kurvenbild des EKG führt. Die einzelnen Ableitungen stellen somit lediglich unterschiedliche Projektionen des gleichen Vektorenverlaufes dar.
Aufgrund der elektrischen Leitfähigkeit des das Herz umgebenden Mediums des Körpers ist die elektrische Aktivität der Herzmuskulatur beliebig im und am Körper ableitbar. Die Ableitung erfolgt jedoch üblicherweise an standardisierten Ableitpunkten mit Hilfe von Abnahmeelektroden an der Körperoberfläche, von wo aus die gemessenen Potentialänderungen einem geeigneten Registrierer zugeführt werden. (s. Abschnitt 4.2)

4.1.1 Registriergeräte

Nachdem schon früher ähnliche und zum Teil erfolgreiche Versuche unternommen worden waren, entwickelte 1903 EINTHOVEN ein klinisch brauchbares, genügend empfindliches Gerät unter Verwendung eines Saitengalvanometers (Abb. A.4.1). Die Elektroden wurden hierbei ebenso wie bei dem 1911 von SIEMENS und HALSKE hergestellten, sogenannten Stromelektrokardiographen direkt an das Galvanometer angeschlossen.
Im Jahr 1931 führte die weitere technische Entwicklung zum Einsatz von Röhrenverstärkern, mit deren Hilfe das abgeleitete Aktionspotential zur Registrierung aufbereitet wurde. Kurze Zeit später wurden auch Mehrkanalgeräte zum Einsatz gebracht. Man registrierte jedoch bis etwa 1945 – wie schon bei EINTHOVEN – mit fotoempfindlichem

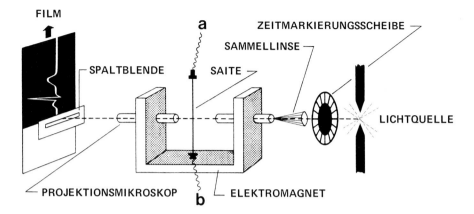

FILM

SPALTBLENDE

a

ZEITMARKIERUNGSSCHEIBE

SAMMELLINSE

SAITE

LICHTQUELLE

PROJEKTIONSMIKROSKOP

b

ELEKTROMAGNET

Abb. A.4.1 Schematische Darstellung des Saitengalvanometers nach EINTHOVEN. Ein dünner, versilberter Quarzfaden (Saite) liegt angespannt in einem Magnetfeld und empfängt die durch die Elektroden (a und b) abgegriffenen Aktionsströme. Je nach Stromdurchfluß wird die Saite bewegt. Diese Abweichung wird mit Hilfe eines optischen Systems auf lichtempfindliches, mit bestimmter Geschwindigkeit abrollendes Papier projiziert. Durch periodische Unterbrechung des Lichtstrahls mit einer Drehscheibe wird die Zeit in Vertikallinien eingezeichnet.

Papier, auf dem der Kurvenverlauf durch einen Lichtzeiger markiert wurde. Danach sind die sogenannten Direktschreibverfahren entwickelt und eingeführt worden, die im wesentlichen heute noch in der EKG-Registrierung ihre Anwendung finden.

Um eine Standardisierung der EKG-Ableitungstechnik zu erreichen, wurden von Normausschüssen in Zusammenarbeit mit Kardiologen gewisse Mindestqualitätsanforderungen an die Elektrokardiographen aufgestellt, die im wesentlichen in Deutschland durch das Normblatt DIN 13401 vom Januar 1953 bzw. den Neuentwurf vom April 1971 wiedergegeben werden. Für die USA gelten diesbezüglich die Empfehlungen der AHA (American Heart Association). Bestrebungen der IEC (Internationale Elektrotechnische Kommission), für alle angeschlossenen Länder eine verbindliche Norm für Ein- und Mehrkanalelektrokardiographen zu erstellen, sind zur Zeit noch im Gang.

4.1.2 Prinzipschaltbild eines Registrierers

Der prinzipielle Aufbau eines Elektrokardiographen (Abb. A.4.2) aus meßtechnischer Sicht stellt sich wie folgt dar:

Vom Körper als Signalquelle wird das abzuleitende EKG-Signal mit Hilfe von auf die Körperoberfläche aufgeklebten Elektroden über einen EKG-Vorverstärker, einen Ableitungswähler, den Kanalverstärker mit Filtern, Nullpunkt- und Amplitudenreglern sowie Signalausgängen dem Endverstärker zugeführt, der seinerseits die Registriereinrichtung ansteuert.

Die Signalquelle (also der Körper) hat elektrisch gesehen einen sehr hohen Innenwiderstand, das heißt sie ist nicht leitungsfähig und somit durch nachgeschaltete Verstärkerstufen nicht belastbar. Hinzu kommt ein relativ hoher Übergangswiderstand zwischen Körperoberfläche und Elektrode, der dem Innenwiderstand der Spannungsquelle hinzuaddiert werden kann. Ein weiteres Problem ergibt sich aus dem elektrochemischen Verhalten der Elektroden, wodurch, bedingt durch den Übergang von Ionenleitung zu metallischer Leitung zwischen Körper und Elektrode eine galvanoelektrische Gleichspannung entsteht, die bis zu 0,3 Volt erreichen kann. An den Vorverstärker des Elektrokardiographen sind damit hohe Anforderungen zu stellen. Das Nutzsignal von etwa 1 mV soll bei einer Eingangsimpedanz in einer Größe von etwa 1 Megohm und einer Gleichspannungsüberlagerung von bis zu ± 300 mV etwa 20- bis 30fach verstärkt werden. Eine hohe Gleichtaktunterdrückung zur Beseitigung von kapazitiv eingekoppelten netzfrequenten Wechselspannungen ist ebenso erforderlich wie eine extreme Übersteuerbarkeit. Bis zu

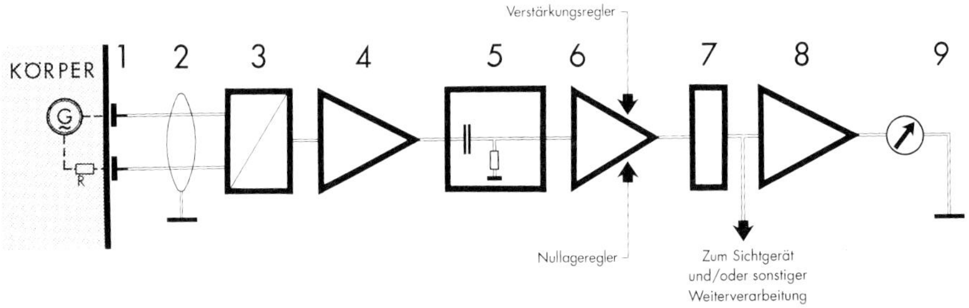

Abb. A.4.2 Prinzip-Schaltbild eines EKG-Registrierers.
1 Elektroden; 2 Abschirmung; 3 Trennverstärker; 4 Vorverstärker; 5 A-C-Kopplung;
6 Kanalverstärker; 7 Filter; 8 Endverstärker;
9 Registriereinrichtung.

3000 Volt müssen vom Vorverstärker kurzzeitig ohne Schaden toleriert werden (z. B. bei Defibrillationen). Als EKG-Vorverstärker werden in der Regel Differenzverstärkerstufen mit Feldeffekttransistoren im Eingangskreis verwendet. Zusätzlich unterdrückt in der Regel ein Hochfrequenzfilter entsprechende Einstreuungen von Chirurgiegeräten bzw. Funkanlagen. Die nach dem Vorverstärker noch überlagerte Gleichspannung wird über eine RC-Hochpaßfilterstufe eliminiert, wobei zu beachten ist, daß die Zeitkonstante des verwendeten RC-Gliedes mindestens 1,5 s betragen muß. Kürzere Zeitkonstanten sind nicht zulässig, da sie eine nicht naturgetreue Wiedergabe des abgeleiteten EKG-Signals zur Folge haben könnten. Das so aufbereitete EKG-Signal wird mit dem Ableitungswähler dem gewünschten Kanalverstärker zugeführt. In der Regel schalten bei Mehrkanalregistrierern die Ableitungswähler mehrere Kanalverstärker gleichzeitig als sogenannte Ableitprogramme. Bei konventioneller Technik erfolgt die Umschaltung der Programme bzw. der einzelnen Ableitungen über Mehrfachumschalter. Modernste Technik verwendet in jüngster Zeit für diese Umschaltungen mikroprozessorgesteuerte Analogumschalter (elektronische Schalter), wobei die Programmfestlegung per Software mit Festspeichern erfolgt. Die mikroprozessorgesteuerte Programmumschaltung ermöglicht einen weitgehend automatisierten Programmablauf, so daß die Registrierung in der Programmfolge und der Formatierung weitgehend selbständig erfolgen kann. Neben einem Tiefpaßfilter mit einer oberen Grenzfrequenz von etwa 30 Hz beinhaltet der Kanalverstärker noch einen Nullagenregler und üblicherweise einen Amplitudenregler, mit dessen Hilfe sich die EK-Registrierung kalibrieren läßt. Mit einer speziellen Taste wird eine einer Eingangsspannung von exakt 1 mV entsprechende Ausgangsspannung erzeugt, mit der sich ein später registriertes EKG-Signal in einer Amplitude quantifizieren läßt. Das vom Kanalverstärker auf etwa 1 bis 2 Volt hoch verstärkte EKG-Signal wird über eine Leistungsverstärkerstufe nunmehr direkt der Registriereinrichtung zugeführt. Die oben erläuterte meßtechnische Anordnung ist heute praktisch ausgereift und erfährt somit kaum noch weitere Entwicklungen. So findet diese Technologie selbst bei Anwendung modernster Computertechniken zur Registrierung, Darstellung und Weiterverarbeitung auch künftig als sogenanntes analoges Frontend prinzipiell in dieser Form ihre Verwendung.

4.1.3 Registriereinrichtungen

Die noch vor wenigen Jahren als klassische Methoden der EKG-Registrierung beschriebenen Verfahren müssen heute aufgrund der rasanten Entwicklung und den Einzug der Mikroprozessortechnologie auch in diese Anwendungen eher den historischen Verfahren zugeordnet werden. Bezeichnend für diese Entwicklung sei hier aufgeführt, daß unter Verwendung eines geeigneten Eingangsschaltkreises (s.o.) und einer entsprechenden Software jeder moderne, handelsübliche PC als EKG-Monitor, bzw. unter Einbeziehung des angeschlossenen Druckers als EKG-Registrierer verwendet werden kann.

Voraussetzung für solche Registrierverfahren ist grundsätzlich die Digitalisierung des abgeleiteten Analog-Spannungs-Signals, das hierbei in eine Vielzahl einzelner Meßwerte zerlegt wird. Die Anforderung an die Häufigkeit der Abfragung der einzelnen Meßpunkte pro Zeiteinheit, d. h. die Abtastfrequenz, ist bei diagnostischer Auswertung des EKGs höher anzusiedeln, als beispielsweise bei der reinen Überwachung (Monitor). Durch die Digitalisierung wird das EKG nicht nur mit modernen Hilfsmitteln darstellungsfähig aufbereitet, es ist vielmehr möglich, das EKG mit Hilfe entsprechender Rechenprogramme auszuwerten, bzw. teilweise zu bewerten. Exakte standardisierte Auswertungen bestimmter Zeit- bzw. Amplitudenverläufe werden als Meßdaten ausgeworfen und stehen als Diagnostikhilfe zur Verfügung. Einzelne Softwareprogramme leiten aus diesen Meßdaten Diagnosevorschläge ab.

Die computermäßige Aufbereitung des EKG-Signals bereits am Patienten eröffnet natürlich auch angenehme und sinnreiche Nebeneffekte, wie z. B. den Ausdruck patientenbezogener Daten und Meßwerte gemeinsam mit dem EKG-Kurvenzug, die fast beliebig wählbare Zusammenstellung der Ableitungen und der Ableitungsdauer, sowie bei Verwendung einer entsprechenden Schnittstelle das Übertragen der Originaldaten und des Befundes in eine patientenbezogende Datenbank.

Die beschriebene rechnerseitige Be- und Verarbeitung der EKG-Daten findet grundsätzlich in allen Registriereinrichtungen Verwendung, die prinzipiell nach drei Hauptgruppen unterschieden werden müssen:

4.1.3.1 Kurzzeitregistrierung auf Sichtgeräten (Monitoring – nachleuchtende Oszilloskope, Speicheroszilloskope, Bildschirme)

Die kontinuierliche Überwachung des Elektrokardiogramms (Monitoring) hat in den letzten Jahren enorm an Bedeutung gewonnen. In erster Linie auf Intensivpflegestationen bei der Überwachung und Pflege Schwerstkranker, aber auch in der kardiologischen Diagnostik und Therapie ist die permanente Überwachung der Herztätigkeit praktisch unentbehrlich geworden. Das nach dem oben beschriebenen Prinzip aufbereitete EKG-Signal wird einem Oszilloskop zugeführt, das den EKG-Spannungsverlauf in Y-Richtung über der Zeitachse T darstellt. Nachteil dieses Verfahrens ist, daß selbst bei nachleuchtenden Oszilloskopschirmen das aktuelle EKG-Bild nur kurzzeitig betrachtet werden kann. Modernere Geräte führen das EKG-Signal vor der Darstellung auf dem Sichtschirm einem Digitalspeicher zu, der je nach Kapazität bis zu 10 Sekunden zurückliegend das EKG-Signal speichern und auf einem Sichtgerät zur Darstellung bringen kann. Nach Ablauf der maximalen Speicherzeit wird auch hier das eingespeicherte EKG-Signal gelöscht. Häufig ermöglicht ein weiterer Speicher das sogenannte Einfrieren des Speicherinhaltes für beliebig

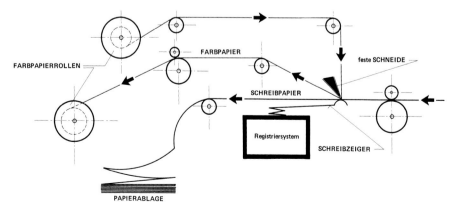

Abb. A.4.3 Schemadarstellung einer Hebelregistriereinrichtung (Kopierschreibverfahren).

lange Zeit, so daß Besonderheiten dem Benutzer bis zur endgültigen Abklärung oder zur Dokumentation zur Verfügung stehen. Das vom bettseitigen EKG-Monitor zur Verfügung gestellte EKG-Signal kann mit Hilfe von Zusatzeinrichtungen weiterverarbeitet werden. So gehört zum bettseitigen Monitoring ein Kardiotachograph (Herzfrequenzmesser), der in der Regel eine über mehrere Herzaktionen gemittelte Herzschlagfrequenz anzeigt. Durch geeignete Grenzwertmelder, die frei einstellbar sind, läßt sich bei lebensbedrohlich abweichenden Werten der Herzfrequenz ein Alarm auslösen. Weitere Zusatzgeräte ermöglichen Rhythmusanalyse, Rhythmusüberwachung oder auch Langzeitregistrierungen, wobei diese Funktionen in jüngster Zeit auch vermehrt von elektronischen Datenverarbeitungsanlagen übernommen werden.

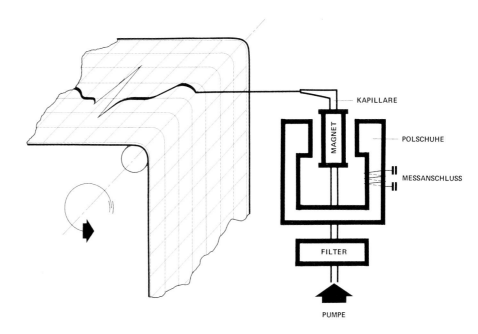

Abb. A.4.4 Schemadarstellung einer Düsenregistriereinrichtung.

4.1.3.2 Direktschreiber (Hebelschreiber, Düsenschreiber, UV- bzw. Foto-, Kammschreiber)

Die EKG-Registrierung mit Direktschreibern stellte lange Jahre die Standardmethode der EKG-Dokumentation dar. Das verstärkte EKG-Signal wird graphisch mit seiner Spannungsamplitude über den zeitlichen Verlauf dargestellt. Direktschreibsysteme werden heute auf dem Medizinproduktemarkt praktisch nicht mehr angeboten, sind jedoch aus Krankenhaus und ärztlicher Praxis als klassische Methode der EKG-Registrierung noch nicht wegzudenken. Die Direktschreiber lassen sich im wesentlichen in die Kategorien Hebelschreiber (Abb. A.4.3), Flüssigkeits-Strahlschreiber (Abb. A.4.4) und optische Schreiber einteilen.

Ein auf ein spezielles Meßwerk aufgesetzter Schreibzeiger wird beim Hebelschreibsystem über das mit konstanter Geschwindigkeit bewegte Papier geführt. Zur Markierung stehen hierbei mehrere Verfahren zur Verfügung:

Thermoschrift – die Wärme eines geheizten Schreibzeigers bewirkt auf thermosensitivem Papier (Wachspapier) ein Schmelzen der oberen Wachsschicht, so daß die darunterliegende dunkle Schicht als Schreibspur bzw. bei   43 thermoreaktivem Papier als Farbstoffreaktion in Erscheinung treten. Beim Kopierschreibverfahren wird durch Anpressen des ungeheizten Zeigers an ein Farbband bzw. an einen Kohlepapierstreifen Farbstoff auf das Registrierpapier übertragen. Üblicherweise wird bei beiden Schreibverfahren das Registrierpapier über eine Schreibkante geführt, an welcher die Schreibzeiger entlanggleiten. Dadurch kann der Reibungswiderstand des aufliegenden Schreibers auf dem Papier verringert werden. Besondere Probleme bei diesen Schreibverfahren ergeben sich aus der Tatsache, daß Zeigerausschlagwinkel und registrierter Ausschlag auf dem Papier nicht proportional sind. Diese Verzerrungen sind jedoch durch entsprechende Eigenschaften des verwendeten Meßwerkes kompensiert. Um möglichst geringe Reibungswiderstände zwischen Papier und Schreiber bzw. Farbband und Schreiber zu erreichen, werden bei diesem Registrierverfahren häufig sogenannte Rüttelgeneratoren eingesetzt, das heißt dem zu registrierenden Nutzsignal wird ein relativ hochfrequentes Signal sehr kleiner Amplituden überlagert, so daß der Schreibzeiger in sehr schnelle Vibrationen versetzt wird. Dieses Verfahren hat den weiteren Vorteil, daß der dem Meßwerk eigene Hysteresis-Fehler durch ständige Ummagnetisierungen reduziert wird.

Die maximal erreichbaren oberen Grenzfrequenzen solcher Registriersysteme liegen je nach maximaler Schreibbreite zwischen 40 und 150 Hz.

Der Flüssigkeitsstrahlschreiber (Abb. A.4.4) besteht aus einer feinen durch das Meßwerk auslenkbaren Düse, durch die mit hohem Druck eine Schreibflüssigkeit auf das Registrierpapier gespritzt wird. Aufgrund der gegenüber dem Hebelschreiber sehr viel geringeren Massen und somit des viel kleineren Trägheitsmomentes hat der Flüssigkeitsstrahlschreiber den Vorteil, daß mit ihm bei relativ großen Schreibbreiten obere Grenzfrequenzen von bis zu 1200 Hz erreicht werden können. Somit ist dieses Schreibverfahren besonders geeignet zur direkten Registrierung von Phonokardiogrammen.

Um für einige Sonderanwendungen die Abbildung eines höheren Frequenzspektrums als im Direktregistrierverfahren zu ermöglichen, wurden eine Reihe optischer Schreiber entwickelt. Dazu gehören UV-Schreiber, Fiber-Optik-Registrierer und sogenannte Hardcopy-Registriereinrichtungen, wobei ein Video- oder videoähnliches Schirmbild auf eine Fotokopiereinrichtung projiziert wurde und so eine Fotokopie des angebotenen Bildinhaltes entstand. All diese Registriereinrichtungen wurden durch die Möglichkeit der digitalen, rechnergestützten Bildaufbereitung und Dokumentation bedeutungslos und verschwanden relativ schnell wieder bei der ohnehin begrenzten Zahl von Sonderanwendungen.

Ein moderneres Registrierverfahren stellt der sogenannte Thermokammschreiber dar. Hierbei wird thermosensitives Papier relativ schnell in sehr kleinen Einzelschritten unter dem über die gesamte Papierbreite reichenden Thermokamm vorbeigeführt, welcher in sehr viele einzeln ansteuerbare punktförmige Segmente unterteilt ist. Das zu registrierende Signal wird digitalisiert, dem Papiervorschub entsprechend schrittweise diesen Segmenten zugeführt, die ihrerseits durch Erwärmung einen Druckpunkt auf dem Papier produzieren. Die Dokumentation erfolgt also in ähnlicher Weise wie bei einigen, in der Datenverarbeitung bereits seit längerem verwendeten Thermodruckern. Ein in dieser Weise registrierter Analogkurvenzug besteht also aus einer sehr engen Aneinanderreihung einzelner Punkte, was jedoch für die Praxis bei entsprechend hoher Auflösung keine negativen Auswirkungen hat. Vorteil dieses Verfahrens ist zweifellos der, daß nicht nur Analogkurvenzüge, sondern auch Informationen in alphanumerischen Zeichen (z. B. Patientenname, Datum, Ableitungsprogramm etc.) der Registrierung hinzugefügt werden können.

Die zeitgemäße EKG-Registrierung erfolgt heute durch Drucken des digitalisierten EKG-Signals mit Methoden, die aus der EDV-Hardware-Technologie übernommen wurden. Der Ausdruck enthält neben dem nach Auswertung und Aufbereitung dargestellten EKG-Zug in verschiedenen Ableitungen auch EKG-bezogene Meßwerte, Auswertungen und patientenbezogene Grunddaten (Abb. A.4.5).

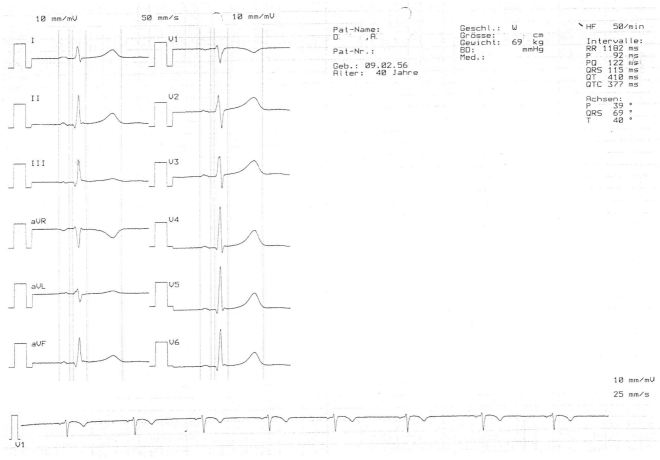

Abb. A.4.5 Beispiel eines zeitgemäßen EKG-Ausdrucks. Neben der dargestellten EKG-Kurve ist eine automatische Vermessung der relevanten Zeitintervalle erfolgt, die vom Computer gewählten Meßpunkte sind markiert. Berechnet wurden auch die Achsen in der Frontalebene der P- und T-Welle sowie des QRS-Komplexes. Der Zeitpunkt der Registrierung und patientenbezogene Daten sind festgehalten.

4.1.3.3 Registrierung auf Magnetträgern (Magnetbandgeräte, Analog-digital-Magnetplatten)

Diese Registriereinrichtungen sind gesondert zu betrachten, da ein auf dieser Basis registriertes EKG-Signal vom Menschen nicht ohne Hilfsmittel erkennbar und damit verwertbar ist. Als Aufzeichnungsgeräte werden Magnetbandmaschinen verwendet, deren Funktionsprinzip durchaus den Tonbandgeräten der Unterhaltungsindustrie vergleichbar ist. Aufgrund des sehr tiefliegenden Frequenzspektrums eines EKG sind jedoch Zusatzmaßnahmen erforderlich, ohne die die Registrierung nicht möglich wäre. Eine registrierfähige Frequenz wird durch das aufzuzeichnende EKG-Signal moduliert. Üblicherweise wird das sogenannte Frequenzmodulationsverfahren verwendet, allerdings finden auch in einigen Fällen Amplitudenmodulation oder in jüngster Zeit auch Pulscodemodulation

Anwendung. Die EKG-Aufzeichnungsgeräte auf Magnetbandbasis haben den Vorteil der geringen Abmessung und des geringen Gewichts und aufgrund des Batteriebetriebes auch der Unabhängigkeit von der Netzversorgung. Dadurch lassen sich EKG-Registrierungen auch unter erschwerten Bedingungen, zum Beispiel am Arbeitsplatz, beim Autofahren usw., vornehmen. Bei sehr geringer Aufnahmegeschwindigkeit ermöglichen diese Geräte bis zu 24 Stunden kontinuierliche EKG-Aufzeichnung. Die Wiedergabeeinheiten sind in der Regel mit Zeitraffersystemen ausgestattet, so daß sie aufgezeichnete EKG-Signale mit bis zu 120facher Geschwindigkeit wiedergeben können. Durch geeignete Darstellung (Übereinander-Projektion der einzelnen EKG-Komplexe) und rhythmusüberwachende Einrichtungen wird dem bewertenden Arzt trotz der hohen Wiedergabegeschwindigkeit eine ausreichende Beurteilungsmöglichkeit gegeben. Der Einsatz der elektronischen Datenverarbeitung speziell zur Auswertung von Langzeit-EKGs mit der Fragestellung nach Rhythmusstörungen oder auch ischämischer S-T-Streckenveränderungen bietet sich nach digitaler Aufbereitung der registrierten Signale geradezu an. Die fortschreitende Miniaturisierung der Speicherbausteine erlaubt bereits eine digitale Aufzeichnung eines kompletten 2-Kanal-EKGs über 24 Std. in Geräten, die nicht größer sind als übliche Langzeitspeicher-EKG-Geräte mit Magnetbandkassetten. Der Vorteil der rein digitalen Aufzeichnung liegt zweifelsfrei im Wegfall der Mechanik und sämtlicher damit verbundener Probleme. Der Vollständigkeit halber sei an dieser Stelle auch die CD-ROM als optisches Speichermedium und somit als Registrierverfahren im weitesten Sinne erwähnt. Als Massespeicher ist dieses Verfahren allerdings eher zur Archivierung geeignet, wobei der juristische Aspekt der Archivierung von medizinischen Meßdaten nicht ganz unproblematisch ist.

4.1.3.4 Telemetrische EKG-Übertragung

Eine Sonderstellung innerhalb der EKG-Registriereinrichtungen nimmt die telemetrische EKG-Übertragung ein. Während üblicherweise bei den bisher genannten EKG-Registriereinrichtungen die Verbindungen zwischen Kanalverstärker und Schreiber bzw. dessen Endstufe über eine Kabelstrecke hergestellt werden, bedient man sich bei der telemetrischen EKG-Übertragung einer Funkeinrichtung. Die Sendefrequenz liegt hier im 1-m-Band bzw. im UHF-Bereich. Die patientenseitige Sendeeinrichtung ist mit einem Vorverstärker, einem Modulator und einem Sender ausgestattet und so miniaturisiert, daß das Gerät mit kleinen Abmessungen und wenig Gewicht vom Patienten getragen werden kann. Die Sendeleistung liegt bei diesen kleinen Geräten bei etwa 1 bis 2 mW abgestrahlter Leistung bzw. bei etwas größeren Geräten bei bis zu 500 mW. Die Reichweiten schwanken je nach Umgebung und Sendeleistung zwischen wenigen Metern (Nahfeldtelemetrie) und bis zu etwa zehn Kilometern bei größeren Geräten unter günstigen Bedingungen. Die Empfangseinrichtung besteht aus einem Empfänger, dem Demodulator und einem Verstärker, der nun seinerseits die bekannten Zusatzeinrichtungen wie einen konventionellen Schreiber, ein Sichtgerät, Magnetbandaufzeichnungsgeräte, Rhythmusanalysatoren und Datenverarbeitungsanlagen versorgen kann.
Vorteile der telemetrischen EKG-Übertragung liegen ähnlich denen der magnetischen Langzeitaufzeichnung in der relativ großen Bewegungsfreiheit des Patienten, zusätzlich ergibt die Echtzeitübertragung bei der Telemetrie gegenüber der Langzeitspeichertechnik den Vorteil der Überwachungsmöglichkeit. Nachteile gegenüber der Speichertechnik liegen in der endlichen Reichweite der Funkübertragungsstrecke.

4.1.3.5 Registrierung des intrakardialen Elektrogramms

Die Registrierung des His-Bündel-EKG unterscheidet sich grundsätzlich nicht von der konventionellen EKG-Registriertechnik. Allerdings machen die Eigenschaften des His-Bündel-Potentials einige zusätzliche technische Einrichtungen notwendig. Auch sei an dieser Stelle darauf hingewiesen, daß aufgrund der intrakardialen Ableitungen des EKG besondere Anforderungen an die elektrische Sicherheit (Kap. 4.1 .4.5) der Meßeinrichtung zu stellen sind. Über eine oder mehrere Elektroden an der Spitze eines im rechten Herzen plazierten speziellen Katheters wird ein intrakardial abgeleitetes Elektrokardiogramm über einen Trennverstärker und der bekannten Vorverstärkerstufe einem speziellen His-EKG-Verstärker zugeführt. Die Amplitude des abgeleiteten EKG ist hierbei etwa 10fach höher gegenüber dem extern abgeleiteten Potential. Dies beruht auf der Verringerung der Leitungsstrecke des Körpers und der Reduzierung des Übergangswiderstandes der Elektroden. Dem zu registrierenden His-Bündel-Potential sind die Potentialänderungen der umliegenden Herzmuskelpartien mit vielfacher Amplitude überlagert. Das relativ hohe Frequenzspektrum des His-Bündel-Potentials macht einerseits entsprechende Übertragungseigenschaften des His-Bündel-Verstärkers notwendig, ermöglicht jedoch andererseits durch Einsatz geeigneter Filter die Eliminierung der überlagerten niederfrequentierten Potentiale der umliegenden Herzmuskulatur, die hier als Störsignale angesehen werden müssen. Der Abstand der Frequenzspektren des Nutzsignals und des Störsignals ist allerdings sehr gering, so daß sehr steile Filterstufen zum Einsatz kommen müssen. Um eine optimale Anpassung an die jeweiligen Verhältnisse zu erreichen, sollten diese Filterstufen stufenweise variabel ausgeführt sein. Üblicherweise werden je ein Hochpaß- und ein Tiefpaßfilter als Bandpaßfilter zusammengeschaltet.

Trotz optimaler Filterung läßt sich der Störsignalanteil der umliegenden Herzmuskulatur nicht völlig eliminieren, da das Frequenzspektrum des Störsignals ebenfalls Frequenzanteile enthält, die innerhalb des Frequenzspektrums des Nutzsignals liegen. Es läßt sich daher kaum vermeiden, daß es zu Übersteuerungen der nachgeschalteten Verstärkerstufen bzw. der Registrierwerke kommt. Diese Übersteuerungen können Wiedergabeverzerrungen sowohl der Verstärkerstufen als auch der Meßwerke zur Folge haben. Auch kommt es häufig zu mechanischen Zerstörungen der Schreibzeiger bei direkt schreibenden Hebelregistriereinrichtungen. Es empfiehlt sich daher, die nachfolgende Verstärkerstufe in ihrem maximalen Hub zu begrenzen und somit die nachgeschaltete Registriereinrichtung vor Übersteuerungen wirksam zu schützen. Im übrigen gehören zum His-Bündel-EKG-Verstärker ähnlich dem konventionellen EKG-Verstärker eine Kalibriereinrichtung, Amplituden- und Nullagenregler sowie eine Blockiereinrichtung. Bei der Auswahl der Registriereinrichtung zur Aufnahme eines His-Bündel-EKG ist zu beachten, daß der Frequenzgang der Registriereinrichtung dem Frequenzspektrum des His-Bündel-Signals entsprechen muß.

4.1.4 Störungen bei der Registrierung des Elektrokardiogramms

Konstruktionsbedingte Störungen können im Rahmen dieser Betrachtung vernachlässigt werden, da bei heute verwendeten EKG-Registriereinrichtungen vom Hersteller alle Voraussetzungen (stabilisierte Versorgungsspannungen, hohe Gleichtaktunterdrückung der Verstärker usw.) zur störungsfreien Registrierung bei optimalen äußeren Bedingungen gegeben sind. Als apparativ bedingte Störungen sind lediglich mangelnde Synchronität bei Mehrkanalschreibern (insbesondere bei Düsenschreibern) und Veränderungen des Übertragungsfrequenzbandes (insbesondere bei Hebelschreibern) zu erwähnen. Diese Parameter sollten in regelmäßigen Abständen kontrolliert werden.

In aller Regel sind bei der Registrierung von Elektrokardiogrammen auftretende Störungen bzw. Fehler auf äußere Einflüsse zurückzuführen. Es sind dabei drei Hauptgruppen von Störquellen zu unterscheiden:
- a) Störungen, die vom Patienten ausgehen,
- b) Störungen, die in der Umgebung bzw. der Beschaffenheit des Meßplatzes begründet sind und
- c) Störungen durch Fehlbedienung.

Nachstehend soll auf die häufigsten Fehler und deren Ursachen, geordnet nach ihrem äußeren Erscheinungsbild, hingewiesen werden.

4.1.4.1 Nullinienschwankungen

Häufigste Ursache der Nullinienschwankung ist ein unruhiger Patient. Bewegungsartefakte entstehen durch Kontaktänderungen zwischen Elektrode und der Haut des Patienten, die eine Änderung des abgeleiteten Gleichspannungsanteils zur Folge haben. Aufgrund der vorhandenen Zeitkonstante der Gleichspannungsabtrennungsschaltung im EKG-Verstärker kommt es nur zu einer allmählichen Wiedereinstellung der Nullinie. Selbstverständlich haben mangelhaft befestigte Elektroden eine ähnliche Wirkung. Auch Fehler bei der Vorbehandlung der Haut, ausgetrocknete Elektroden oder die Verwendung von Elektroden, die aufgrund ihrer Materialbeschaffenheit Polarisationsspannungsbildungen fördern, sind hier einzuordnen. Eine weitere Ursache für Nullinienschwankungen kann der Einfluß hochfrequenter wechselnder Störfelder sein. Hochfrequenz-Therapiegeräte oder Hochfrequenz-Chirurgiegeräte kommen als Störquellen in Frage (Abb. A.4.6 e, A.4.7 a).

4.1.4.2 Unregelmäßige Wechselspannungsüberlagerungen

Sind diese Störungen relativ hochfrequent, so ist die Störung darauf zurückzuführen, daß über die EKG-Elektroden Aktionspotentiale der Skelettmuskulatur mit abgeleitet werden und das EKG überlagern. Relativ selten auftretende plötzliche Nullagensprünge können auf unzureichende Steckverbindungen (Wackelkontakt) im Patientenleitungssystem, aber auch – in seltenen Fällen – auf zu hohe Übergangswiderstände im Ableitungswähler zurückgeführt werden (Abb. A.4.6 b, d, A.4.7 b).

4.1.4.3 Regelmäßige Wechselspannungsüberlagerungen

Hierbei handelt es sich praktisch immer um Störungen aus dem Versorgungsnetz, was an der Frequenz von 50 Hz und dem annähernd sinusförmigen Verlauf der Störung zu erkennen ist (Abb. A.4.6 a). Als Ursache sind drei Gruppen zu unterscheiden:

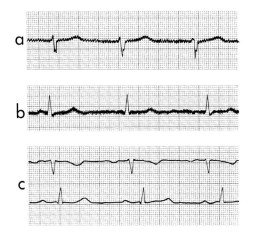

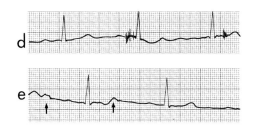

Abb. A.4.6 Artefakte im EKG
Die unter a bis e dargestellten Kurvenzüge zeigen jeweils unterschiedlichen Arten von Artefakten bzw. Störungen.
a Wechselstrom; **b** Muskelzittern; **c** falsche und richtige Polung von Abl. I;
d Entstellung des EKG durch Zuckungen des Patienten; **e** Wackelkontakt.

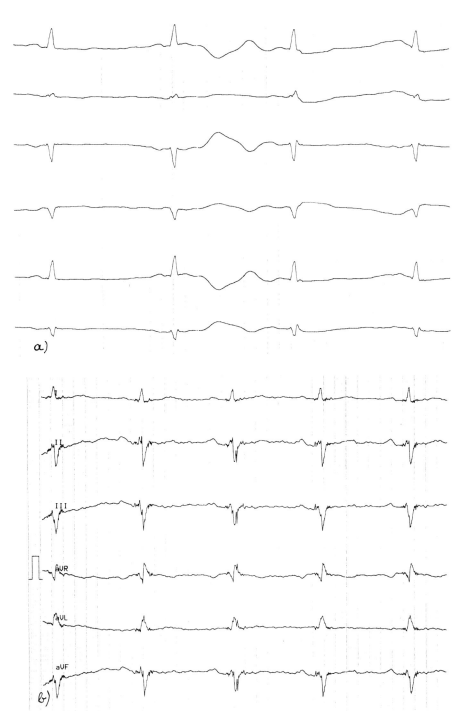

Abb. A.4.7 Störungen bei der EKG-
Aufzeichnung trotz modernster
Registriertechnik.
a) Null-Linienschwankung.
b) Überlagerung durch unregelmäßige
Wechselspannung.
(Beide Registrierungen mit 50 mm/s,
Standard-Extremitätenableitungen)

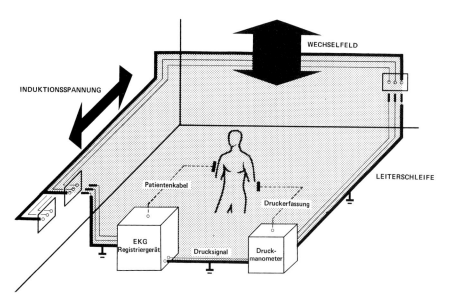

Abb. A.4.8 Störung durch ein Wechselfeld in einer geschlossenen Schutzleiterschleife, bedingt durch falsche Installation bzw. ungünstigen Geräteanschlußpunkt.

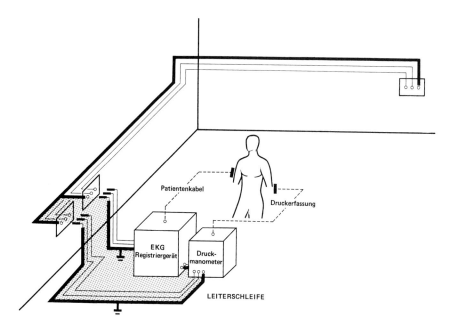

Abb. A.4.9 Verminderung der Störspannung durch Reduktion der Fläche innerhalb der Leiterschleife.

a) Störungen durch magnetische Felder

Wechselnde magnetische Felder verursachen in geschlossenen Leiterschleifen auf induktivem Weg Wechselspannungen (Abb. A.4.8). Solche magnetischen Wechselfelder finden sich in unmittelbarer Nähe stromführender Netzleitungen, und zwar wächst das magnetische Feld in Abhängigkeit des Stromflusses in dieser Netzleitung. Üblicherweise bewirken jedoch nur besonders große Leiterschleifen oder besonders starke Stromverbraucher (z.B. Röntgenanlagen, Aufzüge, Heizgeräte usw.) im EKG sichtbare Störungen. Wird die Leiterschleife, in die das Magnetfeld Spannungen induziert, sehr groß, so genügen bereits relativ kleine elektrische Verbraucher, wie zum Beispiel Transformatoren oder Drosseln der Beleuchtungsanlage, um eine nicht mehr tolerable Störung im EKG hervorzurufen. Solch große Leiterschleifen entstehen meistens dann, wenn neben dem EKG-Gerät ein weiteres elektrisches Gerät (z. B. Meßeinrichtung zur Erfassung des Blutdruckes) an den Patienten angeschlossen ist und eine Querverbindung zwischen beiden Geräten besteht. Diese Querverbindung kann durch die Schutzkontaktleitungen beider Geräte und der Rauminstallation entstehen. Eine Verbesserung ist in jedem Fall durch Verringerung der Fläche der bestehenden Leitungsschleife zu erreichen (Abb. A.4.9).

b) Störungen durch elektrische Felder

Elektrische Felder entstehen in direkter Nachbarschaft des elektrischen Leitungsnetzes, unabhängig davon, ob dieses Leitungsnetz Strom führt, das heißt aus ihm Leistung entnommen wird oder nicht. Diese elektrischen Felder können kapazitiv in das Abnehmersystem eingestreut werden. Je größer der Übergangswiderstand (z. B. zwischen Haut und Elektrode), das heißt also je hochohmiger das Abnehmersystem ist, desto mehr kommen kapazitative Einstreuungen zur Wirkung. Jede Maßnahme zur Verringerung aller Übergangswiderstände (genügend Elektrodenpaste, Haare entfernen, Hornhaut abschmirgeln usw.) führt zwangsläufig zu einer Verringerung der Störung.

c) Störungen durch galvanische Kopplungen

Störungen durch galvanische Kopplungen werden von wechselstromdurchflossenen Nulleitungen verursacht. Der entstehende Spannungsabfall tritt als Gleichtaktstörspannung auf und beansprucht unter Umständen die Störunterdrückung des Gerätes unzulässig. Die Voraussetzung für den beschriebenen Störeinfluß besteht zum Beispiel, wenn am selben Patienten die Nulleitungen zweier Geräte angeschlossen sind und diese Leitungen mit unterschiedlichen Erdpotentialen verbunden sind. Die vorhandene Differenzspannung zwischen den Erdpunkten, z. B. Erde und Schutzkontakt, treibt einen unter Umständen starken Strom durch die Nulleitungen. Zur Störungsbeseitigung sind alle an Patienten betriebenen Geräte auf ein und denselben Erdpunkt zu legen.

4.1.4.4 Grundsätzliches zur Gerätesicherheit

Mit dem vollständigen Inkrafttreten des Gesetzes über Medizinprodukte (MPG) am 1. Jan. 1995 wird die Sicherheit medizintechnischer Geräte unter Berücksichtigung harmonisierter europäischer Normierungen neu geregelt. Mit einer Übergangsfrist bis Sommer 1998 gelten weiterhin die Regelungen des Gerätesicherheitsgesetzes bzw. der Medizingeräteverordnung. Zweck des Gesetzes ist es, den Verkehr mit Medizinprodukten – und dazu gehören auch EKG-Registriergeräte – zu regeln und dadurch für die Sicherheit, Eignung und Leistung der Medizinprodukte, sowie die Gesundheit und den erforderlichen Schutz der Patienten, Anwender und Dritter zu gewährleisten. Unverändert gilt auch für das neue Gesetz das wesentliche Ziel, unter anderem dafür Sorge zutragen, das Medizinprodukte möglichst europaweit gültigen, mindestens jedoch national anerkannten Regeln der Technik entsprechen. Die Konformität mit europäischen Normen wird künftig durch das Anbringen eines »CE«-Kennzeichen am Gerät ablesbar. Zumindestens für die Übergangzeit bedeutet dies jedoch nicht, daß Geräte ohne eine solche Kennzeichnung nicht den entsprechenden Sicherheitsstandard aufweisen. In bezug auf die elektrische Sicherheit bleibt eine wichtige Forderung unverändert bestehen: Jedes Elektrogerät, das in medizinisch genutzten Räumen am Patienten zum Einsatz kommt, muß zum Schutz gegen zu hohe Berührungsspannung außer einer zuverlässigen Isolierung der unter Spannungen stehenden Teile (Betriebsisolierung) eine zusätzliche Schutzmaßnahme aufweisen. Je nach Art dieser zusätzlichen Schutzmaßnahme unterscheidet man Geräte der Schutzklasse I und der Schutzklasse II.

Geräte der Schutzklasse I sind Geräte, deren metallisches Gehäuse über den Schutzkontakt mit dem Schutzleiter des Leitungsnetzes verbunden ist. Bei auftretenden Isolationsfehlern löst das vorgeschaltete Sicherungselement aus. Geräte der Schutzklasse II besitzen außer der Betriebsisolierung eine zusätzliche Isolierung (Schutzisolierung). Das gleichzeitige Versagen beider Isolierungen wird als unwahrscheinlich angesehen. Intrakardiale Untersuchungen und Messungen sind nur in Schutzklasse I zulässig. Nur indirekt durch das Medizinproduktegesetz, durch den Hinweis auf die anerkannten Regeln der Technik, geregelt, ist die Vorgabe, daß auch die elektroseitige Rauminstallation für medizinisch genutzte Räume einer entsprechenden Normierung (DIN VDE 0107) unterliegt.

Durch das Medizinproduktegesetz wird der Gesetzgeber ermächtigt, entsprechende Durchführungsverordnungen und Verordungungen zur Klassifizierung zu erlassen. Es ist angestrebt, die Inhalte der bislang gültigen Medizingeräteverordung vom 1.1.86 im wesentlichen in die neuen Betreiberverordnungen zu übernehmen. Bereits die Medizingeräteverordnung hat Herstellung, Inverkehrbringen und Betrieb medizinischtechnischer Geräte geregelt, mit dem Ziel, Unfälle bei der Anwendung dieser Geräte in Zukunft zu verringern und die erforderliche Sicherheit der Patienten, aber auch der Anwender zu gewährleisten. Die Medizingeräteverordnung unterteilte das gesamte Gerätespektrum je nach Konstruktion und Betriebsart und vor allem dem Gerät zuerkannten Gefährdungspotential entsprechend in vier Gruppen, wobei die Gruppe 1 das größte Gefährdungspotential beinhaltet. Die im Übergangsbereich des Medizinproduktegesetzes weiterhin gültigen Medizingeräteverordnung regelt unter anderem,

– daß Geräte mit lebenserhaltender Funktion oder intrakardialer Anwendung (Gruppe 1), also Geräte mit hohem Gefährdungspotential einer behördlichen Zulassung bedürfen. Erst nach vollzogener Bauartüberprüfung darf das Gerät in Verkehr gebracht werden.
– gestützt auf § 24 Gewerbeordnung (GewO), daß der Betreiber sicherheitstechnische Maßnahmen (z.B. Beschaffung geprüfter Geräte, regelmäßig wiederkehrende sicherheitstechnische Kontrollen, bzw. einmalige vereinfachte Prüfungen bei Altgeräten), personelle Maßnahmen (Anstellung und Einweisung geeigneten Personals) und organisatorische Maßnahmen (z.B. Führung von Bestandsverzeichnissen, Gerätebücher etc.) zu treffen hat.

Die im Entwurf vorliegenden Verordnungen über das Errichten und Betreiben und Anwendung aktiver Medizinprodukte, nicht aktiver Medizinprodukte und von Medizinprodukten mit Meßfunktion (Medizinische Meßgeräte) sollen im wesentlichen die Inhalte der bestehenden Medizingeräteverordnung übernehmen. Ein weiterer überarbeiteter Entwurf, der bis Drucklegung noch nicht in Kraft gesetzt ist, faßt die bislang 3 einzelnen Verordnungsentwürfe zu einem einzigen zusammen. Die Unterteilung der Geräte bzw. Medizinprodukte entsprechend ihres Gefährdungspotentials wurde in überarbeiteter Form, orientiert an der Medizingeräteverordnung, übernommen. Nichtbeachten der Auflagen der Medizingeräteverordnung bzw. Medizinproduktegesetzes können je nach Lage und Schwere des Verstoßes als Ordnungswidrigkeit oder Straftat geahndet werden.

4.2 Methodische Grundlagen (Ableitungssysteme)

Die Herzaktionsströme könnten theoretisch an beliebiger Stelle der Körperoberfläche abgeleitet werden. Fest eingebürgert haben sich folgende Ableitungsstellen und Ableitungssysteme:

4.2.1 Standardableitungen nach EINTHOVEN

Es werden Spannungsunterschiede herzfern zwischen zwei Extremitäten gemessen (bipolare Extremitätenableitungen) (Abb. A.4.10). Die beiden Elektroden zeigen Potentialschwankungen gleicher Größenordnung. Die Elektroden werden proximal der Handgelenke und oberhalb des linken Knöchels angelegt und wie folgt verbunden:

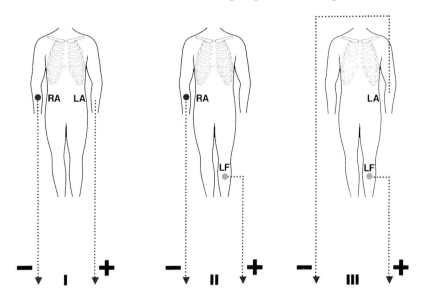

Abb. A.4.10 Standardableitungen nach EINTHOVEN.

Ableitung I	linker Arm	→ rechter Arm
Ableitung II	linkes Bein	→ rechter Arm
Ableitung III	linkes Bein	→ linker Arm

Im allgemeinen sind die Stecker der 3 Elektroden speziell gekennzeichnet (rechter Arm: rot oder 1 Ring; linker Arm: gelb oder 2 Ringe; linkes Bein: grün oder 3 Ringe).
Die Ableitungsstellen der bipolaren Extremitätenableitungen stellen gewissermaßen die Eckpunkte eines gleichseitigen Dreieckes dar, das in der Frontalebene des Körpers gelegen ist und in dessen ungefährer Mitte sich das Herz befindet (EINTHOVEN-Dreieck, Abb. A.4.11).

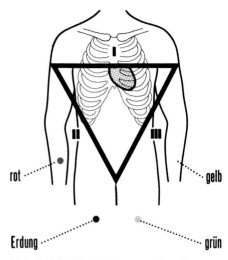

Abb. A.4.11 Die Ableitungsstellen der Extremitätenableitungen mit dem EINTHOVEN-Dreieck.

rot ······

gelb

Erdung ······

grün

4.2.2 Bipolare Brustwandableitungen

Bipolare präkordiale Ableitungen finden ihre Anwendung während der kontinuierlichen Rhythmusüberwachung auf Intensivstationen (»monitoring«) sowie bei der Langzeitelektrokardiographie (HOLTER-monitoring) und telemetrischen EKG-Übertragung. Typische Ableitungspunkte sind das Manubrium sterni und die rechte Seite des oberen Sternalrandes als positive Pole mit entsprechend negativen Polen über den Xiphoid oder 5. Interkostalraum/vordere Axillarlinie. Die Bezeichnung der Ableitungen entspricht der Zusammenschaltung der Ableitungspunkte (z. B. MC₅).

Bipolare Brustwandableitungen stellen auch die **NEHBschen Ableitungen** dar.

Nach NEHB wird die rechte Armelektrode am Ansatz der zweiten Rippe am Brustbein, die linke Armelektrode an der Projektionsstelle des Herzspitzenstoßes auf die linke hintere Axillarlinie und die Beinelektrode über der Herzspitze angelegt. Es wird entsprechend Ableitung I eine dorsale (ND), entsprechend Ableitung II eine anteriore (NA) und entsprechend Ableitung III eine inferiore (NI)-Ableitung geschrieben.

Heute werden diese Ableitungen des **kleinen Herzdreiecks** nach NEHB gewöhnlich nur noch zur besseren Erfassung gewisser Potentialveränderungen an der Herzhinterwand, zum Beispiel bei Hinterwandinfarkt (Kap. A.10.5.5), durch ND geschrieben. NA und NI erfassen dagegen Potentialänderungen, für deren Abgriff die WILSON-Brustwandableitungen sowohl praktischer als auch leistungsfähiger sind.

4.2.3 Unipolare Extremitätenableitungen nach WILSON und GOLDBERGER

Die Potentialschwankungen jeder Extremität werden für sich mit einer **differenten** oder **Tastelektrode** gegenüber einem indifferenten Bezugspunkt, dargestellt durch die **indifferente** oder **Sammelelektrode**, abgeleitet. Die Sammelelektrode soll dem elektrischen Nullpunkt entsprechen. Die Ableitungen werden deshalb als »unipolar« bezeichnet, obwohl sie weder nach physikalischen Gesetzen noch nach Potentialmessungen dieses konstruierten Nullpunktes als wirklich unipolar gelten können.

Die Tastelektrode wird am rechten und linken Arm sowie am linken Bein angesetzt. Die derart erhaltenen Ableitungen heißen VR, VL und VF (R = rechts, L = links, F = Fuß, V = Bezeichnung für Potential in der unipolaren Elektrokardiographie). Die indifferente Elektrode wird nach WILSON durch Kurzschluß der drei Extremitäten über drei Widerstände von je 5000 Ohm (WILSON-**Zentral-** oder **Sammelelektrode**) gebildet. Die zu explorierende Extremität wird über zwei Elektroden abgeleitet, von denen eine mit der Sammelelektrode kurzgeschlossen, die andere als Tastelektrode mit dem Galvanometer verbunden wird. Mit diesem WILSON-Verfahren sind die Ausschläge relativ klein, so daß oft empfindlicher geeicht werden muß (1 mV = 2 cm).

Wegen dieses Nachteiles werden heute in der Regel die **unipolaren Ableitungen nach GOLDBERGER** geschrieben. Das Prinzip ist dasselbe wie bei den Extremitätenableitungen nach WILSON. Die indifferente Elektrode wird aber ohne Widerstände durch Zusammenschluß der beiden nicht explorierten Extremitäten gebildet, und die Extremität mit der differenten Elektrode ist von der Sammelelektrode abgeschaltet (Abb. A.4.11). Die Ausschläge fallen durch diese Anordnung größer aus, so daß die Normaleichung (1 mV = 1 cm) genügt.

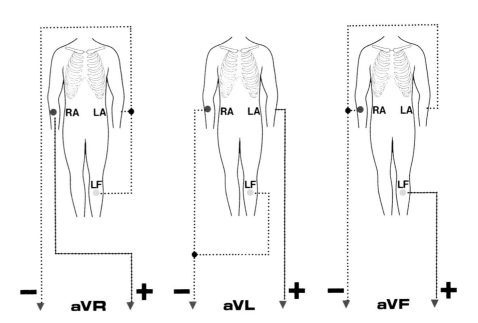

Abb. A.4.12 Die unipolaren Extremitätenableitungen nach GOLDBERGER.

Die GOLDBERGER-Ableitungen werden aus diesem Grunde auch »vergrößerte« oder »verstärkte« (a = augmented) unipolare Extremitätenableitungen genannt: aVR, aVL, aVF (Abb. A.4.12).
Die bipolaren (nach EINTHOVEN) und unipolaren Extremitätenableitungen nach WILSON und GOLDBERGER erfassen die Vektorprojektion auf die **Frontalebene**.

4.2.4 Unipolare Brustwandableitungen nach WILSON

Nachdem schon früher versucht worden war, durch bipolare Brustwandableitungen »herznah« abzuleiten und damit die horizontale Projektion elektromotorischer Vorgänge zu erfassen, hat WILSON die unipolaren präkordialen Ableitungen mit genau definierten Ableitungsstellen eingeführt. Sie gehören heute zum obligaten Bestandteil jedes EKG. Die den größeren Potentialschwankungen unterworfene differente oder **Tastelektrode** wird an bestimmten Ableitungspunkten (Abb. A.4.13) der **Brustwand** angelegt. Die **indifferente** Elektrode ist wiederum die WILSON-**Zentral**- oder **Sammelelektrode** (Zusammenschluß aller drei Extremitätenableitungen über Widerstände von je 5000 Ohm), die für praktische Zwecke dem elektrischen Nullpunkt entspricht und ein sozusagen konstantes Potential aufweist.
Die Abgriffstellen für die differente Elektrode werden heute einheitlich gewählt und nach der allgemein anerkannten Nomenklatur der American Heart Association (V = Voltage für unipolare Ableitungen, Indizes je nach Abgriffstellen) bezeichnet.

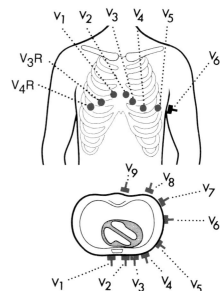

Abb. A.4.13 Die Ableitungsstellen der unipolaren Brustwandableitungen nach WILSON.

55

Werden **hohe Brustwandableitungen** (zum Beispiel 1. oder 2. ICR höher) registriert, kennzeichnet man diese durch c. Beispiel: V_{2C2-3} entspricht V_2, jedoch zwischen der 2. und 3. Rippe, das heißt im 3. ICR; V_{4c3-4} entspricht V_4, jedoch zwischen der 3. und 4. Rippe, das heißt im 4. ICR.

Standardprogramm:

V_1 re. Sternalrand in Höhe des 4. ICR,
V_2 li. Sternalrand in Höhe des 4. ICR,
V_3 Mitte zwischen V_2 und V_4,
V_4 Schnittpunkt der li. Medioclavicularlinie mit dem 5. ICR (normalerweise etwa Herzspitze)
V_5 Schnittpunkt der li. vorderen Axillarlinie mit einer durch V4 gezogenen Horizontallinie,
V_6 Schnittpunkt der li. mittleren Axillarlinie mit einer durch V4 gezogenen Horizontallinie.

Zusätzliche Ableitungsstellen:

V_7 li. hintere Axillarlinie in gleicher Höhe wie V_4 bis V_6,
V_8 Skapularlinie auf gleicher Höhe wie V_4 bis V_6,
V_9 Paravertebrallinie auf gleicher Höhe wie V_4 bis V_6,
VE Tastelektrode auf dem Processus siphoideus.

Werden zusätzliche **rechtspräkordiale V-Ableitungen** aufgenommen, bezeichnet man diese mit r. Beispiel: V_3R entspricht V_3, jedoch auf der rechten Seite des Sternums; V_4R entspricht V_4, jedoch auf der rechten Seite des Sternums. Die rechtspräkordialen Ableitungen (V_1, V_2) liegen in der Regel über dem rechten Herzen, die linkspräkordialen (V_{5-6}) über der linken Kammer, V_3 und V_4 etwa über dem Kammerseptum. Aufgrund der vektoriellen Deutung des EKG (Kapitel A.5) kann nicht angenommen werden, daß diese anatomische Zuordnung der Ableitungspunkte etwa völlig identisch wäre mit einem Partialabgriff der Potentiale der rechten oder linken Kammer oder des Septums. Stets beeinflußt das Gesamtpotential des Herzmuskels in toto auch das über einem bestimmten Ableitungspunkt registrierte EKG. Auf alle Fälle sind Partialabgriffe in den präkordialen V-Ableitungen von der unter der differenten Elektrode gelegenen Herzvorderwand nicht ausschlaggebend. Der Wert der präkordialen V-Ableitungen besteht nicht in der »herznahen« Ableitung, sondern vielmehr in der Erfassung der Vektorprojektion auf die ungefähr durch die Herzmitte gelegte Horizontalebene.

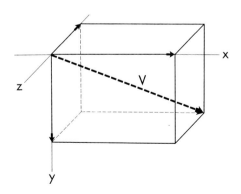

4.2.5 Korrigierte orthogonale Ableitungen

Von den verschiedenen orthogonalen Ableitungssystemen hat das von FRANK (1957) die weiteste Verbreitung gefunden. Mit Hilfe von 7 Elektroden werden drei Ableitungen aufgezeichnet, die drei aufeinander senkrechtstehende Ebenen beschreiben (Abb. A.4.14):
Die X-Ableitung registriert elektrische Kräfte, die nach rechts oder nach links gehen, die Y-Achse solche, die nach superior oder nach inferior und die Z-Achse zeichnet elektrische Kräfte, die nach anterior oder posterior gerichtet sind, auf. Zum Ausgleich der exzentrischen Lage des Herzens als auch der Inhomogenität des umgebenden Gewebes sind verschiedene hochohmige Widerstände zwischengeschaltet, weshalb diese Ableitungen

Abb. A.4.14 Orthogonales Referenzsystem.

als »korrigierte« orthogonale Ableitungen bezeichnet werden. Obwohl ein so angefertigtes EKG mit drei Ableitungen die gleiche elektrische Information wie ein konventionelles 12-Kanal-EKG enthält, hat sich diese Methode nicht durchgesetzt. Die FRANKschen Ableitungen werden bei speziellen Fragestellungen im Zusammenhang mit einem Vektorkardiogramm aufgezeichnet, ferner finden sie Anwendung im Zusammenhang mit der Registrierung von sogenannten ventrikulären Spätpotentialen und weiteren computerunterstützten Analysen des QRS-Komplexes, z. B. im Zusammenhang mit Abstoßungsreaktionen nach Herztransplantation.

4.2.6 Hochverstärktes Elektrokardiogramm und Signalmittlungstechnik zur Spätpotentialanalyse

Übliche EKG-Ableitungen von der Körperoberfläche werden allgemein so verstärkt, daß ein Ausschlag von 1 cm einer Signalamplitude von 1 mV entspricht. Elektrische Signale mit sehr kleiner Amplitude – im Mikrovolt-Bereich – werden mit der konventionellen EKG-Registrierung übersehen. Niedrigamplitudige, hochfrequente Signale können im Bereich von Infarktnarben und insbesondere im Infarktrandgebiet entstehen und sind wahrscheinlich Ausdruck einer verzögerten Erregungsausbreitung. Anfang der 80er Jahre wurden Verfahren entwickelt und schließlich auch standardisiert, solche niedrigamplitudigen EKG-Komponenten im terminalen QRS-Komplex bzw. der ST-Strecke zuverlässig darzustellen. Sie wurden ventrikuläre Spätpotentiale (**»ventricular late potentials«**) genannt.
Zur Registrierung von Spätpotentialen muß das EKG-Signal zuerst extrem verstärkt werden, durch Signalmittlungstechnik und unter Benutzung besonderer Filter (Hochpaß-Filtereckfrequenz 25 oder 40 Hz) erfolgt Rauschunterdrückung bis zu einem Rauschpegel von < 1,0 µV. Dazu müssen ca. 250 Zyklen gemittelt werden (**»signal averaging«**).
Im Prinzip kann jedes EKG-Signal so verarbeitet werden. Durchgesetzt hat sich jedoch die Spätpotentialanalyse unter Benutzung der bipolaren Ableitungen X, Y und Z (s.o.). Durch Vektoraddition entsteht ein »gefilterter QRS-Komplex« (»vector magnitude«). Folgende Analysen zur Detektion von Spätpotentialen werden durchgeführt: (Abb. A.4.15)

– Breite bzw. Dauer des gefilterten QRS-Komplexes
– mittlere Spannung (»root-mean-square«, RMS) während der letzten 40 ms des gefilterten QRS-Komplexes und
– die Breite bzw. Dauer des gefilterten QRS-Komplex unterhalb von 40 µV (LAS).

Nach Empfehlung einer Task force der European Society of Cardiology, der American Heart Association und des American College of Cardiology ist ein Spätpotential dann vorhanden, wenn die Breite des gefilterten QRS-Komplexes größer als 114 ms beträgt, die RMS < 20 µV während der letzten 40 ms des gefilterten QRS-Komplexes beträgt und daß die Dauer des terminalen QRS-Komplexes unterhalb 40 µV länger als 38 ms beträgt. Patienten mit QRS-Verbreiterung durch Links- oder Rechtsschenkelblock oder auch WPW-Syndrom können nicht analysiert werden.
Der Nachweis so definierter ventrikulärer Spätpotentiale zeigt bei Postinfarkt-Patienten ein erhöhtes Risiko an, im weiteren Verlauf eine anhaltende Kammertachykardie zu erleiden, auch ist das Risiko, plötzlich zu versterben, signifikant größer, wenn Spätpotentiale nachgewiesen werden.

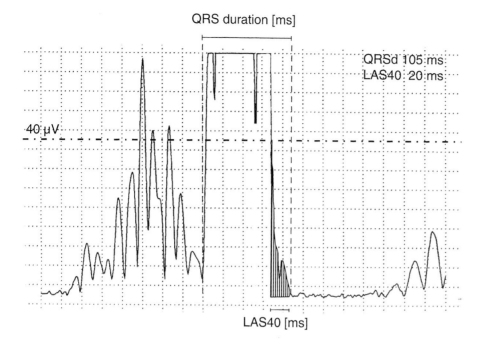

QRS duration [ms]

QRSd 105 ms
LAS40 20 ms

40 μV

LAS40 [ms]

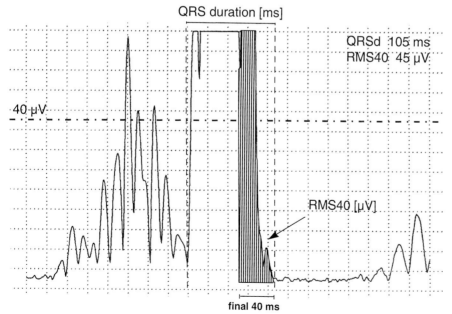

QRS duration [ms]

QRSd 105 ms
RMS40 45 μV

40 μV

RMS40 [μV]

final 40 ms

Abb. A.4.15 Spätpotentialanalyse

Dargestellt ist ein »gefilterter QRS-Komplex« (»vector magnitude«), wobei die Spitze des QRS-Komplexes nicht dargestellt ist. Das Beispiel zeigt eine Analyse ohne den Nachweis von Spätpotentialen: Die Gesamt-QRS-Breite (QRS d) beträgt 105 ms, die mittlere Spannung während der letzten 40 ms (RMS 40) beträgt 45 μV und die Dauer des gefilterten QRS-Komplex mit einer Amplitude von weniger als 40 μV (LAS 40) beträgt nur 20 ms.

(Abb. aus Mäkijärvi et al. (1996) mit freundlicher Genehmigung des Autors und des Verlages)

4.3 Methodik der intrakardialen Elektrokardiographie, elektrophysiologische Untersuchung

An dieser Stelle soll die Aufzeichnung der sog. Grundaufnahme während Spontanrhythmus – in der Regel bei Sinusrhythmus – beschrieben werden. Eine Schlüsselrolle spielt dabei die Registrierung des His-Potentials. Zur Ableitung des intrakardialen His-Potentials wird ein multipolarer Elektrodenkatheter in die Nähe des atrioventrikulären Erregungsleitungssystems gelegt (Abb. 4.16). Während die Erstbeschreiber der Technik (SCHERLAG et al. 1969) routinemäßig einen 3poligen Katheter mit einem Elektrodenabstand von 1 cm benutzten, werden in jüngster Zeit multipolare Katheter (4- bis 10polig) mit engerem Elektrodenabstand (2 bis 5 mm) bevorzugt. Die Einführung des Katheters erfolgt unter röntgenologischer und elektrokardiographicher Kontrolle am einfachsten über eine Vena femoralis.

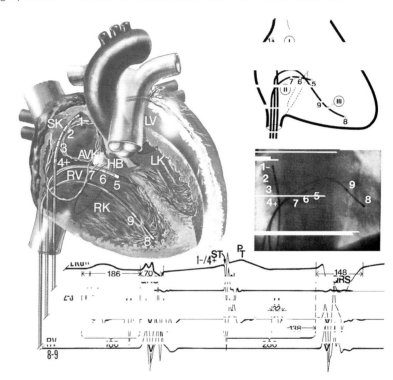

Abb. A.4.16 Schematische, anatomische und röntgenologische Darstellung der Katheterlage bei Routineaufzeichnung eines intrakardialen Elektrogrammes. Die einzelnden Ableitungen einer Originalaufnahme sind den entsprechenden Kathetern zugeordnet. Der erste Schlag ist ein Sinusschlag und zeigt normale intrakardiale Leitungsparameter. Der zweite Schlag stammt von einem vorzeitigen Vorhofstimulus (Vorzeitigkeit: A'-St-Intervall: 480 ms). Die A-H-Verzögerung ist bei der Vorzeitigkeit physiologisch, während die Verbreiterung des H-Potentials, die ausgeprägte H-V-Intervall-Verzögerung (von 52 ms auf 138 ms) und die Ausbildung eines LSB pathologisch sind (latenter trifaszikulärer Block).

Katheterpositionierung zur Ableitung des HBE. Die Elektrode wird durch die Trikuspidalklappe in Richtung der Spitze der rechten Kammer eingeführt, wo das Elektrokardiogramm ein dominierendes Kammerpotential zeigt. Aus dieser Position wird die Elektrode dann vorsichtig zurückgezogen, bis das atriale und ventrikuläre Potential (A- und V-Potential) die gleiche Größe aufweisen. An dieser Stelle erscheint auch entweder spontan oder nach leichter Drehung des Katheters im Uhrzeigersinn das Potential des His-Bündels (H-Potential). Wenn man jetzt mit dieser im His-Gebiet liegenden Elektrode eine Schrittmacherstimulation durchführt, werden die Schrittmacherimpulse mit einem der H-R-(H-V-)Zeit gleichenden Intervall QRS-Komplexe auslösen, die den QRS-Komplexen bei Sinusrhythmus bzw. bei supraventrikulärem Grundrhythmus (z.B. Vorhofflattern) formanalytisch gleichen (Abb. A.4.17).

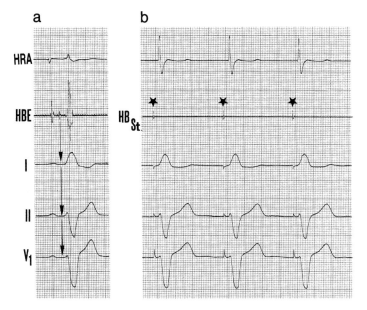

Abb. A.4.17 Bestätigung der korrekten Lage der His-Bündel-Elektrode durch His-Bündel-Stimulation
a) His-Bündel-Aufnahme bei Sinusrhythmus
b) His-Bündel-Stimulation: Die H-R-Zeit ist gleich dem Stimulus R-Intervall, der QRS-Komplex ändert sich nicht (Papiergeschwindigkeit 50 mm/sec.)

Mittels speziell geformter Katheter oder durch Schlaufenbildung im Bereich der AV-Junktion lassen sich in einem Teil der Fälle über Armvenen oder die V. subclavia eingeführte Katheter in His-Position bringen. Durch einen im nicht-koronaren Sinus der Aorta oder unterhalb der Aortenklappe in der Ausflußbahn des linken Ventrikels liegenden Elektrokatheter wird die Registrierung linksseitiger His-Potentiale möglich. Bei Linksherzableitungen des His-Potentials wird das H-Potential im Vergleich mit dem synchron geschriebenen rechtsseitigen H-Potential um 5–10 ms verspätet registriert, d.h. daß das linksseitige H-V-Intervall etwa 5–10 ms kürzer ist (Abb. A.4.18)

H-Potential. Es hat eine Schlüsselposition bei der Registrierung: Zeitlich vorangehend wird der supraventrikuläre, zeitlich nachfolgend der intraventrikuläre Erregungsablauf registriert. Die Dauer des H-Potentials beträgt 15–25 ms und repräsentiert das elektrische Potential des His-Bündels. Dem H-Potential folgt ein 5–10 ms dauerndes Potential, welches der Depolarisation des rechten Tawara-Schenkels entspricht (RB-Potential). Das RB-Potential geht normalerweise unmittelbar in die Kammerdepolarisationswelle (V-Potential) über. Werden zusätzlich über einen im Sinus coronarius liegenden multipolaren Katheter linksatriale Potentiale abgeleitet, so sind diese in der Regel zeitlich nach der tiefatrialen rechtsseitigen Vorhoferregung (A-Potential) lokalisiert (Abb. A.4.19).

Weitere Ableitungsorte: hoher rechter Vorhof, Koronarsinus.

Das **hohe rechte Vorhofpotential**, das normalerweise mit dem Anfang der P-Welle zusammenfällt, wird von einem in der Nähe des Sinusknotens eingeführten Elektrokatheter abgeleitet. Dieser wird ebenfalls über die V. femoralis oder V. cubitalis eingeführt und kann auch zur Vorhofstimulation benutzt werden. Bei Anwendung eines 4poligen Katheters kann man die Registrierung und Stimulation gleichzeitig durchführen (Abb. A.4.16). Die üblichen Elektrokatheter haben einen Elektrodenpaarabstand von 0,5–1 cm.

Insbesondere im Zusammenhang mit vermuteten paroxysmalen supraventrikulären Tachykardien oder auch bei Verdacht auf Präexzitation im Oberflächen-EKG (WPW-Syndrom) ist die Ableitung linksatrialer und linksventrikulärer elektrischer Aktivität in den meisten Fällen erforderlich. Dies gelingt am besten durch Einführen eines multipolaren (4- bis 10poligen) Katheters in den **Sinus coronarius**, wobei die Katheterspitze so weit wie möglich nach links

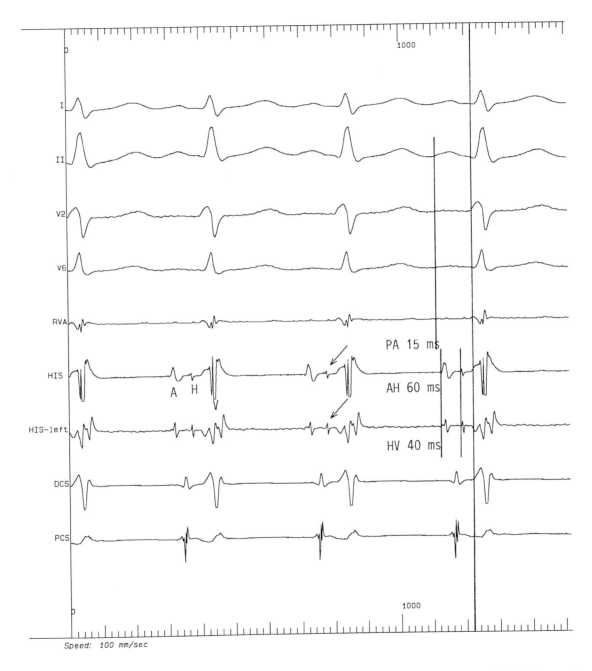

Abb. A.4.18 Elektrophysiologische Untersuchung, simultane Ableitungen re.- und li.-seitiger His-Bündel-Aktivität. Es ist zu erkennen, daß das li.-seitige His-Potential (HIS left) minimal später als das re.-seitige His-Potential erscheint.
DCS: distaler Koronarsinus, PCS: proximaler Koronarsinus.

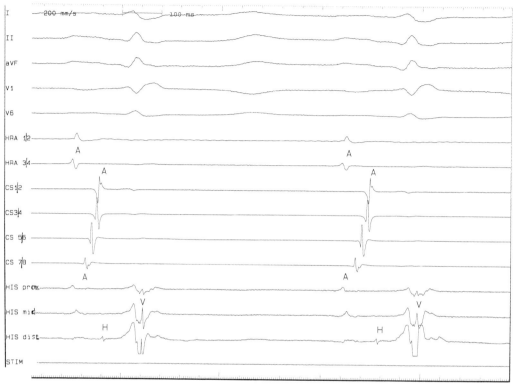

Abb. A.4.19 Elektrophysiologische Untersuchung: Neben den Extremitätenabteilungen I, II, aVF sowie den Brustwandableitungen V_1 und V_6 werden Potentiale aus dem hohen re. Vorhof (HRA), dem Sinus coronarius (CS) und der His-Bündel-Region abgeleitet. Im Sinus coronarius ist der 8polige Katheter so plaziert, daß 7/8 in der Gegend des Os, die Spitze (1/2) li.-lateral gelegen ist.
A = Vorhofpotential,
H = His-Bündel-Deflektion,
V = Ventrikelpotential

anterior vorgeschoben wird (Abb. A.4.20a). Verschiedene Koronarsinusableitungen sind erforderlich, um die Lokalisation einer septalen oder linksseitig gelegenen akzessorischen Bahn durchführen zu können. Die Plazierung eines Katheters im Sinus coronarius gelingt am leichtesten über die linke V. subclavia. In jüngster Zeit werden auch multipolare Katheter mit deflektierbarer Spitze hergestellt, die auch von kaudal, also über eine V. femoralis, leicht im Koronarsinus plaziert werden können (Abb. A.4.20b).

Ableitungen. Mit Hilfe einer Schaltbox kann jeweils die günsigste Elektrodenschaltung ausgewählt und außerdem die Schrittmacherstimulationsstelle bestimmt und variiert werden. Durch die bipolare Schaltung der Elektroden werden lokale Potentiale abgeleitet. Diese schwachen elektrischen Potentiale werden durch Filtration der niedrigfrequenten Anteile (»low pass«-Filter 40–100 Hz) und durch Verstärkung der hochfrequenten Anteile besser hervorgehoben. Im Zusammenhang mit der Lokalisationsdiagnostik akzessorischer Leitungsbahnen oder auch fokaler ektoper Erregungsbildung werden auch zunehmend lokale unipolare Ableitungen mit ganz offener Filterstellung benutzt (s. Kap. B 6 S. 373).

Zusätzlich zur Aufzeichnung der intrakardialen Elektrokardiogramme wird synchron ein konventionelles EKG geschrieben. Zu diesem Zweck werden bei uns in den meisten Fällen die bipolaren Extremitätenableitungen I, II und aVF sowie die unipolaren Brustwandableitungen V_1 und V_6 registriert. Die Ableitung von zumindest 2 Extremitätenableitungen sowie V_1 ist Voraussetzung, um inkomplette oder komplette Schenkelblöcke sowie Hemiblöcke, die sich durch eine Änderung der elektrischen Herzachse zu erkennen geben, zu erfassen.

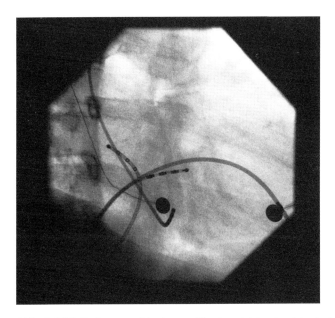 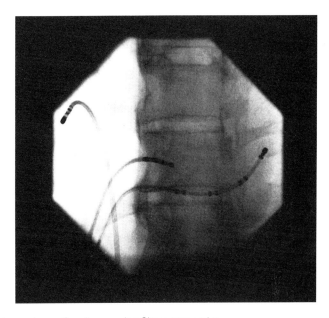

Abb. A.4.20 Katheterpositionierung für eine elektrophysiologische Untersuchung, Sondierung des Sinus coronarius.
a) Über die Vena femoralis und die Vena cava inferior sind 3 multipolare Katheter in die Gegend des hohen re. Vorhofs, die His-Bündel-Region und den re. Ventrikel eingeführt worden.
Der vierte Katheter ist über die Vena subclavia li. und Vena cava superior in den Sinus coronarius eingeführt worden. Röntgenaufnahme in re. schräger (RAO 30°) Projektion.
b) Sondierung des Sinus coronarius mittels eines steuerbaren 8poligen Katheters via Vena femoralis und Vena cava inferior. Die Spitze des Koronarsinus-Katheters liegt in der li.-lateralen Position. Rö.-Aufnahme in der li. schrägen (LAO 30°) Projektion.

Intrakardiale Zeitintervalle. Die normale Folge der klinisch bedeutsamen Potentiale ist (Abb. A.4.21) hoher rechter Vorhof (HRA, A') – tiefer rechter Vorhof (LRA, A) – His-Potential (H) – rechtsventrikuläres Potential (V).

Die normalen Zeitintervalle sind in Tabelle 4.1 zusammengefaßt.

Tabelle A.4.1 Normale intrakardiale Leitungszeiten: Literaturangaben und eigene Befunde.

	Normalwerte nach Literaturangaben	eigene obere Grenzwerte (Zeitangaben in ms)
P-A (A'-A)	10– 60	45
A-H	50–140	130
His-Potential		25
H-V	30– 60	55

Das Intervall zwischen den beiden Vorhofpotentialen (A'-A-Intervall) entspricht der rechtsseitigen intraatrialen Erregungsleitung vom Sinusknotengebiet zum tiefen Vorhof. Statt des A'-A-Intervalls geben viele Autoren auch das P-A-Intervall an. Das Intervall zwischen A- und H-Potential stellt die restliche supraventrikuläre Reizleitungszeit dar und wird größtenteils durch die intranodale AV-Knotenleitung bestimmt.

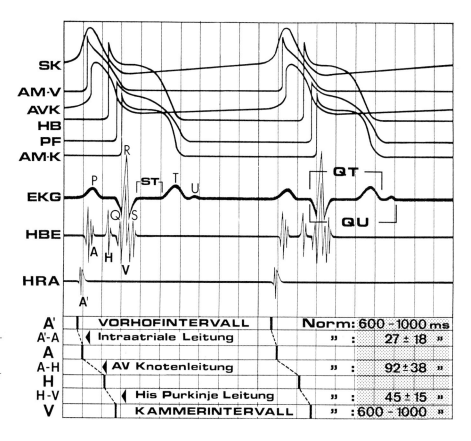

Abb. A.4.21 Die Aktionspotentiale verschiedener Herzabschnitte und ihre Beziehung zum konventionellen und intrakardialen EKG.
SK: Sinusknoten; AM-V: Arbeitsmuskulatur-Vorhof; AVK: Atrioventrikularknoten; HB: His-Bündel; PF: PURKINJE-Faser; AM-K: Arbeitsmuskulatur-Kammer; HBE: His-Bündel-Elektrogramm; HRA: Ableitung vom hohen rechten Vorhofgebiet. Unterhalb der EKG-Aufzeichnung ist der Erregungsvorgang mit Hilfe der LOUIS-Leiter schematisch dargestellt.
Potentiale: A': hohes rechtes Vorhofpotential; A: tiefes rechtes Vorhofpotential (Nähe des AV-Knotens); H: His-Bündel-Potential; V: Kammer-(ventrikuläres) Potential.
Leitungsintervalle: A'-A: internodale oder intraatriale Leitung: A-H: AV-Knoten-Leitung; H-V: Leitung im intraventrikulären Leitungssystem.

4.4 Routineprotokoll einer elektrophysiologischen Untersuchung

Analog zu anderen Untersuchungen wird auch die intrakardiale Elektrokardiographie nach einem Routineprogramm durchgeführt, das je nach Institut abweichend gestaltet ist und der Fragestellung im Einzelfall angepaßt werden muß. Um ein Bild vom Ablauf der Untersuchung zu geben, sei das im Herz-Zentrum Bad Krozingen angewandte Routineprotokoll kurz dargestellt:

Zwei in der Regel 4polige Elektrodenkatheter werden über die re. Vena femoralis in den re. Vorhof und durch die Trikuspidalklappe in den re. Ventrikel so plaziert, daß mit dem ersten Katheter ein Potential vom hohen re. Vorhof, mit einem Elektrodenpaar des zweiten Katheters das His-Bündel-Potential bei gleichzeitig guter Darstellung des tiefen Vorhof- und Kammerpotentials registriert wird. Das zweite Elektrodenpaar des Vorhofkatheters kann zu diagnostischen Vorhofstimulationen benutzt werden. Ein weiterer Katheter zur diaganosischen Kammerstimulation wird ebenfalls über die Vena femoralis in die Spitze des re. Ventrikels vorgeschoben, u.U. auch im re.-ventrikulären Ausflußtrakt plaziert. Bei schwieriger Punktion im Bereich der re. Leiste oder kleinen Gefäßen kann dieser Katheter ohne Schwierigkeiten auch über eine Armvene in den re. Ventrikel vorgebracht werden. Im Zusammenhang mit der Diagnostik supraventrikulärer Tachykardien wird darüber hinaus ein 4- bis 10poliger Katheter im Sinus coronarius plaziert, wobei zur Vermeidung von Komplikationen (z.B. Pneumothorax) auch dieser Katheter heute fast ausschließlich über eine Vena femoralis vorgeschoben wird. Die intrakardialen Potentiale werden nach entsprechender Filterung und Verstärkung entweder auf einem 8-Kanal-Analogschreiber registriert oder nach Digitalisierung auf einem Bildschirm dargestellt, auf dem bis zu 32 Oberflächen-EKG- und intrakardiale Signale simultan dargestellt werden können. Zur programmierten Stimulation im Vorhof oder Ventrikel wird ein heute in der Elektrophysiologie übliches Stimulationsgerät benutzt, mit dem bis zu 4 Extrastimuli bei Sinusrhythmus oder beliebig vorzugebendem Grundintervall appliziert werden können (Abb. A.4.22)

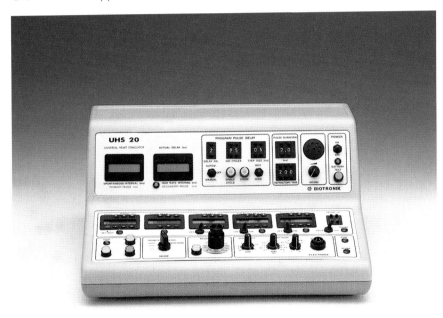

Abb. A.4.22 Vielseitig anwendbares Stimulationsgerät (BIOTRONIK UHS 20); es können bis zu 4 Extrastimuli im Anschluß an ein Sens-Ereignis oder an eine vorgegebene Basisstimulation frei wählbarer Länge appliziert werden.

Wie oben bereits erwähnt, muß sich das Protokoll an der klinischen Fragestellung orientieren. So bedarf es bei der Indikation »unklare Synkope« einer umfangreicheren elektrophysiologischen Diagnostik als im Zusammenhang mit einer Kontrolluntersuchung bei bereits zuvor dokumentierter Kammertachykardie. Die unten aufgeführte Reihenfolge des Vorgehens ist z.B. auch bei paroxysmalen supraventrikulären Tachykardien in Gegenwart einer Präexzitation insofern zu modifizieren, als daß zuerst die programmierte und hochfrequente Kammerstimulation durchgeführt wird, um frühzeitiges Auftreten von Vorhofflimmern bei programmierter Vorhofstimulation zu vermeiden. Gewarnt werden soll an dieser Stelle vor abgekürzten Schnelluntersuchungen mit Beschränkung auf einzelne Punkte, wobei wichtige, klinisch relevante Informationen übersehen werden können.
Die nachfolgende Aufstellung besitzt also keinen Anspruch auf Vollständigkeit und muß in der Reihenfolge des Ablaufs u.U. verändert werden.

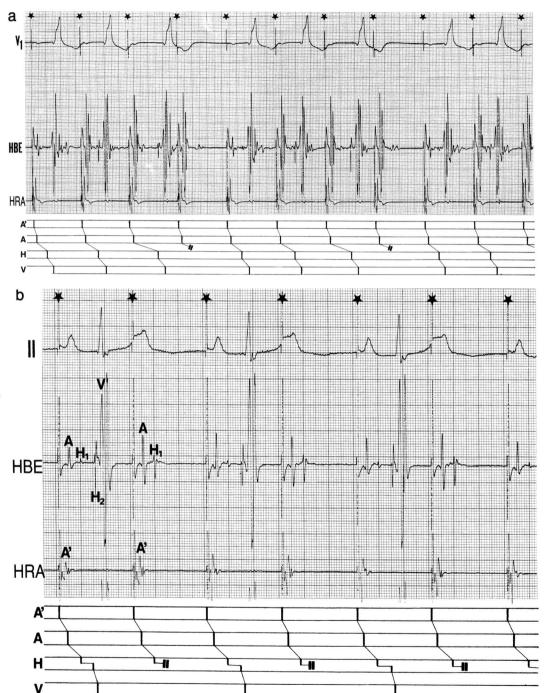

Abb. A.4.23 a und **b**
Durch Vorhofstimulation
ausgelöster A-V-Block.
a) Bei einem Patient mit
RSB erscheint bei einer
Vorhofstimulation von
100/min ein 4:3-WENCKE-
BACH-Phänomen. Der
Block findet sich zwi-
schen dem A- und dem
H-Potential, d. h. im A-V-
Knoten. Bei der niedri-
gen Stimulationsfre-
quenz (100/min) ist die
Blockierung patholo-
gisch. **b)** Ebenfalls bei
einer Stimulationsfre-
quenz von 100/min
erscheint bei einem
anderen Patienten ein
2:1-A-V-Block. Der Block
befindet sich zwischen
zwei His-Potentialen (H₁
und H₂ – sogenannte
split-His-Potentiale;
d. h. innerhalb des His-
Bündels. Bei der niedri-
gen Stimulationsfre-
quenz (100/min) ist ein
Block im His-PURKINJE-
System hochpathologisch.

66

Routineprotokoll

1. Aufzeichnung und Messung der Erregungsleitungsintervalle während des Spontanrhythmus des Patienten (Abb. A.4.18 und A.4.19);

2. Bestimmung der Refraktärperioden des AV-Knotens und Vorhofs mit der »single-extrastimulus«-Technik bei Sinusrhythmus und einer vorgegebenen Grundfrequenz von 100/min. Aufgrund dieser Untersuchung wird die AV-Knotenleitungskurve aufgezeichnet (Abb. A.3.11);

3. Messung der »Sinusknotenerholungszeiten« (SKEZ) mit der »overdrive-suppression«-Methode bei verschiedenen Stimulationsfrequenzen (in der Regel 100, 120, 150 und 180/min), wobei jede Reizperiode mindestens 30, besser 60 oder 120 s dauert (Abb. B.10.11, Seite 479);

4. Bestimmung des Wenckebach- und 2:1-Punktes der AV-Überleitung mittels hochfrequenter Vorhofstimulation (Abb. A.4.23);

5. Im Falle vermuteter supraventrikulärer Tachykardien: Programmierte Vorhofstimulation auch bei höherer Grundfrequenz als 100/min; programmierte Doppelstimulation bei Sinusrhythmus und verschiedenen Grundfrequenzen; wiederholtes »incremental- und decremental-pacing« (hochfrequente Vorhofstimulation mit ständiger Verkürzung bzw. Verlängerung des Stimulationsintervalles);
Eventuell Wiederholung des Stimulationsprotokolls von anderen Positionen im Bereich des rechten Vorhofs oder im Koronarsinus;

6. Bestimmung der retrograden VA-Leitung mittels hochfrequenter Kammerstimulation mit ständiger Verkürzung des Stimulationsintervalles;

7. Bestimmung der effektiven Refraktärperiode des rechten Ventrikels bei Sinusrhythmus und gleichzeitige Bestimmung der retrograden Refraktärzeiten der VA-Leitung;

8. Zur Frage der Induzierbarkeit von Kammertachykardien wird folgendes Stimulationsprotokoll angewandt (»Maastrichter Protokoll«): Gabe eines Extrastimulus bei Sinusrhythmus bis zur Refraktärzeit des rechten Ventrikels; Applikation von 2 Extrastimuli (S_2, S_3) bei Sinusrhythmus, wobei der 2. Stimulus jeweils in Abständen von 10 ms an den 1. herangeführt wird, bis er refraktär ist. Anschließend Verkürzung des Abstandes von S_2 zum vorangehenden Kammerkomplex um 10 ms, dann wieder Heranführen des 2. Extrastimulus usw. (Abb. A.4.24); Applikation von S_2 bei f = 100/min, f = 120/min und f = 140/min., gelegentlich auch bei f = 150 oder 160/min.; Applikation von 2 Extrastimuli (S_2, S_3) bei f = 100, f = 120 und f = 140/min.; Applikation von 3 Extrastimuli (S_2, S_3, S_4) bei Sinusrhythmus, f = 100, f = 120 und f = 140/min. In seltenen Fällen wird das Stimulationsprogramm bei noch nicht erfolgter Induktion einer Tachykardie im rechtsventrikulären Ausflußtrakt wiederholt.

9. Bei einem Teil der Patienten muß ein Großteil obengenannter Untersuchungen nach Medikamentenapplikation wiederholt werden.

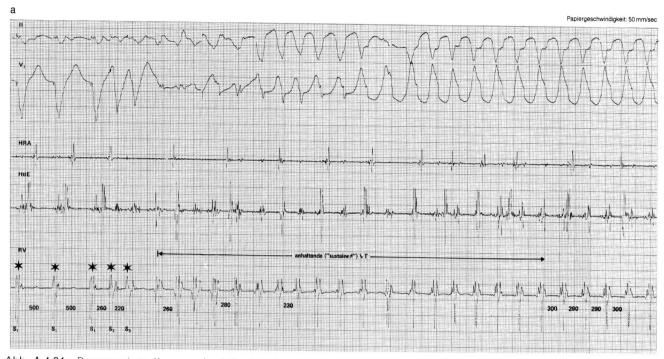

Papiergeschwindigkeit: 50 mm/sec

Abb. A.4.24a Programmierte Kammerstimulation bei einem Patienten mit Zustand nach Vorderwandinfarkt und rezidivierenden Kammertachykardien in der Anamnese:
Applikation zweier Extrastimuli im Anschluß an eine Burst-Stimulation mit einer Frequenz von 120/min. (achtmal S_1, Zykluslänge 500 ms).
Es wird eine anhaltende monomorphe Kammertachykardie induziert. Zykluslänge zuletzt zwischen 290 und 300 ms.

4.5 Indikation zur elektrophysiologischen Untersuchung

Nach Einführung der His-Bündel-Ektrokardiographie in die klinische Routine (SCHERLAG et al. 1969) stand die Erforschung des Erregungsleitungssystems und seiner Störungen, insbesondere die Analyse der atrioventrikulären Erregunsleitung, im Mittelpunkt des Interesses und bildete dementsprechend auch den Indikationsschwerpunkt zur invasiven Elektrokardiographie. Mit Einführung der programmierten Stimulation durch WELLENS (1971) wurde die Methode erweitert. Zur Analyse von Erregungsleitungsstörungen trat in den 70er Jahren die Diagnostik supraventrikulärer Tachykardien hinzu. Ende der 70er Jahre schließlich wurde die Methode der programmierten Stimulation auch zunehmend auf Patienten mit Kammertachykardien erweitert.
Der umfassende Einsatz der invasiven intrakardialen Diagnostik und die daran gekoppelten Langzeituntersuchungen bei Patienten mit verschiedenen Formen der Erregungsleitungsstörung sowie die weite Verbreitung auch der Langzeit-EKG-Registrierungen erweiterten das Wissen um den Charakter und die Prognose von Leitungsstörungen derart, daß heute viele Indikationen zur invasiven Diagnostik nicht mehr bestehen, da wir in der Lage sind, sowohl das Sinusknotensyndrom als auch Leitungsstörungen im Bereich des AV-Knotens bzw. His-PURKINJE-Systems aufgrund nichtinvasiver Parameter hinreichend gut zu beurteilen. Ein Vergleich der klinischen Fragestellung bzw.

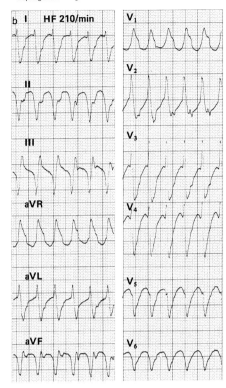

Papiergeschwindigkeit: 25 mm/sec

Abb. A.4.24 b Programmierte Kammerstimulation bei einem Patienten mit Zustand nach Vorderwandinfarkt und rezidivierenden Kammertachykardien in der Anamnese. b) 12 Kanal-EKG-Dokumentation der gleichen Tachykardie.

Indikation zur elektrophysiologischen Untersuchung am Herz-Zentrum Bad Krozingen der Jahre 1976/77, 1986/87 und 1995 macht den Wandel der vergangenen Jahre sehr deutlich: Heute werden nicht einmal 3 % der Patienten zur Abklärung von bradykarden Herzrhyhthmusstörungen zur invasiven Diagnostik überwiesen (s. Tab. A.4.2).

Unters.-Zeitraum	SSS	AVKn+ HPS		svT	VT/VF		unklare Synk.
1976–1977 n = 333	35,4 % 118	20,7 % 69	56,1 % 187	26,1 % 87	7,8 % 26	33,9 % 113	9,9 % 33
1986–1989 n = 280	3,8 % 11	9,8 % 28	13,7 % 39	17,9 % 51	40,0 % 114	57,9 % 165	28,4 % 81
1995 n = 394	1,3 % 5	1,4 % 6	2,8 % 11	69,0 % 272**	17,6 % 69	86,6 % 341	10,7 % 42

** (davon wurden 235 Patienten anschl. einer HF-Katheter-Ablationsbehandlung zugeführt)
AVKn: AV-Knotenerkrankung; SSS: Sick Sinus Syndrom; HPS: His-Purkinje-Leitungsstörung; svT: supraventrikuläre Tachykardie; VT/VF: Kammertachykardie/Kammerflimmern

Tabelle A.4.2 Indikation zur elektrophysiologischen Untersuchung (klinische Fragestellung zur Erst-Untersuchung) Vergleich 1976/77 zu 1986/89 und 1995.

A. Klinische Syndrome
- Überlebende des plötzlichen Herztodes (Zustand nach Reanimation, bei Ausschluß eines akuten Myokardinfarktes).
- Unklare Synkope (nach nicht-schlüssiger nicht-invasiver kardiologischer Diagnostik und Auschluß neurologischer Ursachen).

B. Tachykarde Herzryhythmusstörungen
- Dokumentiertes Kammerflimmern (außer im Zusammenhang mit akuten Myokardinfarkt).
- Dokumentierte anhaltende symptomatische Kammertachykardie.
- Hämodynamisch wirksame supraventrikuläre Tachykardie (Synkope, [Prä]Schock, Herzinsuffizienz etc.)
- Supraventrikuläre Tachykardien mit dem Ziel der Katheterablation
- Tachykardie mit QRS-Verbreitung ohne eindeutige Zuordnung (supraventrikulär oder ventrikulär) durch das Oberflächen-EKG.

C. Bradykarde Herzrhythmusstörungen
- AV-Block I. Grades mit bedrohlicher Symptomatik (Synkope).
- (Asymptomatischer) AV-Block II. Grades, Typ MOBITZ II o. höhergradig (2:1, 3:1 etc.).
- Chronischer bifaszikulärer Block mit neurologischer Symptomatik (Schwindel, Synkope).
- Klärung der Schrittmacherindikation bei vermutetem Sinusknotensyndrom (bei nicht eindeutigen nicht-invasiven Befunden).

Die **Tabelle A.4.3** faßt die heute allgemein akzeptierten Indikationen zur elektrophysiologischen Untersuchung zusammen.

Literatur

AKHTAR M (1994): Technique of electrophysiological testing. In: Schlant R. C., Alexander R. W. (Eds): The heart. 8. Auflage. McGraw-Hill, New York, S. 841

BAILEY JJ, BERSON AS, GARSON A, HORAN LG, MACFARLANE PW, MORTARA DW, ZYWIETZ C (1990): Recommendations for standardization and specifications in automated electrocardiography: Bandwidth and digital signal processing. Circ 81:730

BEKHEIT S, MURTAGH JG, MORTON P, FLECHTER E (1971): Measurements of sinus impulse conduction from electrogram of bundle of His Brit Heart J 33:719

BREITHARDT G, BECKER R, SEIPEL L, ABENDROTH RR (1981): Nichtinvasive Registrierung ventrikulärer Spätpotentiale – Methodik und erste Erfahrungen. Z. Kardiol. 70:1

BREITHARDT G, CAIN ME, EL-SHERIF N, FLOWERS N, HOMBACH V, JANSE M, SIMSON MB, STEINBECK G (1991): Standards for analysis of ventricular late potentials using high resolution or signal-averaged electrocardiography. Eur Heart J 12:473

CABEEN WR, MACALPIN RN (1978): His bundle electrocardiography during routine left heart catheterisation. Brit Heart J 40:286

CASTELLANOS A, CASTILLO CA, MYERBURG RJ (1971): Bipolar coronary sinus lead for left atrial and left ventricular recording. Am Heart J 81:832

DAMATO AN, GALLAGHER JJ, LAU SH (1972): Application of His bundle recordings in diagnosing conduction disorders. Progr Cardiovasc Dis 14:601

DAMATO AN, LAU SH (1970): The clinical value of the electrogram of the conducting system. Progr Cardiovasc Dis 13:119

DIN VDE 0107 10/94: Starkstromanlagen in Krankenhäusern und medizinisch genutzten Räumen außerhalb von Krankenhäusern
Draft standard on functional performance requirements for single and multinational-electrocardiography. International electrotechnical

commission – technical committee No. 62, subcommittee 62 D from January 1976.

Gesetz über technische Arbeitsmittel (Maschinenschutzgesetz) vom 24. Juni 1968, Bonn.

Gesetz über Medizinprodukte vom 2.8.1994. Bundesgesetzblatt I S. 1963.

GOLDBERGER E (1942): A simple indifferent electrocardiographic electrode of zero potential and a technic of obtaining augmented, unipolar extremity leads.
Am Heart J 23:483

HABERL R, STEINBIGLER G, STEINBECK JILGE und G (1991): Stand der Technik bei der Ableitung ventrikulärer Spätpotentiale
Herzschr Elektrophys. 2:123

KARBENN U, BREITHARDT G, BORGGREFE M, SIMPSON MB (1985): Automatic identification of late potentials.
J. elektrocardiol 18 (2):123

MÄKIJÄRVI M, FETSCH T, REINHARDT L, MARTINEZ-RUBIO A, BORGGREFE M, BREITHARDT G (1996): Ventricular late potentials: Time domain. In: Moss AJ., Stern S. (Eds.) Noninvasive electrocardiology. Clinical aspects of holter monitoring.
WB Saunders London

MILLAR RNS, MAURER BJ, REID DS, WRAY R, BIRKHEAD JS, SHILLINGFORD JP (1973) Studies of intra-atrial conduction with bipolar atrial and His electrograms.
Brit Heart J 35:604

NARULA OS (1975): Validation of His bundle recordings: Limitations of the catheter technique. In: Narula O.S.: His bundle electrocardiography and clinical electrophysiology.
F. A. Davis, Philadelphia 65

NEHB W (1938): Das kleine Herzdreieck.
Klin. Wschr 17:1807

PÄTZHOLD I (1976): Kompendium Elektromedizin.
Siemens, München/Berlin

PUECH P (1975): Atrioventricular block: The value of intracardiac recordings. In: Krikler D.M., Goodwin J. F.: Cardiac arrhythmias
W. B. Saunders Co Ltd, London 81

ROSS TF, MANDEL WJ (1995): Invasive cardiac electrophysiologic testing. In: Mandel W. J. (Ed.) Cardiac arrhythmias. The mechnism, diagnosis, and management
J. B. Lippincott, Philadelphia, S. 193

SCHERLAG BJ, BEREARI EJ (1975): Techniques for His bundle recordings In: Narula, 0. S.: His bundle electrocardiography and clinical electrophysiology.
F. A. Davis, Philadelphia 51

SCHERLAG BJ, LAU SH, HELFANT RH, BERKOWITZ WD, STEIN E, DAMATO AN (1969): Cathetertechnique for recording His bundle activity in man.
Circ 39:13

SCHLEPPER M, NEUSS H (1972): Die Elektrographie vom menschlichen Reizleitungssystem
Z Kreislaufforschg. 61:865

SEIPEL LB (1986): Bradykarde Rhythmusstörungen. Atrioventrikuläre Erregungsleitung. In: Lüderitz B (Hrsg): Herzschrittmacher. Therapie und Diagnostik kardialer Rhythmusstörungen.
Springer Berlin/Heidelberg/New York 91

SIMSON MB (1981): Use of signals in the terminal QRS complex to identify patients with ventricular tachycardia after myocardial infarction
Circ 64 No. 2:235

STEINBECK G (1983): Differentialdiagnose der Herzrhythmusstörungen. Tachykarde Rhythmusstörungen. In: Lüderitz B (Hrsg): Herzrhythmusstörungen. Handbuch für Innere Medizin, Band IX/1.
Springer Berlin/Heidelberg/New York 617

STEINBECK G (1983): Differentialdiagnose der Herzrhythmusstörungen. Invasive Verfahren. In: Lüderitz B (Hrsg): Herzrhythmusstörungen. Handbuch für Innere Medizin, Band IX/1.
Springer Berlin/Heidelberg/New York 485

STEINBERG JS, PRYSTOWSKY E, FREEDMAN RA, MORENO F, KATZ R, KRON J, REGAN A, SCIACCA RR (1994): Use of the signal-averaged electrocardiogram for predicting inducible ventricular tachycardia in patients with unexplained syncope: Relation to clinical variables in a multivariate analysis
JACC 23 No 1:99

VASSALLE M (1971): Automaticity and automatic rhythms
Am J Cardiol 28:245

VDE 0107/3.68: Bestimmungen für das Errichten elektrischer Anlagen in medizinisch geschützten Räumen

WALTER PF (1994): Technique of signal-averaged electrocardiography. In: Schlant R. C., Alexander R. W. (eds): The heart. 8. Auflage, McGraw-Hill, New York, S. 893

WELLENS HJJ (1971): Electrical stimulation of the heart in the study and treatment of tachycardias
Stenfort Kroese, Leiden

WILSON FN, HILL IGW, JOHNSTON FD (1934): The interpretation of the galvanometric curves obtained when one electrode is distant from the heart and the other near or in contact with its surface. II. Observations on the mammalian heart.
Am Heart J 10:1976

WILSON FN, JOHNSTON FD, KOSSMANN CE (1947): Substitution of a tetrahedrom for the EINTHOVEN triangle.
Am Heart J 33:594

WILSON FN, JOHNSTON FD, ROSENBAUM, ERLANGER HS, KOSSMANN CE, HECHT HE, CORTIM M, DE OLIVERIA RM, SCORSI R, BARKER PS (1944): The precordial electrocardiogram
Am Heart J 27:19

5 Vektorielle Deutung des EKG

Im Abschnitt »Die Aktionsströme« wurden die elektrischen Phänomene einer einzelnen Herzmuskelfaser und eines Herzmuskelstreifens während eines Erregungsablaufes als elektrophysiologische Grundlage des EKG dargelegt. Der heute vor allem aus didaktischen Gründen allgemein bevorzugten Tendenz folgend wird ein kurzer und schematisierter Abriß der vektoriellen Deutung des EKG gegeben.

Der Ablauf der Erregung eines Herzmuskelstreifens hat eine Potentialdifferenz zur Folge, wobei der nicht-erregte Teil sich stets elektronegativ verhält (Abb. A.5.1). Es ergibt sich daraus eine gerichtete elektrische Spannungsgröße, die mit einem elektrischen Dipol vergleichbar ist und physikalisch als Vektor mit bestimmter Größe und Richtung definiert werden kann. Die Richtung eines solchen Vektors wird bestimmt von der Lage des erregten Muskelstreifens einerseits und von der Erregungsphase (Abb. A.5.1) andererseits. Die Größe ist abhängig von der während des Erregungsablaufes entstehenden Potentialdifferenz.

Die am Beispiel eines Herzmuskelstreifens leicht vorstellbare Entstehung eines Vektors kann auf die Gesamtheit des Herzmuskels übertragen werden. Die während der Erregung des ganzen Herzens auftretenden Einzelvektoren der zahlreichen Muskelfasern addieren und subtrahieren sich je nach Größe und Richtung zu einem resultierenden Vektor, dem Integral- oder Summationsvektor. Dieser stellt also die gerichtete elektrische Spannungsgröße sämtlicher gleichzeitig erregter Muskelfasern des ganzen Herzens dar.

Zu einem gegebenen Zeitpunkt des Erregungsablaufes bilden die entstehenden Potentialdifferenzen einen sogenannten Momentanverkehr, der eine für den betreffenden Zeitpunkt typische Größe und Richtung aufweist. Im Verlauf der De- und Repolarisation der Vorhöfe und Kammern folgt demnach eine ganze Reihe bezüglich ihrer Richtung und Größe typischer Momentanvektoren.

In der Abbildung A.5.1 sind in Anlehnung an BURCH die im Verlauf der Kammerdepolarisation entstehenden Momentanvektoren schematisiert dargestellt. Die Depolarisation setzt in der dorsokranialen Partie der linken Seite des Septums ein und erzeugt einen kleinen Momentanvektor (V_I) nach vorn unten rechts (Abb. A.5.1a). Zu einem etwas späteren Zeitpunkt depolarisieren gleichzeitig verschiedene Kammerbezirke, wodurch neue Momentanvektoren (a, b und c) entstehen und sich – da sie simultan auftreten – vektoriell zu einem mittleren Momentanvektor addieren, welcher die Richtung und Größe aller in diesem Zeitpunkt der Erregungsausbreitung wirksamen elektromotorischen Kräfte wiedergibt. Die Momentanvektoren a und b ergeben nach dem Parallelogramm der Kräfte den Vektor d (Abb. A.5.1c), der zusammen mit dem Momentanvektor c den mittleren Momentanvektor V_{II} zur Folge hat. Von Zeitpunkt zu Zeitpunkt der weiteren Erregungsausbreitung entstehen entsprechend den Abbildungen A.5.1d bis f weitere Momentanvektoren (V_{I-V}).

Werden die Spitzen der in Wirklichkeit außerordentlich zahlreichen Momentanvektoren in der Reihenfolge ihrer Entstehung durch eine Linie verbunden, bekommen wir die QRS-Vektorschleife (Abb. A.5.1g).

Ähnliche Vorgänge spielen sich bei der Depolarisation der Vorhöfe (Abb. A.5.1h) und bei der Repolarisation der Kammern (Abb. A.5.1i) ab. Das vollständige Vektorkardiogramm (VKG) umfaßt demnach eine P-, eine QRS- und eine T-Schleife.

Da das Herz eine tridimensionale Struktur hat und in einem leitenden Medium (Körper) liegt, orientieren sich Richtung und Größe der Vektoren im Raum (räumliches VKG). Ihre Registrierung erfolgt deshalb in den drei räumlichen Ebenen, der Frontal-, Sagittal- und Horizontalebene. Die räumliche Orientierung der Momentanvektoren V_{I-V} von Abbildung A.5.1 ist in Abbildung A.5.2 angedeutet.

Die Vektorschleifen können aus mehreren EKG-Ableitungen konstruiert werden, da die einzelnen EKG-Zacken der Projektion von Momentanvektoren auf die Ableitungslinien einer bestimmten Ebene (z. B. Extremitätenableitungen: Vektorprojektion auf die Frontalebene; Brustwandableitungen: Vektorprojektion auf die Horizontalebene) entsprechen. Sie können aber auch mit Kathodenstrahlröhren direkt registriert werden.

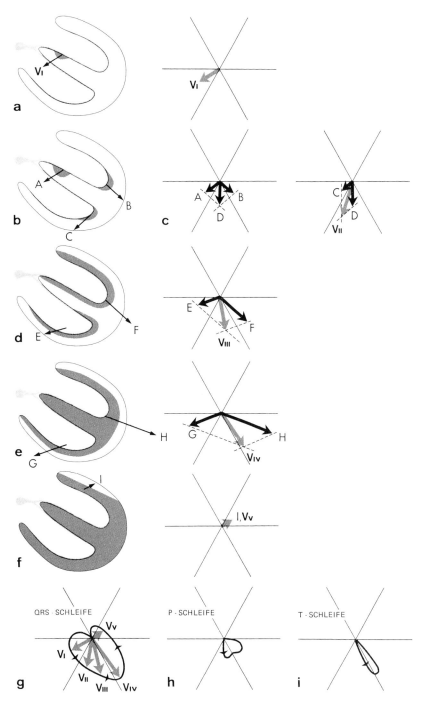

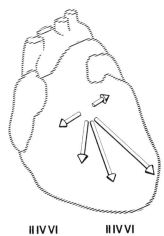

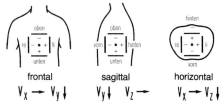

◄ Abb. A.5.1 Die Entstehung der QRS-Vektorschleife der Frontalebene. Die im Verlaufe der Kammerdepolarisation entstehenden Momentanvektoren $V_{I–V}$ werden an ihren Spitzen durch eine Linie verbunden, welche der QRS-Schleife entspricht. Analog entsteht die T-Schleife (Repolarisation der Kammern) und die P-Schleife (Depolarisation der Vorhöfe [nach BURCH et al.]).

▲ Abb. A.5.2 Räumliche Orientierung der Momentanvektoren V von Abbildung A.5.1 am Herzmodell (nach BURCH et al.).

▲ Abb. A.5.4 Prinzip der Vektorschleifenregistrierung. Die vier Platten der Rohre lenken den Kathodenstrahl entsprechend den ihnen zugeleiteten Potentialdifferenzen ab. Die Schaltungen für die Frontal-, Sagittal- und Horizontalebene sind unten aufgezeichnet (siehe auch Abb. A.4.13).

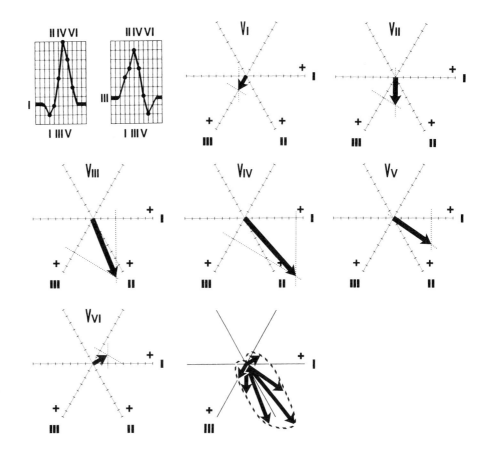

Abb. A.5.3 Prinzip der grafischen ▶
Konstruktion der QRS-Vektorschleife
aus dem EKG (Beispiel der Frontalebene mit Ableitungen I und III). Die
unter Berücksichtigung von Amplitude
und Polarität konstruierten Momentanvektoren V$_{I–VI}$ werden durch eine Linie
verbunden, welche die frontale QRS-
Schleife bildet.

Die graphische Konstruktion einer Vektorschleife aus EKG-Ableitungen ist in Abbildung A.5.3 ersichtlich. Die sich in Abständen von beispielsweise je 0,01 s folgenden momentanen Spannungen V$_{I–VI(mV)}$ der absolut synchron registrierten EKG-Ableitungen I und III werden unter Berücksichtigung von Polarität und Amplitude auf das triaxiale Referenzsystem der bipolaren Extremitätenableitungen übertragen. Die Spitzen der so erhaltenen Vektoren werden wiederum durch eine Linie verbunden, welche die Frontalprojektion der QRS-Schleife des räumlichen VKG darstellt.

Die direkte Registrierung des räumlichen VKG erfolgt mit einer Kathodenstrahlröhre mit fluoreszierendem Schirm, auf dem die Schleifen unmittelbar fotografiert werden können. Zur Feststellung von Verzögerungen in der Schleife wird der Strahl in konstanten Zeitabständen unterbrochen. Die 4 Platten der Röhre werden – entsprechend dem verwendeten Ableitungssystem – mit dem für die Registrierung in einer der 3 Projektionen im Raum (frontat, sagittal, horizontal) bestimmten Elektroden an der Körperoberfläche verbunden. Es sind sehr verschiedene Ableitungssysteme angegeben worden, im Kapitel 4.2.5 wurde bereits auf die korrigierten orthogonalen Ableitungssysteme hingewiesen.

Das Prinzip der räumlichen VKG-Registrierung ist in Abbildung A.5.4 veranschaulicht. In der Frontalebene (Aufblick von vorn) wird auf die Platten rechts und links die Potentialdifferenz V (Potentialschwankung in der Horizontalen nach Abb. A.4.13), auf die Platten oben und unten gleichzeitig die Potentialdifferenz V$_y$ gegeben. Der Kathodenstrahl wird in Richtung der aus V_x und V_y resultierenden Kräfte abgelenkt und beschreibt die frontale Projektion des räumlichen VKG (Abb. A.5.7).

Für die Registrierung des räumlichen VKG in der Sagittalebene (Aufsicht von lateral links) erhalten die Platten hinten und vorn die Potentialdifferenz V_z (Potentialschwankung in der Sagittalen nach Abb. A.4.13) und die Platten unten und oben gleichzeitig die Potentialdifferenz V_y. Der Kathodenstrahl zeichnet unter dem Einfluß der aus V_z und V_y resultierenden Kräfte die sagittale Projektion des räumlichen VKG. Entsprechend geht man für die horizontale Projektion vor (Aufsicht von oben): den Platten rechts und links wird die Potentialdifferenz V_x und den Platten hinten und vorn die Potentialdifferenz V_z zugeleitet (Abb. A.5.6). Es ergeben sich daraus Vektorschleifen in den drei Ebenen des Raumes, die eine detaillierte Analyse der Veränderungen der räumlichen Vektoren in Größe, Richtung und Zeit gestatten.

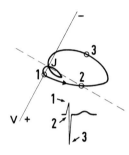

Abb. A.5.5 Die Gesetzmäßigkeiten der Vektorprojektion. Die große Schleife entspricht QRS, die kleine Schleife T; auf die Ableitungslinie von V_1 projiziert sich die QRS-Schleife positiv von J bis Punkt 1 und vom Punkt 3 bis J, negativ von Punkt 1 bis Punkt 3.

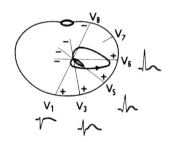

Abb. A.5.6 Schematische Darstellung der Projektion der Vektorschleife in der horizontalen Ebene.

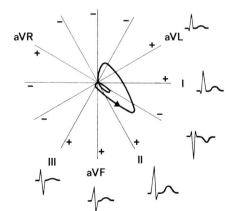

Abb. A.5.7 Schematische Darstellung der Projektion der QRS- und T-Vektorschleifen in der frontalen Ebene.

Das EKG der bi- und unipolaren Extremitätenableitungen erfaßt die Projektion der Vektoren auf die Frontalebene und dasjenige der V-Brustwandableitungen die Vektorprojektion auf die Horizontalebene.

Zur Erfassung der Vektorprojektion auf die Sagittalebene stehen keine geeigneten EKG-Ableitungen zur Verfügung. Das EKG der Extremitäten- und Brustwandableitungen läßt sich von den frontalen und horizontalen Vektorschleifen ohne weiteres ableiten und erklären (Abb. A.5.5). Man zieht eine Gerade von dem der Abgriffstelle der Elektrode entsprechenden Punkt durch den isoelektrischen oder Nullpunkt (J) der Schleife (sogenannte Ableitungslinien oder Ableitungsachse).

Senkrecht zur Ableitungslinie wird durch J eine zweite Gerade gezogen. Im EKG ergibt sich eine positive, das heißt nach oben gerichtete Abweichung der Nullinie, wenn die Schleife (P, QRS, T) auf die differente oder positive Elektrode einer Ableitung hinläuft (Abb. A.5.5: EKG bis Punkt 1 und nach Punkt 3). Eine negative, das heißt nach unten gerichtete Abweichung entsteht, wenn die Schleife sich von der differenten oder positiven Elektrode einer Ableitung abwendet (Abb. A.5.5: EKG zwischen Punkt 1 und 3): Die EKG-Abweichung ist positiv, wenn der Momentanvektor auf die differente Elektrode hinzeigt, negativ, wenn er sich davon abwendet, die Größe der Projektion der Schleife auf die Ableitungslinie bestimmt die Schwankungsamplitude des abgeleiteten EKG. R wird zum Beispiel am größten, wenn der höchste Momentanvektor einer schlanken QRS-Schleife und die Ableitungslinie der betreffenden Elektrode übereinstimmen (Normalfall für V_5 und V_6).

Eine Richtungsänderung von positiv zu negativ tritt ein, wenn die Schleife sich von der differenten Elektrode abwendet, nachdem sie zuerst auf diese zugelaufen ist. Die EKG-Abweichung bleibt über der Nullinie, solange die Schleife proximal des isoelektrischen Nullpunktes (J) gelegen ist, fällt jedoch unter die Nullinie, wenn die Schleife sich distal von J entwickelt. Liegt der Momentanvektor genau senkrecht zur Ableitungslinie, ist die Vektorprojektion gleich Null, und das EKG zeigt keine Abweichung von der Nullinie.

Aufgrund dieser Gesetzmäßigkeiten der Vektorprojektion ist die Entstehung der Stromkurve der Brustwandableitungen V_{1-6} in Abbildung A.5.6 schematisiert dargestellt. Die große Schleife entspricht der Depolarisation (QRS), die kleine der Repolarisation (T) der Kammern. Aus Gründen der Übersichtlichkeit ist die P- Schleife weggelassen. Die zuerst auf Ableitung V_1 zuwandernde Vektorschleife erzeugt einen positiven initialen Ausschlag in V, und einen negativen initialen Ausschlag (Q) in V_6. In der Folge wendet sich die Schleife von V_1 ab, überschreitet die Nullinie und wandert auf die negative Seite der Ableitungslinie VI in Richtung von V_6, so daß eine negative Zacke in V_1 (S), aber ein positiver Ausschlag in V_6 (R) entsteht. In ihrem zweiten Teil läuft die Schleife von V_6 weg (Rückkehr von S zur Nullinie). In gleicher Weise erklärt sich die Kurvenform von QRS und T in den übrigen präkordialen Ableitungen.

Die Abbildung A.5.7 zeigt analog die Projektion der Vektorschleife auf die Frontalebene und das daraus resultierende Extremitäten-EKG unter Verwendung der üblichen triaxialen Referenzsysteme, die zu einem gleichwinkligen Hexagon vereinigt sind.

Auch ein wenig Erfahrener kann sich die VKG-Schleife aus den EKG-Ableitungen der gleichen Ebene und umgekehrt das EKG aus dem VKG bald ohne Schwierigkeiten vorstellen. Dadurch werden in vielen Fällen die elektrischen Vorgänge des Herzens besser verstanden und – sowohl unter normalen als auch pathologischen Verhältnissen – leichter und rascher beurteilbar.

Literatur

BURCH GE, ABILDSKOV JA, CRONVICH JA (1953): Spatial vectorcardiography.
Lea & Febiger, Philadelphia
COOKSEY JD, DUNN M, MASSIE E (1977): Clinical vectorcardiography and electrocardiography.
Year Book Medical Publishers Inc., Chicago/London
FRANK E (1956): An accurate, clinically practical system for spatial vectorcardiography.
Circulation 13:737
GRISHMAN A, SCHERLIS L, LASSER RP (1953) Spatial vectorcardiography.
Am J Med 14:184
HELM RA (1957): An accurate lead system for spatial vectorcardiography.
Am Heart J 53 :425
LEMMERZ AH (1970) Atlas des EKG nach Frank.
S. Karger, Basel
MACFARLANE PW, LAWRIE TDV (1989): Comprehensive electrocardiology. Theory and practice in health and disease.
Pergamon Press New York, Oxford, Beijing, Frankfurt, Sao Paulo, Sydney, Tokyo, Toronto, Vol. 1–3
SCHMITT OH, SIMONSON E (1955): Symposium on electrocardiography and vectorcardiography: The present status of vectorcardiography.
Arch intern Med 96:514

6 Langzeitelektrokardiographie (»HOLTER-monitoring«)

6.1 Langzeit-EKG-Systeme

Es sprengt den Rahmen dieses EKG-Buches, die technischen Voraussetzungen der verschiedenen Langzeit-EKG-Systeme detailliert zu beschreiben, auch kann nicht auf die unverändert bestehenden Schwierigkeiten der automatischen EKG-Analyse durch die Systeme eingegangen werden. Für den sich weiter interessierenden Leser sei auf eine Reihe von Monographien der letzten Jahre sowie umfassende Spezialkapitel u.a. im Handbuch der Inneren Medizin verwiesen.

An dieser Stelle sollen nur die wichtigsten unterschiedlichen Systeme kurz vorgestellt und die Indikation zur Langzeitspeicher-EKG-Untersuchung angesprochen werden.

Die Langzeitelektrokardiographie, im englischen Schrifttum in der Regel als HOLTER-monitoring bezeichnet (Anmerkung: nach NORMAN HOLTER, amerikanischer Physiologe; ihm gelang erstmals 1947 die Radiotransmission eines Elektroenzephalogramms und 1949 die Übertragung eines EKG), ist die geeignetste Methode, intermittierende, spontan auftretende Herzrhythmusstörungen zu erfassen. In jüngster Zeit wird die Langzeitspeicherelektrokardiographie auch dazu eingesetzt, intermittierende ST-Streckensenkungen oder -hebungen zu dokumentieren, die unter gewissen Voraussetzungen als Ausdruck asymptomatischer Myokardischämie interpretiert werden. Die Methode ist nicht-invasiv, belästigt den Patienten nur geringfügig, und er ist in seiner Bewegungsfreiheit nicht eingeschränkt. Dadurch ist sie praktisch unbegrenzt einsetzbar.

Die Bausteine eines Langzeit-EKG-Systems sind im Prinzip immer gleich: es besteht aus einem Aufnahmegerät (Recorder), welches gleichzeitig die Information (Elektrokardiogramm) speichert, einem Wiedergabegerät und schließlich einer Analyseeinheit mit der Möglichkeit der Dokumentation und Verarbeitung der gespeicherten und analysierten Daten. Bei einem Teil der Systeme ist die Analyseeinheit in das Aufnahmegerät vorverlegt, was zu einer Verkürzung der Auswertedauer führt, jedoch wenn nicht kontinuierlich gespeichert wird, mit einem Informationsverlust verbunden ist (siehe unten).

Der Datenträger des Aufnahmegerätes ist in der Regel eine Tonbandkassette. Heute übliche Systeme erlauben die Aufzeichnung von zwei bis drei EKG-Kanälen über mindestens 24 Stunden. Solchen kontinuierlich registrierenden Geräten stehen Recorder mit diskontinuierlicher Aufzeichnung gegenüber.

Hierbei lassen sich sogenannte Stichproben- (»sampling«) von Ereignis-Recordern (»event-recorder«) abgrenzen. Der Stichproben-Recorder zeichnet in regelmäßigen Abständen für einige Sekunden das EKG auf, im Falle des **Ereignis-Recorders** ist es der Patient, der das Gerät immer dann in Betrieb setzt, wenn er Symptome verspürt. Stichproben-Recorder werden wegen ihrer geringen Sensitivität zur quantitativen Erfassung von Herzrhythmusstörungen kaum noch angewandt. Bewährt hat sich hingegen das Anlegen von Ereignis-Recordern bei Patienten mit sporadischen Symptomen (Palpitationen, Schwindelanfälle), bei denen zuvor eine »klassische« 24- oder 48-stündige Langzeit-EKG-Registrierung keinen pathologischen Befund ergeben hat. Ein Event-Recorder kann u.U. mehrere Wochen vom Patienten getragen werden, so daß es in vielen Fällen gelingt, ein Symptom mit einer Arrhythmie zu korrelieren oder – und dies ist manchmal genauso wichtig – einen Zusammenhang auszuschließen.

Die Festkörper-Speichertechnologie ist in den vergangenen Jahren erheblich fortgeschritten. Systeme mit alleiniger Speicherung sind von solchen zu differenzieren, die bereits die Analyse in das Aufnahmegerät integriert haben. Festkörperspeicher haben eine Kapazität bis zu 40 Megabyte und können so ebenfalls 2 bis 3 EKG-Kanäle kontinuierlich über 24 Stunden aufzeichnen. Die hohe Abtastrate (bis 1000 Hz) sichert eine gute EKG-Qualität. Der Ausdruck kann als Vollausschrieb über einen Laserdrucker oder ein EKG-Gerät erfolgen, eine Weiterverarbeitung der Daten in einem Computer-System ist ebenfalls möglich.

Bei Vorverlegung der Analyse in das Aufnahmegerät ist unverändert eine erhebliche Datenkomprimierung erforderlich, wobei Algorithmen entwickelt wurden, die fehlenden Daten während des späteren Ausschriebs wieder zu »ergänzen«. Hauptvorteil dieser Technologie liegt im diagnostischen Zeitgewinn: Bei Beendigung der Untersuchung ist die Analyse bereits erfolgt. Kritisch anzumerken ist jedoch, daß die automatische Analyse auch bei den modernsten Geräten hinterher zu validieren und zu korrigieren ist. Die Datenkomprimierung führt darüber hinaus unverändert zu Verzerrungen im EKG-Bild.

6.2 ST-Streckenanalyse im Langzeitspeicher-EKG

In den zurückliegenden Jahren konnte nachgewiesen werden, daß ein Großteil von Ischämieepisoden bei Patienten mit vermuteter oder nachgewiesener koronarer Herzerkrankung ohne das subjektive Symptom »Angina pectoris« einhergehen (stumme Myokardischämie, »silent myocardial ischemia«). Für die Erfassung solcher Ischämieepisoden wurde die Langzeitelektrokardiographie in jüngster Zeit zunehmend eingesetzt. Damit die ST-Strecke korrekt wiedergegeben wird, sind an das Langzeit-EKG-System besondere Voraussetzungen geknüpft. Nach Empfehlungen der American Heart Association sollte ein linearer Frequenzgang zwischen 0,1 und 80 Hz bei einer Gesamtbreite von 0,05 bis 100 Hz vorliegen. Neben einer entsprechenden Qualität des Aufnahmegerätes müssen die gleichen Ansprüche an die Wiedergabe-Einheit gestellt werden. Für eine korrekte Darstellung der ST-Strecke ist vor allem das Verhalten im niedrigen Frequenzbereich (unter 0,1 Hz) von Bedeutung. Eine zu niedrige obere Frequenzbegrenzung beeinflußt vor allem auch das Verhalten des J-Punktes, so daß aszendiere ST-Streckenveränderungen mit großer Zurückhaltung interpretiert werden müssen. Keines der derzeit verfügbaren Langzeit-EKG-Systeme wird diesen technischen Forderungen in vollem Umfang gerecht. Es wurde gezeigt, daß die obere Frequenzbegrenzung bei den meisten Systemen unter 40 Hz liegt, und auch die untere Frequenzbegrenzung liegt nur bei wenigen Systemen unter 0,1 Hz. Die zu niedrige obere Frequenzbegrenzung beeinflußt vor allem auch das Verhalten des J-Punktes, so daß insbesondere aszendierende ST-Streckenveränderungen mit großer Zurückhaltung interpretiert werden müssen. Ferner muß bedacht werden, daß während der Langzeit-EKG-Registrierung Lageveränderungen des Patienten auftreten. Wenn mittels der Langzeitelektrokardiographie gezielt nach asymptomischen Ischämieepisoden gefahndet wird, sollten Lageeinflüsse auf das EKG vorher untersucht werden.

6.3 Anlagetechnik, EKG-Ableitungen

Die parallele Aufzeichnung von zwei EKG-Kurven ist heute Standard, wodurch es zu einer entscheidenden Verbesserung der Detektionsgenauigkeit gekommen ist; insbesondere sind Artefakte eindeutiger von wirklichen »Rhythmusereignissen« zu unterscheiden (Abb. A.6.1 – A.6.3). Aufgezeichnet werden bipolare Brustwandableitungen. Die Elektrodenpositionierung erfolgt individuell, wobei die gewählten Ableitungen folgende Bedingungen erfüllen sollen:
• keine oder nur geringe Störmöglichkeit durch Muskelartefakte;
• keine atemabhängigen R-Potentiatschwankungen;
• gute Darstellung der P-Welle.

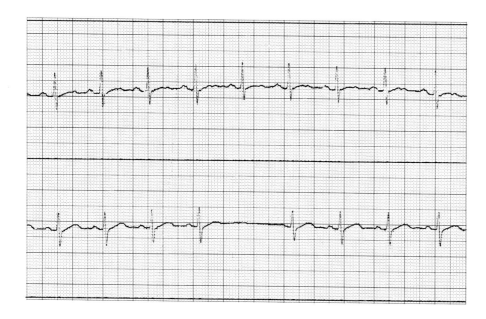

Abb. A.6.1 Artefaktmöglichkeit bei 1-Kanal-Registrierung: Bei Betrachtung nur des ersten Kanals müßte ein SA-Block II. Grades Typ MOBITZ II diagnostiziert werden.

Die Abbildung A.6.4 zeigt Ableitungsmöglichkeiten, die diesen Bedingungen meistens gerecht werden. Zur störungsfreien Aufzeichnung über 24 oder mehr Stunden ist das korrekte Anbringen der Elektroden absolute Voraussetzung. Dazu gehört auch eine gute Hautpräparation, bevor die Silber- bzw. Silberchloridelektroden oder in jüngster Zeit auch Kohlenstoffelektroden aufgeklebt werden. Die Hautpräparation sollte neben dem Entfernen der Haare an den Kontaktstellen auch das Abschaben der oberen Hornschicht sowie die Entfettung der Haut durch Alkohol oder Äther beinhalten. So gelingt eine Reduktion des Hautwiderstandes von ca. 50.000 auf weniger als 5000 Ohm.

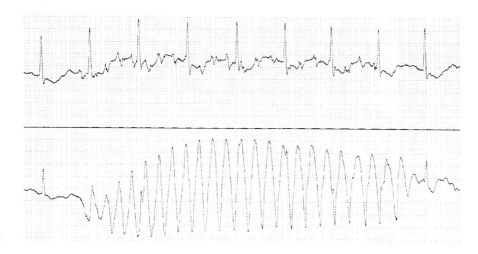

Abb. A.6.2 Artefaktmöglichkeit bei Beschränkung auf eine Ableitung. Bei Betrachtung des Kanals 2 muß die Diagnose einer hochfrequenten selbstlimitierenden Kammertachykardie in Erwägung gezogen werden. Durch gleichzeitige Betrachtung des Kanal 1 wird deutlich, daß es sich um einen Artefakt handelt.

Abb. A.6.3 Artefakte im Langzeit-EKG. Fehldiagnose: Schrittmacher-Fehlfunktion. Erkennbar sind regelmäßige Schrittmacher-Impulse mit einer Frequenz von 65/min. Daneben sind R-Zacken bzw. QRS-Komplexe mit einer Frequenz von 75/min. sichtbar, die ihnen vorausgehenden P-Wellen sind ebenfalls intermittierend erkennbar. Ein fehlerhaftes Wahrnehmungsverhalten des Herzschrittmachers wird diagnostiziert. Die genaue Analyse zeigt jedoch, daß eine spontane R-Zacke zu einem Zeitpunkt auf den Schrittmacher-Impuls folgt, wo die Kammer noch absolut refraktär ist, eine Wiedererregung des Herzens also gar nicht möglich ist. Das EKG wird erklärt durch eine Überlagerung zweier EKGs bei nicht gelöschtem Band.

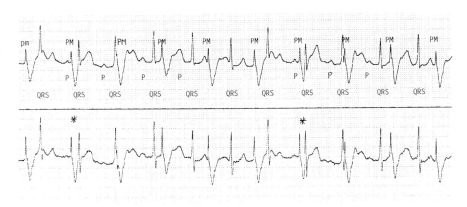

6.4 Indikationen zur Langzeitelektrokardiographie

Vier Indikationsschwerpunkte lassen sich voneinander abgrenzen.

1. **Klärung von vom Patienten geklagten Symptomen,** denen möglicherweise Herzrhythmusstörungen zugrunde liegen. Hierzu gehören Palpitationen der unterschiedlichsten Art (Herzstolpern und -klopfen, Empfinden von Aussetzern, Herzrasen) sowie Schwindel und Synkopen. Anhand des Ereignisprotokolls oder einer ins Gerät integrierten Ereignistaste kann das subjektive Symptom mit der zugrundeliegenden Arrhythmie korreliert werden. Einen besonders hohen Stellenwert hat das Langzeitspeicher-EKG insbesondere auch bei Patienten mit Schwindel und Synkopen im höheren Lebensalter, wenn neurologische bzw. zerebrovaskuläre Ursachen für die Symptomatik durch entsprechende Voruntersuchungen unwahrscheinlich geworden sind.
   Unerläßlich ist die Langzeit-EKG-Registrierung auch bei Patienten nach Schrittmacherimplantation, wenn erneut Symptome auftreten und die üblichen Schrittmacherfunktionskontrollen keine Auffälligkeiten erbracht haben.

2. **Qualifizierung und Quantifizierung von (ventrikulären) Arrhythmien** zur besseren Abschätzung der Prognose bei Risikopatientengruppen. Ventrikuläre Arrhythmien haben eine prognostische Bedeutung, wenn sie bei Patienten mit erhöhtem Risiko für einen plötzlichen Herztod nachgewiesen werden. Zu solchen »high-risk«-Patientengruppen gehören v. a. Koronarpatienten, insbesondere nach überstandenem Myokardinfarkt und mit beeinträchtigter linksventrikulärer Funktion, Patienten mit

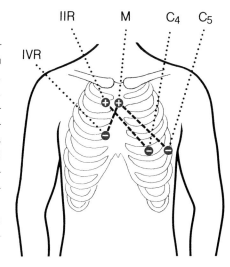

Abb. A.6.4 Günstige Ableitungspunkte für die Langzeitspeicher-EKG-Aufzeichnung. IIR: 2. Rippe rechts parasternal; IVR: 4. Rippe rechts parasternal; M: Manubrium sterni; C_4: 4. Interkostalraum links, Medioklavikularlinie; C_5: gleiche Höhe wie C_4, jedoch vordere Axillarlinie. Die Bezeichnung der Abteilung entspricht der Elektrodenkombination (z. B. C_{M5}).

81

dilativer und hypertropher Kardiomyopathie und »Überlebende des plötzlichen Herztodes« (darunter verstehen wir Patienten, die einen Herz-Kreislaufstillstand durch frühzeitige Reanimation überlebt haben).

3. **Kontrolle einer antiarrhythmischen Therapie.**

4. Nachweis und Dokumentation spontaner symptomatischer und asymptomatischer **ischämischer Episoden** bei Patienten mit koronarer Herzerkrankung. Insbesondere bei Patienten mit ausschließlich stummen ischämischen Episoden kann die Langzeit-Elektrokardiographie auch zur Therapiekontrolle herangezogen werden (Abb. A.6.5).

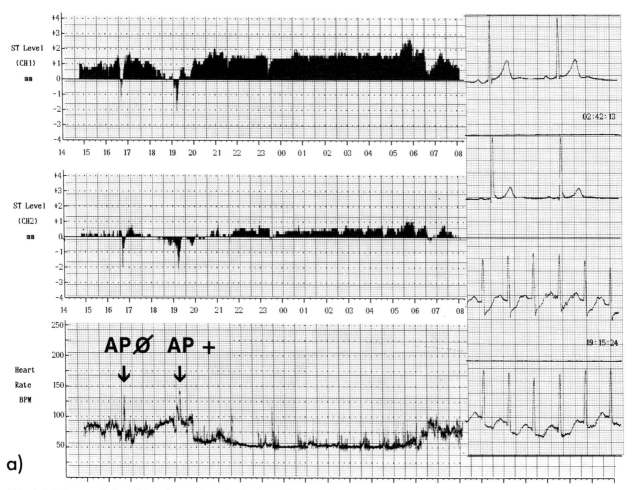

Abb. A.6.5 Automatische ST-Streckenanalyse durch ein modernes 2-Kanal-Langzeitspeicher-EKG-System (Sonotron DMI) bei einem Patienten mit koronarer Herzerkrankung und Angina pectoris.
a) Ohne Betarezeptorenblocker bewegt sich das Herzfrequenzspektrum zwischen 50/min in Ruhe und 140/min bei Belastung. Ein Herzfrequenzanstieg über 125/min geht einher mit einer ST-Streckensenkung bis ca. 2 mm in beiden Ableitungen. Nur eine dieser Ischämieepisoden wurde von Angina pectoris begleitet.

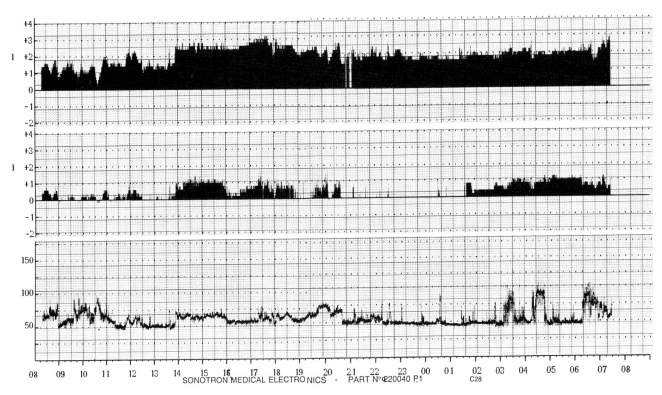

SONOTRON MEDICAL ELECTRONICS - PART N° 220040 P.1   C28

Abb. A.6.5 Automatische ST-Streckenanalyse durch ein modernes 2-Kanal-Langzeitspeicher-EKG-System (Sonotron DMI) bei einem Patienten mit koronarer Herzerkrankung und Angina pectoris.
b) Nach Betarezeptorenblocker liegt die Herzfrequenz immer unter 100/min, ischämische Episoden sind nicht mehr dargestellt (siehe Seite 78 und 79)

6.5 Herzfrequenz-Variabilität (»heart rate variability«, HRV)

Die Technik der Langzeit-EKG-Registrierung kann auch für die Berechnung der Herzfrequenz-Variabilität herangezogen werden. Die HRV ist ein einfaches Maß für die vegetative Innervation des Sinusknotens, dessen Schlag-zu-Schlag-Variabilität Folge der Innervation durch parasympathische und sympathische Nervenfasern ist. Eine Reihe von pathologischen kardiovaskulären Zuständen geht mit einer **verminderten** Herzfrequenz-Variabilität einher, wobei dies in erster Linie auf eine Abnahme parasympathischer Einflüsse zurückzuführen ist. So ist die HRV z.B. bei Patienten mit akuter Myokardischämie und vor allem auch nach ausgedehntem transmuralen Myokardinfarkt reduziert. Auch Patienten mit Herzinsuffizienz anderer Ätiologie haben eine verminderte Herzfrequenz-Variabilität. Der einfachste Parameter zur Abschätzung der HRV ist die Standardabweichung der über 24 Stunden ermittelten RR-Intervalle (SDNN). Zur Berechnung dürfen nur Sinusknoten-Erregungen herangezogen werden, supraventrikuläre und ventrikuläre Extrasystolen müssen sorgfältig aus der Analyse eliminiert werden. Eine SDNN < 50 ms geht mit einer beeinträchtigten Prognose einher: Sowohl die Gesamtmortalität als auch die Sterblichkeit an plötzlichem Herztod ist signifikant höher als bei Patienten mit einer SDNN > 100 ms.

83

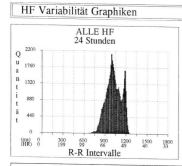

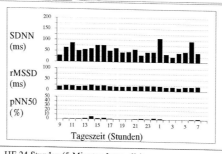

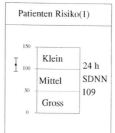

ALLE HF 24 Stunden — R-R Intervalle

SDNN (ms) / rMSSD (ms) / pNN50 (%) — Tageszeit (Stunden)

Patienten Risiko(1) — Klein / Mittel / Gross — 24 h SDNN 109

HF 24 Stunden (5-Minuten Intervalle)

SDNN R-R Variabilität: 24 Stunden (5-Minuten Intervalle) - Minimum SDNN (5 Minutes) 12 at 02:15

Herz-Frequenz	SDNN	Quantität von 5 Minuten Perioden
>= 200	0	0
190 - 199	0	0
180 - 189	0	0
170 - 179	0	0
160 - 169	0	0
150 - 159	0	0
140 - 149	0	0
130 - 139	0	0
120 - 129	0	0
110 - 119	0	0
100 - 109	0	0
90 - 99	0	0
80 - 89	0	0
70 - 79	56	15
60 - 69	57	100
50 - 59	72	136
<= 49	17	4

HFV in Bezug auf HF 24 Stunden

Zeit	Alle Schl. #	Akzept. Schl. #	Mittl. RR (mSec)	SDNN (mSec)	SDANN INDEX (mSec)	SDNN INDEX (mSec)	rMSSD (mSec)	pNN50 (%)
09:00	572	569	1048.8	29	11	27	18	0
10:00	3261	3064	1079.8	65	45	42	22	1
11:00	3092	2778	1039.9	86	68	47	21	1
12:00	3728	3033	894.7	51	38	33	18	1
13:00	3636	2891	905.5	57	50	29	20	1
14:00	3579	2830	903.8	61	55	27	25	2
15:00	3673	3008	901.4	76	60	42	21	6
16:00	3577	2958	930.7	76	66	34	23	2
17:00	3628	3401	968.6	51	37	32	19	3
18:00	3433	2775	972.3	63	54	30	18	1
19:00	3628	3558	987.5	44	26	31	18	0
20:00	3613	3567	993.0	46	26	36	19	0
21:00	3469	3280	1011.6	58	45	35	19	0
22:00	3299	3240	1085.6	32	15	28	19	1
23:00	2965	2716	1036.9	45	25	35	21	2
00:00	2935	2103	1033.1	46	33	31	22	1
01:00	2995	2413	1053.9	109	102	40	22	3
02:00	3073	3057	1170.0	37	20	24	21	2
03:00	3024	3006	1189.5	25	13	19	17	0
04:00	3089	3049	1162.4	43	27	29	18	0
05:00	3045	2940	1167.6	48	28	34	14	0
06:00	2871	2291	1074.9	96	79	52	19	0
07:00	502	454	1059.5	44	8	43	19	1
08:00	0	0	0.0	0	0	0	21	2
Summe	70687	62981					0	0
24h Durchschnitt			1026.3	109	104	34	20	1

Abb. A.6.6 Bestimmung der Herzfrequenz-Variabilität (HRV) im Langzeit-EKG

a) Beispiel einer automatischen Auswertung der 24-Stunden-Speicher-EKGs. Es finden sich graphische Darstellungen der RR-Intervalle, der Herzfrequenz, der Standard-Abweichungen für 5-minütige Epochen u.a. (s. Text).

Abb. A.6.6 Bestimmung der Herzfrequenz-Variabilität (HRV) im Langzeit-EKG

b) Spektralanalyse der Herzfrequenz-Variabilität. Für die Analyse wurden 363 konsekutive Zyklen herangezogen. Es ist zu erkennen, daß das HF-Band fast vollständig verschwunden ist, was als Ausdruck verminderter vagaler Aktivität zu interpretieren ist. Bei Zustand nach Herzinfarkt wird hierdurch ein erhöhtes Risiko für den plötzlichen Herztod angezeigt.

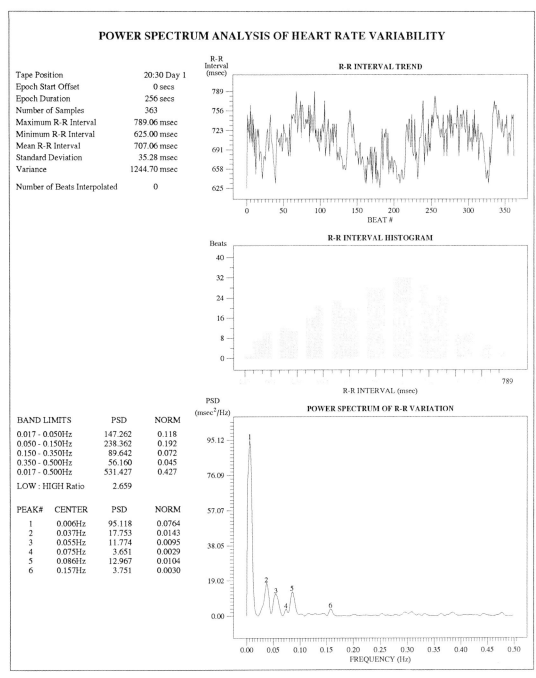

POWER SPECTRUM ANALYSIS OF HEART RATE VARIABILITY

Tape Position	20:30 Day 1
Epoch Start Offset	0 secs
Epoch Duration	256 secs
Number of Samples	363
Maximum R-R Interval	789.06 msec
Minimum R-R Interval	625.00 msec
Mean R-R Interval	707.06 msec
Standard Deviation	35.28 msec
Variance	1244.70 msec
Number of Beats Interpolated	0

R-R INTERVAL TREND

R-R INTERVAL HISTOGRAM

POWER SPECTRUM OF R-R VARIATION

BAND LIMITS	PSD	NORM
0.017 - 0.050Hz	147.262	0.118
0.050 - 0.150Hz	238.362	0.192
0.150 - 0.350Hz	89.642	0.072
0.350 - 0.500Hz	56.160	0.045
0.017 - 0.500Hz	531.427	0.427

LOW : HIGH Ratio   2.659

PEAK#	CENTER	PSD	NORM
1	0.006Hz	95.118	0.0764
2	0.037Hz	17.753	0.0143
3	0.055Hz	11.774	0.0095
4	0.075Hz	3.651	0.0029
5	0.086Hz	12.967	0.0104
6	0.157Hz	3.751	0.0030

Weitere Indices:

SDANN-Index: Standardabweichung der im Durchschnitt normalen RR-Intervalle für alle 5minütigen Segmente einer 24-Stunden-EKG-Aufzeichnung.

SDNN-Index: Mittelwert der Standardabweichung aller RR-Intervalle für alle 5minütigen Segmente einer 24 Stunden-Langzeit-EKG-Registrierung.

pNN50: Prozentsatz der Differenzen der angrenzenden normalen RR-Intervalle über 50 ms

Die Wertigkeit der einzelnen Indices kann noch nicht beurteilt werden.

Neben der Bestimmung der Standardabweichung und den daraus kalkulierten Parametern läßt sich auch das Spektrum der Herzfrequenz-Variabilität analysieren, wobei für diese spektrale Analyse lediglich 256 konsekutive Schläge benutzt werden. Die Spektralanalyse erfolgt durch Fourrier-Transformation, und es lassen sich so drei Frequenzbereiche differenzieren:

1.) ein Bereich extrem niedriger Frequenz (< 0,1 Hz) (very low frequency band).

2.) ein Bereich zwischen 0,09 und 0,15 Hz (low frequency band).

3.) der hochfrequente Bereich zwichen 0,15 und 0,4 Hz (high frequency band).

Der HF-Bereich wird in erster Linie durch die respiratorische Arrhythmie vermittelt und ist Folge parasympathischer Sinusknoten-Modulation. Nach großem Herzinfarkt oder bei schwerer Herzinsuffizienz kann es zu einem weitgehenden Verschwinden dieses HF-Bandes kommen, gleichzeitig werden die niederfrequenten Anteile verstärkt.

Literatur

VON ARNIM T (1985): ST-Segment-Analyse im Langzeit-EKG.
Dtsch Med Wschr 110:1047
BETHGE KP, GONSKA BD (1985): ST-Segment-Analyse im Langzeitkardiogramm: Ist die Methode ausgereift?
Dtsch Med Wschr 110:1023
BETHGE KP, GONSKA BD (1985): Langzeitelektrokardiographie: Wertigkeit und Zuverlässigkeit unterschiedlicher Systeme.
Z. Kardiol. 74:567
BETHGE KP (1982): Langzeit-Elektrokardiographie bei Gesunden und bei Patienten mit koronarer Herzerkrankung.
Springer Berlin/Heidelberg/New York
BETHGE KP, GONSKA BD (Hrsg.) (1996): Langzeit-Elektrokardiographie. Blutdruck-Langzeitmessung, Belastungs-EKG.
Springer Berlin/Heidelberg/New York
BIGGER JT, FLEISS JL, STEINMAN RC et al (1992): Correlations among time and frequency domain measures of heart period variability two weeks after acute myocardial infarction.
Am J Cardiol 69:891
BRÜGGEMANN T, WEISS D, ANDRESEN D (1994): Spektralanalyse zur Beurteilung der Herzfrequenz-Variabilität.
Herzschr Elektrophys 5 Suppl. 2:15
CAMPBELL RWF, MURRAY A (Eds.) (1985): Dynamic electrocardiography.
Churchill Livingstone, Edinburgh
CHUNG EK (1979): Ambulatory electrocardiography. Holter monitor electrocardiography.
Springer Verlag, New York/Heidelberg/Berlin
DIMARCO JP, PHILBRICK JT (1990): Use of ambulatory electrocardiographic (holter) monitoring.
Ann Intern Med 113:53
DREIFUS LS, AGARWAL JB, BOTVINICK EH et al (1993): Heart rate variability for risk stratification of life-threatening arrhythmias. ACC Position Statement.
J Am Coll Cardiol 22:948

HOBERG E (1990): ST-Streckenanalyse im Langzeit-EKG. Auswertung und klinische Wertigkeit.
Springer Berlin/Heidelberg/New York
HÖPP HW, OSTERSPEY A (1985): Langzeitelektrokardiographie. Grundlagen und praktische Bedeutung. Kardiologischer Diagnostik.
Boehringer, Mannheim
KALKREUTH ME (Hrsg.) (1996): Das Handbuch der Langzeit-Elektrokardiographie.
Steinkopf, Darmstadt
KENNEDY HL (1992): Ambulatory (Holter) electrocardiography technology.
In: Kennedy H. L. (ed.): Cardiology clinics. Ambulatory electrocardiography: Current Clinical concepts.
W.B. Saunders, Philadelphia-London. S. 341
KINLAY S, LEITCH JW, NEIL A, CHAPMAN BL, HARDY DB, FLETCHER PJ, (1996): Cardiac event recorders yield more diagnoses and are more cost-effective than 48-hour holter monitoring in patients with palpitations. A controlled clinical tiral.
Ann Intern Med 124:16
KLEIGER RE, STEIN PK, BOSNER MS, ROTTMAN JN (1992): Time domain measurements of heart
rate variabilty.
In: Kennedy HL (ed): Cardiology clinics. Ambulatory electrocardiography: Current Clinical concepts.
W.B. Saunders, Philadelphia-London. S. 487
VON LEITNER R (1983): Differentialdiagnose der Herzrhythmusstörungen. Nicht- invasive Verfahren einschließlich Holter-Monitoring. In: Lüderitz B. (Hrsg.): Herzrhythmusstörungen. Handbuch Innere Medizin Band IX/1.
Springer, Berlin/Heidelberg/New York 425
MALIK M, CAMM AJ (1990): Heart rate variability
Clin Cardiol 13:570
MEINERTZ T, ZEHNDER M, HOHNLOSER S, GEIBEL A (1990): Atlas der klinischen Langzeit-Elektrokardiographie
Gustav Fischer, Stuttgart/New York
MORGANROTH J (1985): Ambulatory holter electrocardiography: Choice of technologies and clinical uses.
Ann Intern Med 102:73
ÖRI Z, MONIR G, WEISS J, SAYHOUNI X, SINGER DH (1992): Heart rate variability: Frequency domain analysis. In: Kennedy HL (ed.): Cardiology clinics. Ambulatory electrocardiography: Current clinical concepts.
W. B. Saunders, Philadelphia-London. S. 499
VAN RAVENSWAAJ-ARTS CMA, KOLLEE LAA, HOPMAN JCW (1993): Heart rate variability.
Ann Intern Med 118:436
ROBSON DJ, BELTON S (1986): ST-segment changes in normal men during ambularory electrocardiography.
Eur Heart J 7:223
ROELANDT J, HUGENHOLTZ PG (Eds.) (1982): Long-term ambulatory electrocardiography.
Martinus Nijhoff Medical Division, The Hague
SAMEK L (1996): Langzeit-EKG. In Roskamm H, Reindell H (eds): Herzkrankheiten.
Springer, Berlin/Heidelberg/New York, 282
SCHERER P (1994): Parameter der Herzfrequenzvariabilität im Zeitbereich.
Herzschr Elektrophys 5, Suppl. 2:15
TASK FORCE OF THE EUROPEAN SOCIETY OF CARDIOLOGY AND THE NORTH AMERICAN SOCIETY OF PACING AND ELECTRO-PHYSIOLOGY (1996): Heart rate variability. Standards of measurement, physiological interpretation, an clinical use.
Eur Heart J 17:354

7 Klinische Bedeutung und Indikation des EKG und des intrakardialen Elektrogramms

Die große klinische Bedeutung des EKG ist unbestritten. Im Falle einer kardialen Abklärung ist es eine obligatorische, im Rahmen einer internistischen Untersuchung in vielen Fällen eine wertvolle, gegebenenfalls entscheidende diagnostische Maßnahme. Die Leistungsfähigkeit des EKG darf auf der anderen Seite jedoch nicht überschätzt werden. Das EKG registriert lediglich die elektrische Aktivität des Herzmuskels, Herzerkrankungen können diese mehr oder weniger typisch verändern. Das EKG vermag aber gewöhnlich nichts über die mechanische Herzfunktion, die Ätiologie und Pathogenese einer Herzkrankheit oder über die Indikation oder den Erfolg einer therapeutischen Maßnahme auszusagen. Das EKG muß anatomischen Schädigungen und funktionellen Störungen des Herzmuskels nicht obligatorisch parallel gehen, und es kann bei ätiologisch und pathogenetisch völlig verschiedenen Prozessen identische Bilder zeigen. Auch extrakardiale Faktoren beeinflussen das EKG. Normale EKG bei sicheren Herzerkrankungen, kongenitalen oder erworbenen Vitien sind durchaus möglich. Umgekehrt können – auch über lange Zeit – formal abnorme EKG ohne erkennbare Herzerkrankung oder Herzfunktionsstörung gefunden werden. Das EKG stellt lediglich ein Hilfsmittel, eine Ergänzung der klinischen und anderen instrumentellen Untersuchungsbefunde dar. Es soll deshalb auch nie ohne Kenntnis von Anamnese und klinischem Befund beurteilt werden, und bei Diskrepanz zwischen Klinik und EKG kommt ersterer (mit Ausnahme der Fälle von Rhythmusstörungen und Herzinfarkt) unbedingt der Primat zu. In der Regel soll einfach gesagt werden, daß die EKG-Veränderungen mit dem klinischen Bild übereinstimmen bzw. vereinbar sind.

Entscheidende diagnostische Bedeutung kommt dem Elektrokardiogramm beim akuten Myokardinfarkt und bei Rhythmusstörungen zu, die elektrokardiographisch zuverlässig und sehr genau erkannt werden können. In diesen Fällen ist aus dem EKG allein eine definitive Diagnose gestattet.

Mit der intrakardialen Elektrographie und der diagnostischen Schrittmacherstimulation (elektrophysiologische Untersuchung) besitzen wir eine Methode, das Erregungsbildungs- und Erregungsleitungssystem des Herzens direkt zu untersuchen sowie physiologische und pathologische Erregungsbildungs- und Erregungsleitungsprozesse zu analysieren. Auf die Indikation zur invasiven intrakardialen Elektrokardiographie wurde oben schon hingewiesen (Tabelle A.4.3).

Wertvolle diagnostische Informationen – besonders auch in der Verlaufsbeobachtung – liefert das EKG bei pathologischen Seitenüberlastungen des Herzens (Kammerhypertrophie rechts und links, Vorhofhypertrophie rechts und links), bei Myokarditis und Perikarditis sowie zur Beurteilung einer sekundären Herzbeteiligung im Rahmen von Allgemeinerkrankungen, Stoffwechsel- und Elektrolytstörungen. Nur beschränkte Aussagekraft hat das EKG, wenn bei normalem QRS geringe oder fragliche, unspezifische Veränderungen der Nachschwankung (»Störung der Repolarisation«, Kapitel A.13) allein vorliegen. In unklaren oder Grenzfällen soll ein EKG-Befund in der Regel eher bagatellisiert, auf jeden Fall nie allein und ohne bzw. entgegen einem klinischen Befund als pathologisch beurteilt werden. Solche Kurven werden vorsichtigerweise rein deskriptiv befundet.

Die Aussagekraft des EKG wird durch Wiederholungen in adäquaten Abständen unter Umständen wesentlich erhöht. Dies gilt vor allem auch für Zweifelsfälle (ein konstanter Befund hat in der Regel weniger Bedeutung als ein rasch wechselnder) und für Verlaufsbeobachtungen (z. B. bei Infarkt, Lungenembolie, Myokarditis und Arrhythmien).

Selbstverständlich ist – besonders für Grenzfälle, welche am häufigsten Veränderungen der Nachschwankung betreffen – der Aussagewert des EKG auch von den Kenntnissen und Erfahrungen des Beurteilers abhängig. Ungeübte pflegen in der Interpretation von EKG-Kurven eher zu weit zu gehen, während Erfahrene zurückhaltender urteilen und Schematisierungen und Verallgemeinerungen (»Myokardschaden«) nach Möglichkeit vermeiden.

8 Normales Elektrokardiogramm

8.1 a Normales konventionelles EKG

Der Kurvenablauf des normalen menschlichen EKG zeigt charakteristische Zacken, die seit EINTHOVEN mit den Buchstaben P, Q, R, S, T und U benannt werden (Abb. A.4.17, A.8.1).

Alle Abmessungen erfolgen bei Einfachschreibern in der Ableitung mit dem längsten Meßwert, bei Mehrfachschreibern vom frühesten Beginn eines Meßwertes in einer beliebigen Ableitung bis zum spätesten Ende in einer beliebigen Ableitung. In der Abbildung A.8.1 sind die heute üblichen zwölf Ableitungen (bipolare und unipolare Extremitäten- und unipolare Brustwandableitungen) eines normalen EKG dargestellt. Eine detaillierte Auflistung der Normalwerte, die altersabhängig und z.T. auch geschlechtsspezifisch sind, findet sich in Kap. 25.

Das EKG setzt sich aus einem Vorhofteil oder **Elektroatriogramm** (EAG) und einem Kammerteil oder **Elektroventrikulogramm** (EVG) zusammen. Sowohl beim Vorhof- als auch beim Kammerteil lassen sich Depolarisation als auch Repolarisation des entsprechenden Herzmuskelabschnittes unterscheiden. Wie bei der Einzelzelle (Kapitel A.3.1) bedeutet Depolarisation Erregung und Erregungsausbreitung, Repolarisation umschreibt die Erregungsrückbildung zum »Ruhestadium«, welches erreicht werden muß, bevor eine neue Depolarisation stattfinden kann. Vorhof- und Kammerteil des EKG überdecken sich trotz der raschen Erregungsausbreitung im Herzmuskel normalerweise nicht, weil die Reizleitung im AV-Knoten deutlich verzögert wird. Damit ist in der Regel die Depolarisation der Vorhöfe beendet, bevor diejenige der Kammer einsetzt. Während jedoch die Repolarisation der Kammer sich auch im EKG in Form der T-Welle darstellt, ist die Repolarisation der Vorhöfe in der Regel im QRS-Komplex versteckt und elektrokardiographisch nicht abgrenzbar.

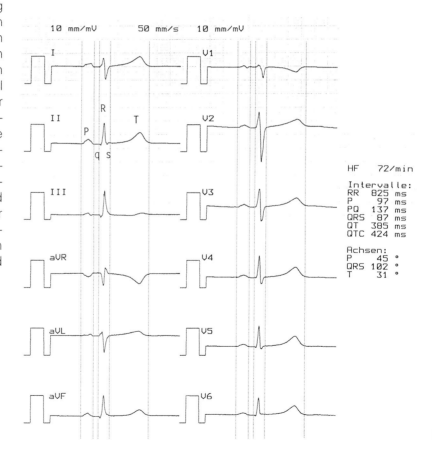

HF   72/min

Intervalle:
RR   825 ms
P   97 ms
PQ   137 ms
QRS   87 ms
QT   385 ms
QTC 424 ms

Achsen:
P   45 °
QRS 102 °
T   31 °

Abb. A.8.1 Normales EKG eines jungen Patienten. Die Vermessung der Achsen von P-, QRS- und T-Welle und auch der Zeitintervalle erfolgte durch den EKG-Computer. Die senkrechten gepunkteten Linien zeigen die Meßpunkte des Rechners.

8.1 b Normales intrakardiales (His-)Elektrogramm

Bei der Besprechung des intrakardialen Elektrogramms wird im allgemeinen auf eine durch zwei Katheter abgeleitete Aufnahme hingewiesen (Abb. A.4.17 und A.8.2), wobei der Katheter im Gebiet des hohen rechten Vorhofes (in der Nähe des Sinusknotens) und ein zweiter Katheter im His-Bündel-Gebiet liegt.

Wie schon besprochen, werden bei der intrakardialen Registrierung die niedrigfrequenten elektrischen Impulse ausgefiltert und im Gegensatz zum konventionellen EKG lediglich hochfrequente Depolarisationswellen erfaßt. Die Strukturen, die eine langsame Phase-4-Depolarisation zeigen (Sinusknoten, AV-Knoten) haben kein mit dieser Technik erkennbares extrazelluläres Potential. Ebenso werden auch die niedrigfrequenten Repolarisationsströme (T-, U-Welle) nicht registriert. Die Technik der Untersuchung ermöglicht es, anstatt der Gesamterregung der Vorhöfe und Kammern Lokalpotentiale zu registrieren. Es werden A-Potentiale (Vorhofpotentiale), das H-Potential (His-Bündel-Potential) und V-Potentiale (Kammerpotentiale) registriert (Abb. A.8.2). Das aus dem Sinusknotengebiet abgeleitete

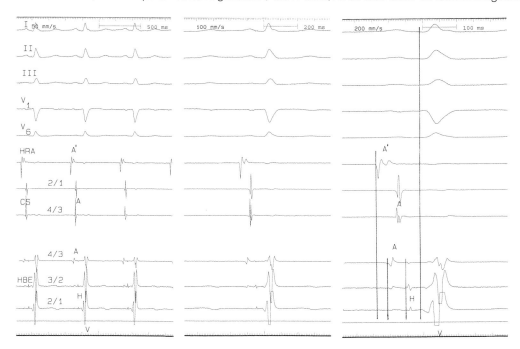

Abb. A.8.2 Normales intrakardiales Elektrokardiogramm. Dargestellt sind Lokalpotentiale aus dem hohen re. Vorhof (HRA), proximalem und distalem Koronarsinus (CS 4/3 und CS 2/1) sowie der His-Bündel-Region (HBE). A: Vorhof-Potential, H: His-Potential; V: ventrikuläres Potential.

Vorhofpotential wird als hoch-atriales A-Potential (A_h oder A'), das aus dem His-Bündel-Gebiet abgeleitete Vorhofpotential als tiefes rechtes A-Potential (A_t oder A) bezeichnet.

Vom linken Vorhof kann man mit einem zusätzlichen Katheter durch ein offenes Foramen ovale direkt oder via Sinus coronarius indirekt Lokalpotentiale (A_{li}) ableiten (Abb. A.4.16 u. A.8.2). Lokalpotentiale, die eine geringere Bedeutung haben (z.B. RB: Rechtsschenkelpotential) werden hier nicht besprochen.

8.1.1 Elektroatriogramm

a) Im konventionellen EKG
   P-Welle

Sie entspricht der Ausbreitung der vom Sinusknoten stammenden Erregungswelle in den Vorhöfen (Vorhofdepolarisation). Der erste Teil der P-Welle wird vorwiegend vom rechten, der zweite vorwiegend vom linken Vorhof gebildet, da dieser später erregt wird. Der Ausschlag der Vorhofrepolarisation (Ta) ist gewöhnlich nicht erkennbar, da er vom QRS-Komplex überdeckt wird, kann aber unter pathologischen Verhältnissen (z.B. AV-Block) oder in den Ösophagusableitungen sichtbar werden.

Dauer:	bis 100 ms
Amplitude:	0,1 bis 0,3 mV

P ist gewöhnlich in allen Ableitungen positiv außer in avR, III (eventuell negativ) sowie in V_1 und in den weiter rechts gelegenen Ableitungen (V_{3-5R}), in denen es gewöhnlich biphasisch (+ –) erscheint (Abb. A.8.1).
Der mittlere Vektor der P-Welle stimmt in seiner Richtung gewöhnlich mit demjenigen der Kammererregung überein. Aus diesen Gründen und wegen der kleinen Amplituden wird die elektrische Achse von P nur selten bestimmt.
Geringgradige Kerbungen oder Doppelgipfligkeit von P ohne Verbreiterung werden auch bei Gesunden gefunden und sind auf eine nicht ganz gleichzeitige Erregung der Vorhöfe zurückzuführen.

b) Im intrakardialen Elektrogramm
   A-Potentiale

Das erste intrakardiale Potential ist das A-Potential des Sinusknotengebietes (A'; HRA = hoher rechter Vorhof) und stimmt mit dem Anfang der P-Welle überein. Durch Öffnen der Filter im niederfrequenten Bereich gelingt es in einem Teil der Fälle, ein Potential darzustellen, was zeitlich 40–100 ms vor dem Beginn der P-Welle entsteht und die Sinusknotendepolarisation repräsentiert. Das tiefe rechte Vorhofpotential (A) wird ca. 20–40 ms nach der A'-Erregung in der His-Bündel-Ableitung dargestellt. Das Intervall zwischen den beiden A-Potentialen (A'-A-Intervall) entspricht der internodalen Erregungsleitung und beträgt normalerweise 28 ± 17 ms (Abb. A.8.2 und A.4.16). Das erste linksatriale Potential (A_{l}) ist im proximalen Sinus coronarius zusammen oder bis zu 15 ms nach dem A-Potential im HBE während der P-Welle im Oberflächen-EKG ableitbar. Das A'-A_{l}-Intervall kennzeichnet die gesamte interatriale Leitung (Abb. A.4.16, A.8.2).

8.1.2 Atrioventrikuläre Überleitung

a) Im konventionellen EKG
   PQ- oder PR-Intervall

Das PQ-Intervall oder die **atrioventrikuläre Überleitungszeit** entspricht dem Abschnitt zwischen Beginn der Vorhoferregung und Anfang der Kammererregung. Es variiert – je nach Frequenz – bei Erwachsenen zwischen 0,12   91 und 0,20 s. Nach Beendigung der P-Welle verläuft die EKG-Kurve in der Regel isoelektrisch (PQ- oder PR-Strecke – Zustand der Gesamterregung der Vorhöfe) und wird deshalb als Referenzlinie für den korrekten Verlauf der ST-Strecke benutzt.

PQ-(PR-)Intervall: 120 bis 200 ms

b) Im intrakardialen Elektrogramm

Die atrioventrikuläre Überleitung wird im intrakardialen Elektrogramm durch das A-V-Intervall gekennzeichnet, das um die Dauer des A'-A-Intervalls kürzer als das PQ-Intervall ist. Das A-V-Intervall wird durch das H-Potential unterteilt: das A-H-Intervall entspricht der **Erregungsleitung innerhalb des AV-Knotens** (AV-Knoten-Leitungszeit), und das H-V-Intervall entspricht der **Leitungsdauer im spezifischen Kammerleitungssystem** bzw. im His-PURKINJE-System (HPS).
Normalerweise beträgt die AV-Knotenleitungszeit (A-H-Intervall) 92 ± 38 ms, während die Erregungsleitung vom His-Bündel zur Arbeitsmuskulatur der Kammern (H-V-Intervall) 43 ± 12 ms dauert (Abb. A.8.2 und A.4.17, s.a. Tab. A.4.1).

AH-Zeit: 50 bis 130 ms
HV-Zeit: 30 bis 60 ms

8.1.3 QRS-Komplex und V-Potential

a) Im konventionellen EKG

Der QRS-Komplex (Kammeranfangsschwankung) ist bedingt durch die Depolarisation beider Kammern und besteht aus einer oft kleinen, nicht obligaten negativen Q-, einer gewöhnlich schlanken, größeren positiven R- und einer nicht obligaten, oft kleinen, negativen S-Zacke. In Abwesenheit der Q-Zacke fängt der QRS-Komplex mit der R-Zacke an (z. B. V_1–V_3). Eine normale Q-Zacke soll weniger als 1/4 der Amplitude von R sein und nicht länger als 0,04 s dauern. Die mittlere Dauer der QRS-Gruppe beträgt 0,08 s (Abb. A.8.1). Eine Verbreiterung auf mehr als 0,10 s ist pathologisch.

QRS-Breite: bis 100 ms

Nomenklatur des QRS-Komplexes (Abb. A.8.3): Bei mehreren positiven oder negativen Ausschlägen (vor allem rechtspräkordial) werden große Amplituden mit großen, kleine mit kleinen Buchstaben bezeichnet. Der erste positive Ausschlag ist die R- oder r-Zacke, die ihr vorangehende negative Zacke die Q- oder q-Zacke und die ihr folgende negative eine S- oder s-Zacke. Ein einer S- oder R-Zacke folgender positiver oder negativer Ausschlag heißt R' oder r' bzw. S' oder s'. Ausschließlich negative Komplexe werden mit QS bezeichnet.

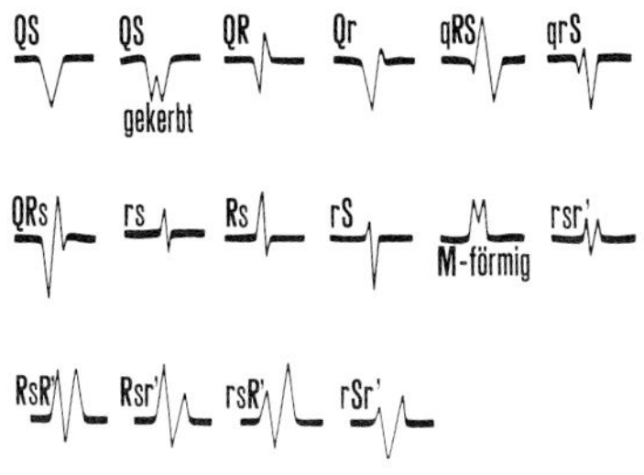

Abb. A.8.3
Nomenklatur des QRS-Komplexes (siehe Text).

Die **QRS-Amplituden** der einzelnen Extremitätenableitungen variieren je nach Lagetyp (Kapitel A.8.2). Präkordial ist R am kleinsten in V_1 (rS); seine Amplitude nimmt bis zu $V_{4(-5)}$ zu, um gegen $V_{(5-)6}$ wieder abzufallen. S ist in V_1 größer als R, in V_2 gewöhnlich am größten, wird nach links kleiner und fehlt in V_6 eventuell ganz. Eine Q-Zacke findet sich in V_{4-6} (qRs) unter normalen Bedingungen, aber nie in den vorwiegend negativen Ableitungen V_{1-3} (rS). Wichtig ist das regelrechte Verhalten des Quotienten R/S von rechts nach links: er nimmt von V_1 bis V_5 zu, überschreitet 1 in V_{3-4} (Übergangszone: R = S oder R/S = 1,0) und sinkt von V_6 an wieder ab.

Formunregelmäßigkeiten von QRS werden je nach ihrem Ausmaß als Kerbungen oder Splitterungen, wenn sie basal liegen auch als »Knotungen« oder »Sockelbildungen« bezeichnet. Im Bereich der Übergangszone (V_{3-4}) sowie in V_1 sind kleine Kerbungen physiologisch.

Größte Negativitätsbewegung oder oberer Umschlagpunkt (OUP): Der Zeitpunkt, zu dem die Vektorschleife sich einem gegebenen Ableitungspunkt (z. B. V_1, V_6) genähert hat und sich dann definitiv von diesem abwendet (Abb. A.5.6), entspricht dem diagnostisch wichtigen, letzten Umschlag der Aufwärts- in eine Abwärtsbewegung der EKG-Kurve. Er wird als »onset of intrinsicoid deflection«, als Beginn der größten Negativitätsbewegung (GNB) oder als oberer Umschlagpunkt bezeichnet. Durch Messung des Beginns der größten Negativitätsbewegung in V_1 oder V_6 (Abb. A.8.4) kann eine verlangsamte oder ungleichmäßige Erregungsausbreitung im rechten oder linken Ventrikel erfaßt werden (Verspätungskurven bei Kammerhypertrophie und Schenkelblock).

Rechtspräkordial (V_1)	0,015–0,030 s	
Linkspräkordial (V_6)	0,035–0,050 s	
Differenz OUP V_6 minus OUP V_1	0,008–0,032 s	

Tabelle A.8.1 Normalwerte der örtlichen oberen Umschlagpunkte (OUP)

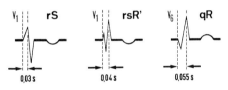

▲ **Abb. A.8.4** Bestimmung des oberen Umschlagpunkt (OUP). Für V_1 (rS) und V_6 (qR) sind die Normalwerte angegeben. In V_1 (rsR) ist der OUP verspätet (Bild wie beim Rechtsschenkelblock).

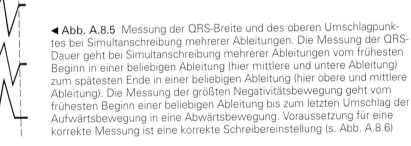

◄ **Abb. A.8.5** Messung der QRS-Breite und des oberen Umschlagpunktes bei Simultanschreibung mehrerer Ableitungen. Die Messung der QRS-Dauer geht bei Simultanschreibung mehrerer Ableitungen vom frühesten Beginn in einer beliebigen Ableitung (hier mittlere und untere Ableitung) zum spätesten Ende in einer beliebigen Ableitung (hier obere und mittlere Ableitung). Die Messung der größten Negativitätsbewegung geht vom frühesten Beginn einer beliebigen Ableitung bis zum letzten Umschlag der Aufwärtsbewegung in eine Abwärtsbewegung. Voraussetzung für eine korrekte Messung ist eine korrekte Schreibereinstellung (s. Abb. A.8.6)

Zur genauen Messung der größten Negativitätsbewegung und auch der QRS-Breite sind Mehrkanalschreiber unerläßlich, da nur durch Vergleich mit anderen simultan registrierten Brustwandableitungen ein isoelektrisch verlaufender initialer oder terminaler Teil des QRS-Komplexes in V_1 oder V_6 (infolge senkrechter Vektorprojektion auf die Ableitungslinie) erkennbar wird (Abb. A.8.5, A.8.6).

b) Im intrakardialen Elektrogramm

Dem QRS-Komplex entspricht im intrakardialen Elektrogramm das V-Potential. Da mit den Katheterelektroden Lokalpotentiale registriert werden und die Erregung des kranialen Septums erst spät in der Systole (Kapitel A.3.3) erfolgt, weist das V-Potential häufig im HBE eine Verspätung zum QRS-Komplex auf. Das H-V-Intervall muß vom

93

Beginn des H-Potentials bis zum frühesten Kammerausschlag in einer beliebigen extrakardialen oder intrakardialen Ableitung gemessen werden (Abb. A.8.2). Dabei muß man berücksichtigen, daß dem V-Potential im HBE ein RB-Potential (Erregung des rechten Schenkels) vorausgehen kann (Abb. A.15.8).

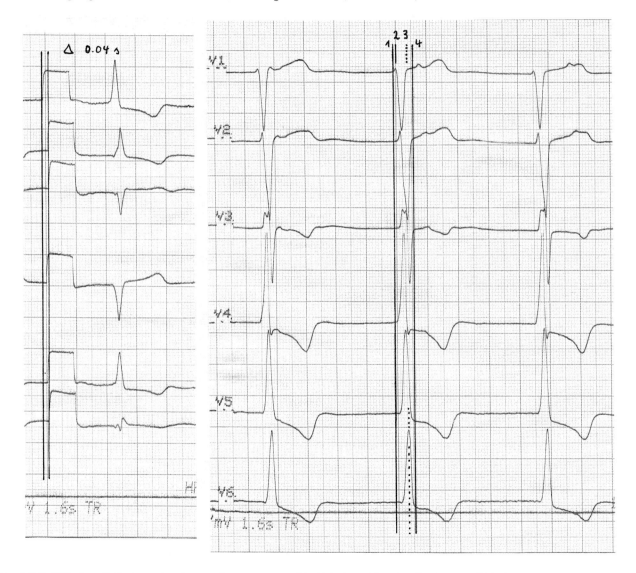

Abb. A.8.6 EKG eines Patienten mit schwerer Aortenstenose. Die Linie 1 markiert den Beginn des QRS-Komplexes, die Linie 4 sein Ende. Es besteht eine Verbreiterung auf etwa 125 ms. Der obere Umschlagspunkt in V_1 beträgt 0,02, in V_6 0,09, und ist somit erheblich verspätet. Die Differenz ist mit 0,07 s zu groß. Das Betrachten der Eichzacke zeigt jedoch, daß der 6. EKG-Kanal gegenüber dem ersten um 0,04 Sekunden verspätet verläuft, so daß o.g. Werte nicht korrekt sind.
Nebenbefundlich besteht ein junktionaler Rhythmus mit AV-Dissoziation (Schreibgeschwindigkeit 50 mm/sec.)

8.1.4 ST-Strecke

Die ST-Strecke wird nur im konventionellen EKG beurteilt. Sie dauert vom Ende der S-Zacke bis zum Beginn der T-Welle und entspricht etwa der Phase 2 des Aktionspotentials (Abb. A.3.1). In den Extremitäten- und linkspräkordialen Ableitungen verläuft ST isoelektrisch oder um maximal 1 mm (= 0,1 mV) von der Nullinie (bezogen auf die PQ-Strecke) verlagert. In den rechtspräkordialen V-Ableitungen ist ST meist leicht gehoben. Bei Tachykardie kann ST leicht gesenkt beginnen, zeigt aber dann immer einen ansteigenden Verlauf (Kapitel A.8.9 und A.12.5; Abb. A.8.22 und A.12.8). Bei fehlendem S geht ST oft leicht gehoben vom absteigenden Schenkel von R ab und erscheint nach oben etwas konkav (Abb. A.8.20, Abl. I, aVl).

8.1.5 T-Welle

a) Im konventionellen EKG

Die T-Welle ist die Repolarisation oder Nachschwankung der Kammern und entspricht der Phase 3 der Aktionspotentialkurve (Abb. A.3.1 und A.3.5).
T ist im allgemeinen positiv. Nach einer Faustregel soll T mindestens $\frac{1}{8}$ und höchstens $\frac{2}{3}$ der Ausschlaghöhe des zugehörigen R betragen. Außer in Ableitung III zeigen QRS und T in den Extremitätenableitungen gewöhnlich konkordante Ausschlagrichtungen. In aVR ist T nie positiv. In V_1 kann T negativ, isoelektrisch, biphasisch oder positiv sein, ebenso in V_2 bei gesunden Erwachsenen bis zum 25. Lebensjahr. Bei Frauen persistiert ein negatives T in V_{1-2} eventuell bis zum 35. Lebensjahr (Abb. A.8.1) (s. Kap. 25 Tab. 25.3). Bei älteren Erwachsenen ist T in V_1 meist positiv wie in den übrigen präkaodialen V-Ableitungen. Die normale T-Zacke steigt langsam an und fällt etwas rascher zur Nullinie zurück (Abb. A.8.1 und A.3.1); das »koronare« negative T ist dagegen symmetrisch (Kapitel A.10.3.1). Die T-Welle ist in Form und Amplitude durch eine Vielzahl kardialer und extrakardialer Faktoren beeinflußbar.

b) Im intrakardialen Elektrogramm

Je nach Filterstellung sieht man im HBE und in den Kammerableitungen eine kleine Schwankung, die mit der Spitze der T-Welle zusammenfällt (Abb. A.8.2). Die intrakardiale T-Welle hat keine diagnostische Bedeutung und gibt keinen Meßpunkt zur Bestimmung der ST- und QT-Strecke.

8.1.6 Normvarianten des St-T-Abschnittes

Häufige Normvarianten stellen das »early repolarisation syndrome« dar, bei denen die ST-Strecke von einem hochgezogenen J-Punkt abgeht. Diese ST-Streckenelevation wird vor allem bei trainierten jungen Erwachsenen beobachtet und ist häufig Folge einer ausgeprägten Vagotonie (Abb. A.8.7b). Eine weitere Variante wurde von EDEIKEN 1954 beschrieben. Hierbei ist die ST-Strecke vor allem in den rechtspräkordialen Ableitungen, insbesondere in V_2 und V_3, angehoben (Abb. A.8.7a).

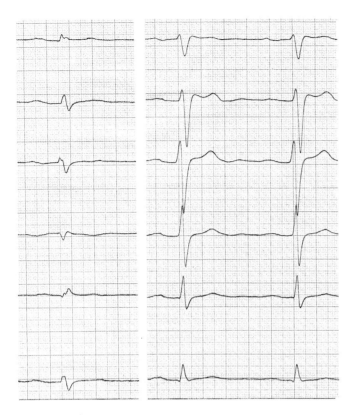

Abb. A.8.7 Normvarianten des ST-T-Abschnitts:
b) »Early repolarisation syndrome«: J-Punkt-Elevation und
ST-Streckenhebung bei Vagotonie.

Abb. A.8.7 Normvarianten des ST-T-Abschnitts: a) »Edeiken-
Pattern«.
EKG eines sportlich trainierten Mannes ohne manifeste Herz-
erkrankung mit normaler li.-ventrikulärer Funktion (Echo).
Neben einem AV-Block I° auffällige Repolarisation mit ST-
Strecken-Elevation in V_1 und V_2 sowie einer
rechtsschenkelblockähnlichen »Verspätungskurve« vor allem in
V_2. Solche EKGs werden in jüngster Zeit jedoch auch in Bezie-
hung zu Kammertachykardien und Kammerflimmern bei
scheinbar gesunden Individuen gebracht (Brugada-Syndrom).

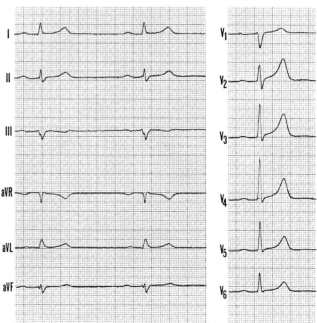

8.1.7 QT-Intervall

Die QT-Strecke entspricht der Gesamtdauer der Kammererregung bzw. der elektrischen Kammersystole und wird vom Anfang der Q-Zacke bis zum Ende der T-Welle gemessen. Ihre Dauer ist abhängig von der Frequenz (Tabelle A.25.5, Abb. A.8.7), sie kann sich aber unter pathologischen Bedingungen abnorm verlängern oder verkürzen (Kapitel A.20, A.21 und A.22). Sollen QT-Zeiten unabhängig von der bestehenden Herzfrequenz miteinander verglichen werden, so ist die Berechnung der »korrigierten QT-Dauer« (QT$_c$) nach der Formel von BAZETT zweckmäßig:

$$QT_C = \frac{\text{unkorr. QT}}{\sqrt{RR}}$$

(Dabei QT- und RR-Messung in Sekunden).

Der Normbereich für QT$_c$ beträgt 350 bis 430 ms, wobei der Mittelwert bei Frauen gegenüber Männern signifikant größer ist (421 vs. 409 ms).*)

Bei **überhöhter oder mit T verschmolzener U-Welle** (Kapitel A.23) wird die Messung der QT-Zeit erschwert, wenn das Ende von T nicht mehr deutlich erkennbar ist. In diesen Fällen kann man sich einer Tangentenkonstruktion (Tangente entlang dem absteigenden Schenkel von T bis zum Schnittpunkt mit der Nullinie) bedienen (Abb. A.22.4).
Bei Messung der QT-Zeit in allen Standardableitungen des Patienten werden durchaus unterschiedliche Werte bestimmt. Diese sog. »**QT-Dispersion**« (Differenz zwischen QT max. und QT min.) kann als Index für das Ausmaß elektrischer Inhomogenität der Ventrikel interpretiert werden. Bei Herzgesunden beträgt die QT-Dispersion im Mittel nur 50 ms ($\pm$ 18 ms). Werte über 80 ms sind als pathologisch anzusehen. Das Risiko für rhythmogene Ereignisse, insbesondere auch den plötzlichen Herztod (bei vorhandener struktureller Herzerkrankung), ist dann erhöht.

8.1.8 U-Welle

Die früher formulierten Hypothesen über die Entstehung der U-Welle – verspätete Repolarisation im Bereich der Papillarmuskeln oder auch des Purkinje-Netzwerkes – gelten als widerlegt. Nach heutiger Auffassung entsteht die U-Welle durch die Tatsache, daß die sog. ventrikulären M-Zellen eine gegenüber endokardialen und epikardialen Myokardzellen deutlich verlängerte Aktionspotentialdauer aufweisen. Eine Reihe von Medikamenten wie Chinidin und Sotalol oder auch eine Hypokaliämie verlängern die Aktionspotentialdauer der M-Zellen im Vergleich zu endokardialen und epikardialen Zellen überproportional und führen so zu prominenten U-Wellen, wobei dies insbesondere auch bei niedriger Herzfrequenz auftritt. Das Entstehen sog. früher Nachdepolarisationen als Ursache für ventrikuläre Herzrhythmusstörungen (u.a. Torsades de pointes) ist möglicherweise hierauf zurückzuführen (s. auch Kap. B 7.4).
Besonders ausgeprägt sind U-Wellen im Zusammenhang mit Hypokaliämie und Bradykardie (Abb. A.8.9 u. A.22.4), auch bei Mitralsegelprolaps-Syndrom kann die Amplitude der U-Welle erhöht sein. Negative U-Wellen in den linkspräkordialen Ableitungen wurden im Zusammenhang mit Ischämiereaktionen beschrieben, sie kommen jedoch auch bei Linkshypertrophie vor.

*) Die Einheit ms für QT$_c$ ist mathematisch nicht korrekt, hat sich allgemein jedoch durchgesetzt.

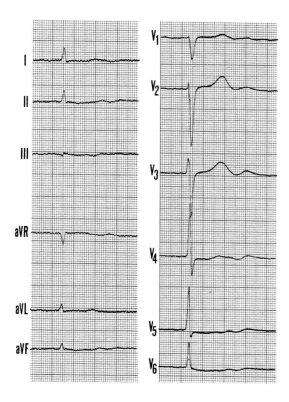

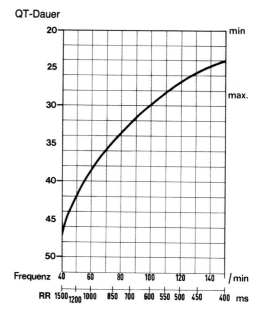

▶ **Abb. A.8.8** Beziehungen der QT-Dauer (Mittelwert und Schwankungsbereich) zur Herzfrequenz und Herzperiodendauer (RR-Intervall).

◀ **Abb. A.8.9** Ausgeprägte U-Welle in den Ableitungen II, III, aVF, V₁–V₆ bei Hypokaliämie.

8.1.9 TP-Strecke

TP entspricht der **elektrischen Herzdiastole** oder **Erregungspause** und wird vom Ende des T bis zum Beginn des P gemessen (Abb. A.4.17). Bei Tachykardie oder bei AV-Block 1. Grades nähern sich P und T oder können sich sogar überlagern.

8.1.10 Herzperiode, Zykluslänge

Eine **Herzperiode** umfaßt das **Vorhof-** oder **P-P-Intervall** (Vorhofperiode) bzw. das **Kammer-** oder **R-R-Intervall** (Kammerperiode; Abb. A.4.17, Seite 60).

Die **Herzfrequenz** im EKG errechnet sich nach der Formel:

$$\text{Frequenz} = \frac{60.000}{\text{mittlere Periodendauer (ms)}} = \frac{60}{\text{mittlere Periodendauer (s)}}$$

(S. auch Tab. A.25.5 sowie Tab. A.25.6 S. 278 u. S. 279).

8.2 Lagetypen im EKG

8.2.1 Definition

Die Erregungswelle im Herzmuskel hat eine mittlere Ausbreitungsrichtung, die der aus den Extremitäten-ableitungen berechenbaren elektrischen Achse des Herzens entspricht. Diese stimmt mit der Orientierung der QRS-Vektorschleife, das heißt mit ihrem größten QRS-Momentanvektor, in der Frontalebene überein, variiert je nach Alter, Körperbau, Thoraxform, Seitenbelastungen des Herzens usw. und bestimmt den sogenannten Lagetyp des EKG.

8.2.2 Elektrische Achse des Herzens

EINTHOVEN stellte die später zum Teil experimentell bestätigte Hypothese auf, daß die in ungefähr gleicher Entfernung vom Herzen liegenden Ableitungspunkte der bipolaren Extremitätenableitungen I–III die Spitzen eines gleichseitigen Dreiecks darstellen, in dessen Mitte sich das Herz als elektrischer Dipol befindet. Der Körper selbst stellt ein gleichförmig leitendes Medium dar. Die Seiten des gleichseitigen Dreiecks entsprechen den Ableitungslinien der Standardableitungen I-III in um 60° verschiedenen Richtungen.
Die Hypothese des EINTHOVEN-Dreiecks (Abb. A.8.10) erlaubt einerseits ausgehend vom EKG die Konstruktion des der elektrischen Herzachse entsprechenden QRS-Vektors in der Frontalebene, andererseits ausgehend vom

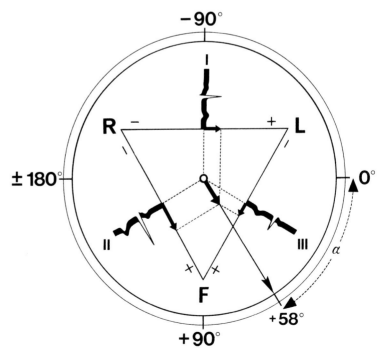

Abb. A.8.10 Das EINTHOVEN-Dreieck und die elektrische Achse des Herzens. Nach der Hypothese von EINTHOVEN stellen die Punkte R, L und F, die den Elektroden der drei Extremitäten entsprechen, die Spitzen eines gleichseitigen Dreiecks dar und befinden sich in gleicher Entfernung vom Herzen. Die Seiten des gleichseitigen Dreiecks entsprechen den Ableitungslinien der Standardableitungen I, II und III; sie weichen um je 60° voneinander ab. Die elektromotorische Wirkung des Herzens kann mit derjenigen eines elektrischen Dipols verglichen werden. Die Hypothese des EINTHOVEN-Dreiecks erlaubt die Darstellung des Vektors, welcher der elektrischen Achse des Herzens in der Frontalebene entspricht. Er wird ausgehend von den größeren Ausschlägen des QRS-Komplexes konstruiert. Die Richtung der elektrischen Achse ist definiert durch den Winkel α, den sie mit einer zu I parallelen Geraden bildet.

99

QRS-Vektor die Konstruktion der QRS-Amplituden der EKG-Ableitungen I–III. Der als Pfeil gekennzeichnete Vektor liegt mit seinem Fußpunkt in der Mitte des EINTHOVEN-Dreiecks und damit ungefähr im elektrischen Nullpunkt. Die Konstruktion der Amplituden der Ableitungen I–III geschieht durch Fällen einer Senkrechten von der Vektorspitze und vom Vektorfußpunkt auf die entsprechende Ableitungslinie. Zeigt die Vektorspitze zum positiven Pol der Ableitungslinie, das heißt in Ableitung I zum linken Arm (L), in Ableitung II zum Fuß (F), entsteht ein positiver Ausschlag. Umgekehrt wird der Ausschlag negativ, wenn sich die Vektorspitze vom positiven Pol der Ableitung abwendet. Gleiche Konstruktionen sind für die unipolaren Extremitätenableitungen nach GOLDBERGER durchführbar. Die Ableitungslinien für aVR, aVL und aVF werden durch den Mittelpunkt des EINTHOVEN-Dreiecks zur Extremität (L, R, F) gezogen, von der mit der differenten Elektrode abgeleitet wird (Abb. A.5.7).

8.2.3 Einzelne Lagetypen

Der Lagetyp des EKG wird durch den Winkel α bestimmt, den der Haupt-QRS-Vektor (= elektrische Achse) mit der Horizontalen, das heißt mit einer zur Ableitung I parallelen Geraden bildet (Abb. A.8.10 und A.8.12). In Abbildung A.8.13 sind die Extremitäten-EKG der verschiedenen Lagetypen abgebildet. Der EKG-Lagetyp ist durchaus nicht immer identisch mit der anatomischen Herzlage im Thorax, stimmt aber in der Mehrzahl der Fälle mit dieser ungefähr überein. Für die Klinik ist eine genaue Berechnung des Winkels α in Graden überflüssig. Es kann aus der überwiegenden Ausschlagrichtung und Amplitude des QRS-Komplexes entsprechend der Abbildung A.8.13 direkt auf die Lagetypen, nämlich Rechts-, Steil-, Mittel- und Linkslagetyp geschlossen werden. Werden die genaue Größe des QRS-Vektors (oder analog des T-Vektors) und seines Winkels α benötigt, projiziert man die Amplitudengröße des QRS-Komplexes auf das EINTHOVEN-Dreieck. Die Amplituden von mindestens zwei simultan geschriebenen Standardableitungen werden unter Berücksichtigung der Polarität auf den entsprechenden Dreieckseiten aufgetragen. Man errichtet darauf eine Senkrechte, in deren Schnittpunkt die Spitze des gesuchten Vektors liegt. Sein Fußpunkt befindet sich im Dreieckmittelpunkt. Der Vektor kann mit dem Winkelmesser (bezogen auf die Horizontale) und mit dem Maßstab in mV direkt bestimmt werden (Abb. A.8.12).

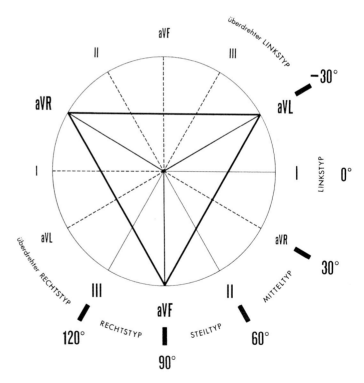

Abb. A.8.11 Die Einordnung der verschiedenen Lagetypen im EINTHOVEN-Dreieck.

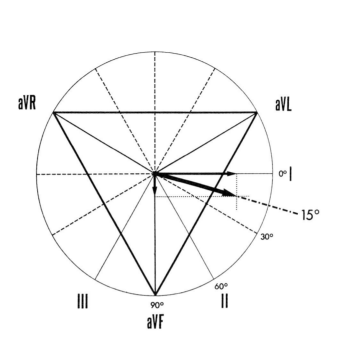

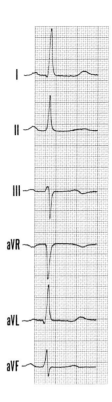

◄ Abb. A.8.12 Bestimmung der elektrischen Achse mit dem EINTHOVEN-Dreieck. In diesem Beispiel mit Messung der Ausschläge in Ableitung I und aVF (siehe Text).

Rechtslagetyp (Winkel α +90° bis +120°)

Ein Rechtstyp im EKG ist bei gesunden Kleinkindern, bei Hypertrophie der rechten Kammer (kongenitale Vitien, Mitralstenose, chronisches Cor pulmonale), bei Lungenemphysem (auch ohne Cor pulmonale) und bei Asthenikern anzutreffen. QRS wird in Ableitung I und aVL überwiegend negativ, in III und aVF überwiegend positiv. V_{1-2} gleichen aVL und I; V_{5-6} gleichen aVF und III (Abb. A.8.11, A.8.13 und A.8.14a).

Überdrehter Rechtstyp (Winkel α +120° bis +180°)

Gewöhnlich liegen pathologische Verhältnisse vor: rechtsventrikuläre Hypertrophie, links-posteriorer Hemiblock, kompletter Rechtsschenkelblock (s. Kap. B.9.7). In Ableitung I dominiert eine tiefe S-Zacke, während in III und aVF hohe R gefunden werden. Auch in II ist R > S (Abb. A.8.11). Eine Haupt-QRS-Achse positiver als +180° wird z. T. als extrem rechts, von anderen Autoren auch als »unbestimmbar« (»indeterminate«) bezeichnet. QRS wird dann auch in II und aVF überwiegend negativ.

Steillagetyp (Winkel α zwischen +90° und +60°)

Der Steiltyp findet sich unter ähnlichen Umständen wie der Rechtstyp, vor allem auch beim Lungenemphysem und beim Astheniker.

Bei über 30jährigen begegnet man ihm selten. QRS wird in I klein-positiv oder biphasisch, in aVL biphasisch oder überwiegend negativ, in II, III und aVF positiv. V_{5-6} gleichen aVF und III (Abb. A.8.11, A.8.13 und A.8.14b).

101

Mittellagetyp (Winkel α +30° bis +60°)

Der Mittel- oder Indifferenztyp entspricht der Normallage des Herzens beim gesunden Erwachsenen. Die elektrische Achse liegt zwischen I und II und führt in allen drei Standardableitungen zu positiven Ausschlägen der Kammeranfangsschwankung. Die größte Amplitude findet sich in II, diejenige in I ist größer als in III. QRS in aVL ist klein-positiv oder biphasisch, in aVF positiv. V_{5-6} gleichen aVL, aVF und III (Abb. A.8.11, A.8.13 und A.8.14 c).

Linkslagetyp (Winkel α +30° bis −30°)

Der Links- oder Horizontaltyp ist charakteristisch für den gesunden Erwachsenen mit über 40 Jahren, den Adipösen mit Zwerchfellhochstand und für die linksventrikuläre Hypertrophie (Hypertonie, Aortenvitien). QRS ist in I und aVL hoch-positiv, in II positiv, in III und aVF biphasisch oder überwiegend negativ. Knotungen und Splitterungen in III und aVF sind nicht selten. V_{5-6} gleichen aVL und I, V_{1-2} gleichen aVF und III (Abb. A.8.11, A.8.13 und A.8.14 d).

Überdrehter Linkstyp (Winkel α −30° bis −90°)

Meistens liegt eine Hypertrophie der linken Herzkammer vor. QRS ist dabei in I und besonders auch in aVL dominierend positiv, in II, III und aVF hingegen negativ (Abb. A.11; s. Kap. B.9.7). Andere häufige Ursachen für einen überdrehten Linkstyp sind: linksanteriorer Hemiblock (LAH), inferiorer Myokardinfarkt mit und ohne LAH, WPW-Syndrom, rechtsventrikuläres Pacing.

WILSON und Mitarbeiter haben ausgehend von den unipolaren Extremitätenableitungen fünf etwas anders bezeichnete Lagetypen vorgeschlagen, die den eben beschriebenen Varianten aber ähnlich sind: vertikale Lage (entspricht dem Rechts- und Steiltyp), semivertikale Lage (ähnlich dem Mitteltyp bei kleinem oder biphasischem QRS in aVL), Zwischenlage (Mitteltyp mit vorwiegend positivem QRS in aVL und aVF), semihorizontale Lage (Linkstyp mit kleinem oder biphasischem QRS in aVF), horizontale oder Querlage (Linkstyp mit überwiegend negativem QRS in aVF).

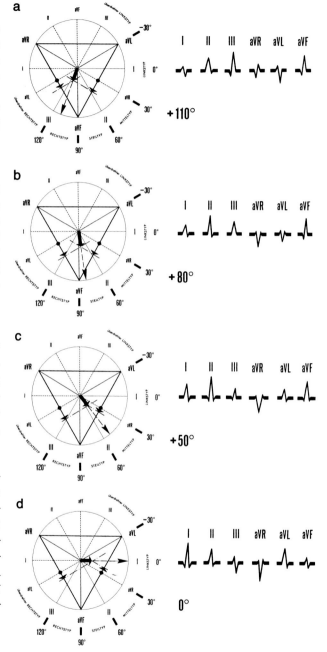

Abb. A.8.13 Schematische Darstellung der nicht-pathologischen Lagetypen im EKG.
Links die elektrische Herzachse im EINTHOVEN-Dreieck; rechts die R/S-Proportionen und QRS-Konfigurationen in den Extremitätenableitungen. **a)** Rechtstyp; **b)** Steiltyp; **c)** Mitteltyp; **d)** Linkstyp.

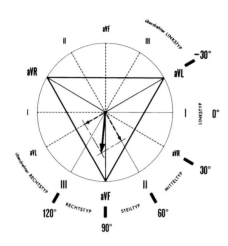

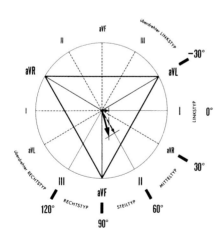

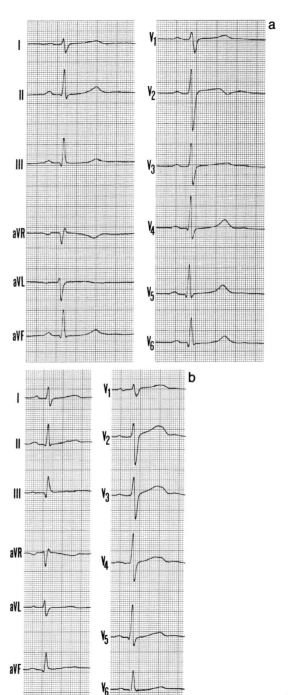

Abb. A.8.14a und b EKG-Beispiele für die nicht-pathologischen Lagetypen.

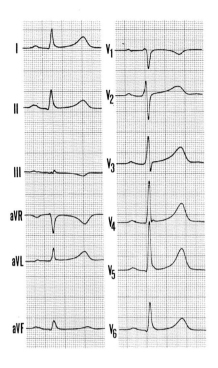

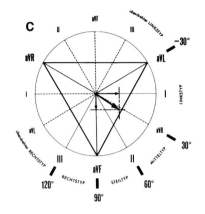

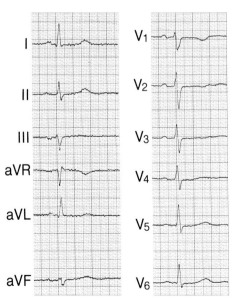

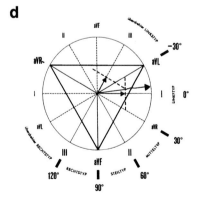

Abb. A.8.14c und d EKG-Beispiel für die nicht-pathologischen Lagetypen.

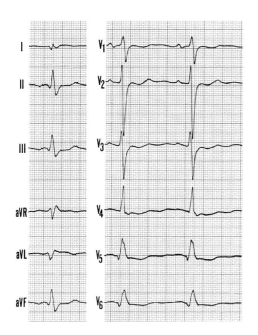

Abb. A.8.15 Rechtslage- und S$_I$-S$_{II}$-S$_{III}$-Typ bei Rechtshypertrophie

Bei starker Rechtshypertrophie, schwerem Emphysem und ausgesprochenen Asthenikern weicht die elektrische Herzachse öfter in die Sagittalebene ab (Sagittaltyp), so daß in allen Extremitätenableitungen sehr kleine biphasische, eventuell sogar überwiegend negative Ausschläge (S$_I$-, S$_{II}$-, S$_{III}$-Typ oder S$_{1-2-3}$-Typ) auftreten. Auch die Brustwandableitungen zeigen infolge der Abweichung des mittleren QRS-Vektors nach hinten tief-negative Ausschläge (Abb. A.8.15).

Die Richtung der T-Welle ist in der Regel mit der überwiegenden Ausschlagrichtung von QRS konkordant. Die P-Zacke ist beim Rechts- und Steiltyp in I und aVL klein, in II, III und aVF deutlich positiv, beim Linkstyp in I, II und aVL positiv und in III und aVF flach-positiv, biphasisch oder negativ.

Einige Autoren vereinfachen die oben angeführte Bestimmung insofern, als daß alle Haupt-QRS-Achsen zwischen 0° und +90° als »Normalachsen« zusammengefaßt werden. Als Linkstyp werden dann Haupt-QRS-Achsen in der Frontalebene zwischen 0° und −30°, als überdreht links solche zwischen -30° und −90° bezeichnet. Eine Haupt-QRS-Achse positiver als +90° entspricht einem Rechtstyp, positiver als 120° und kleiner als +180° einem überdrehten Rechtstyp. Liegt der Haupt-QRS-Winkel zwischen −90° und +180°, so ist ein Lagetyp nicht anzugeben (von amerikanischen Autoren gerne als »northwest corner« bezeichnet).

8.2.4 Rotation des Herzens

Die Drehung des Herzens um die Sagittalachse bedingt die besprochenen Lagetypen des Extremitäten-EKG.

Eine Drehung um die Herzlängsachse (Basis/Spitze) im Uhrzeigersinn (von der Spitze aus betrachtet, »clockwise rotation«) führt zum Auftreten eines S$_I$-Q$_{III}$-Typs; die sonst rechtspräkordial gefundenen Kammerkomplexe rS finden sich auch weiter links. Man spricht von einer Verschiebung der Übergangszone nach links (V$_{5-6}$; Abb. A.8.16). Bei einer Drehung im Gegenuhrzeigersinn (»counter-clockwise rotation«) erscheint ein Q$_I$-S$_{III}$-Typ; die Übergangszone verschiebt sich nach rechts. Die linkspräkordial gefundenen Komplexe qRs können auch rechts auftreten (Abb. A.8.16). Die diagnostische Bedeutung der Rotation um die Längsachse ist gering. Bei vielen Herzgesunden scheint sie nicht durch eine entsprechende Herzlage verursacht zu sein.

Bei Drehung um die Transversalachse nach vorn (Herzspitze) erscheinen Q in I, II und III. Die bereits erwähnte Drehung nach hinten führt zur Ausbildung eines S$_I$-S$_{II}$-S$_{III}$-Typs und täuscht eine Niedervoltage vor (eine echte Lowvoltage liegt nicht vor).

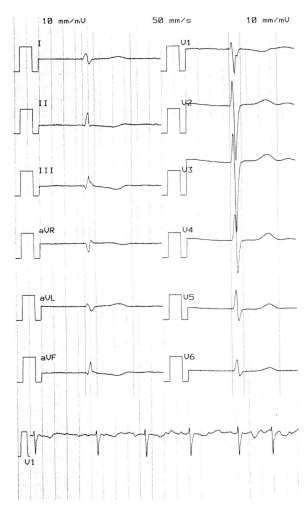

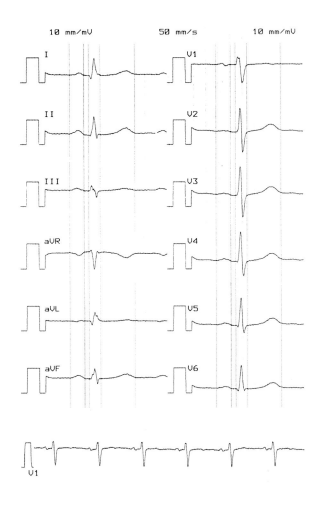

Abb. 8.16 a Rotation des Herzens um die Längsachse im Uhrzeigersinn: S$_I$Q$_{III}$-Typ, Übergangszone in V$_5$. (P-Wellen sind nicht dargestellt. Es handelt sich um einen Patienten mit Vorhofflimmern; s. »Rhythmusstreifen«)

Abb. 8.16 b Drehung im Gegenuhrzeigersinn: Q$_I$S$_{III}$-Typ, Übergangszone schon in V$_2$.

8.2.5 Situs inversus cordis

Der größte QRS-Momentanvektor läuft von links oben nach rechts unten, so daß alle Ausschläge in I und aVL negativ sind (sogenanntes Spiegelbild der normalen Ableitungen) (Abb. A.8.18).

Die Ableitungen II, III und aVR erscheinen im Vergleich zur Norm vertauscht. In V$_{3-6}$R werden Kurvenbilder beobachtet, wie sie sonst linkspräkordial (V$_{3-6}$) vorkommen. In den üblichen Brustwandableitungen ist QRS nach links hin abnehmend sehr klein. Ein normales EKG bei Situs inversus erhält man durch Vertauschen der beiden Armelektroden und durch Registrierung von V$_{1-2}$ und V$_{3-6}$R anstelle von V$_{1-6}$.

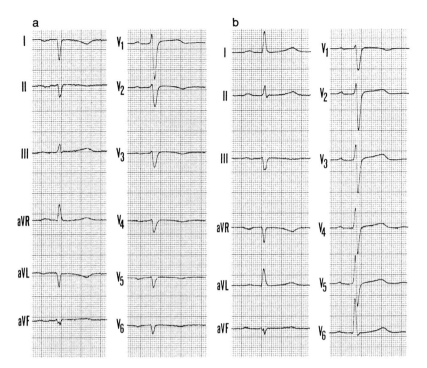

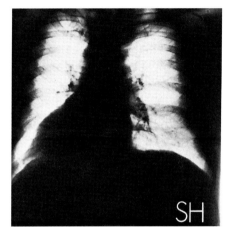

Abb. A.8.17 EKG und Thorax-Röntgenaufnahme einer Patientin mit totalem Situs inversus.
a) Normale Ableitungstechnik, I und aVL sind das Spiegelbild der normalen Form; die übrigen Extremitätenableitungen erscheinen im Vergleich zur Norm vertauscht; präkordial zeigen die Ableitungen rechts die größten positiven Ausschläge; **b)** bei den Extremitätenableitungen wurde die Polarität so vertauscht, daß sich ein »normales« EKG ergibt, präkordial wurden die V-Elektroden statt links sinngemäß rechts angelegt (V$_2$, V$_1$, V$_{3-6}$R), so daß wieder ein normaler Potentialquerschnitt mit den größten positiven Ausschlägen über der Herzspitze erscheint.

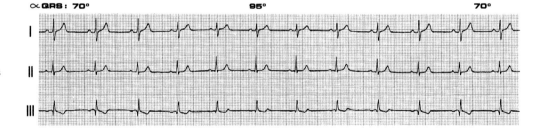

Abb. A.8.18 Lagebedingtes Q$_{III}$ (Schläge 1 bis 4 und 10 bis 12), das bei tiefer Inspiration verschwindet (Schläge 5 bis 9).

8.3 Varianten des normalen EKG

Die EKG-Kurve kann von ihrem Idealbild innerhalb bestimmter Grenzen abweichen, ohne daß eine Herzerkrankung vorliegt. Es handelt sich in erster Linie um extrakardiale Einflüsse (Lageveränderungen, neurovegetativer Tonus), welche diese noch als physiologisch zu bezeichnenden Varianten des normalen EKG verursachen. Wichtig ist, daß diese Varianten des normalen EKG nicht fälschlicherweise als Folge einer organischen Herzerkrankung interpretiert werden.

107

8.3.1 Einfluß der Atmung

Die Atmung beeinflußt besonders bei Jugendlichen die elektrische Herzlage. Bei tiefer Inspiration (Zwerchfell tiefertretend) dreht sich der Frontalvektor um die Sagittalachse nach rechts (Steil- oder Rechtstyp), bei tiefer Exspiration (Zwerchfell hochtretend) nach links (Linkstyp). Besonders markant sind die respiratorischen Einflüsse in III bei angedeutetem Linkstyp. Infolge der beinahe senkrechten Einstellung der größten Momentanvektoren von P, QRS und T auf die Ableitung III können beim Linkstyp inspiratorisch positive Ausschläge im Exspirium negativ werden und umgekehrt. Differentialdiagnostisch wichtig ist, daß ein lagebedingtes QIII in tiefer Inspiration verschwindet (Abb. A.8.18, siehe auch Diagnose des Hinterwandinfarktes, Kapitel A.10.5.4, Seite 158). In V_{3-4} wird R in der Inspiration oft kleiner, S tiefer.
Über das Hyperventilations-EKG siehe Kapitel A.23; über die respiratorische Arrhythmie siehe Kapitel B.2.3, Seite 274.

8.3.2 Einfluß des Körperbaus

Bei ausgesprochen asthenischer Konstitution, bei extremer Abmagerung, beim Emphysem usw. überwiegen wegen Tiefstands des Zwerchfells die Rechts- und Steillage.
Auch P wird dabei in II, III und aVF deutlich größer. Bei pyknischem Habitus, Gravidität, Adipositas, Aszites usw. ist der Linkstyp häufiger. Ausnahmen kommen vor: Im allgemeinen erweckt aber eine Diskrepanz zwischen EKG-Lagetyp und Körperbau den Verdacht auf eine pathologische Seitenbelastung des Herzens in Richtung der elektrischen Herzlage.
Bei ausgeprägter Trichterbrust (Abb. A.8.19) zeigt das EKG sehr oft QRS-Splitterungen in den Extremitätenableitungen und besonders in V_{1-2} (rsr'- oder rSr'-Typ) sowie negative T in V_{1-4}, ohne daß eine Herzerkrankung vorliegt.

8.3.3 Einfluß der Nahrungsaufnahme

Unmittelbar nach einer Mahlzeit können sowohl in den Extremitäten- als auch vor allem in den Brustwandableitungen (V_{2-5}) T-Abflachungen oder gar flach-negative T-Zacken auftreten. Besonders bei Kindern sind solche Veränderungen häufig. Bei einer EKG-Kontrolle nüchtern wird ein normales T gefunden; ebenso führt KCl-Zufuhr zur Aufrichtung der T-Welle.

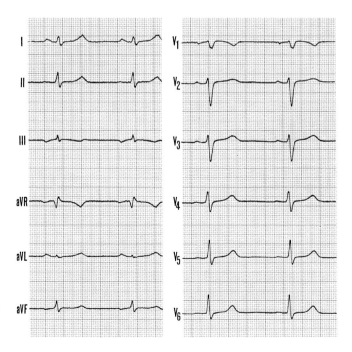

Abb. A.8.19 Das EKG einer Patientin mit Trichterbrust (Steiltyp und angedeuteter Rechtsschenkelblock).

8.3.4 Neurovegetative Einflüsse

Sympathische und parasympathische Wirkungen beeinflussen das EKG in typischer und oft sehr markanter Weise.

8.3.4.1 Parasympathikotonie

Das EKG (Abb. A.8.20) zeigt eine Bradykardie (Sinusbradykardie, Kapitel B.2.2) mit niedrigen, gekerbten und auch häufig etwas verbreiterten P-Wellen in II, III und aVF, die PQ-Zeit ist in der Regel im oberen Normbereich. Die Veränderungen des ST-T-Abschnittes sind besonders ausgeprägt in den Brustwandableitungen V_2–V_4: Die T-Wellen sind meistens stark erhöht, die ST-Strecke verläuft häufig etwas konvexartig gebogen und geht aus einem erhobenen J-Punkt hervor (»**early repolarisation**«). Die QT-Dauer kann verlängert sein. Solche EKG-Bilder kommen bei nicht-kardialen Erkrankungen wie Hirndruck oder bei Ulkusleiden vor, regelhaft findet man sie bei sportlich trainierten Jugendlichen oder auch konstitutioneller Vagotonie. Die vagotoniebedingten Veränderungen verschwinden in der Regel schon auf kleine Dosen Atropin.

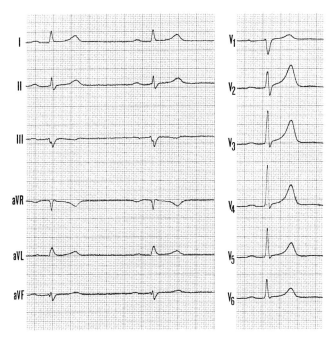

Abb. A.8.20 EKG bei Vagotonie: Sinusbradykardie (53/min) mit überhöhten P-Wellen in den Brustwandableitungen; der J-Punkt ist angehoben, die ST-Strecke eleviert (»early repolarisation«).

EKG bei Karotisdruck

Massage des Karotissinus führt zu einer starken vorübergehenden Vagusreizung. Auch bei Gesunden sind in der großen Mehrzahl kardioinhibitorische EKG-Effekte zu beobachten, wobei insbesondere eine Verlangsamung der Herzfrequenz um bis zu 20 % sowie eine geringe Zunahme der AV-Überleitungszeit bis hin zum AV-Block 1.Grades auftreten (Abb. A.8.21). Mit steigendem Alter ist die Reflexantwort ausgeprägter, und es können Asystolien durch

SA-Block, Sinusarrest oder hochgradigen AV-Block selbst bei Patienten beobachtet werden, die keinerlei Hinweise auf kardiale Synkope anamnestisch bieten (siehe auch Kapitel B.10.5). Seltenere unter Karotisdruck zu beobachtende Veränderungen stellen supraventrikuläre Arrhythmien, insbesondere Vorhofextrasystolen dar. Gelegentlich treten die Karotisdruck-bedingten Veränderungen nicht zu Beginn des Druckes, sondern zum Zeitpunkt des Druckendes (sogenannter Entlastungseffekt) auf.

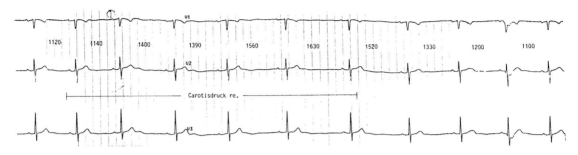

Abb. A.8.21 Normale Antwort auf Karotis-Sinus-Massage: Es kommt zu einer Zunahme der Zykluslänge von 1120 ms auf maximal 1630 ms. Auch die PQ-Zeit nimmt etwas zu. Nach wenigen Zyklen wieder Rückgang der Sinusknoten-Zykluslänge auf 1100 ms.

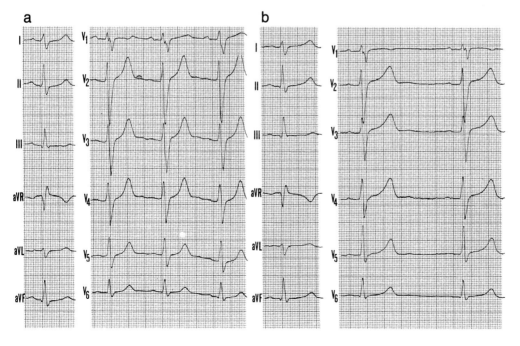

Abb. A.8.22 a) EKG eines Patienten mit ausgeprägter Sympathikotonie; Tachykardie, gesenkte, ansteigende ST-Strecken und überhöhte T-Welle; **b)** nach Betarezeptorenblockade normalisiert sich das EKG.

8.3.4.2 Sympathikotonie

Die Frequenz steigt an (Sinustachykardie, Kapitel B.2.1, Seite 295), die Amplitude von P in II, III und aVF nimmt zu, die QRS- Achse dreht sich nach rechts, PQ- und QT-Zeit verkürzen sich.

Die Amplitude der T-Welle nimmt in aller Regel ab, gelegentlich wird jedoch auch eine Größenzunahme beobachtet (Abb. A.8.22 und Abb. A.12.8). Die ST-Strecke geht – vorwiegend in II, III, aVF und V_{4-6} – gesenkt ab, zeigt aber einen ansteigenden Verlauf. Sympathikotonie besteht bei oder sofort nach körperlicher Anstrengung, bei psychischer Erregung, Angst bei konstitutioneller Sympathikotonie, bei Hyperthyreose usw.

Tachykardie-EKG

Das EKG kann bei starker oder länger dauernder Tachykardie, z. B. nach körperlicher Anstrengung bei Emotion, Fieber, Hyperthyreose, supraventrikulärer paroxysmaler Tachykardie, im Kollaps usw. sehr markante, differentialdiagnostisch gelegentlich schwierige Veränderungen zeigen. Entsprechend der Sympathikotonie verlagert sich die ST-Strecke unter die Nullinie. Typisch sind ein tiefer Abgang mit Absenkung des J-Punktes und ein von links unten nach rechts oben ansteigender oder aszendierender Verlauf mit unscharfem Übergang in eine abgeflachte oder überhöhte T-Welle. T wird entweder flach oder isoelektrisch in II und II oder hochpositiv. Die U-Welle ist akzentuiert, unter Umständen derart, daß bei hoher Frequenz U und P sich teilweise überlagern und die TP-Strecke unübersichtlich wird. Die elektrische Achse von P und QRS dreht nach rechts.

Das Tachykardie-EKG bereitet nicht selten auch dem Erfahrenen bei der Trennung von vegetativen und organisch kardialen Veränderungen Schwierigkeiten. Man muß sich bewußt sein, daß der ST-T-Abschnitt unter Tachykardie auf rein sympathikotoner Basis sehr stark in der beschriebenen Weise abweichen kann und daß deshalb nur mit großer Vorsicht Rückschlüsse auf pathologische Myokardverhältnisse erlaubt sind.

Bei der Differentialdiagnose hilft der Verlauf der ST-Senkung. Bei Koronarinsuffizienz ist sie horizontal oder deszendierend gesenkt (ischämische ST-Senkung), bei sympathikotoner Tachykardie demgegenüber aszendierend.

Der funktionelle Charakter des nur vegetativ veränderten EKG kann wahrscheinlich werden, wenn sich zum Beispiel ein Vagotonie-EKG durch Steigerung des Sympathikotonus (körperliche Belastung) oder durch Parasympathikolyse (Atropin) normalisiert. Im Gegensatz dazu kehren das Sympathikotonie- oder Tachykardie-EKG zur Norm zurück, wenn die Frequenzsteigerung nach Ruhe (z.B. nach 30minütigem Liegen), nach Entfieberung usw. verschwindet oder die Sympathikotonie medikamentös (durch Betablockade) vermindert wird (Abb. A.8.22). Funktionelle Veränderungen des ST-T-Abschnittes normalisieren sich oft auch durch Kaliumzufuhr. Der Einfluß aller genannten Substanzen geht aber oft über das Neurovegetative hinaus. Sie können dank ihrer vielfältigen pharmakologischen Wirkung eventuell auch eine Funktionsstörung auf kardial-organischer Grundlage günstig beeinflussen.

Häufig finden sich bei vegetativer Labilität uncharakteristische, vermischte oder nicht scharf in sympathikotoner oder vagotoner Richtung differenzierbare EKG-Veränderungen. Die Entscheidung, ob tatsächlich nur eine vegetativ und keine organisch bedingte EKG-Alteration vorliegt, muß stets aufgrund des klinischen Gesamtbildes erfolgen.

EKG bei körperlicher Belastung

Unter körperlicher Arbeit (Kniebeugen, Treppensteigen, Fahrradergometer usw.) verändert sich bei gut reguliertem peripheren Kreislauf, bei einer dem Trainingszustand und dem Alter angemessenen Belastung und bei genügender Blutversorgung des Herzmuskels das EKG nur im Sinne der Herzstromkurve bei Sympathikotonie und Tachykardie: Rechtsdrehung von QRS, Überhöhung von P in II, III und aVF, AV-Verkürzung, tiefer ST-Abgang und aszendierender ST-Verlauf, T-Abflachung oder T-Überhöhung und Zunahme der U-Welle (siehe auch Kapitel A.12).

8.3.5 EKG bei Orthostase

Nach dem Aufstehen dreht sich die elektrische Herzachse etwas nach rechts. Gleichzeitig nimmt die Frequenz zu. In II, III und aVF werden die P höher, die T flacher und in III eventuell negativ. Nur geringe Veränderungen stellen sich beim Übergang aus der Rückenlage in sitzende Stellung ein.

Die orthostatischen EKG-Veränderungen sind Folge einer überschießenden Sympathikusaktivierung und eventuell auch einer akuten relativen Koronarinsuffizienz wegen Versackens des Blutes in der Gefäßperipherie. Sie sind also extrakardial bedingt und erlauben deshalb keine Rückschlüsse auf kardiale Schädigungen. Nur bei sehr ausgeprägten Veränderungen muß das Mitwirken einer Myokard- oder Koronarerkrankung erwogen werden. Beim Aufstehen aus dem Liegen treten – wie oben erwähnt – beim Gesunden eine Frequenzbeschleunigung, eine Vertikalisierung der P- und QRS-Achse und eine T-Abflachung auf. Bei vegetativ Dystonen, Asthenikern, bei orthostatischer Hypotonie, Kollapsneigung (Anämie, Hypovolämie, Fieber usw.), bei mit Ganglienblockern, Vasodilatatoren (Nitroglyzerin) usw. -Behandelten ist diese Stehreaktion sehr ausgeprägt und führt zu einer mehr oder weniger starken ST-Senkung, T- und U-Abflachung oder -Negativierung, seltener zu Rhythmusstörungen (Abb. A.8.23). Die Grenzen zwischen normalem und pathologischem Orthostase-EKG sind fließend. Die klinischen und EKG-Zeichen der Orthostase erscheinen entweder infolge verzögert einsetzender Gegenregulation sofort nach dem Wechsel in die Vertikale (Aufstehreaktion) oder erst nach fünf bis zehn Minuten infolge eines allmählichen Versagens der Vasomotoren (Spätreaktion).

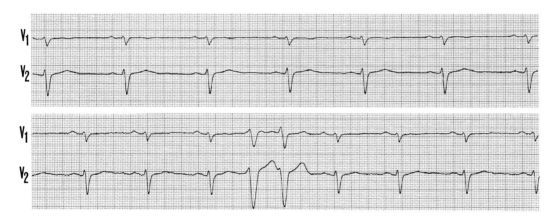

Abb. A.8.23 Steh-EKG. Frequenzzunahme und ventrikuläre Extrasystolen nach dem Aufstehen.

8.3.6 Alter und EKG

Das kindliche EKG

Die Herzfrequenz des Kindes ist bedeutend höher (130–140/min im 1. Lebensjahr, 100/min im 6. bis 9. Lebensjahr). Dementsprechend sind sämtliche zeitlichen EKG-Abmessungen im Vergleich zum Erwachsenen verkürzt. Über altersabhängige Normwerte orientiert Kapitel A.25, S. 277.

Beim **Neugeborenen** (Abb. A.8.24) bestehen infolge der besonderen Massenverhältnisse der beiden Herzkammern (der rechte Ventrikel überwiegt gegenüber dem linken) ein Rechtstyp (eventuell überdreht) in den Extremitätenableitungen (rS in I und aVL, qR in III, aVF und häufig auch in aVR) und überwiegend positive Anfangsschwankungen in den rechtspräkordialen Ableitungen (Rs in V_{1-2}, rS in V_{5-6}). Die T-Welle verhält sich bereits nach dem 2. bis 3. Lebenstag wie beim Erwachsenen, das heißt sie ist flach-positiv in den Extremitätenableitungen mit Ausnahme von III, wo sie auch isoelektrisch oder negativ sein kann. Die ST-Strecke ist oft etwas gehoben, besonders in III. Präkordial kehrt die bei der Geburt in V_{1-2} positive T-Zacke gewöhnlich am 2. Lebenstag um und bleibt bis ins Erwachsenenalter negativ.

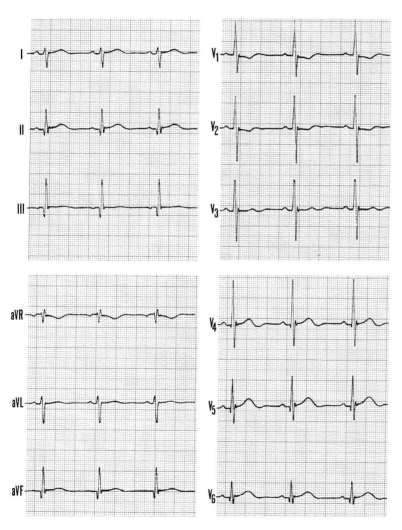

Beim **Säugling** wechselt der Rechtstyp der ersten Lebenswochen zum Steil- oder Mitteltyp. R und T in I, II und aVL werden größer. S wird tiefer in III, aVF, oft auch in aVR. Es entwickelt sich – wahrscheinlich infolge Drehungen um die Längsachse im Uhrzeigersinn – ein S_IQ_{III}-Typ.

Präkordial verschiebt sich der Kulminationspunkt von R im Potentialquerschnitt allmählich nach links. Dagegen bleiben die T in $V_{1(-2)}$ negativ.

Im **Kindesalter** gleicht sich das EKG immer mehr demjenigen des Erwachsenen an. Es ist ein Steil- oder Mitteltyp nachweisbar. Linkspräkordial finden sich überwiegend positive Amplituden (RS oder Rs), rechtspräkordial überwiegend negative Ausschläge (rS), so daß ein normaler Potentialquerschnitt von V_{1-6} erscheint. Wie bereits im Kapitel A.8.1.5 erwähnt, persistiert aber in der Regel eine T-Negativität in V_{1-2} bis etwa zum 25. Lebensjahr.

Das kindliche EKG zeigt oft sehr starke neurovegetative Einwirkungen. Rückschlüsse auf pathologische Verhältnisse sind deshalb nur mit großer Vorsicht erlaubt, da auch bei herzgesunden Kindern häufig T-Abflachungen, labile ST-Senkungen, gekerbte P-, rSr- Komplexe in V_1 (physiologischer angedeuteter Rechtsschenkelblock; Kapitel B.9.6, Seite 459) und Reizbildungsstörungen, zum Beispiel ein ektopischer Vorhofrhythmus mit kleinen gekerbten P und verkürzten PQ oder ein junktionaler Rhythmus beobachtet werden können.

Abb. A.8.24 Normales EKG eines Neugeborenen. Rechtstyp; Frequenz 105/min.

Das EKG im höheren Alter

Bei über 40jährigen ist der Linkstyp die Regel; im Alter über 70 Jahre dreht der QRS-Vektor meist stark nach links oben und hinten ab. Die normalen Zeitwerte werden unter Umständen überschritten; die Amplituden von QRS und besonders von T nehmen ab.

Im **Greisenalter** sind isoelektrische oder diskordante T häufig. Histologisch entsprechen sie gewöhnlich einer degenerativen Myokarderkrankung, haben aber keine besondere klinische Bedeutung.

8.4 Beziehungen zwischen EKG und anderen in der Kardiologie üblichen Aufzeichnungen

Ein EKG wird bei jeder in der Kardiologie üblichen instrumentellen Untersuchung als Führungskurve mitgeschrieben. Am häufigsten wird dabei die Ableitung II aufgezeichnet. Beim intrakardialen Elektrogramm schreiben wir die Ableitungen I und III (oder nur Ableitung II) sowie die Ableitung V_1 mit, um die bei der vorzeitigen diagnostischen Schrittmacherstimulation oft auftretenden Schenkelblöcke und Hemiblöcke genau erkennen zu können.

In der Abbildung A.8.25 werden die zeitlichen Beziehungen des EKG zum intrakardialen Elektrokardiogramm, zum Phonokardiogramm, zum Klappenstand und den Druckverhältnissen im rechten und linken Herzen sowie zu den peripheren Pulskurven (Karotis-, Femoralis- und Jugularvenenpulskurve) dargestellt.

8.5 Auswertung und Beurteilung des EKG

Die Auswertung des EKG soll, um Fehlschlüsse zu vermeiden oder wichtige Punkte nicht zu übersehen, stets systematisch, das heißt nach einem bestimmten Schema und in einer bestimmten Reihenfolge vorgenommen werden.

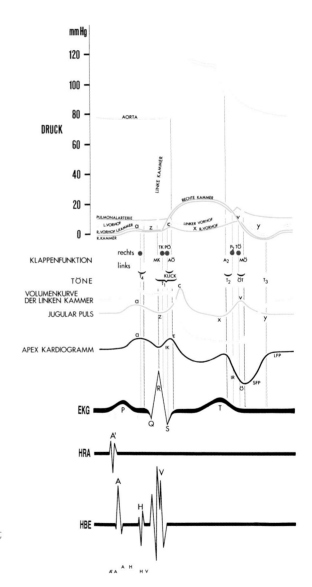

Abb. A.8.25 Schematische Darstellung der Beziehung des EKG zu anderen in der Kardiologie üblichen Aufzeichnungen.
TK: Trikuspidalkomponente des I. Herztones; TÖ: Trikuspidalöffnung; PÖ: Pulmonalöffnung; MK: Mitralkomponente des I. Herztones; MÖ: Mitralöffnung; ÖT: Mitralöffnungston (Trikuspidalöffnungston); AÖ: Aortaöffnung; HRA: hohe rechte Vorhofableitung; HBE: His-Bündel-Elektrogramm; A': hohes rechtes Vorhofpotential; A: tiefes rechtes Vorhofpotential; H: His-Bündel-Potential; V: ventrikuläres Potential.

Vor jeder EKG-Befundung vergewissere man sich, ob die Aufnahmetechnik korrekt war (Artefakte), ob Eichung und Zeitschreibung stimmen, ob der Patient in den letzten Wochen eventuell herzaktive Medikamente (Digitalis, Betablocker, Antiarrhythmika, Diuretika usw.) erhalten hat. Klinischer Befund und Diagnose müssen demjenigen, der das EKG beurteilt, unbedingt bekannt sein.

Folgendes Vorgehen wird empfohlen:

1. Bestimmung des Rhythmus oder auffälliger Rhythmusstörungen.
2. Bestimmung der Herzfrequenz.
3. Messung der P-, PQ-, QRS- und QT-Dauer.
4. Bestimmung des Lagetyps in den Extremitätenableitungen und Bewertung der Brustwandableitungen (R/S-Verhältnis, Übergangszone usw.).
5. Systematische Kontrolle der einzelnen EKG-Zacken (P, Q, R, S, T, U) und EKG-Abschnitte (PQ-Intervall, ST-Strecke usw.).
6. Kurze Beschreibung von ungewöhnlichen oder abnormen Zeichen der einzelnen Kurvenabschnitte.
7. Zuletzt erfolgt eine Gesamtbeurteilung, z. B. Sinusrhythmus, Mitteltyp, Zeichen der Sympathikotonie oder Vorhofflimmern, monotope Extrasystolen, Linkstyp, akuter Vorderwandspitzeninfarkt oder Sinustachykardie, Vorhofhypertrophie rechts, Rechtstyp, Kammerhypertrophie rechts usw.

Ausdrücke, die anatomische Diagnosen wiedergeben (z. B. Myokarditis, Myokardschaden usw.) sind möglichst zu vermeiden mit Ausnahme der EKG-Beschreibung eines Infarktes und der Hypertrophie.

Besser ist es, deskriptiv zu befunden (z. B. AV-Leitungsstörung, Störung der Erregungsrückbildung usw. und unter Bezugnahme auf die klinische Diagnose lediglich anzugeben, daß das EKG mit dieser (z. B. Angina pectoris, Myokarditis usw.) vereinbar ist oder ob aufgrund des EKG auch andere diagnostische Möglichkeiten zu diskutieren sind. Die Auswertung eines intrakardialen Elektrogramms setzt spezielle elektrophysiologische Kenntnisse voraus und gehört nicht zur Problematik der täglichen Praxis, weshalb sie an dieser Stelle nicht besprochen wird.

Literatur

ABILDSKOV JA (1976): Central nervous system influence upon electrocardiographic waveforms. In: Advances in ECG, Vol. 2. Grune & Stratton, New York, S. 377

ANTZELEVITCH C, SICOURI S, LUKAS A, NESTERENKO VV, LIU DW, DIEGO JM (1995): Regional difference in the electrophysiology of ventricular cells. Physiological and clinical implications. In: Zipes D.P., Jalife J. (eds.): Cardiac electrophysiology: From cell to bedside. WB Saunders, Philadelphia, S. 228 – 245

BAZETT HC (1920): An analysis of the time-relations of electrocardiograms. Heart 7:353

BRUGADA J, BRUGADA P, BRUGADA R (1996): Ajmaline unmasks appearent right bundle branch block and ST segment elevation in $V_1 - V_3$ in patients with »idiopatic ventricular fibrillation«. Eur Heart J 17 (abstr. suppl.): 212

BRUGADA P, BRUGADA J (1992): Right bundle branch block, persistent ST segment elevation and sudden cardiac death: A distinct clinical and electrocardiographic syndrome. JACC Vol. 20 No. 6:1391

BURCH GE, GILES T (1971): Senile cardiomyopathy J Chronic Dis 24:1

CASAR FP, DIAZ FV (1971): The electrocardiogram in health: The normal range. In: Brest AN, White PD International cardiology cardiovascular clinics, Vol. 2/3.

F.A. Davis, Philadelphia 211

CASTELLANOS A, KESSLER KM, MYERBURG RJ (1994): The resting electrocardiogram. In: Schlant RC, Alexander RW (eds): The heart. 8. Auflage
McGraw-Hill, New York. S. 321

COOKSEY JD, DUNN M, MASSIE E (1977) Clinical vectorcardiography and electrocardiography
Year Book Medical Publishers Inc., Chicago/London

COWAN JC, YUSOFF K, MOORE M, AMOS PA, GOLD AE, BOURKE JP, TANSUPHASWADIKUL S, CAMPBELL RWF (1988):
Importance of lead selection in QT interval measurement
Am J Cardiol 61:83

DAMATO AN, GALLAGHER JJ, LAU SH (1972): Application of His bundle recordings in diagnosing conduction disorders.
Progr Cardiovasc Dis 14:601

DAY CP, MCCOMB JM, CAMPBELL RWF (1990): QT dispersion: an indication of arrhythmia risk in patients with long QT intervals.
Br Heart J 63:342

EDEIKEN J (1954): Elevation of the RS-T segment, apparent or real in the right precordial leads as a probable normal variant.
Am Heart J 48:331

EINTHOVEN W, FAHR G, DE WAART A (1913): Über die Richtung und die manifeste Größe der Potentialschwankungen im menschlichen Herzen und über den Einfluß der Herzlage auf die Form des Elektrokardiogramms.
Arch ges Physiol 150:215

GUTHEIL H (1989) Kinder-EKG-Fibel.
Thieme Verlag, Stuttgart

HEGGLIN R, HOLZMANN M (1937): Q-T-Dauer.
Z klin Med 132:1

HEINECKER R, GONSKA BD (1992): EKG in Praxis und Klinik. 13. Aufl.
Thieme Verlag, Stuttgart

HISS RG, LAMB LE, AALLEN MF (1960): Electrocardiographic findings in 67 375 asymptomatic subjects. X. Normal values.
Am J Cardiol. 6:200

JAMES FW, KAPLAN S (1973): The normal electrocardiogram in the infant and child In: Brest AN: Complex electrocardiography 1, Cardiovascular Clinics, Vol. 5/3.
FA Davis, Philadelphia, 295

JAMES TN, SHERF L (1976): P-waves, atrial depolarization, and pacemaking site. In: Schlant RC, Hurst JW (Eds.): Advances in electrocardiography Vol. 2/13.
Grune & Stratton, New York

KULBERTUS HE, DELEVAL-RUTTEN F, ALBERT A, DUBOIS M, PETIT JM (1981): Electrocardiographic changes occuring with advancing age. In: Wellens H. J. J., H. E. Kulbertus (Eds.): What's new in electrocardiography?
Martinus Nijhoff Medical Division, The Hague, S. 300

LEPESCHKIN E (1976): Physiologic basis of the U-wave In: Schlant R. C., Hurst J. W. (Eds.): Advances in electrocardiography, Vol. 2.
Grune & Stratton, New York 353

LIPMAN BS, DUNN M, MASSIE E (1984): Clinical electrocardiography
Year Book Medical Publishers, Chicago

MACFARLANE PW, LAWRIE TDV (1989): Comprehensive electrocardiology. Theory and practice in health and disease.
Pergamon Press New York, Oxford, Beijing, Frankfurt, Sao Paulo, Sydney, Tokyo, Toronto, Vol. 1–3

VON OLSHAUSEN K, BÖRGER HH (1996): EKG-Information, 7. Aufl.
Steinkopf-Verlag, Darmstadt

PORTILLO B, ANSELMI G, SODI-PALLARES D, MEDRANO GA (1959): Importance of the unipolar leads in the diagnosis of dextrocardias, levocardias, dextropositions, and dextrorotations.
Am Heart J 57:396

PUECH B (1974): The P Wave: Correlation of surface and intra-atrial electrograms. In: Brest N. A.: Complex electrocardiography 2, Vol. 6.
FA Davis, Philadelphia, S. 43

SCHWARTZ PJ, MOSS AJ, VINCENT GM, CRAMPTON RS (1993): Diagnostic criteria for the long QT syndrome. An update.
Circulation Vol. 88 No. 2:782

SURAWICZ B (1972): The pathogenesis and clinical significance of primary T-wave abnormalities. In: Schlant R. C., Hurst J. W.: Advances in electrocardiography.
Grune & Stratton, New York, S. 377

WILSON FN., JOHNSTON FD, KOSSMANN CE (1947): Substitution of a tetrahedrom for the Einthoven triangle.
Am Heart J 33:594

9 Pathologisches EKG

9.1 Veränderungen des Vorhofteiles

Die normale Vorhofzacke P fehlt in allen Ableitungen bei Vorhofflimmern/-flattern und bei Vorhofstillstand (siehe Teil B »Rhythmusstörungen«, Seite 285 und folgende).

Die P-Zacke ist wohl vorhanden, aber nicht erkennbar, wenn sie mit dem QRS-Komplex zusammenfällt (einzelne Schläge bei AV-Dissoziation, einige Fälle von AV-junktionalem Rhythmus). Ebenso sind P-Wellen bei Kammertachykardien gelegentlich schwierig abgrenzbar, weil sie von den verbreiterten QRS-Komplexen ganz oder teilweise überdeckt sind. Bei sehr ausgeprägter Sinustachykardie und/oder ausgesprochener AV-Leitungsverzögerung (AV-Block I. Grades) verschmilzt P unter Umständen mit dem vorhergehenden T und wird infolgedessen ebenfalls schwer differenzierbar. Wenn solch eine T-P-Verschmelzung bei AV-Block II. Grades, Typ 2:1 vorkommt, kann diese Leitungsstörung mit einer Sinusbradykardie verwechselt werden. Differentialdiagnostische Fragen können mit Hilfe der ösophagealen Ableitung oft (Abb. A.9.1), mit einer intraatrialen Ableitung immer entschieden werden, wobei mit entsprechender Filtration und Verstärkung die atriale Erregung isoliert zur Darstellung kommt (Abb. A.9.3).

Die P-Welle ist negativ in I und aVL bei Situs inversus (Abb. A.8.17), bei linksatrialem Rhythmus (Abb. A.9.2) und bei falscher Polung (Vertausch der Armelektroden [rot und gelb]).

Aufgrund der Konfiguration und des Vektors der P-Welle sowie ihrer zeitlichen Beziehung zum QRS-Komplex wird ein supraventrikulärer Rhythmus oft als höherer, mittlerer, unterer AV-Knotenrhythmus oder als Sinus-coronarius-Rhythmus usw. beschrieben. Neuere anatomische und elektrophysiologische Untersuchungen konnten die Richtigkeit dieser Art von Lokalisation ektopischer Tätigkeit nicht untermauern. Außer der anatomischen Stelle der Erregungsbildung wird die P-Wellenkonfiguration und das P-QRS-Verhältnis durch andere Faktoren weitgehend modifiziert. So weicht z. B. die dominierende Erregungsausbreitung bei Vorhoferregungen ektopischen Ursprungs oft von jener ab, die bei Sinusrhythmus den P-Vektor bestimmt.

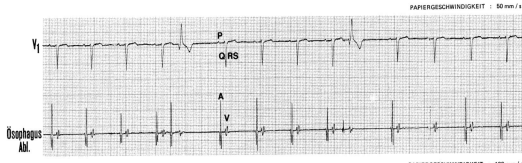

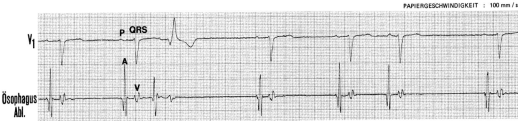

Abb. A.9.1 Ösophagus-EKG, bei dem bestätigt wird, daß die RSB-förmigen Extrasystolen aus dem Vorhof stammen und mit aberranter Überleitung fortgeleitet werden.

117

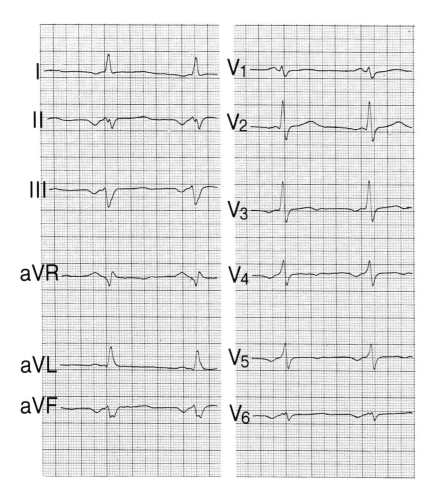

Abb. A.9.2 Linksatrialer Rhythmus bei einer 14jährigen, sonst herzgesunden Patientin: Die P-Wellen sind negativ in I, II, III und aVF sowie in V_3–V_6, biphasisch bzw. fast isoelektrisch in aVL. In Ableitung V_1 ist P nur positiv anstelle der sonst üblichen +/– Polarität.

Man muß aufgrund der neuen Literaturangaben feststellen, daß die P-Wellen-Konfiguration und das PQ-Intervall keine zuverlässige Information über die Lokalisation ektoper supraventrikulärer Tätigkeit liefern und praktisch jede Abnormität der P-Welle auch durch atriale Leitungsstörungen verursacht werden kann.

In Fällen, in denen eine genaue Lokalisation der supraventrikulären Ektopie notwendig ist – z.B. vor geplanter HF-Katheterablationsbehandlung –, muß ein intraatriales Mapping durchgeführt werden.

Bei Tachykardie, Sympathikotonie, im Belastungsversuch, bei rechts- und doppelseitiger Vorhofhypertrophie ist in der Regel die P-Welle überhöht. Sie ist abgeflacht bei Bradykardie, Vagotonie und Myxödem (entsprechend Low-voltage des ganzen EKG). P zeigt eine unregelmäßig oder periodisch wechselnde Form und Amplitude bei supraventrikulären Extrasystolen und bei wechselndem supraventrikulärem Schrittmacher (z.B. wandernder Schrittmacher im Vorhof). Beim Sportler findet man nicht selten eine Veränderung der Erregungsausbreitung in den Vorhöfen; P_{II} wird isoelektrisch oder biphasisch, selten negativ, P_{III} wird negativ. Bei Belastung werden die P-Wellen positiv.

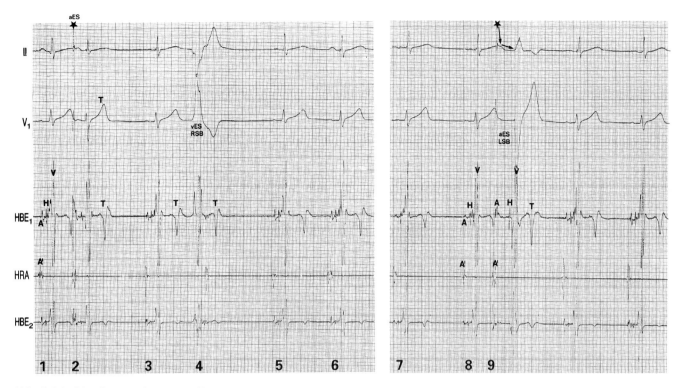

Abb. A.9.3 Stimulierte und spontane Extrasystole. Der zweite Schlag ist eine stimulierte Vorhof-Extrasystole mit gering verändertem, jedoch nicht verbreitertem QRS-Komplex. Der vierte Schlag ist eine Kammer-Extrasystole mit retrograder Vorhoferregung (A in HBE vor A' in HRA). Der neunte Schlag ist wieder eine stimulierte Vorhof-Extra-systole mit einem verzögerten A-H-Intervall (PQ-Intervall) (»anterograde concealed conduction«) und aberranter Leitung. Im EKG ähnelt diese Extrasystole einer re.-ventrikulären Extrasystole.

9.1.1 Atriale Leitungsstörungen

Im Gegensatz zu den ventrikulären Leitungsstörungen sind die atrialen Leitungsstörungen nicht genau definierbar. Typisch ist die Verbreiterung der P-Welle (> 0,10 s); sie ist oft gesplittert, gekerbt oder biphasisch. P kann aber auch abgeflacht und rudimentär sein. Es können sogar – wie wir in einem speziellen Fall von partiellem Vorhofstillstand beobachtet haben – P-Welle und PQ-Intervall durch Ausfall des Initialpotentials des rechten Vorhofes im EKG verkürzt erscheinen (Abb. A.9.4).

Vorhofleitungsstörungen treten bei degenerativen und chronisch entzündlichen (z.B. rheumatischen) und fibrotischen Herzerkrankungen, bei LEV- und LENEGRE-Krankheit, bei Myokardiopathien, im Zusammenhang mit Sinusknotenerkrankungen, weiterhin bei einigen seltenen Krankheiten (wie z. B. CHAGAS-Krankheit, Amyloidose, muskulärer Dystrophie usw.) auf, können aber selten auch angeboren sein (siehe auch Kapitel B.9.3, Seite 429).

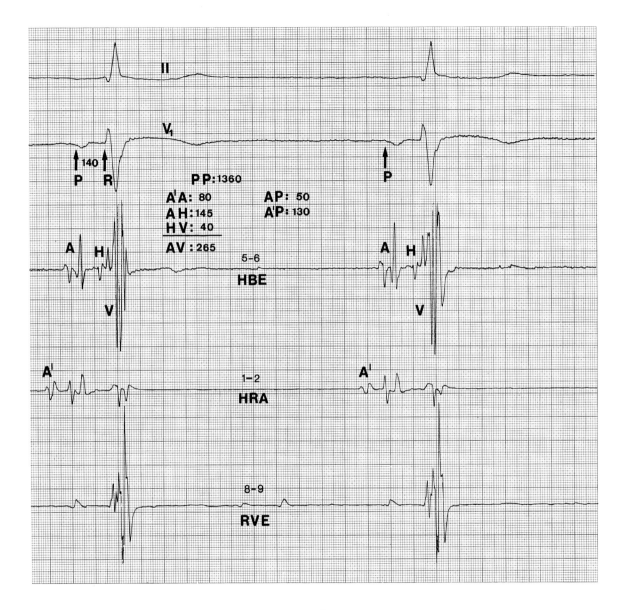

Abb. A.9.4 Falsche EKG-Aussage über die atrioventrikuläre Überleitung bei einem Patienten mit partiellem Vorhofstillstand (der rechte Vorhof des Patienten zeigte eine paradoxe Bewegung, eine Schrittmacherstimulation war nur im tiefen Vorhofseptumgebiet möglich).
Das PQ-Intervall beträgt 140 ms. In der Nähe es Sinusknotens konnte man ein Potential (A')
85 ms vor der P-Welle und in der Nähe des AV-Knotens ein Vorhofpotential (A) 5 ms vor der P-Welle registrieren. Die tatsächliche atrioventrikuläre Überleitung beträgt 265 ms (125 ms mehr als das PQ-Intervall);
HRA: high right atrium, RVE: rechtsventrikuläres Elektrogramm.

9.1.2 Atriale Hypertrophie

Charakteristische Bilder werden bei Vorhofhypertrophie gefunden. Eine Übersicht über die Vorhofvektoren, P-Schleifen und das Verhalten des EKG bei normalen Verhältnissen, Vorhofhypertrophie links, rechts und beidseits gibt die Abbildung A.9.5.

9.1.2.1 Linksatriale Hypertrophie

Bei Überlastung des linken Vorhofes, vor allem bei Mitralvitien, ferner bei Linksherzbelastung durch Hypertonie, bei Aortenfehlern und Myokardiopathien nimmt der Vektor des linken Vorhofes zu und lenkt den Summationsvektor beider Vorhöfe nach links und hinten ab. Die elektrische Achse der P-Welle liegt dann zwischen $+45°$ und $-30°$. Es kommt zum **P mitrale** oder **P sinistrocardiale** (Abb. A.9.5). Die Erregungsausbreitung im linken Vorhof, welche den zweiten Teil des P (A_{II}) bildet, wird verzögert. Dadurch wird P in I, II und aVL breiter ($> 0,11$ s), oft deutlich gekerbt oder zweigipflig (Abstand der beiden Gipfel $> 0,04$ s) und im zweiten Anteil überhöht. P in III und aVF ist flach positiv oder biphasisch ($+ -$).

Eine Amplitudenzunahme dagegen ist nicht typisch für das linksbetonte P. Wegen des vermehrt nach links hinten gerichteten Vorhofvektors ist P in V_{1-2} deutlich biphasisch mit einem flachpositiven ersten Teil und einem breiten, negativen zweiten Teil. In V_{5-6} verhält sich P ähnlich wie in I und aVL, das heißt es ist verbreitert, doppelgipflig und im zweiten Teil stärker ausgeprägt. Wegen der Verspätung der Erregungsausbreitung im linken Vorhof und der dadurch verursachten Verlängerung des zweiten linksaurikulären Anteils der P-Zacke wird das PQ- oder PR-Segment (Ende P bis Q- oder R-Beginn) relativ verkürzt; P wird auf Kosten des PR-Segmentes bei unveränderter PQ-Zeit breiter. Der **MACRUZ-Quotient** (P-Dauer/PR-Segment – gemessen in II) wird größer als 1,6 (Normalpersonen 1,0–1,6). Das P mitrale ist – zusammen mit einem Steil- oder Rechtstyp – nicht selten die einzige bei Mitralstenose nachweisbare EKG-Veränderung (Abb. A.9.6).

MORRIS-Index: In Ableitung V_1 ist P normalerweise biphasisch, wobei der zweite negative Anteil in erster Linie durch die Depolarisation des linken Vorhofs bewirkt wird. Die Tiefe und Breite des terminalen Anteils der P-Welle (PTF-V_1 = P-terminal negative force in V_1) korreliert mit einer linksatrialen Überlastung. Der MORRIS-Index gilt als positiv, wenn das Produkt von Amplitude und Breite

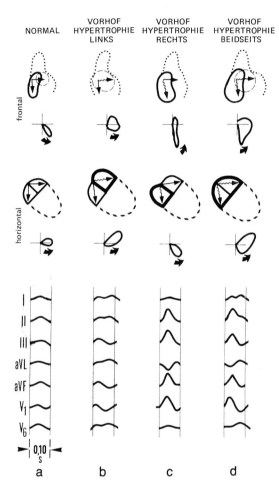

Abb. A.9.5 Schematische Darstellung der Veränderungen des Vorhofteiles (nach BILGER et al.). Die abnorme und verspätete Erregung eines Vorhofes wird durch einen wellenförmigen Vektor angegeben;
obere Reihe: Frontale Herzansicht und Vorhofvektoren;
mittlere Reihe: Horizontale Herzansicht und Vorhofvektoren; **untere Reihe:** P-Zacke im EKG.
a) Normal; **b)** Vorhofhypertrophie links; **c)** Vorhofhypertrophie rechts; **d)** Vorhofhypertrophie beidseitig.

des negativen Teils der P-Welle in $V_1 \geq 0,04$ s x mm beträgt. Je nach Vergleichsparameter und Prävalenz einer links-atrialen Überlastung im Untersuchungsgut beträgt die Sensitivität des MORRIS-Index ($\geq 0,04$) 10–75 % bei einer Spezifität von 60–86 %. Die positive Korrektheit liegt um 60 % (Anm.: Die Begriffe Sensitivität, Spezifität, Präva-lenz, Inzidenz u.a. werden in Kapitel A. 25 ausführlich erläutert). Schlechter schneidet in entsprechenden Ver-gleichsuntersuchungen der MACRUZ-Index ab. Das elektrokardiographische Bild einer linksatrialen Hypertrophie bzw. Vergrößerung kann auch durch eine intraatriale Leitungsstörung (intraatrialer Block I. Grades) hervorgerufen werden.

$$\text{MACRUZ-Quotient} = \frac{P}{PR} > 1,6$$

$$\frac{150 \text{ ms}}{40 \text{ ms}} = 3,75$$

MORRIS-Index:
$$0,08 \text{ s} \times 2,5 \text{ mm} = 0,2$$

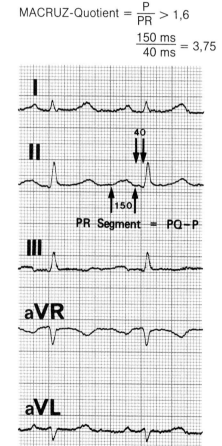

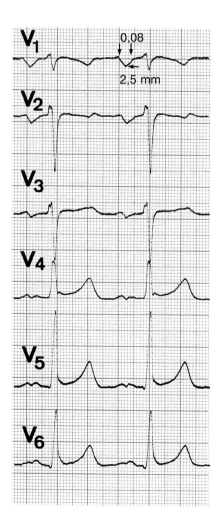

Abb. A.9.6 Typisches P sinistro-cardiale bei einer Patientin (38 J.) mit kombiniertem Mitralvitium. Beispiel zur Berechnung des MACRUZ-Quotienten und MOR-RIS-Index (s. Text).

9.1.2.2 Rechtsatriale Hypertrophie

Der Summationsvektor der Vorhöfe dreht vermehrt nach rechts, vorn und unten (P-Achse + 75 bis + 90°). P wird deshalb flach in I, negativ in aVL, zugespitzt und überhöht (> 0,25 mV) in II, III und aVF. Eine Verbreiterung des **P pulmonale** oder **P dextrocardiale** (Abb. A.9.7) ist atypisch, da die Verspätung der Erregungsausbreitung im rechten Vorhof, welcher den ersten Teil der Vorhofzacke bildet, vom später erregten linken Vorhof gewöhnlich überdauert wird. In V_{1-2} ist der erste Teil von P (der Depolarisation des rechten Vorhofes entsprechend) meist deutlich positiv und zugespitzt. In V_{5-6} ist P klein. Der MACRUZ-Quotient wird gegenüber der Norm kleiner (< 1,0), da die Verzögerung der Erregungsausbreitung im rechten Vorhof die P-Dauer nicht wesentlich verändert, jedoch zu einer Verlängerung der internodalen Überleitung (Verlängerung des A'-A-Intervalles) und folglich zu einer Verlängerung des PQ-Intervalles und PQ-Segmentes führt. Das rechtsbetonte P ist mit Ausnahme der angeborenen Trikuspidalstenose meist mit einem Rechts- oder Steiltyp oder einer rechtsventrikulären Hypertrophie kombiniert (Abb. A.9.7). Es ist jedoch weder ein sehr spezifisches noch ein sehr sensitives Zeichen einer Rechtshypertrophie. Als P congenitale ist die bei der sehr markanten Dilatation des rechten Vorhofes vorkommende spitze Überhöhung von P in I, II, aVF und V_{1-2} bei normaler oder mäßig verlängerter P-Dauer bezeichnet worden. Man findet diese Konfiguration bei kongenitalen Vitien mit massiver Vorhofbelastung (z. B. Trikuspidalstenose, EBSTEIN-Anomalie).

Eine ausgeprägte Dilatation des rechten Vorhofs kann auch zu Veränderungen des QRS-Komplexes in den rechtspräkordialen Ableitungen führen: es kann zu einem qR- oder auch QR-Komplex in V_1 (V_2) bei gleichzeitig negativen T-Wellen kommen.

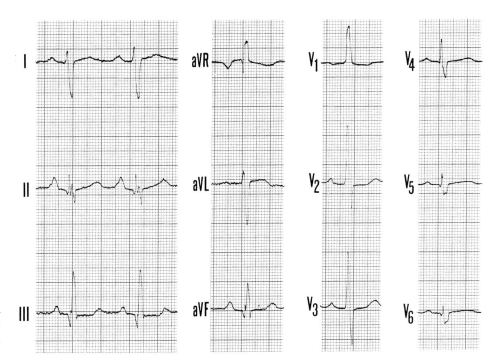

Abb. A.9.7 P pulmonale bei infravalvulärer Pulmonalstenose. Rechter Kammerdruck 105/0 mmHg (aus der Kinderklinik der Universität Tübingen freundlichst zur Verfügung gestellt).

123

9.1.2.3 Biatriale Hypertrophie

Bei Überlastung beider Vorhöfe spricht man auch von **P cardiale** oder **P sinistropulmonale**. Die Kriterien des P pulmonale kombinieren sich in mehr oder weniger ausgesprochener Weise mit denjenigen des P mitrale oder umgekehrt (Abb. A.9.8). Die Vorhofzacke erscheint dann in I, aVL und V_{5-6} linksbetont, das heißt verbreitert, in II, III und aVF rechtsbetont, das heißt überhöht und zugespitzt. In V_{1-2} ist P biphasisch mit stark überhöhtem, spitzen ersten Teil und deutlich negativem, breiten zweiten Teil. Das doppeltbetonte P wird vor allem bei Vorhofseptumdefekt, rechtsdekompensierten Mitral- oder Aortenvitien, Kombination von Hypertonie und Emphysem usw. beobachtet.

9.1.3 Vorhofinfarkt und Vorhofverletzung

Die Vorhöfe sind nur selten bei Herzinfarkt – und dann in der Regel bei Hinterwandinfarkt – beteiligt. Ischämische und traumatische Vorhofschäden verursachen eventuell eine Verlagerung der PQ-Strecke (PTa-Senkung), unter Umständen auch der ST-Strecke, da sich die negative Repolarisationswelle der Vorhöfe bis über QRS hinaus erstreckt. Infarkte des rechten Herzohres rufen eine PTa-Senkung in II, III und aVF, solche der Hinterwand des rechten und linken Vorhofes (seltener) dagegen eine PTa-Hebung in den genannten Ableitungen hervor (Abb. A.9.9).
Diese Verlagerungen innerhalb des PQ-Abschnittes werden wesentlich besser erkannt, wenn gleichzeitig ein AV-Block besteht. Erhöhte Vorhofirritabilität, tachykarde Vorhofrhythmusstörungen sowie thromboembolische Komplikationen in der akuten Phase des Herzinfarktes gelten als indirekte Hinweise auf Vorhofbeteiligung beim Herzinfarkt.

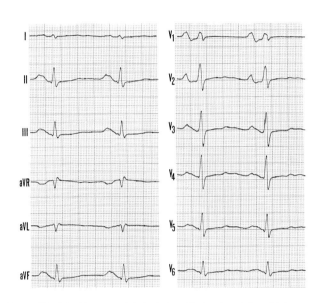

▲ **Abb. A.9.8** Biatriale Hypertrophie bei einer Patientin mit kombiniertem Mitralvitium, Trikuspidalinsuffizienz und hohen Pulmonaldrucken (breite, hohe, gekerbte und biphasische P-Wellen in allen Ableitungen).

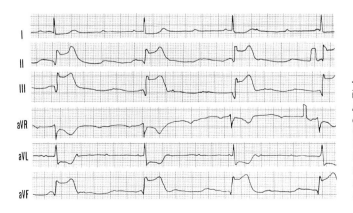

◄ **Abb. A.9.9** Vorhofinfarkt (58jähriger Patient; Autopsie: Infarkt in beiden Vorhofhinterwänden). Sinustachykardie 104/min, dabei AV-Block III°. Der junktionale Ersatzrhythmus zeigt die Zeichen eines akuten Hinterwandinfarktes. Die Vorhofendschwankung (PTa) ist in II, III und aVF monophasisch entsprechend einem Infarkt der Vorhof-Hinterwände deformiert (Übernahme aus Schaub 1965; beachte, daß die Extremitätenableitungen nicht simultan, sondern auf einem Einfachschreiber nacheinander registriert wurden; aus didaktischen Gründen wurden sie jetzt wie eine 6-Kanal-Ableitung übereinander arrangiert).

9.2 Veränderungen des Kammerteiles

9.2.1 Abnorme Amplituden im EKG

Unter abnormen Amplituden wird eine erhebliche Ab- oder Zunahme vor allem von QRS, gleichzeitig aber auch von P und T verstanden. Amplitudenveränderungen in nur einzelnen Ableitungen, z. B. im Rahmen der verschiedenen Lagetypen, der Kammerhypertrophie, der Schenkelblockbilder usw. oder in einer einzelnen EKG-Zacke (QRS, T) haben eine andere Bedeutung und werden in den folgenden Kapiteln näher besprochen.

9.2.1.1 Abnorm kleine Amplituden

Eine Low-voltage oder **Niederspannung** liegt vor, wenn die QRS-Amplituden in drei Extremitätenableitungen (in I, II, III) zusammen nicht mehr als 1,5 mV und in den einzelnen Brustwandableitungen nicht mehr als 0,6 mV betragen (Abb. A.9.10). Einer anderen Definition zufolge darf die QRS-Amplitude in keiner der Standard-Extremitätenableitungen 0,5 mV überschreiten.

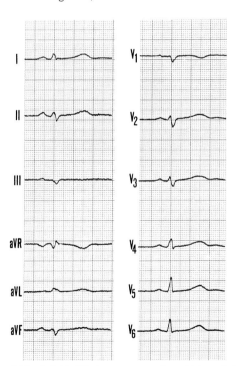

Abb. A.9.10 Niederspannung (Low-Voltage). Die Ausschläge des QRS-Komplexes in Ableitungen I, II und III machen insgesamt 9 mm aus; der höchste Ausschlag in den Brustwandableitungen beträgt 0,7 mV (V$_5$).

Die sagittale Einstellung des größten QRS-Momentanvektors (Kapitel A.8.2.4) führt zu einer Amplitudenverkleinerung in den Extremitäten-, nicht in den Brustwandableitungen, welche lediglich einer besonderen Vektorprojektion auf die Frontalebene und nicht etwa einer echten Low-voltage entspricht (periphere Niederspannung).

Die Ursache der Niederspannung ist eine **Potentialreduktion**, die entweder **extrakardial** (durch erhöhte Widerstände oder vermehrte Kurzschlüsse in den Geweben zwischen Herz- und Körperoberfläche) oder **perikardial** (Perikarderguß, dem Kurzschlußwirkung zukommt) oder **myokardial** (anatomischer oder funktioneller Verlust zahlreicher Muskelfasern) zustande kommt.
Entsprechend diesen Entstehungsbedingungen kommen abnorm kleine Amplituden im EKG bei generalisiertem Ödem, Adipositas permagna, Emphysem, Pleuraerguß oder Pleuraschwarte, Myxödem, Perikarderguß oder Perikardschwiele (Pericarditis constrictiva, P. fibrosa oder P. calculosa), bei degenerativen, entzündlichen und anderen Herzkrankheiten mit massiver Muskelschädigung, Herzamyloidose und Herzatrophie vor. Bei Perikarditis sind die P-Wellen im allgemeinen normal hoch, da die Vorhöfe zumindest teilweise extraperikardial liegen.

9.2.1.2 Abnorm hohe Amplituden

Solche werden vor allem bei asthenischen Jugendlichen, bei sehr mageren Individuen, ausgeprägter Sympathikotonie und bei linksventrikulärer Hypertrophie (siehe unten) beobachtet. Der Spannungsverlust zwischen Herz- und
Körperoberfläche ist wegen der dünnen Thoraxwand vermindert. Es kommt nicht selten vor, daß das EKG-Gerät die
hohen Amplituden (besonders in den Brustwandableitungen) wegen der Begrenzung der Nadelausschläge nicht
schreiben kann. In diesen Fällen soll das EKG auch mit Eichungshalbierung (Eichung: 1 mV = 0,5 cm) geschrieben
werden (Abb. A.9.11).

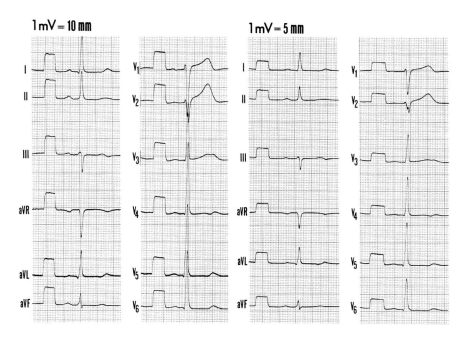

Abb. A.9.11 Abnorm hohe Amplituden
(High-voltage) bei einem Patienten mit
Aortenstenose. Die QRS-Komplexe
können mit Eichungshalbierung besser
dargestellt werden.

9.2.2 Elektrischer Alternans

In Analogie zum mechanischen Alternans (Pulsus alternans) kann in seltenen Fällen auch die elektrische Herzfunktion Alternansphänome zeigen. Störungen der Erregungsbildung, Erregungsausbreitung und Erregungsrückbildung
alternieren unter Wahrung der elektrischen Achse und der Grundfrequenz in regelmäßiger Folge. Ursache dieser
Erscheinung ist eine ungenügende Erholung des Herzmuskels in der verfügbaren Zeit (Diastole). Der Alternans
wird deshalb als Zeichen der Ermüdung eines möglicherweise geschädigten oder überbeanspruchten Herzens
interpretiert und vorwiegend bei Tachykardien, vor allem bei der paroxysmalen supraventrikulären Tachykardie
(auch ohne erkennbare kardiale Grundkrankheit; Abb. A.9.12) und/oder bei erheblichen Myokardschädigungen und
-überlastungen (Hypertonie, Aortenvitien, Infarkt) gefunden. Alternansphänomene betreffen am häufigsten die
Depolarisation. Infolge alternierender Erregungsausbreitungsstörung in den Kammern wechseln Form und Amplitude von QRS (Abb. A.9.12, A.9.13) bei konstantem Erregungsursprung (P und PQ unverändert).

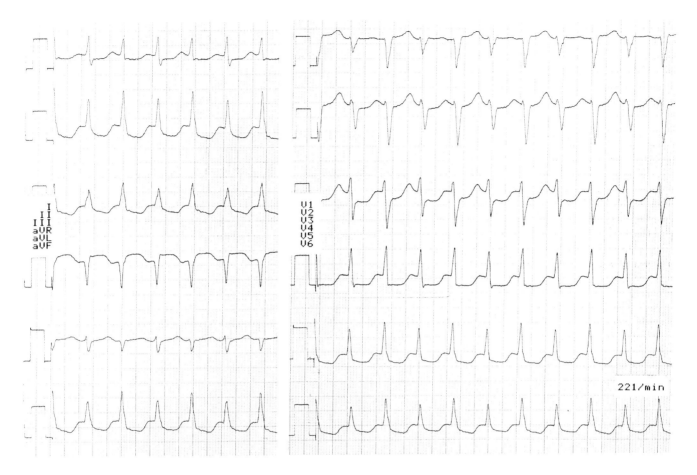

Abb. A.9.12 Altenans-Phänomen im Rahmen einer paroxysmalen supraventrikulären Tachykardie (elektrophysiologische Diagnose: AV-Knoten-Reentry). Das EKG dokumentiert den »Anfall« bei einer 28jährigen herzgesunden Patientin. Beachte die bigeminusartige Veränderung des QRS-Komplexes in allen Ableitungen (Registriergeschwindigkeit 50 mm/sec.)

Eventuell tritt – primär oder sekundär (das heißt nur als Folge der gestörten Erregungsausbreitung) – auch ein Alternieren der Repolarisationswelle (T) auf. Ferner können Alternansphänomene selten an der P-Zacke, am AV-Intervall, bei Schenkelblock (Alternieren eines Rechts- und/oder Linksschenkelblocks) und am Ursprungsort von Kammerextrasystolen oder Kammertachykardien manifest werden. In einem Fall konnten wir während Gilurytmalbehandlung eine Alternation der ST-Strecke beobachten (Abb. A.9.14).

Relativ häufig wird ein elektrischer Alternans des QRS-Komplexes bei Perikardergüssen gefunden, was auf die Pendelbewegung des Herzens im Perikardsack zurückgeführt wird (the swinging heart syndrome). Der seltenere elektrische Alternans der P-Welle ist als Hinweis auf Tamponade zu werten.

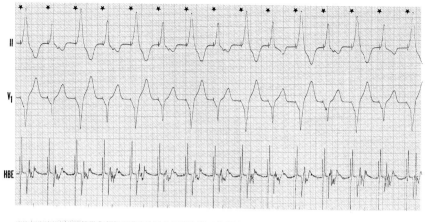

Abb. A.9.13 Elektrischer Alternans des QRS-Komplexes bei Kammerstimulation.

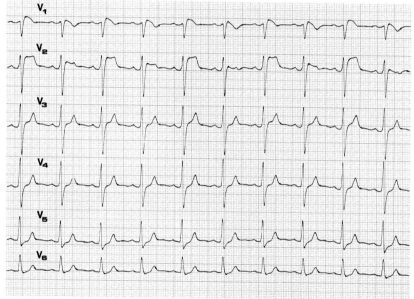

Abb. A.9.14 Elektrischer Alternans der ST-Strecke bei einem Patienten mit Kardiomyopathie.

9.2.3 EKG bei Kammerhypertrophie

9.2.3.1 Definition, Entstehung, Vorkommen

Die Erfassung der Kammerhypertrophie durch das EKG hat besonders bei der Diagnose von Herzfehlern und bei der Beurteilung und Verlaufsbeobachtung der Hypertonie und des chronischen Cor pulmonale große klinische Bedeutung. Ganz allgemein orientiert das EKG weniger oder zumindest nicht in erster Linie über den aktuellen physiologischen Zustand (darüber vermögen z. B. Echokardiogramm, Druckmessungen, Kontraktilitätsmessungen, Lungenfunktionsprüfung usw. genauer und sogar früher Auskunft zu geben) als über die **Dauer** der pathologischen Seitenbelastung. Sichere EKG-Veränderungen treten im allgemeinen erst auf, wenn die Hypertrophie des einzelnen Ventrikels, besonders des rechten, einen gewissen Schweregrad erreicht hat.

Grundsätzlich liegen den EKG- und VKG-Veränderungen bei Kammerhypertrophie folgende Prozesse zugrunde:

a) **Lageänderungen** der einzelnen Kammern oder des Herzens in toto um die Sagittal-, Längs- oder Transversalachse.

b) **Zunahme der Muskelmasse** (Faserdicke) und der epi- und endokardialen Oberfläche. Die Vektoren des hypertrophierten Herzmuskels werden vergrößert und führen zu einer Abweichung der elektrischen Achse und zu einer Vergrößerung der Potentiale (Voltage) in Richtung der überlasteten Seite.

c) **Anstieg des intrakardialen Druckes**, besonders in der subendokardialen Muskelschicht. Bei akuter oder chronischer Druckbelastung bzw. Druckentlastung ändern sich elektrische Achse, QRS-Amplitude und vor allem die Richtung der T- und U-Welle unter Umständen markant und innerhalb kurzer Zeit.

d) **Verminderung des Abstandes der hypertrophierten Kammer von der Thoraxwand.** Diese erhöht die QRS-Voltage in den Brustwandableitungen.

e) **Verzögerung der Erregungsleitung.** Die größere Wanddicke, die Dilatation und eventuell auch sekundäre Myokardveränderungen (Ischämie, Fibrose usw.) prolongieren die Erregungsausbreitung. Dadurch kann die QRS-Dauer zunehmen und der Beginn der größten Negativitätsbewegung über dem hypertrophierten Ventrikel sich verspäten.

f) **Primäre und sekundäre Störung der Erregungsrückbildung.** Die Repolarisationswelle verändert sich sekundär wegen einer abnormen Depolarisation (Leitungsstörung) oder primär wegen einer relativen Koronarinsuffizienz, wegen metabolischer oder hämodynamischer Umstellungen und Ermüdungserscheinungen im hypertrophierten Myokard oder als Folge einer Myokardfibrose im Spätstadium. Der Grad der pathologischen Veränderung des ST-T-Abschnittes entspricht mehr oder weniger dem Ausmaß der in leichten oder frühen Fällen reversiblen, in schweren oder Spätfällen definitiven **Schädigung** des hypertrophierten Myokards.

Wie beschrieben führt eine gesteigerte Herzarbeit infolge vermehrter Druck- oder Volumenbelastung zu einer Umformung, Massenzunahme und Lageveränderung des Herzens. Diese erzeugen im VKG und EKG für links-, rechts- oder doppelseitige Herzüberlastungen typische, diagnostisch verwertbare Bilder. In der Regel treten die verschiedenen EKG-Kriterien in einer bestimmten Reihenfolge auf. Zuerst kommt es zur »reinen« **Hypertrophie** der überlasteten Kammermuskulatur, welche sich an der Kammeranfangsschwankung (QRS-Komplex) manifestiert. Im weiteren Verlauf tritt infolge Hypoxie, metabolischer und struktureller Alterationen eine **Muskelschädigung** der überlasteten Kammer hinzu, die über die Zeichen der reinen Hypertrophie hinaus im EKG Störungen der Erregungsrückbildung und auch der Erregungsausbreitung (»Verspätungskurven«) verursachen. Im EKG sollten diese Schweregrade der pathologischen Seitenüberlastung nach Möglichkeit stets auseinandergehalten werden, wenn in praxi die erwähnten Stadien auch nicht immer erfaßt oder genau abgegrenzt werden können. Zum Teil wird bei Auftreten einer Störung der Erregungsrückbildung oder bei Verzögerung der Erregungsausbreitung als Ausdruck einer »Myokardschädigung« oft von einem »pathologischen Seitentyp« gesprochen, den man dem linkssanterioren bzw. linksposterioren Hemiblock nicht gleichsetzen darf (siehe auch Kapitel B.9.7, Seite 455).

Die so interpretierten EKG zeigen im Falle des »pathologischen Linkstyps« hohe R_I, tiefe S_{III}, im Falle des »pathologischen Rechtsstyps« tiefe S_I, hohe R_{III}, eventuell eine geringe QRS-Verbreiterung und zur QRS-Hauptausschlagsrichtung entgegengesetzt (diskordant) verlagerte ST, T und U. Die unter dem »pathologischen Seitentyp« verstandenen anatomischen und metabolischen Umstellungen der Kammermuskulatur werden mit den nachfolgend näher erläuterten Begriffen genauer und direkt bezeichnet:

Die reine **Kammerhypertrophie** kennzeichnet sich im EKG durch Ablenkung des größten QRS-Vektors in Richtung der hypertrophierten Kammer, das heißt durch einen ausgeprägten Lagetyp mit abnorm hohen QRS-Amplituden in den entsprechenden Ableitungen.

Bei der **Kammerhypertrophie** mit zusätzlichen strukturellen oder metabolischen Myokardstörungen verändern sich auch die ST-Strecke, die T- und U-Welle und gegebenenfalls auch die QRS-Dauer. Wir sprechen von Rechts- bzw. Linkshypertrophie mit Rechts- bzw. Linksschaden (»strain«), eventuell auch mit Rechts- und Linksverspätung.

Die Linksverspätungskurve bei Linkshypertrophie wird häufig auch als partieller oder inkompletter Linksschenkelblock bezeichnet, insbesondere dann, wenn eine Zunahme der QRS-Breite auf über 100 ms gefunden wird. Es muß jedoch betont werden, daß alleine die Zunahme der linksventrikulären Muskelmasse zusammen mit strukturellen Veränderungen eine entsprechende QRS-Umformung bewirken kann, ohne daß eine zusätzliche Leitungsstörung im linken Schenkel vorliegen muß. Ein inkompletter Linksschenkelblock kann angenommen werden, wenn neben QRS-Zunahme und Linksverspätung folgende Merkmale vorhanden sind: Fehlen der r-Zacke in V_1 und q-Zacke in V_6. Statt eines QS-Komplexes in V_1 kann auch ein qrS auf einen gleichzeitigen inkompletten Linksschenkelblock hinweisen. Nach SODI-PALLARES (1955) haben ca. 90 % der Patienten mit inkomplettem Linksschenkelblock gleichzeitig eine Linkshypertrophie (siehe auch Kapitel B.9.7, Seite 462).

Zum Begriff der Widerstands- und Volumenbelastung im EKG

Auf CABRERA und MONROY gehen Versuche zurück, Korrelationen zwischen Volumenbelastung und EKG auf der einen sowie Druckbelastung auf der anderen Seite herzustellen. Dabei wird eine systolische Überbelastung (systolic overloading) als Folge einer Druckbelastung einer diastolischen Überbelastung (diastolic overloading) als Folge einer Volumenbelastung gegenübergestellt. Systolische Überbelastung führt in erster Linie zu konzentrischer Hypertrophie des Herzmuskels ohne wesentliche Dilatation, während die exzentrische Hypertrophie als Folge einer Volumenbelastung von einer gleichzeitigen Dilatation begleitet wird. Beide hämodynamischen Zustände sollten charakteristische EKG-Veränderungen mit sich bringen. Dieses Konzept ist sowohl für die rechtsventrikuläre als auch linksventrikuläre Druck- bzw. Volumenbelastung entwickelt worden. Während insbesondere bei angeborenen rechtsherzbelastenden Vitien die EKG-Veränderungen charakteristisch sein können, gilt für erworbene linksherzbelastende Vitien diese enge Korrelation nicht. Hier kombinieren sich in der Regel EKG-Kriterien der systolischen und diastolischen Überbelastung. Bei einer systolischen Überbelastung des linken Ventrikels kommt es im »Idealfall« zu folgenden Veränderungen: angedeutete Knotung im aufsteigenden Schenkel von R in I, aVL, V_5 und V_6, fehlenden Q-Zacken in den gleichen Ableitungen (Bild wie bei inkomplettem Linksschenkelblock) sowie asymmetrisch invertierte T-Wellen mit ST-Streckensenkungen. Eine Abweichung der Haupt-QRS-Achse nach links kann vorkommen, ist jedoch seltener als bei der diastolischen Überbelastung (Volumenbelastung). Neben dem dabei überwiegend gefundenen Linkstyp finden wir vor allem sehr hohe R-Zacken in I, aVL sowie V_4 bis V_6, die Q-Zacken sind in der Regel erhalten, spitz und tief. S-Zacken fehlen in den Ableitungen über dem linken Ventrikel. Die T-Welle ist in der Regel positiv symmetrisch, die ST-Strecke kann leicht angehoben sein. Meistens ist der obere

Umschlagspunkt verspätet, was auf die dilatationsbedingte, zeitlich verzögerte Depolarisation der linken Herzkammer zurückgeführt wird. Typische Beispiele für systolische Überbelastung des linken Ventrikels sind die Aortenstenose und die Hypertonie, diastolische Überbelastungen finden wir bei Aorteninsuffizienz, Mitralinsuffizienz und Ventrikelseptumdefekt.

Eine systolische Überbelastung des rechten Ventrikels führt zu stark erhöhten R-Zacken in den rechts-präkordialen Ableitungen V_{3R}, V_1 und V_2, wobei der QRS-Komplex eine Rs-, qR-, qRS-, rR'- oder auch R-Konfiguration aufweisen kann. Die T-Welle kann sowohl positiv als auch negativ sein. Solche Bilder werden z. B. bei Pulmonalstenose, primärer pulmonaler Hypertonie oder auch offenem Ductus arteriosus Botalli mit pulmonaler Hypertonie gefunden. Das charakteristische EKG-Kriterium einer Volumenbelastung des rechten Ventrikels (diastolische Überbelastung) ist ein rSR'-Komplex in den rechtspräkordialen Ableitungen. Meistens handelt es sich dabei um eine inkomplette, selten um eine komplette Rechtsschenkelblockkonfiguration (siehe Kapitel B.9.7). Wichtigste Beispiele sind der Vorhofseptumdefekt, der Ventrikelseptumdefekt ohne pulmonale Hypertonie oder auch die angeborene Pulmonalinsuffizienz.

9.2.3.2 Linksventrikuläre Hypertrophie (LVH)

Die QRS-Schleife und der mittlere räumliche QRS-Vektor werden größer und rotieren unter dem Einfluß der vergrößerten linksventrikulären Muskelmasse vermehrt nach links, hinten und eventuell oben, in schweren Fällen vollständig nach links, hinten und oben. Es können deshalb unter Umständen rein negative QRS-Komplexe in III, II und aVF (Differentialdiagnose zum linksanterioren Hemiblock und Herzhinterwandinfarkt) und in V_{1-3} (Differentialdiagnose zum alten Vorderwandinfarkt) entstehen.

Die T-Schleife oder der mittlere räumliche T-Vektor wendet sich, sofern es zu einer linksventrikulären Schädigung im Rahmen der Hypertrophie gekommen ist, vom hypertrophen linken Ventrikel nach rechts und vorn ab. Die ST- und U-Vektoren verändern sich in schweren Fällen mehr oder weniger parallel mit dem T-Vektor.

Im EKG finden sich deshalb bei Linkshypertrophie häufig ein (unter Umständen überdrehter) Linkstyp, eine Amplitudenzunahme von QRS in den links gelegenen Ableitungen (große R und kleine s in I, aVL, V_{5-6}), ein gegensinniges Verhalten von QRS in den vom linken Ventrikel abgewendeten Ableitungen (kleine r, tiefe S in V_{1-3}) und bei zusätzlicher Linksschädigung eine diskordante Verlagerung der T-Strecke und Inversion der T-und U-Welle (gesenkte ST-Strecke, flache isoelektrische oder negative T, negative U in I, II, aVL, V_{5-6}; Abb. A.9.15 – A.9.19).

Die ST-Strecke kann formal von einer geringen nach oben konvexen ST-Senkung bei T-Abflachung bzw. leichter präterminaler T-Negativität über die muldige ST-Umformung (Typ des Innenschichtschadens) bis zur von oben links nach unten rechts verlaufenden ST-Senkung und terminalen spitzen T-Negativität vom »Ischämietyp« gehen.
Die QRS-Dauer ist eventuell verlängert, in der Regel aber nur bis maximal 0,11 s und der Beginn der größten Negativitätsbewegung in V_6 verspätet (> 0,05 s). Die QT-Dauer ist verlängert.

In der Tabelle A.9.1 findet sich eine Übersicht der EKG-Kriterien der Linkshypertrophie mit der Angabe eines von mehreren Autoren angewendeten Punktesystems, um über den elektrokardiographischen Grad der Linkshypertrophie aussagen zu können (siehe auch Abb. A.9.15).

1. Amplitudenkriterien   3 Punkte
   a) größte R- oder S-Zacke
      in den Extremitätenableitungen $\geq$ 2 mV (20 mm; typisch ist eine
      R-Vergrößerung in I und/oder in aVL)
   b) größte S-Zacke in V_1, V_2, $V_3 \geq$ 2,5 mV (25 mm)
   c) größte R-Zacke in V_4, V_5, $V_6 \geq$ 2,5 mV (25 mm)

Die Anwesenheit von einem oder mehreren Kriterien erfüllt die 3 Punkte.
Bei Auftreten eines LAH (in ungefähr 10 % der Hypertrophiefälle) werden
die Brustwandableitungskriterien (also b und c) abnehmen. Bei ausgeprägten Myokardschäden, Linksherzinsuffizienz und linksventrikulärer
Dilatation können sich auch die Kriterien in den Extremitätenableitungen
zurückbilden. In diesen Fällen wertet man eine R-Zacke von größer als
1,5 mV (15 mm) in aVL als 3 Punkte.

2. ST-T-Kriterien
Bei Patienten ohne Digitalisbehandlung oder   3 Punkte
bei Patienten mit Digitalisbehandlung   1 Punkt
Zum QRS-Komplex diskordante ST-Segment- und T-Welle
(in typischen Fällen: ST gesenkt in I, aVL oder aVF, V_{5-6};
ST-Hebung in V_{2-3}, weiterhin T flach, biphasisch oder negativ
in I, aVL, V_{5-6}, evtl. aVF; QT-Zeit verlängert).

3. Axiskriterien
Linkstyp über $-15°$ 2 Punkte

4. QRS-Kriterien
   a) Linksverspätung: Oberer Umschlagpunkt (OUP) > 0,055 s in V_6 1 Punkt
   b) QRS-Dauer > 0,09 s   1 Punkt
Maximale Punktzahl: 10   10 Punkte

Bei 5 Punkten sind die EKG-Kriterien der linksventrikulären Hypertrophie erfüllt. Bei
4 Punkten muß man einen Verdacht auf linksventrikuläre Hypertrophie äußern. Bei
3 Punkten sollte man das EKG als »Amplitudenkriterien für linksventrikuläre Hypertrophie« befunden, wobei mindestens 2 Kriterien aus 1 erfüllt sein sollten.
Bei Patienten mit Sinusrhythmus ergibt P sinistroatriale 3 zusätzliche Punkte (Mitralstenose soll ausgeschlossen werden).

Tabelle A.9.1 EKG-Kriterien für linksventrikuläre Hypertrophie: Punktesystem
nach ROMHILT und ESTES.

Neben dem obengenannten Punktesystem sind eine Vielzahl von Indizes für LVH entwickelt worden:

1. S_{V1} + $R_{V5/V6}$ > 3,5 mV (SOKOLOW-LYON-Index)
2. S_{max} + R_{max} > 4,5 mV (in den Brustwandableitungen)
3. R_{V5} oder R_{V6} > 2,5 mV
4. R_I + S_{III} > 2,5 mV (LEWIS-INDEX: $(R_I + S_{III}) - (R_{III} + S_I) > 1,6$ mV)
5. R_{aVL} > 0,75 mV

Nebenkriterien:

1. Linksverspätung (OUP in V_6–OUP in V_1 > 0,032 s)
2. ST-T-Abschnitt linkspräkordial diskordant zu QRS (kein Digitalis)
3. Haupt-QRS-Achse $-30°$
4. P mitrale.

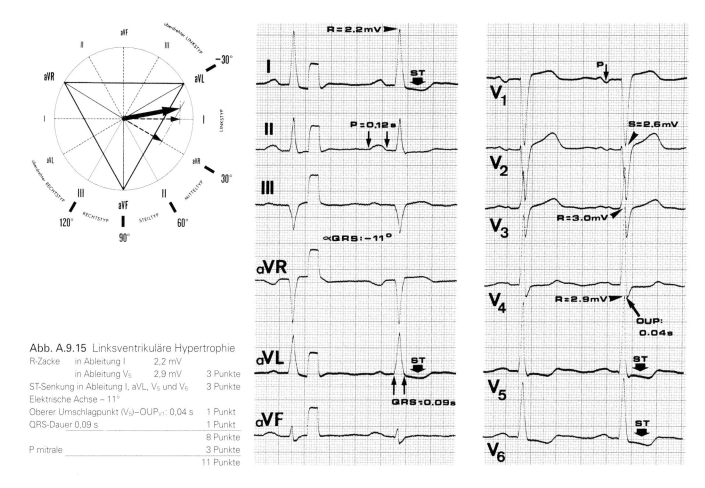

Abb. A.9.15 Linksventrikuläre Hypertrophie

R-Zacke	in Ableitung I	2,2 mV	
	in Ableitung V_5	2,9 mV	3 Punkte
ST-Senkung in Ableitung I, aVL, V_5 und V_6			3 Punkte
Elektrische Achse – 11°			
Oberer Umschlagpunkt (V_5)–OUP$_{V1}$: 0,04 s			1 Punkt
QRS-Dauer 0,09 s			1 Punkt
			8 Punkte
P mitrale			3 Punkte
			11 Punkte

Diagnostische Wertigkeit elektrokardiographischer Zeichen für linksventrikuläre Hypertrophie

Eine Reihe von Untersuchungen hat sich in den vergangenen Jahren damit beschäftigt, Korrelationen zwischen den verschiedenen elektrokardiographischen Hinweisen für Linkshypertrophie und dem tatsächlichen Ausmaß der morphologischen Veränderungen herzustellen. Während frühere Untersuchungen in der Regel das autoptisch festgestellte Herzgewicht zur Korrelation heranzogen, haben jüngere Untersuchungen EKG-Kriterien auch mit Werten des Echokardiogramms verglichen. Alle Studien stellen übereinstimmend fest, daß ein einzelnes Amplitudenkriterium im Bereich der Extremitätenableitungen nur eine Sensitivität von 10–20 % besitzt, wobei jedoch die Spezifität des Befundes zwischen 96 und 100 % liegt. Das bedeutet jedoch, daß über 80 % der Patienten mit Linkshypertrophie durch ein solches Kriterium nicht erkannt werden. Etwas größer ist die Empfindlichkeit der Brustwandableitungen: so beträgt die Sensitivität des SOKOLOW-LYON-Index etwa 42 % bei einer Spezifität von 95 %. Dabei ist die Aussagekraft des Kriteriums »LVH im EKG« auch davon abhängig, wie hoch die Prävalenz der Linkshypertrophie in der untersuchten Gruppe ist. So fanden REICHEK und DEVEREUX bei einem Kollektiv von Patienten mit Aortenstenosen nur eine Sensitivität des SOKOLOW-LYON-Index von 43 % bei einer Spezifität von 86 %, die korrekte Vorher-

133

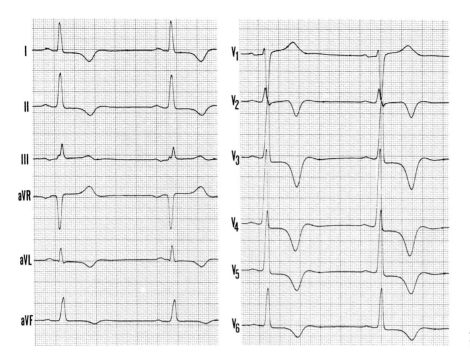

Abb. A.9.16 Das EKG-Bild eines Patienten mit hochgradiger Aortenstenose.

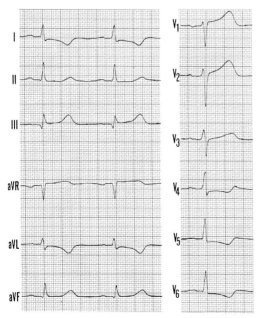

Abb. A.9.17 Linksventrikuläre Hypertrophie mit Linksschädigung bei einem Patienten mit langjähriger Hypertonie.

sagbarkeit betrug also nur 54 %. Auch das in Tabelle A.9.1 dargestellte Punktesystem nach ROMHILT und ESTES weist nach mehreren Untersuchungen nur eine Sensitivität um 50–55 % auf bei einer Spezifität um 95–98 %.

Obwohl also bei etwa jedem zweiten Patienten mit Linkshypertrophie das EKG keine sicheren diagnostischen Hinweise gibt, ist es trotzdem sehr hilfreich, im Einzelfall Progression oder auch Rückbildung einer linksventrikulären Hypertrophie zu erfassen. So kann man z. B. nach Operation einer Aortenstenose feststellen, daß der SOKOLOW-LYON-Index von einem normalen Ausgangswert (z. B. 3,4 mV) sich auf Werte unter 3 mV zurückbildet, was dann in der Regel mit dem Rückgang der linksventrikulären Hypertrophie gut korreliert, wie sie im Echokardiogramm dokumentiert werden kann. In Gegenwart eines kompletten Linksschenkelblocks wird die Diagnose einer linksventrikulären Hypertrophie schwierig. Als Hinweis für LVH kann jedoch gelten: QRS-Breite über 160 ms, P mitrale sowie eine Voltage von über 4,5 mV bei der Addition der S-Zacke in V_2 und der R-Zacke in V_6. Nach eigenen Untersuchungen besteht jedoch keine eindeutige Korrelation zwischen dem Ausmaß der linksventrikulären Hypertrophie, wie es z. B. echokardiographisch bestimmt werden kann, und den verschiedenen EKG-Parametern.

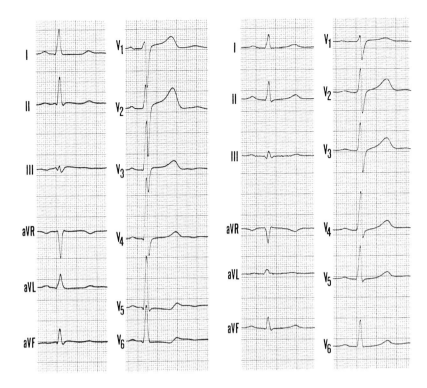

Abb. A.9.18 Linksventrikuläre Hypertrophie mit dominierender Volumenbelastung bei kombiniertem Aortenvitium (dominierende Insuffizienz) und Mitralinsuffizienz vor und sechs Wochen nach Klappenersatz (Rückbildung der LVH-Zeichen).

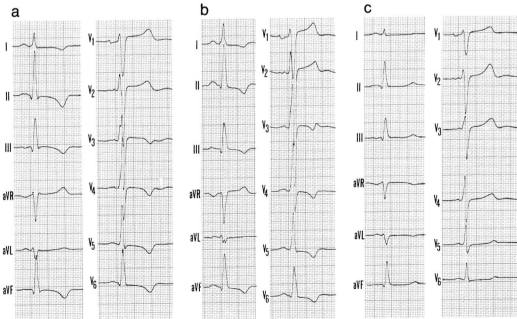

Abb. A.9.19 Das EKG-Bild eines Patienten mit kombiniertem Aortenvitium vor (a) und zwei Tage (b) und zehn Monate (c) nach Klappenersatz (deutliche Rückbildung der LVH-Zeichen nach dem Klappenersatz).

135

9.2.3.3 Rechtsventrikuläre Hypertrophie (RVH)

Die vergrößerte QRS-Schleife und der mittlere räumliche QRS-Vektor weichen nach rechts, vorn und unten ab. Ist der ST-T-Abschnitt pathologisch, zeigt der mittlere räumliche T-Vektor nach links oder nach links und hinten, seltener nach links, vorn und oben. In Ausnahmefällen, vor allem bei chronischem Cor pulmonale und Emphysem, ist der mittlere räumliche QRS-Vektor ganz nach rechts, hinten und oben rotiert.

Entsprechend diesen Vektorabweichungen zeigt das EKG bei Rechtshypertrophie einen **Steil-** oder (eventuell überdrehten) **Rechtstyp**, eine Überhöhung von R und Reduktion von S in den nach rechts orientierten Ableitungen (hohe schlanke R, kleine oder fehlende s und kleine Q in V_1; hohe R in III, eventuell II, in aVR oder aVF), nur kleine positive QRS-Amplituden in den vom rechten Ventrikel abgewandten Ableitungen (tiefe S und kleine r in V_{5-6}, aVL, I) und bei **Rechtsschaden** eine Diskordanz der Nachschwankung (negative T und U sowie gesenkte ST-Strecken in V_{1-3}, III, eventuell II und aVF; positive T in V_{5-6}, I, aVL). Es kommt also in den Brustwandableitungen zu einer Umkehr des normalen R/S-Verhältnisses. Die **größte Negativitätsbewegung in V_1** beginnt eventuell verspätet bei normaler oder geringgradig verlängerter QRS-Dauer. Die QT-Dauer ist gewöhnlich normal.

Die Rechtshypertrophie wird eventuell in zusätzlichen rechtssternalen Ableitungen V_{3-4R} früher und/oder deutlicher manifest. Für die Frühdiagnose ist in manchen Fällen auch das Verhalten der linkspräkordialen Ableitungen sehr aufschlußreich. Die Rechtshypertrophie beginnt meist in der Ausflußbahn, was initial nur zu einer Verstärkung der nach hinten und rechts gerichteten terminalen QRS-Potentiale und damit unter Umständen lediglich zu tiefen S in V_{5-6}, hohem R in aVR und zu einem Rechtstyp führt. Erst bei ausgeprägter Rechtshypertrophie entwickelt sich die ganze QRS-Schleife nach rechts und erzeugt hohe R-Zacken rechtspräkordial.

Besonders beim Cor pulmonale und Emphysem kommt es, wahrscheinlich wegen zusätzlicher extrakardialer oder Lageeinflüsse, zu einer QRS-Vektorprojektion nach rechts und hinten. Offenbar wird das Herz hier steilgestellt, um seine Längsachse im Uhrzeigersinn gedreht und seine Spitze nach rückwärts verlagert (Kapitel A.8.2.4). Präkordial finden sich deshalb in V_{1-4}, eventuell in V_{1-6}, rS oder sogar QS-Komplexe mit positiven abgeflachten T-Zacken (Übergangszone nach links verschoben). Aus solchen EKG schließt man gelegentlich fälschlicherweise auf Vorderwandinfarkte. Entsprechend dem Sagittaltyp ergeben sich kleine QRS-Komplexe in den Extremitätenableitungen bei mehr oder weniger starker Rechtslage, eventuell auch deutliche S-Zacken in I-III (mittlerer QRS-Vektor ganz nach oben abgedreht).

Tabelle A.9.2 gibt eine Übersicht der EKG-Kriterien der Kammerhypertrophie rechts (Abb. A.9.19).

Wie bei der Linkshypertrophie sind die EKG-Kriterien der rechtsventrikulären Hypertrophie bei der Punktzahl 5 erfüllt. Bei 4 Punkten besteht Verdacht auf eine rechtsventrikuläre Hypertrophie. Die Rechtshypertrophiediagnose wird mit 3 Punkten gestützt, wenn

a) gleichzeitig rechtsbetonte Vorhofzacken vorliegen, oder

b) wenn das EKG einen S_I-S_{II}-S_{III}-Typ zeigt (besonders bei chronischem Cor pulmonale, Emphysem, Pickwick-Syndrom).

1. **Amplitudenkriterien**   3 Punkte
   a) V_1: R hoch (> 0,7 mV), s klein (< 0,2 mV);
      bei unvollständigem Rechtsschenkelblock V_1: R > 1,0 mV;
      bei vollständigem Rechtsschenkelblock V_1: R > 1,5 mV
   b) V_{5-6}: R klein, S tief (> 0,7 mV)

2. **ST-T-Kriterien**   3 Punkte
Zum QRS diskordante ST-T in V_{1-3}: ST-Strecke gesenkt, T-Welle negativ
oder biphasisch

3. **Axiskriterien**   2 Punkte
Rechtstyp: QRS > 120° (wenn > 150°, II überwiegend negativ)

4. **QRS-Kriterien**
   a) Rechtsverspätung: OUP > 0,03 s in V_1 1 Punkt
   b) QRS-Dauer zwischen 0,09 und 0,11 s   1 Punkt
Maximale Punktzahl: 10 Punkte

Tabelle A.9.2 EKG-Kriterien für rechts-ventrikuläre Hypertrophie (siehe auch Abbildung A.9.20)

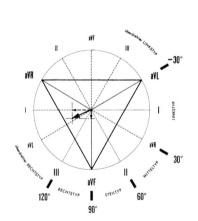

Abb. A.9.20 Rechtsventrikuläre Hyper-
trophie (RVH), Typ A
Amplitudenkriterien
(V_1; R: 2,3 mV; S 0,2 mV)   3 Punkte
ST-T-Kriterien in V_1 3 Punkte
Axiskriterien (α-QRS: >+150°)   2 Punkte
Rechtsverspätung   1 Punkt
                            9 Punkte

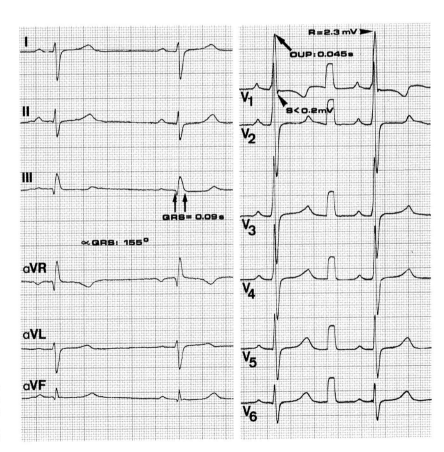

137

Ähnlich wie für die linksventrikuläre Hypertrophie hat man Quotienten und Indizes bestimmt, deren Erscheinen im EKG die Anwesenheit der rechtsventrikulären Hypertrophie wahrscheinlich macht.

R/S in $V_1 \geq 1$ $R_{V1} + S_{V5} \geq 1{,}05$ mV (SOKOLOW-LYON-Index)   OUP in V_6 – OUP in $V_1 \leq 0{,}008$ s

Drei Typen einer rechtsventrikulären Hypertrophie im EKG werden voneinander abgegrenzt:

Typ A: Dieses EKG-Bild findet sich bei Patienten mit angeborener Pulmonalstenose oder primärer pulmonaler Hypertonie. Es ist charakterisiert durch hohe R-Zacken in V_{3R} sowie V_1 und V_2, in den linkspräkordialen Ableitungen V_5 und V_6 finden sich unter Umständen rS-Komplexe (Abb. A.9.20 und A.9.21).

Typ B: Dieses EKG-Bild soll vor allem bei exzentrischer rechtsventrikulärer Hypertrophie entstehen, wie z. B. auf dem Boden eines Vorhofseptumdefektes oder auch bei Mitralstenose. Es ist charakterisiert durch eine qr- oder auch rsr'-Konfiguration in V_1 (und V_2), V_5 und V_6 zeigen keine Veränderungen (qR- oder qRs-Komplexe; Abb. A.9.22).

Typ C: Diese EKG-Konfiguration ist der typische Befund bei der chronisch-obstruktiven Lungenerkrankung, dem Cor pulmonale. Tiefe S-Zacken finden sich in V_1, und V_2, in V_5 und V_6 sind ebenfalls durch die Orientierung des terminalen Vektors nach posterior und rechts RS- oder rS-Komplexe vorhanden (Abb. A.14.2, Seite 231).

Kein einziges EKG-Kriterium hat eine hohe diagnostische Empfindlichkeit. Die Sensitivität liegt nach vielen Studien immer unter 30 %, die Spezifität ist jedoch zwischen 75 und 99 %, v.a. beim Typ A, sehr hoch. Besteht die Rechtshypertrophie schon seit Geburt, z. B. im Fall einer angeborenen Pulmonalstenose, so ist das EKG meistens pathologisch verändert und von großer diagnostischer Bedeutung. Viel seltener sind die Zeichen der Rechtsherzbelastung bei erworbenen Vitien oder chronischer Lungenerkrankung Eine Sensitivität von 20 % bei einer Spezifität von etwa 95 % wird erreicht, wenn zwei der folgenden Befunde erfüllt sind: R/S-Quotient in V_5 oder $V_6 \leq 1$, S in V_5 oder $V_6 \geq 7$ mm, Haupt-QRS-Achse positiver als 90° und P pulmonale.

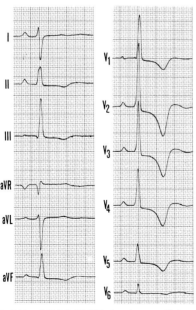

▶ Abb. A.9.22 Typ B einer RVH im EKG bei einem Patienten mit Vorhofseptumdefekt (Ostium secundum) und einem Li/Re-Shunt von 55 %.

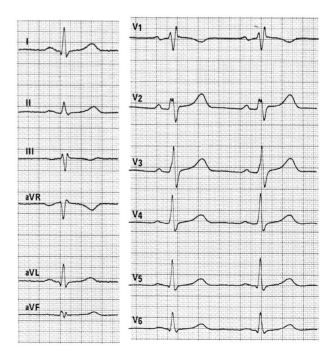

▲ Abb. A.9.21 RVH bei schwerer Pulmonalstenose (Druckgradient 110 mmHg; Typ A).

Wie erwähnt, zeigt das EKG vieler Patienten mit Rechtshypertrophie einen gesplitterten rSR'- oder auch rsr'-Komplex in Ableitung V$_1$ (Typ B der Rechtshypertrophie). Dieser Befund des unvollständigen Rechtsschenkelblockes ist sehr vieldeutig und wird in Kapitel B.9.7.5 näher besprochen. In keinem Fall sollte man alleine aufgrund des Vorliegens eines solchen Befundes auf eine Rechtshypertrophie schließen. Das gleiche gilt für komplette Rechtsschenkelblockbilder, die zwar auch bei Rechtshypertrophie, jedoch auch vollkommen unabhängig davon vorhanden sein können. Die Wahrscheinlichkeit einer Rechtshypertrophie beim Vorliegen eines inkompletten Rechtsschenkelblockes nimmt zu, wenn der terminale R-Ausschlag (R') sehr hoch ist.

9.2.3.4 Biventrikuläre Hypertrophie

Die EKG-Diagnose der bilateralen Kammerhypertrophie bleibt in vielen Fällen unsicher. Häufig finden sich gar keine diagnostischen EKG-Veränderungen, da sich die vektoriellen Abweichungen nach rechts und links gegenseitig neutralisieren, oder weil nur Zeichen der Hypertrophie eines einzelnen Ventrikels, vor allem der Linkshypertrophie (bei ungefähr proportionaler Massenzunahme beider Ventrikel oder bei relativ geringer Rechtshypertrophie) bestehen. Gelegentlich sind im EKG gleichzeitig die Zeichen sowohl der Linkshypertrophie wie der Rechtshypertrophie vorhanden (z. B. hohe R mit diskordantem ST-T-Abschnitt linkspräkordial und hohe R rechtspräkordial oder rSR'-Komplexe in V$_1$). Bei einem Linkshypertrophiebild in den Brustwandableitungen kann eine zusätzliche Rechtshypertrophie vermutet werden, wenn in den Extremitätenableitungen gleichzeitig ein Rechts- oder Steiltyp vorliegt. Meist stehen die linksventrikulären Hypertrophiezeichen im Vordergrund, während lediglich diskrete rechtsventrikuläre Hypertrophiekriterien nachweisbar sind, z. B. tiefes S in I und V$_{5-6}$, R > Q in aVR, negative T in V$_{1-3}$, relativ kleine R in I trotz Linkslage, deutliche S-Zacken in I-III, rsr' oder rSR' in V$_1$ usw..

Tabelle A.9.3 faßt EKG-Kriterien der biventrikulären Hypertrophie zusammen. Die Abbildungen A.9.23 bis A.9.25 zeigen Kurvenbeispiele bilateraler Kammerhypertrophie.

1. Sichere Zeichen sowohl der LVH als auch der RVH (Tabellen A.9.1 und A.9.2)
2. Zeichen der LVH mit Rechts- oder Steillage der elektrischen Herzachse in den Extremitätenableitungen bei negativen T in I-III und Verschiebung der Übergangszone nach links
3. Sichere LVH-Zeichen kombiniert mit einzelnen RVH-Zeichen:
   a) R und R/S in V$_1$ relativ groß
   b) unvollständiger Rechtsschenkelblock (rsr', rSR' oder RSR' und verspäteter OUP in V$_1$)
   c) R > Q in aVR
   d) T negativ und ST gesenkt in V$_{1-3}$, evtl. II und III
   e) S tief in V5-6, evtl. II und III, R klein in I
   f) Übergangszone stark nach links verschoben
   g) Rechtslage
4. Sichere RVH-Zeichen kombiniert mit einzelnen LVH-Zeichen:
   a) R und R/S in V$_{5-6}$ und aVL relativ groß
   b) deutliches Q in V$_{5-6}$, aVL
   c) unvollständiger Linksschenkelblock (verspäteter OUP in V$_{5-6}$)
   d) gleichzeitig große R und S in V$_{1-4}$
   e) T negativ und ST gesenkt in V$_{5-6}$, evtl. I
   f) Linkslage

Tabelle A.9.3 EKG-Kriterien für linksventrikuläre Hypertrophie (siehe auch Abb. A.9.23)

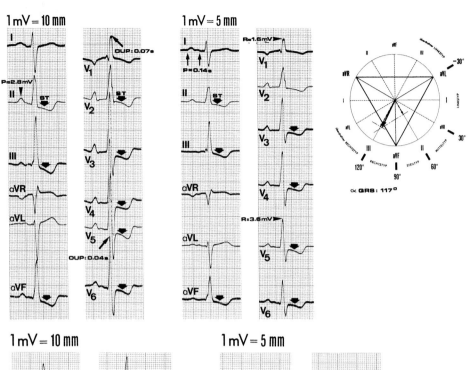

Abb. A.9.23 Typische Merkmale der biventrikulären Hypertrophie und des P cardiale (siehe Text).

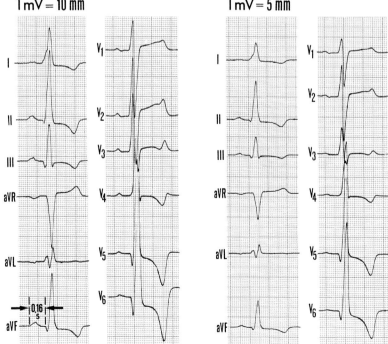

Abb. A.9.24 Das EKG eines Patienten mit hypertropher Kardiomyopathie mit normaler und mit halbierter Eichung. Ausgeprägte biventrikuläre Hypertrophie.

140

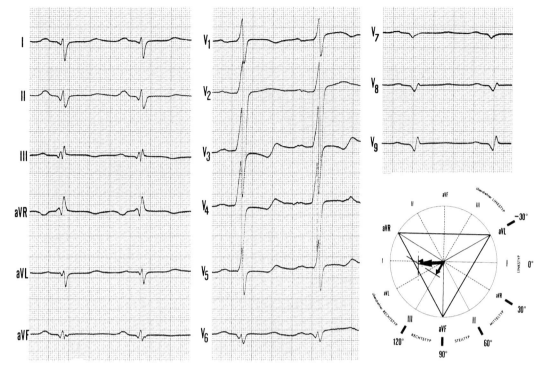

Abb. A.9.25 Biventrikuläre Hypertrophie bei einem Patienten mit Kardiomyopathie. Die Q-Zacken in V_{6-9} sind Zeichen der Septumhypertrophie (das EKG-Bild zeigt Ähnlichkeiten mit einem posterolateralen Infarkt).

Auch für die EKG-Veränderungen bei biventrikulärer Hypertrophie gilt, daß das EKG im Hinblick auf die Diagnostik wenig sensitiv ist. Die größte diagnostische Bedeutung hat in diesem Zusammenhang noch der Befund eines P mitrale in Gegenwart eines der folgenden drei Indikatoren für Rechtshypertrophie:

RS-Quotient in V_5 oder $V_6 \leq 1$, S in V_5 oder $V_6 \geq 7$ mm oder Haupt-QRS-Achse > + 90°. Für diese Kombination errechneten MURPHY et al. eine Sensitivität von 20 % bei einer Spezifität von 94 % entsprechend einer diagnostischen Korrektheit von 77 %.

Literatur

BILGER R, SCHARPF H, REINDELL H (1959): Die Vorhofserregung im Vektorkardiogramm.
Klin Wschr 37:329

BURCH GE (1976): Of the P-R segment depression and atrial infarction.
Am Heart J 91:129

CABRERA EC, MONROY JR (1952): Systolic and diastolic loading of the heart. II. electrocardiographic data.
Am Heart J 43:559

CABRERA EC, GAXIOLA A (1959): A critical re-evaluation of systolic and diastolic overloading patterns.
Progr Cardiovasc Dis 2:219

CHIRIFE R, FERITOSA GS, FRANKL WS (1975): Electrocardiographic detection of left atrial enlargement. Correlation of P-wave with left atrial dimension by echocardiography.
Brit Heart J 37:1281

CHUNG EK, WALSH TJ, MASSIE E (1964): Electrical alternans: A report of 12 cases.
Am J Med Sci 248:212

CINCA J, SASSINE A, DECEUNINCK P, ROCA J, GAGNÉ P, MORENA H, PUECH P (1978): The dependence of T-wave alternans on diastolic resting period duration.
Europ J Cardiol 7:299

COOKSEY JD, DUNN M, MASSIE E (1984): Clinical vectorcardiography and electrocardiography.
Year Book Medical Publishers. Inc., Chicago/London

CSAPO G, WEISSWANGE A, KALUSCHE D, SCHNELLBACHER K (1978): Partial atrial standstill in sick sinus syndrome; intraatrial and AV nodal block with short PR interval.
Europ J Cardiol 8:617

DI BIANCO R, GOTTDIENER JS, FLETCHER RD, PIPBERGER HV (1979): Left atrial overload: A hemodynamic echocardiographic, electrocardiographic and vectorcardiographic study.
Am Heart J 98:478

DOWER GE, HORN HE, ZIEGLER WG (1967): On electrocardiographic autopsy correlations in left ventricular hypertrophy. A simple postmortem index of hypertrophy proposed.
Am Heart J 74:351

FARRÉ J., WELLENS HJJ (1981): The value of the electrocardiogram in diagnosing site of origin and mechanism of supraventricular tachycardia. In: Wellens HJJ, Kulbertus HE (Eds.): What's new in electrocardiography?
Martinus Nijhoff Publ., The Hague, Boston/London S.131

FLOWERS NC, SRIDHAKRAN MR (1981): The P-wave In: Hurst JW (Ed.): Up-date the heart V.
McGraw-Hill, New York S.19

FREIDMAN HS, GOMES JA, TARDIO AR, HAFT JI (1974): The electrocardiographic features of acute cardiac tamponade.
Circ 50:260

FREUNDLICH J, SERENO LR (1959): Auricular infarction.
Am Heart J 57:654

GUBNER R, UNGERLEIDER HE (1943): Electrocardiographic criteria of left ventricular hypertrophy.
Arch Intern Med 72:196

HEINECKER R, GONSKA BD (1992): EKG in Praxis und Klinik. 13. Aufl.
Thieme Stuttgart

HELLERSTEIN HK, VAN DYKE AE (1980): Atrial myocardial infarction: A contemporary view. In: Hurst J. W. (Ed.): The heart. Update IV.
McGraw-Hill Book Co., New York

JOSEPHSON ME, KASTOR JA, MORGANROTH J (1977): Electrocardiographic left atrial enlargement. Electrophysiologic, echocardiographic and hemodynamic correlates.
Am J Cardiol 39:967

KALUSCHE D, ROSKAMM H (1985) Linksschenkelblock (LSB) bei linksventrikulärer Hypertrophie (LVH): Veränderung des Blockbildes nach Aortenklappenersatz.
Z Kardiol 74, Suppl 5:95

KIMURA M, MATSUSHITA S, NAKAHARA KI, MIYAKAWA A, KURAMOTO K (1987): Evaluation of electrocardiographic criteria for left ventricular hypertrophy based on anatomical comparison.
J Electrocardiol. 20(5):369

KLEIN RC, VERA Z, DEMARIA AM, MASON DT (1984): Electrocardiographic diagnosis of left ventricular hypertrophy in the presents of left bundle branch block.

Am Heart J 108:502

LIPMAN BS, DUNN M, MASSIE E (1984): Clinical electrocardiography.
Year Book Medical Publishers Inc., Chicago

MACLEAN WAH, KARP RB, KOUCHOUKOS HT, JAMES TN, WALDO AL (1975): P waves during ectopic atrial rhythms in man, a study utilizing atrial pacing with fixed electrodes.
Circ 52:426

MACRUZ R, PERLOFF IK, CASE RB (1958) A method for the ECG recognition of atrial enlargement.
Circ 17:882

MASHIMA S (1976) Theoretical considerations on the electrocardiogram of ventricular hypertrophy.
J Electrocardiol 9 (2) 133

MASSUMI RA, TAAKKOL AA (1967) Direct study of left atrial P waves
Am J Cardiol 20:331

MILLER DH, EISENBERG RR, KLIGFIELD PD, DEVEREUX RB, CASALE PN, PHILLIPS MC (1983) Electrocardiographic recognition of left atrial enlargement.
J Electrocardiol 16 (l) 15

MORRIS JJ, DUNLAP WM, THOMPSON HK, MCINTOSH HD, ESTES HE (1965): P-wave analysis in the electrocardiographic diagnosis of left ventricular hypertrophy.
Circ 32 (Suppl. II):154

MURPHY ML, THENABADU PN, DESOYZA N, DOHERTY JE, MEADE J, BAKER BJ, WHITTEL JL (1984): Re-evaluation of electrocardiographic criteria for left, right and combined cardiac ventricular hypertrophy.
Am J Cardiol 53:1140

NOBLE LM, HUMPHREY SB, MONAGHAN GB (1984): Left ventricular hypertrophy in left bundle branch block.
J Electrocardiol 17:157

REICHEK N, DEVEREUX RB (1981): Left ventricular hypertrophy: Relationship of anatomic, echocardiographic and electrocardiographic findings.
Circ 63:1391

ROMAN GT, WALSH TJ, MASSIE E (1961): Right ventricular hypertrophy: Correlation of electrocardiographic and anatomic findings
Am J Cardiol 7:481

ROMHILT DW, ESTES EH (1968): A point score system for the ECG diagnosis of left ventricular hypertrophy.
Am Heart J 75:752

ROMHILT DW, BOVE KE, NORRIS RJ (1969): A critical appraisal of the electrocardiographic criteria for diagnosis of left ventricular hypertrophy.
Circ 40:185

SCHAUB F (1965): Grundriß der klinischen Electrocardiographie
Ciba Geigy AG, Basel

SCHWARTZ PJ, MALLIANA A (1975): Electrical alternation of the T-wave: Clinical and experimental evidence of its relationship with the sympathetic nervous system and with the long QT syndrome
Am Heart J 89:45

SILVERMAN ME, SILVERMAN BD (1979): The diagnostic capabilities and limitations of the electrocardiogram. In: Hurst J. W. (Ed.): The heart. Update I.
McGraw-Hill Book Co, New York S.13

SODI-PALLARES D, BISTENI A, HERRMANN GR (1952): Some views on the significance of qR and QR type complexes in right precordial leads in the absence of myocardial infarction
Am Heart J 43:716

SOKOLOW M, LYON TP (1949): The right ventricular complex in right ventricular hypertrophy as obtained by unipolar precordial and limb leads
Am Heart J 38:273

SPODICK DH (1962): Electrical alternation of the heart: Its relation to the kinetics and physiology of the heart during cardiac tamponade.
Am J Cardiol. 10:155

SURAWICZ B (1986): Electrocardiographic diagnosis of chamber enlargement.
JACC 8:711

TALBOT S (1975): Electrical axis and voltage criteria of left ventricular hypertrophy.
Am Heart J 90 (4):420

TERMINI BA, LEE Y (1975): Echocardiographic and electrocardiographic criteria for diagnosing left atrial enlargement.
South Med. J. 68:161

WAGGONER AD, ADJANTHAYA AV, QUINONES MA, ALEXANDER JK (1976): Left atrial enlargement. Echocardiographic assessment of electrocardiographic criteria.
Circ 54:553
WALDO AL, HOFMAN BS, JAMES TN (1980): The relationship of atrial activation to P-wave polarity and morphology. In: Little R. C. (Ed.): Physiology of atrial pacemakers and conductive tissues.
Futura Publishing Co., New York, S. 261

10 EKG bei Herzinfarkt

10.1 Definition, Entstehung, Vorkommen

Der Herzinfarkt ist eine umschriebene Nekrose des Myokards infolge einer kritischen Herabsetzung oder einem völligen Erliegen der Blutversorgung eines Muskelbezirkes. Die Ursache der Störung in der Blutversorgung ist in der Regel der Verschluß einer Kranzarterie.

Der Verschluß entsteht am häufigsten durch Thrombose in einer sklerotischen Koronararterie, durch intramurale (Intima-)Blutung oder akute ödematöse Verquellung eines arteriosklerotischen Plaques. Andere Ursachen sind schwere atherosklerotische Koronarstenosen ohne zusätzliche Thrombose, Stenosierungen an den aortalen Koronarostien, entzündliche Koronararterienveränderungen (Morbus BUERGER, Periarteriitis nodosa usw.) mit und ohne Thrombosen und selten Koronarembolien (z. B. bei Endocarditis lenta, Mitralstenose).

Anamnese, Klinik und das den akuten Infarkt begleitende humorale Syndrom (Leukozytose, Enzymentgleisungen, Senkungsbeschleunigung, Hyperglykämie) erlauben in der Regel durchaus die Infarktdiagnose. Mit dem EKG sind wir aber meist in der Lage, die klinische Diagnose zu objektivieren, die Lokalisation und Ausdehnung des Infarktes zu erfassen und den langfristigen Stadienablauf zu beurteilen. Ferner ermöglicht das EKG, Infarkte mit atypischer oder stummer Symptomatologie zu diagnostizieren oder thorakale Schmerzzustände anderer Genese indirekt zu erhellen. Die frischen Herzinfarkte bilden – neben den Arrhythmien – diejenigen Krankheitszustände des Herzens, bei denen das EKG den größten diagnostischen Wert und klinisch die größte Bedeutung erlangt hat. Bei Mehrfachinfarkt, nicht-transmuralen Infarkten sowie in Gegenwart eines Linksschenkelblockes kann das EKG jedoch auch stumm oder nur nicht-beweisend verändert sein.

10.2 Lokalisation der Infarkte

Myokardinfarkte betreffen in erster Linie die Muskulatur des linken Ventrikels, isolierte rechtsventrikuläre Infarkte sind eine Rarität. Hingegen muß man in bis zu 30 % der Fälle von Hinterwandinfarkt mit einer Beteiligung des rechten Ventrikels rechnen, was den klinischen Verlauf entscheidend mitbeeinflussen kann. Auch Vorhofinfarkte kommen bei Hinterwandinfarkten häufiger als bei Vorderwandinfarkten vor. Die Lokalisation der Infarkte entspricht dem Versorgungsgebiet des betroffenen Astes des Koronararteriensystems (Abb. A.10.1). Die elektrokardiographische Lokalisationsdiagnostik weist gute Übereinstimmung mit den ventrikulographisch nachweisbaren Kontraktionsstörungen aus, insbesondere was die Differenzierung in Vorderwand- und Hinterwandinfarkte angeht. Auch die Infarktgröße läßt sich anhand der beteiligten Ableitungen einigermaßen abschätzen, auch wenn im Einzelfall eine Fehleinschätzung möglich ist.

a) **Der Vorderwandspitzeninfarkt** (ausgedehnter Vorderwandinfarkt) entsteht durch Verschluß des proximalen Anteils des Ramus interventricularis anterior (Abb. A.10.1a) und betrifft die Vorderwand des linken Ventrikels mit dem vorderen Abschnitt des Ventrikelseptums mit oder ohne Einbeziehung des vorderen Papillarmuskels.

b) **Anteroseptale, supraapikale und anterolaterale Myokardinfarkte** entstehen durch Ausfall kleinerer Versorgungsgebiete von Seitenästen des Ramus interventricularis anterior (Abb. A.10.1b). Ein Anterolateralinfarkt kann jedoch auch durch Verschluß eines Seitenastes des Ramus circumflexus zustande kommen.

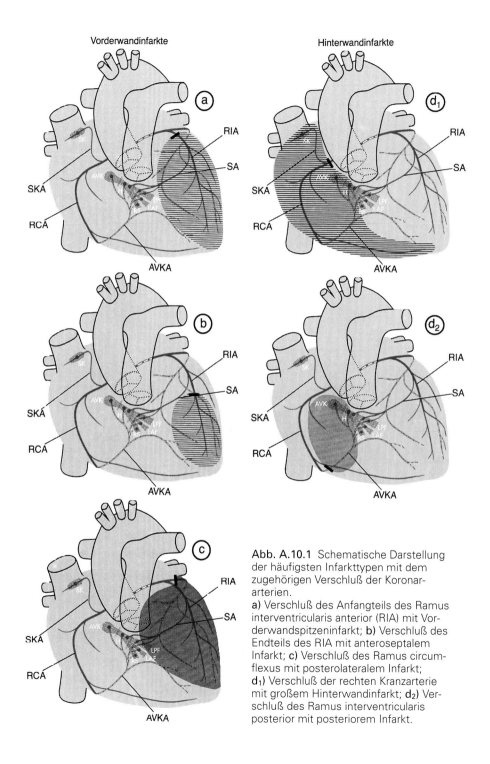

Vorderwandinfarkte

Hinterwandinfarkte

Abb. A.10.1 Schematische Darstellung der häufigsten Infarkttypen mit dem zugehörigen Verschluß der Koronararterien.
a) Verschluß des Anfangteils des Ramus interventricularis anterior (RIA) mit Vorderwandspitzeninfarkt; b) Verschluß des Endteils des RIA mit anteroseptalem Infarkt; c) Verschluß des Ramus circumflexus mit posterolateralem Infarkt; d₁) Verschluß der rechten Kranzarterie mit großem Hinterwandinfarkt; d₂) Verschluß des Ramus interventricularis posterior mit posteriorem Infarkt.

c) **Der Posterolateralinfarkt** betrifft die hinteren lateralen Abschnitte des linken Ventrikels und ist die Folge eines Verschlusses des Ramus circumflexus der linken Kranzarterie (Abb. A.10.1c).

d) **Hinterwandinfarkte** (inferior, posterior, inferoposterior, posterolateral) betreffen neben der Hinterwand des linken Ventrikels häufig auch Teile des rechten Ventrikels sowie die posterioren Abschnitte des Septums. Meistens liegen sie im Versorgungsgebiet der rechten Kranzarterie (Abb. A.10.1d). Bei dominierendem Zirkumflexarteriensystem kann einem solchen Infarkt auch ein Verschluß des Ramus circumflexus zugrunde liegen. Die Mitbeteiligung des hinteren Papillarmuskels ist häufig.

Simultan oder konsekutiv entstehende Verschlüsse mehrerer Äste führen zu

e) **kombinierten oder multiplen Infarkten.** Das Bild eines Rieseninfarktes kann auch durch Verschluß des Hauptstammes der linken Kranzarterie entstehen.

f) **Septuminfarkte** kommen in der Regel zusammen mit Vorder- und Hinterwandinfarkten vor. Isoliert sind sie wahrscheinlich sehr selten und entziehen sich häufig der elektrokardiographischen Diagnostik. Nach SODI-PALLARES geht eine Infarzierung des mittleren Drittels des Septums mit einem Verlust der R-Zacke in V_1 und V_2 sowie der Q-Zacke in V_5 und V_6 einher. Auf eine Infarzierung des unteren Drittels des Septums weist ein R-Verlust in V_3 und V_4 hin, V_1 und V_2 zeigen die normale R-Zacke, in V_5 und V_6 ist entsprechend auch das initiale q erhalten. Eine R-Reduktion in V_3 und V_4 soll auf eine Infarzierung der epikardialen Anteile des rechten unteren Septums hinweisen, während eine intramurale Infarzierung im gleichen Areal zu einem QR-Komplex in V_3 und V_4 führt.

10.3 Typische EKG-Veränderungen bei Herzinfarkt

Unmittelbar mit Beginn eines akuten Myokardinfarktes kommt es zu EKG-Veränderungen, die – im Zusammenhang mit einer entsprechenden Klinik, insbesondere dem anhaltenden Infarktschmerz – die Diagnose erlauben. Die EKG-Veränderungen gehen dabei den serologischen bzw. humoralen Veränderungen voraus, was für die Soforttherapie u. U. von sehr großer Bedeutung ist. Dennoch ist einschränkend zu sagen, daß bei Aufnahme in die Klinik nur bei etwa 50–70 % der Patienten das EKG infarkttypisch verändert ist. Die Sensitivität nimmt dann im Verlauf der ersten zwei Tage bis auf etwa 80 % zu.
Die EKG-Veränderungen beziehen sich auf den QRS-Komplex, die ST-Strecke und die T-Welle, wobei das EKG üblicherweise einen typischen Stadienablauf zeigt. Elektrokardiographisch lassen sich beim transmuralen Myokardinfarkt folgende Stadien abgrenzen: Akutes Stadium, subakutes Stadium (auch Zwischenstadium oder Übergangsstadium) und chronisches Stadium. Dabei ist der zeitliche Ablauf durchaus sehr variabel und geht nicht unbedingt den pathologisch-anatomischen Veränderungen oder auch dem klinischen Verlauf parallel.

10.3.1 ST-T-Alteration

Die infolge des Koronarverschlusses auftretende Myokardischämie, welche nur eine metabolische und funktionelle, nicht aber strukturelle Myokardstörung darstellt, und die Myokardverletzung (»Läsion«, »injury«), welche   147 bereits einer histologisch erkennbaren Myokardreaktion entspricht, alterieren in typischer Weise den ST-T-Abschnitt.

Ischämie- und Verletzungssymptome im EKG sind prinzipiell voll reversibel und bedeuten noch nicht Myokardnekrose.

Die Folge der Ischämie ist eine primäre Veränderung der T-Welle (Abb. A.10.2). Zu Beginn des Infarktes, zum Zeitpunkt der subendokardialen Ischämie, zeigt der Ischämievektor vom Nullpunkt gegen das Zentrum der Ischämie, so daß sich die Positivität von T flüchtig verstärkt (Abb. A. 10.2 a). Die ST-Strecke ist in diesem frühen Anfangsstadium, das klinisch nur selten erfaßt wird, gewöhnlich noch nicht alteriert, eventuell gehoben oder gesenkt. Bei der sich anschließenden transmuralen und auch bei der subepikardialen Ischämie (Perikarditis) ist der Ischämievektor vom Zentrum der Ischämie gegen den Nullpunkt gerichtet (Abb. A.10.2b), so daß in den entsprechenden Ableitungen negative T entstehen. Diese terminalen, **spitz-gleichschenklig negativen oder koronaren T** sind typisch für das Folgestadium des Infarktes, kommen aber auch (vorübergehend) bei Angina pectoris und (weniger flüchtig) bei entzündlichen oder toxischen Myokardstörungen vor.

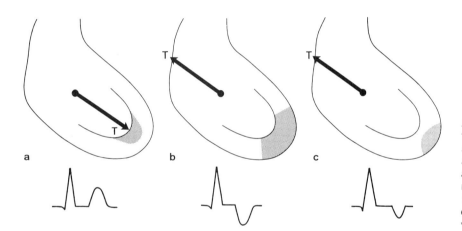

Abb. A.10.2 Das Verhalten des Ischämievektors (T-Vektor) in der Frontalebene und sein »direktes« EKG-Bild (Ableitung I).
a) Subendokardiale Ischämie ganz initial im akuten Stadium des Infarktes; der T-Vektor richtet sich vom Nullpunkt ins Zentrum der Ischämie; **b)** transmurale Ischämie und **c)** subepikardiale Ischämie; der T-Vektor ist vom Zentrum der Ischämie abgewandt.

Die Läsion des Myokards bewirkt – besonders in den Randzonen des infarzierenden Muskelbezirkes – einen **Verletzungsstrom** (»current of injury«), welcher mit einer **monophasischen Deformierung** des EKG (ST-Hebung) identisch ist. Der einer Verminderung der Polarisation entsprechende Läsionsvektor (Abb. A.10.3) zeigt bei transmuraler und auch bei der subepikardialen Verletzung (Perikarditis) vom Nullpunkt gegen das Zentrum der Läsion (Abb. A.10.3b und c) und bei subendokardialer Läsion (Innenschichtinfarkt, Angina pectoris) von der Läsion weg gegen den Nullpunkt hin (Abb. A.10.3a). Im akuten Stadium eines transmuralen Infarktes entsteht daher eine vom absteigenden R-Schenkel hoch abgehende, starke ST-Hebung, die nach oben konvex (Kuppelform) oder plateauförmig verläuft und die T-Zacke mit einbezieht. ST und T verschmelzen zu einer einheitlichen Welle. Im Zwischenstadium lassen sich ST und T wieder differenzieren, indem sich T relativ rasch gegensinnig zur ST-Verlagerung invertiert, ST aber langsamer zur isoelektrischen Linie zurückkehrt. Im Endstadium ist T schließlich negativ in denjenigen Ableitungen, in denen ST gehoben war, und umgekehrt; ST verläuft wieder isoelektrisch.

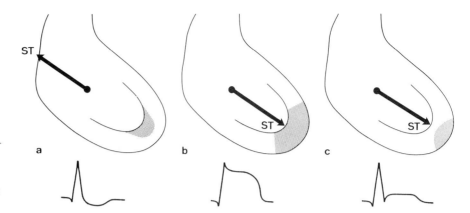

Abb. A.10.3 Das Verhalten des Läsionsvektors (ST-Vektor) in der Frontalebene und sein »direktes« EKG-Bild (Ableitung I). **a)** Subendokardiale Läsion; der ST-Vektor ist von der Läsion abgewandt; **b)** transmurale Läsion und **c)** subepikardiale Läsion; der ST-Vektor zeigt vom Nullpunkt ins Zentrum der Läsion.

10.3.2 QRS-Alteration

Die Veränderung des QRS-Komplexes ist Ausdruck der Muskelnekrose. Der nekrotische Myokardbezirk bewirkt als elektrisch inaktive Zone einen Ausfall der normalerweise in ihm entstehenden QRS-Partialvektoren. Der QRS-Summationsvektor wendet sich infolgedessen durch Überwiegen der Partialvektoren des gesunden Myokards vom Nekrosezentrum gegen den Nullpunkt ab. Es entsteht der »Nekrosevektor« (Q), dessen Richtung mit derjenigen des T-Vektors bei transmuraler Ischämie übereinstimmt und der je nach Lokalisation des Partialvektorausfalls und je nach Projektionsverhältnissen in bestimmten Ableitungen sich sehr deutlich zu erkennen gibt. Bei einem Vorderwandspitzeninfarkt wird der Ausfall der nach links und vorn gerichteten Vektoren durch eine Ablenkung des QRS-Vektors nach rechts und hinten begleitet, so daß in I und aVL sowie in V_{2-5} ein Potentialverlust entsteht. Es kommt in den genannten Ableitungen zu einer Abnahme oder zu einem Verschwinden von R und zum Auftreten eines Q oder zur Zunahme eines bereits vorhandenen Q. In den entgegengesetzten Ableitungen dagegen finden sich Spiegelbilder dieser Deformierungen. Umgekehrt führt der Hinterwandinfarkt durch Ausfall der unten und hinten gelegenen Partialvektoren zu einer Ablenkung der QRS-Vektoren nach oben und vorn, so daß tiefe Q in III, II und aVF und überhöhte R bzw. kleinere S in den präkordialen Ableitungen erscheinen.

Folgende Bedingungen werden an die Q-Zacken gestellt, um als infarkttypisch (**PARDEE-Q;** Harold Ensing Bennett **PARDEE,** 1886–1972, amerikanischer Kardiologe) zu gelten:

– Breite mindestens 0,03 s in den Brustwand- und mindestens 0,04 s in den Extremitätenableitungen;
– je nach Lokalisation der Q-Zacke muß die Tiefe mindestens 1 mm oder > 10 % (in Ableitung I), > 25 % (in Ableitung III und aVF sowie V_2–V_6) und > 50 % von R in Ableitung aVL betragen.

Der Q-Vektor kann durch fibröse Organisation und Schrumpfung im Folgestadium kleiner werden, bei großen Infarkten aber als Restbefund konstant nachweisbar bleiben. In seltenen Fällen verschwindet er vollständig, wenn das elektrisch inaktive Narbengebiet sehr klein ist oder durch das umgebende hypertrophierte Myokard kompensiert wird. Q-Zacken werden unter Umständen durch neue Infarkte entgegengesetzter Lokalisation »neutralisiert«.

149

10.3.3 EKG-Ablauf des Infarktes

Folgende elektrokardiographische Stadien werden beim akuten transmuralen Infarkt beobachtet (siehe auch Abb. A.10.4):

– Zunahme der Amplitude der T-Welle in den infarktorientierten Ableitungen (»Erstickungs-T«); das Auftreten des Erstickungs-T ist die früheste und meistens nur kurz zu beobachtende EKG-Veränderung (a);

– Elevation der ST-Strecke bis hin zur monophasischen Deformierung; es kommt zu einer Verschmelzung des ST-T-Abschnittes. Die Dauer dieser ST-Streckenelevation beträgt in der Regel wenige Stunden bis zwei Tage, sie kann jedoch auch länger, bis zu mehreren Wochen, persistieren (b);

– noch bei bestehender ST-Streckenhebung kommt es in der Regel zur Ausbildung von negativen T-Wellen, wobei die Form der T-Welle als symmetrisch oder spitz gleichschenklig negativ beschrieben wird (terminal negatives T, koronares T; [c]);

– meistens parallel zur Ausbildung des negativen T kommt es zu R-Amplitudenreduktion und Ausbildung von Q-Zacken in den infarktbezogenen Ableitungen, was bis zu R-Verlust und Entstehen von QS-Komplexen gehen kann (d).

Das Übergangsstadium des transmuralen Infarktes ist also charakterisiert durch eine pathologische Q-Zacke oder einen QS-Komplex sowie ein koronares T. Der zeitliche Ablauf, insbesondere des Rückgangs der ST-Streckenelevation, der Amplitudenreduktion der R-Zacke als auch der Entwicklung des Q kann im Einzelfall sehr unterschiedlich sein, ohne daß daraus Schlußfolgerungen, zum Beispiel auf die Infarktgröße, gezogen werden können.

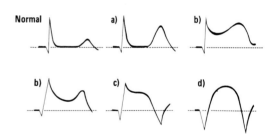

Abb. A.10.4 Stadienablauf des aktuen Herzinfarktes (siehe Text).

Nach YUSUF et al. lassen sich aufgrund des zeitlichen Verlaufs drei Typen differenzieren: Typ A mit voller Q-Zacken-Entwicklung innerhalb von 12 Std. nach Schmerzbeginn; beim Typ B dauert das Durchlaufen der EKG-Stadien bis zu 48 Std. Schließlich wird noch ein Typ C abgegrenzt, bei dem es in der Frühphase zu einem Re-Infarkt kommt. Die große Variabilität des zeitlichen Ablaufs der elektrokardiographischen Stadien wird auch von anderen Untersuchern bestätigt.
Vor allem das Auftreten oder Ausbleiben einer Begleitperikarditis beeinflußt das Verhalten der ST-Strecke.

– Nach Wochen positiviert sich die T-Welle (chronisches Stadium). Die Persistenz der Q-Zacke erlaubt meistens noch nach Jahren die Diagnose eines durchgemachten Herzinfarktes.

Während die unter (a) und (b) angeführten EKG-Veränderungen Ausdruck von Ischämie und Verletzung und unter Umständen noch voll reversibel sind, zeigen die unter (c) und (d) dargestellten EKG-Veränderungen den Zelltod des infarzierten Areals an. In den infarktbezogenen Ableitungen kommt es neben den oben beschriebenen morphologischen EKG-Veränderungen auch zu Veränderungen der QT-Dauer. In den ersten 12 Std. ist die Frequenz-korrigierte QT-Dauer in der Regel verkürzt, um sich dann deutlich (um 20 %) zu verlängern. Nach dem 2. Tag kommt es dann zu einer allmählichen QT-Normalisierung. Ist die korrigierte QT-Zeit bereits bei Aufnahme deutlich verlängert, scheinen elektrische Komplikationen wie das Auftreten ventrikulärer Tachykardien oder gehäufter ventrikulärer Extrasystolen häufiger zu sein.

Die in Abb. A.10.4 gezeigten Veränderungen des Stromkurvenverlaufs bei akutem Herzinfarkt werden als direkte elektrokardiographische Infarktzeichen bezeichnet und werden von solchen Ableitungspunkten registriert, die auf das Infarktareal hinzeigen. Reziproke Veränderungen finden sich häufig in solchen Ableitungen, die den dem Infarktgebiet gegenüberliegenden Myokardbezirk erfassen.

10.3.4 EKG bei Behandlung mit Fibrinolytika (Lysetherapie)

Die intravenöse Lysetherapie darf als gesicherte Behandlung für die meisten Patienten mit akutem Myokardinfarkt gelten. Das 12-Kanal-EKG eignet sich dazu, den Erfolg der thrombolytischen Behandlung abzuschätzen: Bei Erreichen eines guten antegraden koronaren Blutflusses kommt es im Mittel nach 16 (±14) Minuten zu einem Rückgang der ST-Streckenhebung um mehr als 50 %, während dies bei Patienten ohne Wiedereröffnung des Gefäßes innerhalb von 3 Stunden nicht zu beobachten ist.

Sehr häufig beobachtet man im Zusammenhang mit erfolgreicher Lysetherapie (Reperfusion des ischämischen Myokards) beschleunigte idioventrikuläre Rhythmen (Inzidenz ca. 50 %) und plötzliche passagere Sinusbradykardie in ca. 25 % der Fälle. Um diese prognostisch wichtigen Informationen zu erhalten ist es von großer Bedeutung, während der Lysetherapie und danach häufige Elektrokardiogramme anzufertigen und nicht nur eine Untersuchung vor und z.B. 3 Stunden nach der Lyse durchzuführen.

10.4 Überlagerung des Infarkt-EKG

Das Infarktbild im EKG kann überdeckt werden durch vorbestehende Abnormitäten (Schenkelblock, Hypertrophiekurven, WPW-Syndrom usw.) oder durch im Anschluß an den frischen Infarkt aufgetretene Komplikationen (Schenkelblock, Perikarditis, Kammertachykardien, AV-Block usw.).
In diesen Fällen wird die Diagnose des Infarktes unter Umständen erschwert. Wertvolle Hinweise vermögen Verlaufsbeobachtungen oder Vergleiche mit früheren EKG zu liefern.
Bei ausgeprägter Linkshypertrophie mit sehr tiefer S- und kleiner r-Zacke sowie ST-Hebung in V_{2-4} manifestiert sich ein transmuraler anteroseptaler Infarkt eventuell nur durch ausgesprochen spitze T-Negativitäten in den genannten Ableitungen. Weitere Zeichen wären versenkte oder nach links wieder abnehmende bzw. plötzlich fehlende R-Zacken.
Ein WPW-Syndrom kann einen Herzinfarkt maskieren (Abb. A.10.5), auf der anderen Seite können tiefe negative Delta-Wellen als »Q-Zacken« fehlinterpretiert werden. In Gegenwart einer posteroseptalen akzessorischen Leitungsbahn, die regelmäßig zu negativen Deltawellen in den inferioren Ableitungen führt, lautet dann die Fehldiagnose »Hinterwandinfarkt« (Abb. A.10.6). Durch Injektion von Ajmalin (z.B. 50 mg Gilurytmal i.v.) kann die akzessorische Bahn blockiert werden, so daß dann der Infarkt sichtbar wird oder das EKG sich normalisiert (Abb. A.10.5).
Auf die diagnostischen Schwierigkeiten bei der Kombination Schenkelblock und Infarkt wird weiter unten ausführlich eingegangen.

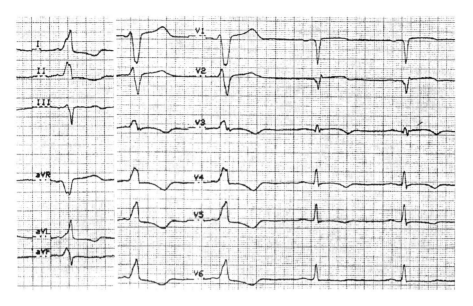

Abb. A.10.5 Maskierung eines Myokardinfarktes durch eine Präexzitation. Die Extremitätenableitungen und auch die ersten beiden Aktionen der Brustwandableitung zeigen ein typisches Präexzitationssyndrom mit re.-seitig lokalisierter akzessorischer Leitungsbahn. Unter dem Einfluß von 50 mg Ajmalin kommt es zu einem antegraden Block im akzessorischen Bündel und Übergang auf normale AV-Knoten-Leitung. Jetzt ist gut der subakute anteroseptale Infarkt sichtbar.

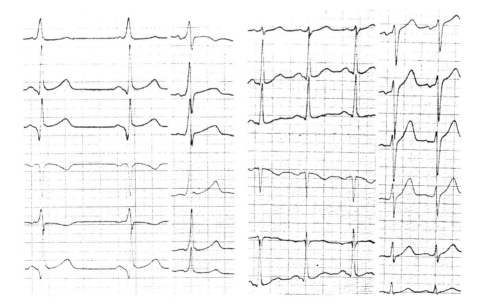

Abb. A.10.6 Fehldiagnose Hinterwandinfarkt bei WPW-Syndrom. Das Ruhe-EKG zeigt tiefe Q-Zacken in (II), III und aVF. Die PQ-Zeit ist auf 100 ms verkürzt. In den Brustwandableitungen auffallend hohe und plumpe R-Zacken in V_2 und V_3, angedeutet Deltawellen.

Unter Belastung (Herzfrequenz 110/min.) Zunahme der PQ-Zeit auf 120 ms, Veränderung des Lagetyps und weitgehendes Verschwinden der Q-Zacken. Normalisierung des EKGs in den Brustwandableitungen. Die Normalisierung des EKGs ist durch Übergang von Leitung über die akzessorische Bahn auf Leitung über den AV-Knoten zu interpretieren.

Periinfarction block: Da die ventrikuläre Leitung wegen des Infarktes oft abnorme (muskuläre) Wege geht, in den Randzonen durch metabolische und andere Störungen verlangsamt ist und auch die nekrosebedingte Ablenkung der QRS-Vektoren zu »verspäteter« Projektion auf die das direkte Infarktbild zeichnenden Ableitungen führen kann, ist QRS nicht selten verbreitert (Abb. A.10.7 und A.10.8).

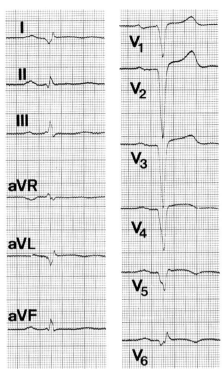

▲ Abb. A.10.7 »Periinfarction block« (QRS-Verbreiterung auf 0,12 s durch breite Q- und rudimentäre plumpe R-Zacken; siehe V₅ und V₆)

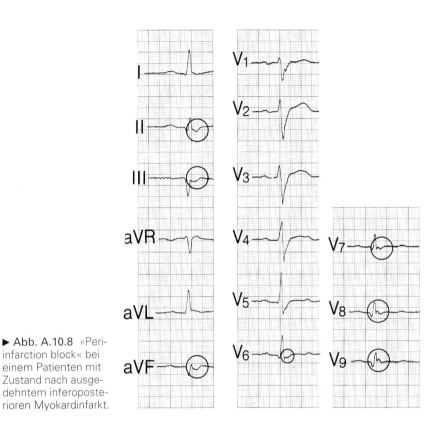

► Abb. A.10.8 »Periinfarction block« bei einem Patienten mit Zustand nach ausgedehntem inferoposterioren Myokardinfarkt.

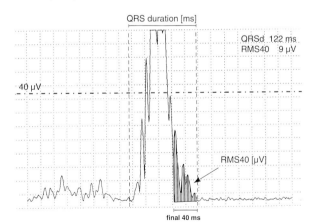

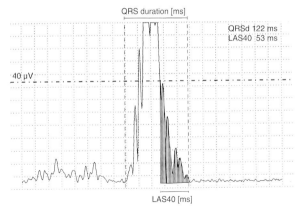

▲ Abb. A.10.9 Spätpotentialanalyse nach transmuralem Herzinfarkt.
Positiver Nachweis von Spätpotentialen: Die Breite des gefilterten QRS-Komplexes (Vectormagnitude) beträgt 122 ms, RMS 40 nur 9 µV, und die LAS 40 ist auf 53 ms verlängert. (Wegen der Begriffsdefinitionen s. Kapitel A.2.6 und Abb. A.4.14).
(Abb. reproduziert aus Makijärvi et al.: Non-invasive electrocardiology. Mit freundlicher Genehmigung des Autors und Verlages).

Es wird vermutet, daß die mittels Signal-averaging-Technik gefundenen Spätpotentiale (»late potentials«) (Abb. A.10.9) Folge des gleichen elektrophysiologischen Mechanismus sind (s. Kap. 4.2.6). Das Zusammentreffen eines Myokardinfarktes mit einer faszikulären Leitungsstörung sollte nicht als Periinfarction block gekennzeichnet werden.

10.5 EKG-Bilder der verschiedenen Infarkttypen

10.5.1 Vorderwandspitzeninfarkt »ausgedehnter Vorderwandinfarkt«
(Abb. A.10.10 bis A.10.14)

Die direkten Infarktveränderungen finden sich in I, aVL und V_2 bis V_{4-6}, die indirekten in III und aVF; II verhält sich häufiger wie I, seltener wie III.

Im akuten Stadium bestehen in I, aVL und V_{2-4} eine ST-Hebung, welche T miteinbezieht, und ein deutliches Q oder ein vollständiger Potentialverlust (fehlende R- bzw. rein negative QS-Komplexe). In III, aVR, aVF ist ST spiegelbildlich muldenförmig gesenkt und T abgeflacht. Die QRS-Komplexe in I und aVL sind nicht selten gesplittert (M-Form) und geringgradig verbreitert.

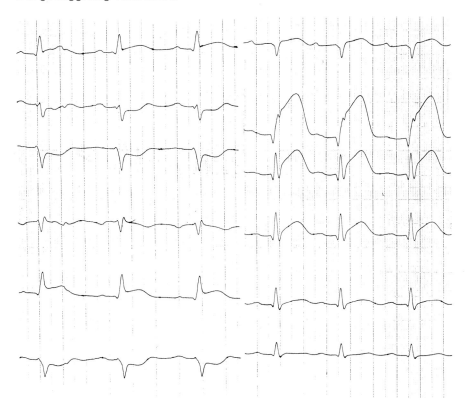

Abb. A.10.10 Ausgedehnter Vorderwandinfarkt im Akutstadium: Es finden sich ausgeprägte ST-Hebungen, z.T. im Sinne monophasischer Deformierung in V_2 bis V_4, geringer in V_5, V_6, I und aVL. In III und aVF sind spiegelbildlich ST-Streckensenkungen zu erkennen. In V_2 bis V_4 beginnende Q-Zacken-Bildung.

Im subakuten Stadium wird ST iso-elektrisch, T in I, aVL und V_{2-6}, eventuell auch in II (spitz-negativ koronares T), in III stark positiv.

Im Endstadium bleiben präkordial endständig negative T und kleine r (eventuell nach einem mehr oder weniger deutlichen Q) oder reine QS-Komplexe, in I und aVL breite, tiefe Q und spitz-negative T, in III und aVF überwiegende S-Zacken bisweilen definitiv bestehen. Manchmal normalisiert sich der Kammerendteil vollständig.

Für die Diagnose des Vorderwand-spitzeninfarktes spielen die Brustwandableitungen eine überragende Rolle. Bei vorwiegend sagittaler Orientierung der pathologisch abgelenkten Vektoren gestatten sie allein die sichere Diagnose, während die Extremitätenableitungen eventuell gar nicht oder nur geringgradig verändert werden. Dies gilt vor allem für die Erkennung des alten Vorderwandinfarktes. Je weiter sich der Infarkt nach links, d. h. auf die freie Wand des linken Ventrikels ausdehnt, desto häufiger und stärker sind auch I und aVL sowie 5–6 betroffen. Q-Zacken in I, aVL und V_{2-5} > 0,03 s oder QS-Komplexe in I, aVL und V_{2-5} gelten als Residuen eines alten Vorderwand-spitzeninfarktes.

▶ **Abb. A.10.11** Vorderwandspitzeninfarkt (Q-Zacken bzw. QS-Komplexe in den Ableitungen I, aVL und in V_{2-6}) mit Herzwandaneurysma (ST-Hebung in V_{2-5}); zusätzlicher Verdacht auf einen inferioren Infarkt (Q-Zacke in II, grenzwertige Q-Zacke in III, aVF).

▼ **Abb. A.10.12** EKG-Zeichen eines Herzwandaneurysma (ST-Elevationen) bei ausgedehntem Vorderwandinfarkt; das Röntgenbild zeigt eine deutliche Aneurysmabildung am linken Herzrand oberhalb der Herzspitze.

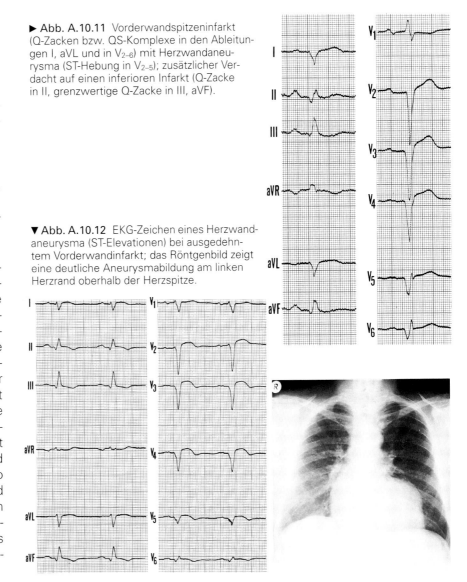

10.5.2 Anteroseptaler Infarkt
(Abb. A. 10.15 bis A. 10.17)

Seine Diagnose ist gewöhnlich nur aus den Brustwandableitungen möglich. Die Extremitätenableitungen zeigen wegen der rein sagittalen Projektion der pathologischen Vektoren keine oder keine gesetzmäßigen Veränderungen (z. B. nur leichte ST-Hebung und T-Abflachung in I oder aVL). In (V_1) V_{2-3}, seltener auch in V_4, erscheinen QS-Kom-

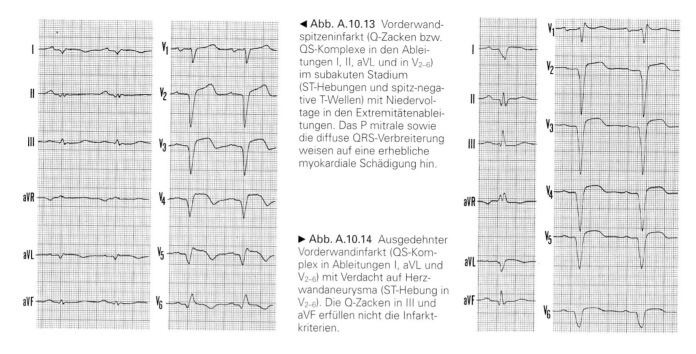

◄ **Abb. A.10.13** Vorderwand-spitzeninfarkt (Q-Zacken bzw. QS-Komplexe in den Ableitungen I, II, aVL und in V_{2-6}) im subakuten Stadium (ST-Hebungen und spitz-negative T-Wellen) mit Niedervoltage in den Extremitätenableitungen. Das P mitrale sowie die diffuse QRS-Verbreiterung weisen auf eine erhebliche myokardiale Schädigung hin.

► **Abb. A.10.14** Ausgedehnter Vorderwandinfarkt (QS-Komplex in Ableitungen I, aVL und V_{2-6}) mit Verdacht auf Herzwandaneurysma (ST-Hebung in V_{2-6}). Die Q-Zacken in III und aVF erfüllen nicht die Infarktkriterien.

plexe oder Q-Zacken, fehlen oder verkleinern sich die R und negativieren sich die T, während QRS und T in V_{5-6} intakt bleiben. Die üblicherweise vorhandenen kleinen Q-Zacken in V_5 und V_6 verschwinden. Die monophasische Deformierung (ST-Hebung) ist meist flüchtig oder wenig ausgeprägt und der Ablauf (T-Negativierung) relativ rasch. Als Residuum eines alten anteroseptalen Infarktes finden wir die QS-Komplexe oder Q-Zacken > 0,03 s in Ableitung V_{2-3} oder V_{2-4}, bei kleinerer Infarzierung lediglich eine R-Reduktion in diesen Ableitungen. Der Anteroseptalinfarkt entspricht häufig nur einer umschriebenen, selten ausgedehnten anterior gelegenen nekrotischen Wandpartie des linken Ventrikels und des vorderen Septumabschnittes (Abb. A.10.1b). Liegt der Infarkt relativ hoch, erlaubt das EKG unter Umständen nur in den um einen Interkostalraum höher plazierten Ableitungen (V_{2c3-4}, V_{4c4-5}, V_{5c4-5}) eine sichere Diagnose.

10.5.3 Anterolateraler Infarkt
(Abb. A.10.18 und Abb. A.10.19)

Der anterolaterale Infarkt im Versorgungsgebiet eines Seitenastes des Ramus interventricularis anterior oder des Ramus circumflexus (Abb. A.10.1c) zeigt die direkten Infarktzeichen am deutlichsten in V_{5-6}, oft in I und aVL, die sich vor allem bei Befall der basisnahen, hochlateralen Partie des linken Ventrikels verändern. Restbefund ist in diesen Ableitungen eine Q-Zacke > 0,03 s.

Der hochgelegene Lateralinfarkt manifestiert sich nicht selten überhaupt nur in aVL in diagnostisch signifikanter Weise. Höher oder weiter links angelegte Brustwandableitungen vermögen manchmal auch hier die Diagnose zu sichern. Ein isoliertes Q in aVL ist andererseits ein sehr unspezifischer Befund und geht nur in etwa 30 % der Fälle mit einer Kontraktionsstörung der hohen Seitenwand einher.

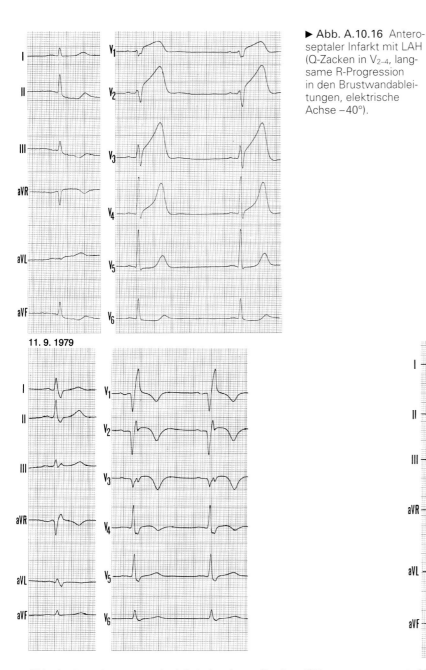

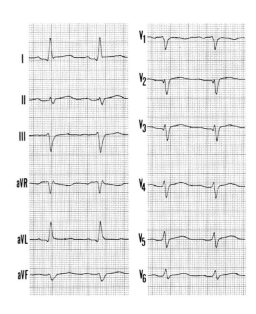

► Abb. A.10.16 Antero-septaler Infarkt mit LAH (Q-Zacken in V_{2-4}, langsame R-Progression in den Brustwandablei-tungen, elektrische Achse −40°).

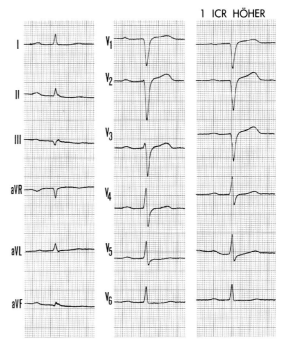

▲ Abb. A.10.15 Anteroseptaler Infarkt im akuten Stadium (ST-Hebung und überhöhte T-Wellen in V_{1-4}; ST-Senkung in II, III und aVF) und zehn Tage später nach Ausbildung des Rechtsschenkel-blockes (Infarkt-Q in V_{1-3}, spitz-negative T-Wellen in V_{1-4}).

▲ Abb. A.10.17 Hochliegender anteroseptaler Infarkt (langsame R-Entwicklung in V_{2-3}). In den Brustwand-ableitungen mit einem Interkostalraum höher; typische Zeichen eines anteroseptalen Infarktes (QS in V_{2-3}).

157

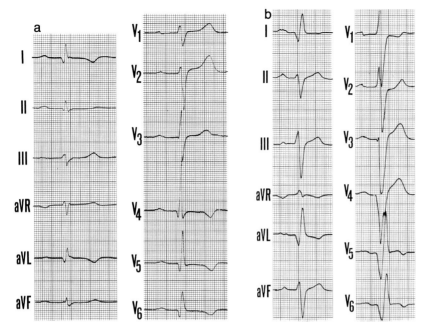

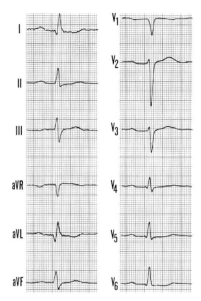

Abb. A.10.18 **a)** Anterolateraler Infarkt (Q-Zacken in I, aVL, V₄₋₆); **b)** anterolateraler Infarkt mit LAH.

Abb. A.10.19 Hochliegender Lateralinfarkt (Q-Zacke in I, aVL).

10.5.4 Inferiorer Infarkt
(Abb. A.10.20 bis A.10.23)

Die Brustwandableitungen sind wegen der entgegengerichteten Infarktlokalisation wenig aufschlußreich, wenn die Nekrose nicht bis in die posterolaterale Spitzenregion reicht oder präkordial indirekte Infarktbilder erscheinen läßt. Diagnostisch entscheidend ist das Extremitäten-EKG.

Das direkte akute Infarktbild – ST-Hebung, T-Inversion, Infarkt-Q – projiziert sich bei überwiegend diaphragmaler Lokalisation auf II, III, aVF und Ableitung D nach NEHB. Die letztere wird unter Umständen besonders stark alteriert. Bei ca. 40 % der Patienten mit inferiorem Herzinfarkt treten gleichzeitig Repolarisationsstörungen im Sinne von ST-Streckensenkung und präterminal-negativer T in den anteroseptalen Abbildungen auf. Diese Kammerendteilveränderungen reflektieren entweder eine gleichzeitig bestehende anteroseptale Ischämie, die in der Regel durch eine hochgradige Stenose des Ramus interventricularis anterior hervorgerufen wird, oder aber sind Ausdruck eines sehr ausgedehnten, inferoposterioren Herzinfarkts. In jedem Fall ist das Vorhandensein zusätzlicher ST-Streckensenkungen in den Brustwandableitungen als ein prognostisch ungünstiges Zeichen zu werten.

Im subakuten und chronischen Stadium sind breite, plumpe und tiefe Q-Zacken und terminal negative T in III, aVF, Nehb D, eventuell in II, V₅₋₇ nachweisbar. Normalisieren sich die T-Wellen, läßt sich der durchgemachte Infarkt nur noch an einem mehr oder weniger typischen Q oder an einem aufgesplitterten, kleinen QRS-Komplex in III, aVF, II und Nehb D erkennen. Solche Kurven sind bei stummer Anamnese nicht immer sicher zu deuten, da relativ tiefe Q in III auch bei ausgeprägter Linkslage (QS), bei Rechtslage (qR), bei Schwangerschaft, Adipositas usw., also bei Herzgesunden, vorkommen.

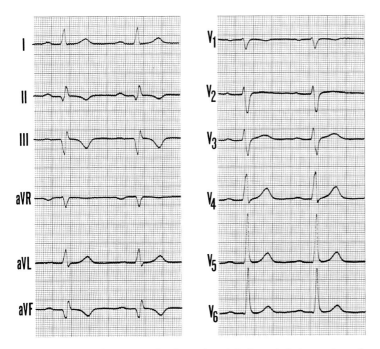

▲ Abb. A.10.22 Subakutes Stadium eines inferioren Infarktes mit noch mäßiger ST-Hebung und spitz-negativen T-Wellen in den entsprechenden (II, III, aVF) Ableitungen.

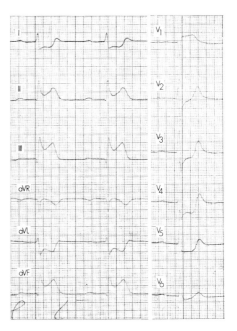

▲ Abb. A.10.20 Akuter inferiorer Herzinfarkt: ausgeprägte ST-Elevation in II, III und aVF; die ST-Hebung in V_1 spricht für eine Mitinfarzierung des rechten Ventrikels; die ausgeprägten Repolarisatonsstörungen in den Brustwandableitungen können Ausdruck einer begleitenden Vorderwandischämie oder einer Beteiligung der posterioren Hinterwand sein (s. Text).

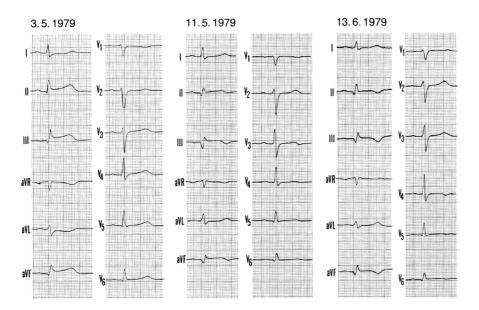

3. 5. 1979   11. 5. 1979   13. 6. 1979

◄ Abb. A.10.21 EKG-Ablauf eines inferioren Infarktes.
3. 5. 79: akutes Stadium mit Q-Zacken, ST-Hebungen, hohen T-Wellen in Ableitungen II, III, aVF, ST-Senkungen in I und aVL; 11. 5. 79: subakutes Stadium mit Q-Zacken und geringen ST-Änderungen in den erwähnten Ableitungen und Ausbildung einer biphasischen T-Welle in II, III und aVF; 13. 6. 79: Übergang in chronisches Stadium: Q-Zacken, noch minimale ST-Hebungen und spitz-negative T-Wellen in Ableitungen II, III und aVF.

Unter folgenden Bedingungen darf ein Q_{III} als pathologisch bewertet werden:

a) Q_{III} muß größer als $1/4$ der größten positiven Schwankung in III sein und die Dauer mindestens 0,04 s betragen.
b) In I darf gleichzeitig keine S-Zacke vorhanden sein, es darf kein Rechtstyp vorliegen.
c) Bestehen gleichzeitig breite und tiefe Q in II und aVF oder ein spitz-negatives T in II, III und aVF, ist Q_{III} mit größter Wahrscheinlichkeit infarktbedingt.
d) Ein in der Ableitung D nach NEHB festgestelltes Q oder eine terminale T-Negativität in der gleichen Ableitung sprechen für die Infarktätiologie eines Q_{III}.
e) Q_{III} soll in tiefer Inspiration nicht wesentlich kleiner werden oder ganz verschwinden (Abgrenzung des Q_{III} bei Linkslage; Abb. A.10.23), obwohl Atemvariabilität der Q-Zacke auch bei gesicherten Infarkt-Q vorkommt.
f) Die dem Q_{III} nachfolgende R-Zacke muß groß sein (mindestens 0,5 mV). Falls R kleiner ist, muß Q_{III} stark verbreitert sein (mehr als 0,04 s).

Über die Differentialdiagnose zwischen akutem Cor pulmonale und Hinterwandinfarkt siehe Kapitel A.14.1.

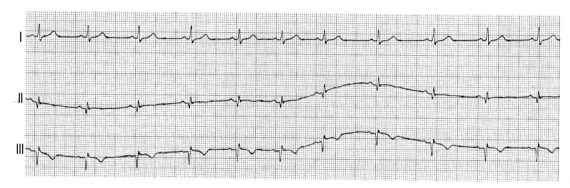

Abb. A.10.23
Gegenüber der lagebedingten Q-Zacke in Ableitung III ändert sich die infarktbedingte Q-Zacke bei In- und Exspiration nicht; siehe auch Abb. A.8.22.

10.5.5 Posteriorer Infarkt (Abb. A.10.24)

Die EKG-Diagnose des reinen posterioren Infarktes ist nicht einfach, bei Vorhandensein einer rechtsventrikulären Hypertrophie oder eines Rechtsschenkelblockes oft auch unmöglich. Eine Q-Zacke erscheint erst in den erweiterten linkspräkordialen Ableitungen V_9 oder V_{8-9}, wo sie bei einer Tiefe von $1/3$ des zugehörigen R-Potentials pathognomonisch ist. Beim Ausschluß einer RVH und eines RSB ist eine R-Zacke von > 0,04 s und eine R/S-Ratio von > 1 in V_{1-2} auch als Zeichen eines posterioren Infarktes zu bewerten (Abb. A.10.20). Weiterer Hinweis für einen posterioren Potentialverlust ist der Amplitudensturz der R-Zacke, d. h. eine Abnahme des R-Potentials von 50 % zwischen den Ableitungen V_{4-5} oder V_{5-6}. Die Diagnose des posterioren Infarktes kann durch hohe spitz-positive T-Wellen in V_{1-2} oder symmetrische negative T-Wellen in V_{7-9} erleichtert werden.

10.5.6 Inferoposteriorer Infarkt

Der inferiore Infarkt dehnt sich nicht selten auf die posteriore Herzwand aus. In diesen Fällen findet man neben den typischen Zeichen des diaphragmalen Infarktes die oben beschriebenen Hinweise auf einen posterioren Potentialverlust (Abb. A.10.25).

Abb. A.10.24 Posteriorer Infarkt (breite, hohe R-Zacke in V_{1-3}; R/S-Ratio >1 in V_1, überhöhte rechtspräkordiale T-Wellen, Amplitudensturz in V_{4-5} und V_{5-6}, QS-Komplexe in V_{7-9}).

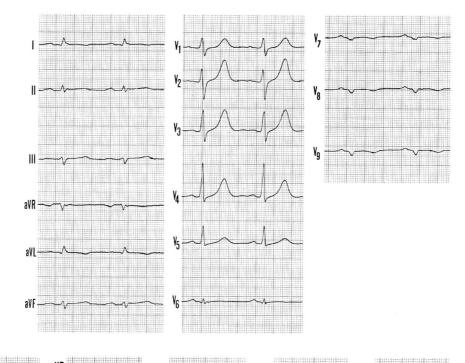

Abb. A.10.25 Inferoposteriorer Infarkt (Q-Zacke in den Ableitungen II, III, aVF, V_{8-9}, hohe breite R-Zacken in V_{1-3}).

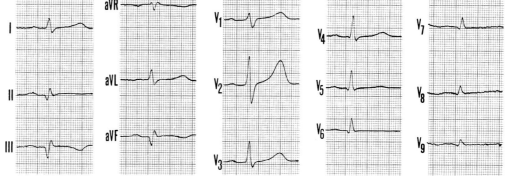

10.5.7 Posterolateraler Infarkt
(Abb. A.10.22)

Dieser wird bei infarkttypischen Veränderungen in V_{5-9}, II, ND (NEHB-D-Ableitung) und aVF sowie bei hoher Lage auch in aVL diagnostiziert. Die Veränderungen sind meist nicht sehr markant oder bestehen sogar nur aus spitz- und tief-negativen T. Nicht selten dehnt sich ein inferiorer Hinterwandinfarkt in die posterolaterale Region aus und verursacht Infarkt-Q, ST-Hebung und nachfolgend T-Negativität auch in V_{5-9}.

Anterolateraler, posterolateraler und sogenannter Spitzeninfarkt (direkte Veränderungen in V_{4-5}, I) lassen sich nicht immer scharf differenzieren, da sich beim Lateralinfarkt die Nekrose je nach Größe und arteriellem Versorgungstyp bald mehr vor, bald mehr hinter der Spitze entwickelt. Im allgemeinen sind es wenig ausgedehnte Infarzierungen mit klinisch guter Prognose, raschem Stadienablauf, nur gering ausgebildeten und auf wenige Ableitungen (V$_{5-7}$ und aVL) lokalisierten EKG-Veränderungen. Die posteriore Beteiligung wird gelegentlich erst deutlich, wenn V$_{7-9}$ einen oder zwei ICR tiefer registriert wird.

10.5.8 Inferolateraler Infarkt (Abb. A.10.27)

Bei Infarktausdehnung nach tief lateral finden sich direkte Infarktbilder auch in V$_{5-7}$, nach hoch lateral auch in I und aVL (Abb. A.10.23) in Form von Q-Zacken > 0,03 s.

10.5.9 Beteiligung des rechten Ventrikels

Der rechte Ventrikel ist bei 25–35 % der Patienten mit Hinterwandinfarkt in das Infarktgeschehen miteinbezogen. Isolierte rechtsventrikuläre Infarkte sind sehr selten und werden vor allem bei solchen Patienten gefunden, die gleichzeitig eine ausgeprägte rechtsventrikuläre Hypertrophie, z. B. auf dem Boden einer chronischen Lungenerkrankung, aufweisen. Als EKG-Kriterien bzw. Hinweise auf Beteiligung des rechten Ventrikels sind zu werten: Passagere ST-Streckenelevation in VI (Abb. A.10.20), ST-Streckenelevation in den erweiterten rechtspräkordialen Ableitungen, wobei der Befund einer ST-Elevation von mehr als 0,1 mm in der Ableitung V$_{4R}$ eine besonders hohe Sensitivität besitzt. Die Erkennung der rechtsventrikulären Beteiligung bei Hinterwandinfarkt ist häufig von großer Wichtigkeit, da das klinische Bild einige Besonderheiten, insbesondere das häufige Auftreten von Rechtsherzinsuffizienzzeichen, aufweist.

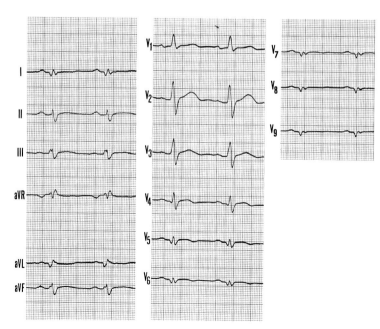

Abb. A.10.26 Posterolateraler Infarkt (Q-Zacken in I, aVL, V$_{5-9}$; hohe, breite R-Zacken in V$_{1-3}$; R/S-Ratio in V$_{1-2}$ >1)..

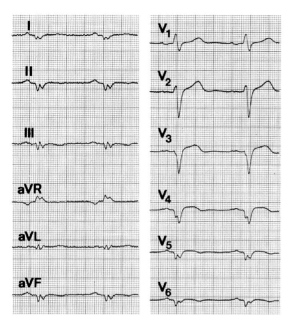

Abb. A.10.27 Ausgedehnter inferolateraler Infarkt (Q-Zacken bzw. QS-Komplexe in Ableitungen I, II, III, aVF, V₃–₆).

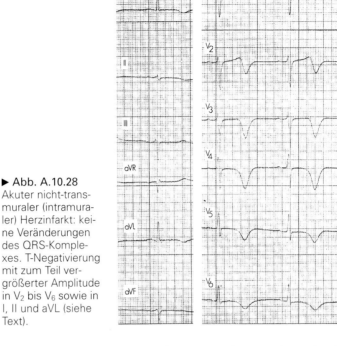

▶ Abb. A.10.28
Akuter nicht-transmuraler (intramuraler) Herzinfarkt: keine Veränderungen des QRS-Komplexes. T-Negativierung mit zum Teil vergrößerter Amplitude in V_2 bis V_6 sowie in I, II und aVL (siehe Text).

Mit Ausbildung des Infarktes kommt es auch rechts-präkordial zum Auftreten von Q-Zacken, die normalerweise in $V_{3R'}$ nur in ca. 1 %, in $V_{4R'}$ in ca. 4 % der Fälle beobachtet werden.

10.6 Nicht-Q-Zacken-Infarkte

(subendokardialer Infarkt, nicht-transmuraler Infarkt, intramuraler Infarkt)

Die klinische Diagnose eines subendokardialen, nicht-transmuralen oder intramuralen Myokardinfarktes wird gestellt, wenn im Zusammenhang mit einem entsprechenden klinischen Bild (Infarktschmerz, Anstieg infarkttypischer Enzyme) das EKG nur Veränderungen des ST-T-Abschnittes aufweist, während der QRS-Komplex nicht betroffen ist. Entwickeln sich jedoch im Zusammenhang mit dem klinischen Infarktbild pathologische Q-Zacken, so wird von einer transmuralen Infarzierung gesprochen. Diese Differenzierung ist eigentlich nicht haltbar und simplifiziert die tatsächlichen Verhältnisse: So können bereits kleine subendokardiale Infarkte zu Q-Zacken im Oberflächen-EKG führen, während auf der anderen Seite ausgedehnte, die Wand penetrierende Infarkte ohne Veränderung der QRS-Gruppe bleiben können. Diese Verhältnisse wurden durch eine Vielzahl pathologisch-anatomischer Untersuchungen nachgewiesen. Korrekter wäre es deshalb, Q-Zacken-Infarkte von Nicht-Q-Zacken-Infarkten abzugrenzen.

Die »typischen« EKG-Veränderungen beim sogenannten subendokardialen bzw. nicht-transmuralen Myokardinfarkt bestehen in ST-Streckensenkungen in praktisch allen Ableitungen außer aVR und V_1, die T-Welle ist in der Regel negativ und weist eine vergrößerte Amplitude auf (Abb. A.10.28, A.10.29, A.10.31). Die EKG-Veränderungen persistieren für eine individuell sehr unterschiedliche Zeit; sie können nach 24 Stunden wieder verschwunden sein oder auch nach Monaten noch nachweisbar bleiben.

Nicht selten sieht man akut auch ST-Strecken-Elevationen, denen dann jedoch keine Q-Zacken-Entwicklung folgt. Statt dessen bilden sich nach Stunden oder auch erst Tagen typische T-Negativierungen aus. Dabei gibt es elektrokardiographische Zwischenstadien, in denen praktisch keine pathologischen EKG-Veränderungen vorhanden sind, was dann zur Fehldiagnose »Ausschluß eines akuten Herzinfarkts« Anlaß sein kann. Bei entsprechender Klinik ist also die Anfertigung konsekutiver EKGs zur Verlaufsbeobachtung und Diagnosestellung u. U. von großer Wichtigkeit.

10.7 Infarktrezidive und multiple Infarkte

Verschieden lokalisierte (z. B. Anteroseptalinfarkt und Hinterwandinfarkt), rezidivierende oder sehr umfangreiche Infarkte (z. B. der Infarkt der ganzen Vorderwand und lateralen Hinterwand infolge Verschlusses der linken Koronararterie) führen zu kombinierten Infarktbildern (Abb. A.10.30 bis A.10.32).

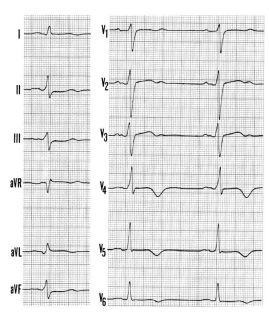

▶ Abb. A.10.29 Nicht-transmuraler anterolateraler Infarkt (tief negative symmetrische T-Wellen in Ableitungen V$_{4-6}$).

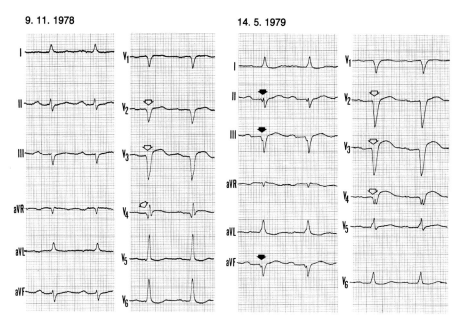

9. 11. 1978

14. 5. 1979

Abb. A.10.30 Infarktrezidive. Die erste Aufzeichnung des Patienten zeigt einen anteroseptalen Infarkt mit Aneurysmaverdacht; bei der zweiten Registrierung findet man einen inzwischen ausgebildeten inferioren Infarkt.

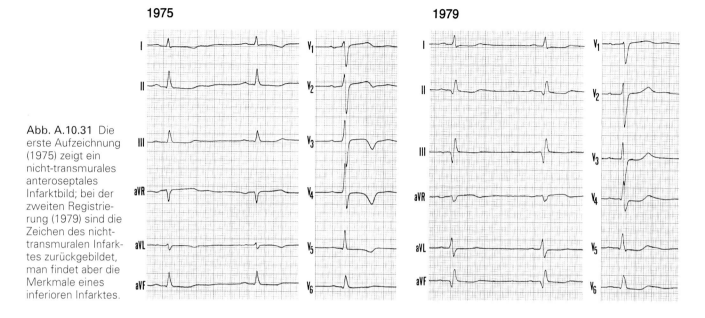

1975   **1979**

Abb. A.10.31 Die erste Aufzeichnung (1975) zeigt ein nicht-transmurales anteroseptales Infarktbild; bei der zweiten Registrierung (1979) sind die Zeichen des nicht-transmuralen Infarktes zurückgebildet, man findet aber die Merkmale eines inferioren Infarktes.

Entwickelt sich ein Infarkt in einem alten Infarktgebiet, wiederholen sich das akute Bild und der Ablauf des früheren Infarktes. Verschließt sich ein anderes Gefäß, überlagern sich die Zeichen der alten, abgeheilten Nekrose mit denjenigen der frischen, welche sich gewöhnlich am ST-T-Abschnitt (monophasische Deformierung, T-Negativität) am deutlichsten äußern. Die Diagnose wird erleichtert, wenn frühere EKG zum Vergleich vorliegen. Fehlen solche, legen die Infarktzeichen, welche nicht in den Rahmen des frischen Geschehens passen, die Annahme eines früheren Infarktes nahe (z. B. Q in II, III, aVF als inferiore Narbe bei frischem Vorderwandinfarkt).

Durch verschiedenartige Lokalisationen können sich in seltenen Fällen Infarktbilder gegenseitig neutralisieren, indem zwei entgegengerichtete Nekrosen einen Summationsvektor bilden, der einem normalen QRS-Komplex entspricht. Dies ist z. B. der Fall, wenn infolge eines frischen Hinterwandinfarktes bei einem Status nach Vorderwandinfarkt präkordial plötzlich wieder R und positive T erscheinen.

10.8 Herzwandaneurysma

Bei 95 % der Patienten mit Hinterwandinfarkt und ca. 40 % der Patienten mit Vorderwandinfarkt bildet sich die ST-Streckenelevation nach akutem Myokardinfarkt innerhalb von zwei Wochen zurück. Das Persistieren über einen Monat hinaus ist in jedem Fall verdächtig auf die Ausbildung eines Aneurysmas (Abb. A.10.11, A.10.12, A.10.32). Der Nachweis ausgeprägter ST-Streckenhebungen in dieser chronischen Phase des Infarktes stellt einen sehr spezifischen Befund dar, auf der anderen Seite ist die Sensitivität jedoch sehr gering, d. h., daß auch Patienten ohne ST-Streckenelevation ein Aneurysma haben können. Das gilt insbesondere für Patienten mit Hinterwandinfarkt, bei denen das EKG fast nie Anhaltspunkte für die Ausbildung eines Aneurysmas liefert. Gelegentlich kommt es im Zusammenhang mit einem Belastungs-EKG im Bereich einer Vorderwandnarbe zur ST-Streckenelevation, was dann ebenfalls als Dyskinesie im Zusammenhang mit einer Aneurysmabildung interpretiert werden kann.

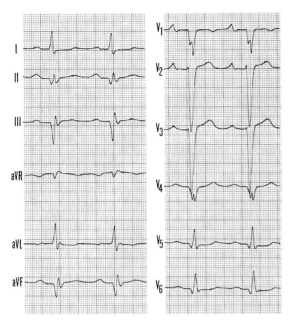

Abb. A.10.32 Kombinierter inferiorer (Q in II, III, aVF) und ausgedehnter Vorderwandinfarkt (minimale R-Zacken in V_{2-3}, Q in V_{4-6}) mit Zeichen der Aneurysmabildung und P biatriale.

10.9 Faszikuläre und branchiale Blockbilder bei Herzinfarkt

Etwa 20 % aller akuten Myokardinfarkte werden durch eine intraventrikuläre Erregungsleitungsstörung kompliziert. Sieht man vom isolierten Auftreten eines linksanterioren Hemiblocks einmal ab, so ist festzustellen, daß Patienten mit intraventrikulärer Erregungsleitungsstörung eine deutlich höhere Mortalität des akuten Infarktes gegenüber solchen ohne intraventrikuläre Erregungsausbreitungsstörungen aufweisen.

Das Auftreten von intraventrikulären Erregungsausbreitungsstörungen ist fast immer Ausdruck einer ausgedehnten Myokardzerstörung, und so ist es nicht verwunderlich, daß die Todesursache bei etwa 2/3 solcher Patienten ein Pumpversagen (kardiogener Schock, therapieresistente Stauungsherzinsuffizienz) ist. Bei etwa 11 % aller Patienten mit intraventrikulären Leitungsstörungen muß während der Akutphase mit plötzlicher Progredienz in einen totalen AV-Block gerechnet werden, wobei das Risiko bei bifaszikulärem Block besonders hoch ist (31 % bei der Kombination RSB + LAH, 42 % bei der Kombination RSB + LPH). Die Infarktdiagnose kann durch ein vorbestehendes oder im Zusammenhang mit dem Infarkt auftretendes Blockbild erschwert oder gar unmöglich sein.

10.9.1 Rechtsschenkelblock und Infarkt

Bei einem Rechtsschenkelblock ist die initiale Erregungsausbreitung im Vergleich zur Ventrikelaktivierung ohne Rechtsschenkelblock praktisch nicht verändert. Da Myokardinfarkte vor allem die initiale Erregungsausbreitung beeinflussen, beeinflußt die Gegenwart eines Rechtsschenkelblocks die Diagnose »Myokardinfarkt« nicht. Tiefe Q-Zacken behalten also ihre diagnostische Bedeutung (Abb. A.10.33 und A.10.34). Die ST-Strecke und die T-Welle sind beim unkomplizierten Rechtsschenkelblock in V_1–V_3 diskordant zur Kammerhauptschwankung, beim akuten Herzinfarkt werden sie in der Regel konkordant, um später wieder diskordant zu erscheinen. Auch die Diagnose »Hinterwandinfarkt« ist in Gegenwart eines Rechtsschenkelblocks ohne weiteres möglich (Abb. A. 10.35). Wie schon bei Patienten ohne Rechtsschenkelblock ist ein isoliertes Q in III sehr häufig nicht auf einen Myokardinfarkt zu beziehen. Q-Zacken in V_1 in Gegenwart eines Rechtsschenkelblocks können ebenfalls selten nicht infarktbedingt sein. Sie können bei Rechtshypertrophie, insbesondere bei gleichzeitiger Dilatation des rechten Vorhofs, vorkommen.

Ein Rechtsschenkelblockbild kann einen rein posterior lokalisierten Myokardinfarkt maskieren. Die Zusatzableitungen V_7–V_9 bleiben jedoch in der Regel diagnostisch verwertbar.

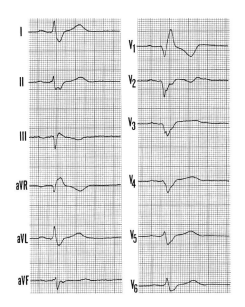

◄ **Abb. A.10.33** Rechtsschenkelblock mit anteroseptalem Infarkt.

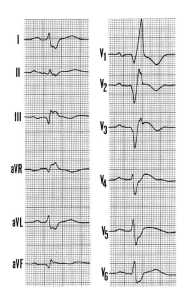

Abb. A.10.34 Rechtsschenkelblock mit altem inferiorem und subakutem anteroseptalem Infarkt.

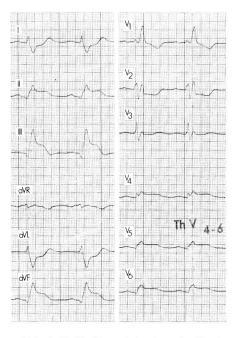

► **Abb. A.10.35** Akuter inferolateraler Herzinfarkt mit komplettem Rechtsschenkelblock; ST-Elevation in II, III, aVF und V_{5-6}; keine Beeinträchtigung der Diagnose durch das Schenkelblockbild (siehe Text).

10.9.2 Linksschenkelblock und Infarkt

Bei etwa 5 % aller Infarktpatienten wird der Verlauf durch das Auftreten eines kompletten Linksschenkelblocks kompliziert, die Krankenhausmortalität liegt im Vergleich zu Patientengruppen ohne Leitungsstörung etwa doppelt so hoch. Die gesamte Depolarisation des Herzens wird durch Auftreten des Blockbildes so verändert, daß die üblichen Kriterien für einen Myokardinfarkt nicht mehr angewandt werden können. In den vergangenen zwanzig Jahren wurde eine Reihe von elektrokardiographischen Zeichen beschrieben, die auch in Gegenwart eines Linksschenkelblockes eine Infarktdiagnose erlauben sollen (Abb. A.10.36):

- kleine initiale Q-Zacken in I, vor allem aber auch in V_5 und V_6 (Abb. A.10.36b$_2$)
- neue initiale R-Zacken in V_1 und V_2 (Abb. A.10.36a$_2$)
- terminale S-Zacken in V_5 und V_6 (»divergierender Schenkelblock«; Abb. A.10.37),
- das »dome- and dart«-Phänomen in V_6 (Abb. A.10.36b$_5$)
- breite Knotung (»notching«) im aufsteigenden Schenkel von S in V_3 und V_4 (CABRERA-Zeichen; Abb. A.10.38)
- Knotung bzw. Aufsplitterung des aufsteigenden Schenkels von R in I, aVL und V_6 (CHAPMAN-Zeichen)
- initiale Aufsplitterung der R-Zacke in II und III

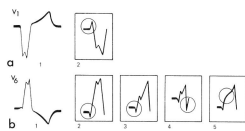

▲ **Abb. A.10.36** Veränderungen des »typischen« Linksschenkelblockbildes (1) durch einen Myokardinfarkt in Ableitung V_1 (a) und V_6 (b) (siehe Text).

167

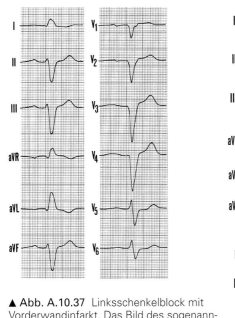

▲ **Abb. A.10.37** Linksschenkelblock mit Vorderwandinfarkt. Das Bild des sogenannten divergierenden Schenkelblockes: In den Ableitungen I, V_1–V_4 Zeichen des Linksschenkelblockes, in Ableitung V_{5-6} Zeichen eines Rechtsschenkelblockes.

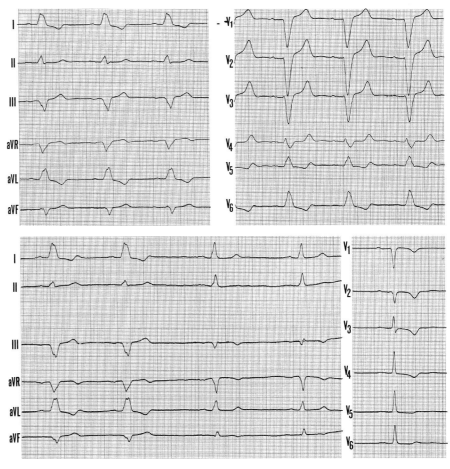

Abb. A.10.38 Linksschenkelblock, Hinweis auf abgelaufenen Infarkt (CABRERA-Zeichen: tiefe, breite S-Zacke mit angedeuteter Knotung in V_4). Nach Frequenzabnahme verschwindet der Linksschenkelblock, und es erscheint das typische Bild eines Vorderwandinfarktes (QS in V_{1-2}, spitz-negative T-Wellen in V_{1-4}).

- konkordante T-Wellen (Abb. A.10.39)
- ST-Streckenelevation von mehr als 2 mm konkordant mit dem QRS-Komplex oder mehr als 7 mm diskordant zur Kammeranfangsschwankung.

Die wichtigsten dieser Veränderungen sind schematisch in Abb. A.10.36 dargestellt. Die elektrokardiographischen Veränderungen sind zum Teil nur sehr diskret, so daß schon ihre Erkennung große Schwierigkeiten bereiten kann.

Nach Untersuchungen von WACKERS et al., die einen Teil der obengenannten EKG-Kriterien für Infarkt mit Thalliumszintigraphisch bestimmten Infarkten verglichen, ergaben sich keine Korrelationen für das CHAPMAN-Zeichen, die initiale Aufsplitterung des QRS-Komplexes oder auch das Vorhandensein einer tiefen S-Zacke in V_6, Q-Zacken in I, aVL und V_5 und V_6 und auch das CABRERA-Zeichen waren schwach mit dem Vorhandensein eines Infarktes korreliert. Der Nachweis ausgeprägter ST-Streckenelevationen zeigte hingegen eine Sensitivität für alle Infarkte von 54 %, wobei die Empfindlichkeit in Gegenwart von Anteroseptalinfarkten sogar 76 % betrug. Der Befund war auch sehr spezifisch (Spezifität 97 %), so daß sich eine korrekte Vorhersagbarkeit von 96 % errechnet. Am spezifischsten, jedoch auch nur wenig empfindlich (20 % Sensitivität) ist der Befund einer Q-Zacke in V_6 bei gleichzeitiger spitzer R-Zacke in V_1.

Insgesamt ist festzustellen, daß wohl keines der oben erwähnten elektrokardiographischen Zeichen eines möglichen Infarktes in Gegenwart eines kompletten Linksschenkelblockes eine besondere klinische Bedeutung haben kann.

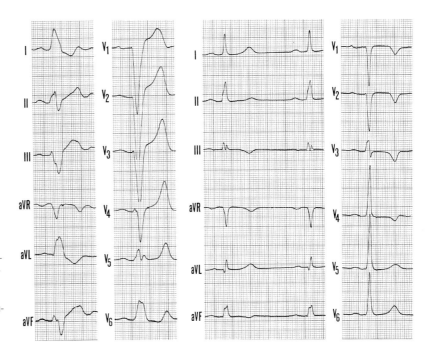

Abb. A.10.39 Linksschenkelblock mit hohen spitzen T-Wellen in den Brustwandableitungen einschließlich konkordanter T in V_5 und V_6. Bei Frequenzabnahme verschwindet der LSB, und es erscheinen die Zeichen eines umschriebenen transmuralen anteroseptalen Infarktes mit intramuraler Ausdehnung nach lateral (QS in V_{1-2}, spitznegative T-Wellen in V_{1-4}).

10.9.3 Infarkt und linksanteriorer Hemiblock (LAH)

Der linksanteriore Hemiblock ist die häufigste intraventrikuläre Erregungsleitungsstörung beim Herzinfarkt. Die Inzidenz wird mit 4,2–12,6 % angegeben. Die Krankenhausmortalität der Patienten mit isoliertem LAH ist nicht oder nur geringfügig gegenüber Patienten ohne intraventrikuläre Leitungsstörung erhöht.

Die Gegenwart eines LAH kann zum einen die Diagnose eines Herzinfarktes schwierig machen, zum anderen kann durch das Hemiblockbild ein Infarkt auch vorgetäuscht werden. Q-Zacken in I und aVL gehören schon normalerweise zum Bild eines LAH, so daß aus ihrer Präsenz nicht von vornherein auf das Vorliegen eines Lateralinfarktes geschlossen werden kann. Die Breite der Q-Zacken ist beim isolierten LAH (ohne Infarkt) jedoch immer kleiner als 0,04 s. Ein LAH kann ebenfalls das Bild eines Anteroseptalinfarktes imitieren, es kann zu qrS-Komplexen kommen (Abb. B.9.42, Seite 456). Die größte diagnostische Schwierigkeit bereitet das Zusammentref-

169

fen von LAH und inferiorem Infarkt. So kann der LAH den inferioren Infarkt vollkommen maskieren: Statt eines QR-Komplexes in III und aVF findet sich eine rS-Konfiguration, wobei typischerweise die R-Zacke in III am größten, kleiner in aVF und am kleinsten in Ableitung II ist. Beim unkomplizierten LAH (also ohne inferioren Infarkt) sind die initialen R-Zacken in II, III und aVF in der Regel etwa gleich groß.

Mit an Sicherheit grenzender Wahrscheinlichkeit kann ein LAH in Gegenwart eines inferioren Infarktes diagnostiziert werden, wenn folgende Kriterien erfüllt sind: Tiefe terminale Negativität in II (S-Zacke) und positive terminale Deflexion in aVR (r-Zacke), wobei die S-Zacke in II breiter sein soll als irgendeine vorhergehende Q-Zacke.

Literatur

ANDERSEN HR, NIELSEN D, HANSEN LG (1987): The normal right chest electrocardiogram.
J Electrocardiol 20(1):27

BAHRMANN E, KLEINSCHMIDT HJ, RAHN W (1976): The infarction of the right ventricle and the connections with coronary sclerosis and chronic cor pulmonale.
Zentralbl Allg Pathol 120:88

BAYLEY RH (1946): The electrocardiographic effects of injury at the endocardial surface of the left ventricle.
Am Heart J 31:677

BAYLEY RH, LADUE JS, YORK DJ (1944): Electrocardiographic changes (local ventricular ischemia and injury) produced in the dog by temporary occlusion of a coronary artery showing a new stage in the evolution of myocardial infarction.
Am Heart J 27:164

BODENHEIMER MM, BANKA VS, HELFANT RH (1975): Q-waves and ventricular asynergy: Predictive value and hemodynamic significance of anatomic localization.
Am J Cardiol 35:615

BRAAT SH, BRUGADA P, DEN DULK W, VAN OMMEN V, WELLENS HJJ (1984): Value of lead V_4R for recognization of the infarct coronary artery in acute inferior myocardial infarction.
Am J Cardiol 53:1538

BREITHARDT G, CAIN ME, EL-SHERIF N, FLOWERS N, HOMBACH V, JANSE M, SIMSON MB, STEINBECK G (1991): Standards for analysis of ventricular late potentials using high resolution or signal-averaged electrocardiography.
Eur Heart J 12:473

CANDELL-RIERA J, FUGUERASK J, VALLE V, AALVAREZ A, GUTIERREZ I, CORTADELLAS J, CINCA J, SALAS A, RIUS J (1981): Right ventricular infarction: Relationships between ST-segment elevation in V4R and hemodynamic, scintigraphic, and echocardiographic findings in patients with acute inferior myocardial infarction.
Am Heart J 110:281

CASTELLANOS A, KESSLER KM, MYERBURG RJ (1994): The resting electrocardiogram.
In: Schlant RC, Alexander RW (Eds.): The heart. 8. Auflage.
McGraw-Hill, New York, S. 321

CINCA J, FIGUERAS J, TENORIO L, VALLE V, SEGURA R, RIUS J (1981): Time course and rate dependence of Q-T interval changes during noncomplicated acute transmural myocardial infarction in human beings.
Am J Cardiol 47:1012

COOKSEY JD, DUNN M, MASSIE E (1984): Clinical vectorcardiography and electrocardiography.
Year Book Medical Publishers Inc., Chicago/London

COX JL, DANIEL TM, BOINEAU JP (1973): The electrophysiologic timecourse of acute myocardial-ischema and the effects of early coronary artery reperfusion.
Circ 48:971

DRESSLER W, ROESLER J (1947): High T-waves in the earliest stage of myocardial infarction.
Am Heart J 34:627

ERHARDT LR, SJÖGREN A, WAHLBERG I (1976): Single right-sided precordial lead in the diagnosis of right ventricular involvement in inferior myocardial infarction.
Am Heart J 91:571
ERHARDT LR (1976): Right ventricular involvement in acute myocardial infarction.
Eur J Cardiol 4/4:411
VON ESSEN R, MERX W, EFFERT S (1979): Spontaneous course of ST-segment elevation in acute anterior myocardial infarction.
Circ 59:105
FIRST SC, BAYLEY RH, BEDFORD DR (1950): Peri-infarction block; electrocardiographic abnormally occasionally resembling bundle branch block and local ventricular block of other types.
Circ 2:31
FISCH C (1992): Electrocardiography and vectorcardiography. In: Braunwald E. (Hrsg.) Heart disease.
Saunders, Philadelphia, London, Toronto, S. 116
FISHER ML, MUGMAN MA, CARLINER NH, DEFELICE CE, PLOTNICK GD (1979): Left anterior fascicular block: Electrocardiographic criteria for its recognition in the presents of inferior myocardial infarction.
Am J Cardiol 44:645
GIBSON RS, CRAMPTON RS, WATSON DD, TAYLOR GJ, CARABELLO BA, HOLT ND, BELLER GA (1982): Precordial ST-segment depression during acute inferior myocardial infarction: Clinical, scintigraphic and angiographic correlations.
Circ 66:732
GOLDBERG HL, BORER JS, JACOBSTEIN JG, KLUGER J, SCHEIDT SS, ALONSO DR (1981): Anterior ST-segment depression in acute inferior myocardial infarction: Indicator of posterolateral infarction.
Am J Cardiol 48:1009
GOLDBERGER AL (1979): Myocardial infarction – electrocardiographic differential diagnosis.
The C. V. Mosby St. Louis/Toronto/London
HELLERSTEIN HK, VAN DYKE AE (1980): Atrial myocardial infarction: A contemporary view. In: Hurst J. W. (Ed.): The heart. Update IV.
McGraw-Hill Book Co., New York
HORAN LG, FLOWERS NC, JOHNSON JC (1971): Significance of the diagnostic Q-wave of myocardial infarction.
Circ 43:428
KALUSCHE D (1984): Akuter Herzinfarkt. In: Roskamm H. (Hrsg.): Koronarerkrankungen. Handbuch der Inneren Medizin, Band IX: Herz und Kreislauf, Teil 3.
Springer Verlag, Berlin/Heidelberg/New York/Tokio, S. 634
KALUSCHE D (1996): Klinik der koronaren Herzkrankheit II: Akuter Herzinfarkt.
In: Roskamm H., Reindell H. (Eds.): Herzkrankheiten. 4. Auflage
Springer, Berlin/Heidelberg, S. 679
LIPMAN BS, DUNN M, MASSIE E (1984): Clinical electrocardiography.
Year Book Medical Publishers Inc., Chicago
LOURIDAS G, PATAKAS D, ANGOMACHALELIS N (1981): Concomitant presence of left anterior hemi-block and inferior myocardial infarction: Electrocardiographic recognition of each entity.
J Electrocardiol 14:365
MADIAS JE, CHAHINE RA, GORLIN R, BLACKLOW DJ (1974): A comparison of transmural and nontransmural acute myocardial infarction.
Circ 49:498
MADIAS JE (1977): The earliest electrocardiographic sign of acute transmural myocardial infarction.
J Electrocardiol 10:193
MADIAS JE (1978): On reporting cases of acute nontransmural myocardial infarction.
Arch Intern Med 138:138
MADIGAN NP, RUTHERFORD BD, FRYE RL (1976): The clinical course, early prognosis and coronary anatomy of subendocardial infarction.
Am J Med 60:634
MÄKIJÄRVI M, FETSCH T, REINHARDT L, MARTINEZ-RUBIO A, BORGGREFE M, BREITHARDT G (1996): Ventricular late potentials: Time domain. In: Moss A. J., Stern S. (Eds.) Noninvasive electrocardiology. Clinical aspects of holter monitorin.
W. B. Saunders London
MIBS JW, DE MELLO V, ROBERTS R (1977): The effect of respiration on normal and abnormal Q-waves.
Am Heart J 94:579
MIDDELHOFF CIFM, BÜTHKER W, BECKER AE (1980): Pure right ventricular infarction.
Eur Heart J 1:369
MILLS RM, YOUNG E, GORLIN R (1975): Natural history of ST-segment-elevation after acute myocardial infarction
Am J Cardiol 35:609

NIELSEN BL (1973): S-T segment elevation in acute myocardial infarction. Prognostic importance.
Circ 48:338
PARDEE HEB (1930): The significance of an electrocardiogram with a large Q in lead 3.
Arch Int Med 46:470
PARDEE HEB (1941): Clinical aspects of the electrocardiogram.
Lewis, London
PRUITT RD (1981): The electrocardiogram in acute subendocardial myocardial infarction, In: Hurst J. W. (Ed.): The heart. Update IV.
McGraw-Hill Book, New York, S. 55
RAUNIO H, RISSANEN V, ROMPPANEN T, JOKINEN Y, REHNBERG S, HELIN M, PYRÖRÄLÄ K (1979): Changes in the QRS complex and ST segment in transmural and subendocardial myocardial infarctions. A clinico-pathologic study.
Am Heart J 98:176
RÖSLI R, LICHTLEN P (1972): Zur Diagnose und Differentialdiagnose des strikten posterioren beziehungsweise posterolateralen Infarktes.
Schweiz Med Wschr 102:181
SALCEDO JR, BAIRD MG, CHAMBERS RJ, BEANLANDS DS (1981): Significance of reciprocal S-T segment depression in anterior precordial leads in acute inferior myocardial infarction: Concomitant left anterior descending coronary artery disease?
Amer J Cardiol 48:1003
SAVAGE RM, WAGNER GS, IDEKER RE, PIDOLSKY SA, HACKEL DB (1977): Correlation of postmortem anatomic findings with electrocardiographic changes in patients with myocardial infarction.
Circ 55:279
SCHAMROTH L (1975): The electrocardiology of coronary artery disease.
Blackwell Scientific Publications, Oxford/London/Edinburgh/Melbourne SCHEINMAN MM, ABBOTT SA (1973): Clinical significance of transmural versus non-transmural electrocardiographic changes in patients with acute myocardial infarction.
Am J Med 55:602
SCHERLAG BJ, CHESTERFIELD GG, BERBARI EJ, LAZZARA R (1985): Peri-infarction block (1950) – late potentials (1980): The relationship, significance and diagnostic implications.
Am J Cardiol 55:839
SCHMENGLER K, SCHWARNBORN J, RETTIG G, DOENECKE P, BETTE L (1980): »Posteriore« Beteiligung beim akuten Hinterwandinfarkt
Verh Dtsch Ges Inn Med 86:580
SCHNELLBACHER K (1984): Patienten mit Herzwandaneurysma. In: Roskamm H. (Hrsg.): Koronarerkrankungen. Handbuch der Inneren Medizin, Band IX, Teil 3.
Springer Verlag Berlin/Heidelberg/New York, S. 771
SELWYN AP, OGUNRO E, SHILLINGFORD JP (1977): Loss of electrically active myocardium during anterior infarction in man.
Brit Heart J 39:1186
SELWYN AP, FOX K, WELMAN E, SHILLINGFORD JP (1978): Natural history and evaluation of Q-waves during myocardial infarction.
Brit Heart J 40:383
SHAH PK; CERCEK B, LEW AS, GANZ W (1993): Angiographic Validation of Bedside Markers of Reperfusion
JACC 21:55
SHAH PK, BERMAN DS (1981): Implications of precordial S-T segment depression in acute inferior myocardial infarction.
Am J Cardiol 48:1167
SHETTIGAR UR, HULTGREN HN, PFEIFER JF, LIPTON MJ (1974): Diagnostic value of Q-waves in inferior myocardial infarction
Am Heart J 88:170
SMEETS JP, LEGRAND V, RIGO P, DEMOULIN JC, BOLAND J, DE LANDSHEERE C, FOIDART G, COLLIGNON P, KULBERTUS HE (1981): Subendocardial myocardial infarction: a follow-up study of 55 cases.
Eur Heart J 2:57
SODI-PALLARES D, RODRIGUEZ MI, CHAIT LO, ZUCKERMANN R (1951): The activation of the intraventricular septum.
Am Heart J 41:569
STEINBERG JS, PRYSTOWSKY E, FREEDMAN RA, MORENO F, KATZ R, KRON J, REGAN A, SCIACCA RR (1994): Use of the signal-averaged electrocardiogram for predicting inducible ventricular tachycardia in patients with unexplained syncope: Relation to clinical variables in a multivariate analysis.
JACC 23 No. 1:99
TAYLOR GJ, CRAMPTON RS, GIBSON RS, STEBBINS PT, WALDMAN TG, BELLER GA (1981): Prolonged QT interval at onset of acute myocardial infarction in predicting early phase ventricular tachycardia.
Am Heart J 102:16
WACKERS FJC, LEE KI, DAVID G, KOSTER RM, WELLENS HJJ (1981): Assessment of the value of electrocardiograpahic signs for myocardial infarction in left bundle branch block. In: Wellens H. J. J., Kulbertus H. E. (Eds.): What's new in electrocardiography?

Martinus Nijhoff Medical Division, The Hague/Boston/London S. 37

YASUDA T, RIBEIRO LGT, HOLMAN BL, ALPERT JS, MAROKO PR (1982): Accuracy of localization of acute myocardial infarction by 12-lead electrocardiography.
J Electrocardiol 15:181

YUSUF S, LOPEZ R, MADDISON A, SLEIGHT P (1981): Variability of electrocardiographic and enzyme evolution of myocardial infarction in men.
Brit Heart J 45:271

ZEHENDER M, KASPER W, KAUDER E, SCHÖNTHALER M, GEIBEL A, OLSCHEWSKI M, JUST H (1993): Right ventricular infarction as an independant predictor of prognosis after acute inferior myocardial infarction.
N Eng J Med 328:981

ZEMA MJ (1982): The ECG recognization of concomitant left anterior fascicular block and inferior myocardial infarction.
J Electrocardiol 15:401

ZMYSLINSKI RW, AKIYAMA T, BIDDLE TL, SHAH M (1979): Clinical course of the S-T segment and QRS complex in patients with acute anterior myocardial infarction.
Am J Cardiol 43:29

11 EKG bei Angina pectoris

Die Diagnose der Angina pectoris ist ganz überwiegend eine klinische. Das EKG kann diese klinische Diagnose stützen oder erhärten, aber nicht widerlegen: Ein normales Ruhe-EKG schließt – auch im Anfall – eine Angina pectoris nicht aus. Die Mehrzahl der Patienten mit gesicherter Angina pectoris ohne Infarkt haben ein völlig normales Ruhe-EKG. Die übrigen haben uncharakteristische EKG-Veränderungen, aus denen man in keinem Fall die Diagnose einer Angina pectoris stellen kann. Viele Patienten haben ST- und T-Veränderungen in den Extremitäten- und Brustwandableitungen, die sehr wohl auf funktionelle oder morphologische Veränderungen im Bereich des Herzmuskels infolge Koronarinsuffizienz hinweisen können, jedoch nicht müssen. Sie können ebenfalls Folgezustand einer Myokarditis sein, aber auch ohne Vorliegen einer organischen Herzerkrankung auf dem Boden einer vegetativen Regulationsstörung entstehen. Andere EKG-Veränderungen, z. B. des QRS-Komplexes, insbesondere Schenkelblockbilder, weisen auf eine morphologische Schädigung des Herzmuskels hin. Ob diese auf dem Boden einer Koronarinsuffizienz entstanden ist, kann im Einzelfall nicht ohne weitere Untersuchungen gesagt werden. Sie können ebenso Hinweis auf eine durchgemachte Myokarditis oder Ausdruck einer Kardiomyopathie sein. Weiterhin läßt sich aus dem EKG nicht ableiten, inwieweit der ganze Herzmuskel von der Schädigung betroffen ist. Es besteht die Möglichkeit, daß zufälligerweise eine isolierte Schädigung des Erregungsleitungssystems besteht, die sich allzu dramatisch, z. B. in einem Rechtsschenkelblock, zeigt. Dabei kann das übrige Myokard vollkommen gesund sein, die Funktionsfähigkeit des Herzens braucht nicht beeinträchtigt zu sein. In anderen Fällen besteht daneben eine allgemeine Schädigung des Herzmuskels mit entsprechender Funktionsbeeinträchtigung. Das Ruhe-EKG des Angina- pectoris-Patienten ist somit uncharakteristisch.

Die Angina pectoris ist wie der Herzinfarkt die Folge eines akuten Mißverhältnisses zwischen koronarem Blutangebot und Blutbedarf des Herzmuskels (akute Koronarinsuffizienz). Als Folge der akuten Hypoxie kommt es zu Ischämie und Verletzung (»ischemia, injury«) des Herzmuskels (i. S. der Elektrokardiographie, siehe auch Kapitel A.10.4.3.1). Sowohl »Ischämie« als auch »Verletzung« sind reversible funktionelle Veränderungen und betreffen die Repolarisation der betroffenen Gebiete; sie bewirken deshalb nur Veränderungen des ST-T-Abschnittes und lassen die QRS-Komplexe intakt. Zuerst und auch am stärksten betroffen sind die subendokardialen Muskelschichten. Der ST-Vektor weist von epikardial nach endokardial (bzw. vom Zentrum der Ischämie in Richtung auf den 0-Punkt), so daß es in den Oberflächen-Ableitungen, die über dem Ischämiezentrum liegen, zu einer ST-Streckensenkung kommt. Bei der selteneren subepikardialen oder auch transmuralen Ischämie kommt es hingegen zu einer Umkehrung des ST-Streckenvektors von endo- nach epikardial, und es resultiert entsprechend eine ST-Streckenelevation. Der T-Vektor verhält sich entgegengesetzt. Die EKG-Veränderungen einer akuten Koronarinsuffizienz sind am besten in den Brustwandableitungen V_4–V_6 sowie in den Extremitätenableitungen I und II zu erkennen. Diese Ableitungen repräsentieren den Vorderwand-Spitzenbereich des linken Ventrikels, der die größte Muskelmasse des Herzens darstellt und am häufigsten in eine Ischämie einbezogen ist. ST-Streckensenkungen können jedoch auch in den inferioren Ableitungen und in aVL beobachtet werden. Der Verlauf der ST-Streckensenkung ist in aller Regel horizontal oder deszendierend, eine T-Abflachung oder auch präterminale Negativität kann vorhanden sein (Abb. A.11.1; siehe auch Kapitel A.12).

Akute Angina-pectoris-Anfälle können vor allem in Ruhe statt von ST-Streckensenkungen auch von ST-Streckenelevationen begleitet sein. Dieses klinische Bild wird als PRINZMETAL-, im englischen Sprachraum auch als »Variant«-Angina bezeichnet. Schon PRINZMETAL vermutete als Ursache für diese besondere Form der Koronarinsuffizienz das intermittierende Auftreten von Koronarspasmen. Diese Hypothese ist in den weiteren Jahren vielfach belegt worden, wobei jedoch einschränkend festzustellen ist, daß Koronarspasmen auch zu ST-Streckensenkungen führen können und also nicht nur das klassische Bild der PRINZMETAL-Angina hervorrufen. Koronarspasmen kön-

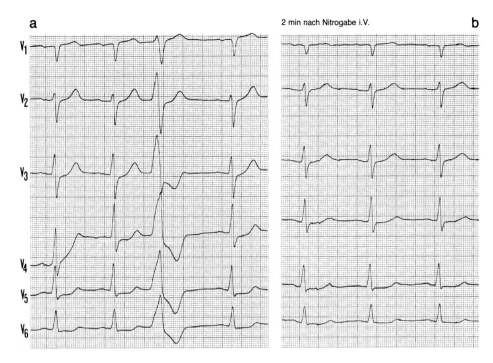

a

2 min nach Nitrogabe i.V.

b

V₁

V₂

V₃

V₄

V₅

V₆

Abb. A.11.1 Das EKG eines Patienten während (a) und nach (b) einem Angina-pectoris-Anfall (ausgeprägte ST-Senkungen in V₄₋₆ und erhöhte T-Wellen während des Anfalls).

nen sowohl bei angiographisch unauffälligen Koronararterien als auch im Bereich stenosierter Wandsegmente vorkommen. Die vasospastische Form der Angina pectoris manifestiert sich fast ausschließlich als Ruhe-Angina-pectoris. Je stärker die Diskrepanz zwischen Ruhe-Angina-pectoris-Anfällen auf der einen Seite und guter Arbeitstoleranz auf der anderen Seite ist, desto mehr muß an das Vorliegen einer vasospastischen Angina pectoris gedacht werden. Viel häufiger als bei Angina pectoris mit ST-Streckensenkung kommt es bei der typischen PRINZMETAL-Angina zu begleitenden Herzrhythmusstörungen in Form von AV-Blockierungen, idioventrikulären Rhythmen, häufigen ventrikulären Extrasystolen oder sogar Kammertachykardien (Abb. A.11.2); Übergänge in Kammerflimmern können vorkommen und Ursache für den plötzlichen Herztod von Patienten sein, die zwar eine vasospastische Angina, aber nur eine geringe oder gar keine Koronararteriosklerose aufweisen. Mit Verschwinden der Symptomatik – z.B. nach Applikation von Nitroglyzerin oder auch Kalziumantagonisten – bildet sich die ST-Streckenelevation zurück, die Rhythmusstörungen verschwinden (Abb. A.11.3).

Seltenere elektrokardiographische Manifestationen einer akuten Koronarinsuffizienz sind temporäre Überhöhungen der T-Wellen, die dann in der Regel spitz-symmetrisch sind und dem »Erstickungs-T« des akuten Myokardinfarktes entsprechen. Diese T-Wellen-Überhöhung geht zum Teil mit U-Wellen-Inversion einher. Ebenfalls seltener ist das Auftreten von negativen T-Wellen vor allem in den lateralen Ableitungen V₄ bis V₆ sowie in I und aVL (Abb. A.11.4, A.11.5). Nach SCHAMROTH repräsentiert diese EKG-Veränderung eine akute subepikardiale Ischämie.

Nicht verwerten kann man ST-Streckenveränderungen bei Patienten mit Linksschenkelblock. Zurückhaltung muß auch geübt werden, wenn im Rahmen einer Linkshypertrophie sehr hohe R-Zacken und ST-Streckensenkungen mit diskordanten T-Wellen bereits in Ruhe vorhanden sind.

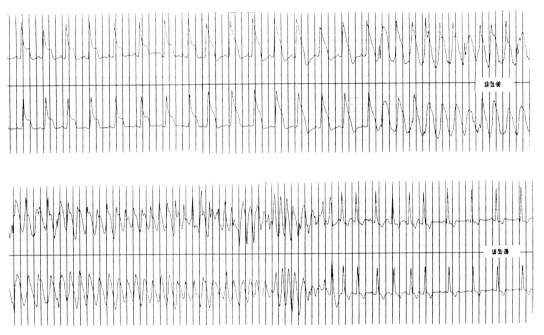

Abb. A.11.2 Ruhe-Angina-pectoris-Anfall auf dem Boden einer vasospastischen Angina pectoris. Auszug aus einer Langzeit-EKG-Registrierung. Zu Beginn bei normfrequentem Sinusrhythmus ST-Strecken-Elevation mit Übergang in eine monophasische Deformierung. Eine zu Beginn möglicherweise supraventrikuläre Tachykardie degeneriert in eine polymorphe, extrem hochfrequente Kammertachykardie, die spontan endet. Zuletzt wieder normfrequenter Sinusrhythmus. Die ST-Streckenhebung hat sich zurückgebildet, es finden sich jetzt präterminal negative T's.

Abb. A.11.3 Das EKG und die Koronarangiographie eines Patienten mit PRINZMETAL-Angina in der Anamnese.
1. Normales EKG; die Koronarangiographie zeigt außer geringen Wandunregelmäßigkeiten keine pathologische Veränderung. 2. Drei Minuten nach Ergonovin-Gabe (0,2 mg i.v.) Auftreten einer Angina pectoris; gleichzeitig bildet sich eine ST-Hebung (in Ableitung V$_4$ bis 15 mm) aus, und in seinem gesamten Verlauf verschwindet der Ramus interventricularis anterior (RIA). 3. Nach Nitrogabe war der Patient beschwerdefrei, Normalisierung des EKG, der RIA füllt sich wieder voll auf.

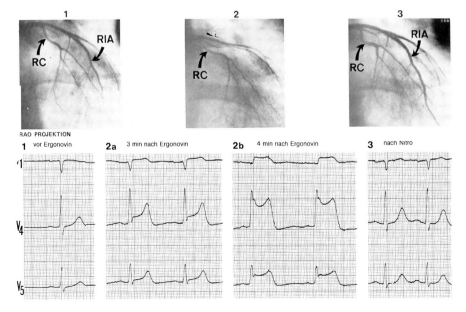

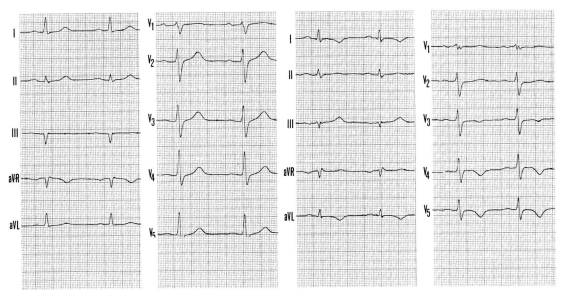

Abb. A.11.4 EKG-Änderung während eines Angina-pectoris-Anfalls: Es bildet sich eine spitz-negative T-Welle ohne nennenswerte ST-Änderung in den Ableitungen I, aVL und V₃₋₆ aus; umgekehrt erhöht sich die T-Welle in III und aVR.

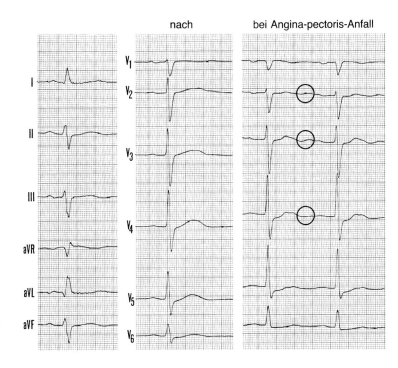

Abb. A.11.5 Auftreten von negativen (V₂₋₃) bzw. biphasischen (V₄) U-Wellen während eines Angina-pectoris-Anfalls.

Literatur

CHIERCHIA S, BRUNELLI C, SIMONETTI I, LAZZARI M, MASERI A (1980): Sequence of events in angina at rest: Primary reduction in coronary flow.
Circulation 61:759
LIPMAN BS, DUNN M, MASSIE E (1984): Clinical electrocardiography.
Year Book Medical Publishers, Chicago
MASERI A (1979): Variant angina and coronary vasospasm: Clues to a broader understanding of angina pectoris.
Cardiovasc Med 4:647
PRINZMETAL M, KENNAMER R, MERLISS R, WADE T, BOR N (1959): Angina pectoris I. – The variant form of angina pectoris.
Am J Med 27:375
ROSKAMM H (1996): Klinik der koronaren Herzerkrankung I: Angina pectoris, stumme Myokardischämie, instabile Angina pectoris.
In: Roskamm H, Reindell H: Herzkrankheiten, 4. Aufl.
Springer Verlag, S. 625
SCHAMROTH L (1975): The electrocardiology of coronary artery disease.
Blackwell Scientific Publications, Oxford/London/Edinburgh/Melbourne

12 Belastungs-EKG

L. SAMEK, H. ROSKAMM UND D. KALUSCHE

12.1 Einleitung

Seit der Einführung des Belastungs-EKG in den frühen 30er Jahren entwickelte sich diese Untersuchungsmethode zu einer der brauchbarsten diagnostischen Hilfen für die objektive und quantitative Erfassung der Belastungskoronarinsuffizienz. Pathophysiologisch liegt der Belastungskoronarinsuffizienz ein vorübergehendes Mißverhältnis zwischen Sauerstoffangebot und -bedarf zugrunde. Morphologisch liegt bei der überwiegenden Anzaht der Patienten eine stenosierende Koronarsklerose zugrunde.

Die Koronarangiographie hat wesentlich dazu beigetragen, die Interpretation des Belastungs-EKG zu verbessern. Dabei darf man aber nicht vergessen, daß zwischen beiden Methoden ein grundsätzlicher Unterschied besteht: Die Koronarangiographie erfaßt die **morphologischen** Veränderungen der Herzkranzgefäße, das Belastungs-EKG die **funktionellen** Auswirkungen (Dynamik der Stenose, Durchblutung über Kollateralen, Koronarreserve).

12.2 Indikationen

Das Belastungs-EKG sollte – allgemein formuliert – immer dann durchgeführt werden, wenn eine zusätzliche Information zum Ruhe-EKG unter körperlicher Belastung zu erwarten ist. Dabei kann es sich um Störungen der Erregungsbildung, -leitung, -ausbreitung oder -rückbildung handeln. Störungen der Erregungsbildung, -leitung oder -ausbreitung können durch die mit der körperlichen Belastung verbundene erhöhte Sympathikusstimulation, Ermüdung oder Koronarinsuffizienz ausgelöst werden. Störungen der Erregungsrückbildung signalisieren vor allem eine durch körperliche Belastung ausgelöste Koronarinsuffizienz. Erfassung, Ausschluß und gegebenenfalls Quantifizierung von Belastungskoronarinsuffizienz liegen den wesentlichen klinischen Indikationen für die Durchführung eines Belastungs-EKG zugrunde; diese sind im einzelnen:

1. **Brustschmerzen** bei körperlicher Belastung (Bestätigung oder Ausschluß einer Belastungskoronarinsuffizienz).
2. Fahndung nach Belastungskoronarinsuffizienz bei **asymptomatischen** Patienten oder Personen,
   a) die einen Herzinfarkt durchgemacht haben,
   b) die zu besonderen Berufs- und Personengruppen (z. B. Flieger, Omnibusfahrer, Alterssportler) zählen.
3. Klassifizierung des **Schweregrades** der Belastungskoronarinsuffizienz.
4. Beurteilung des Verlaufs und des **Therapieerfolgs:**
   a) unter Medikation und/oder Bewegungstherapie,
   b) nach PTCA und Koronaroperation.
5. Beurteilung der Belastbarkeit.

Ein gemeinsamer Ausschluß des American College of Cardiology und der American Heart Association haben Richtlinien für das Belastungs-EKG veröffentlicht (SCHLANT et al. 1986). Hier werden u. a. sehr detailliert Indikationen und Kontraindikationen sowie die Relation zwischen Aufwand und Nutzen diskutiert, und zwar bei Patienten mit koronarer Herzerkrankung bzw. mit Verdacht auf koronare Herzerkrankung, bei Hypertonikern, Schrittmacherpatienten, Patienten mit Herzklappenfehlern, bei Kindern und bei Gesunden. Die 1993 veröffentlichten Richtlinien der

ESC Working Group on Exercise Physiology, Physiopathology and Electrocardiography zur Belastungsuntersuchung sind in diesem Kapitel berücksichtigt.

12.3 Kontraindikationen und Sicherheitsmaßnahmen

Belastungstests sind nicht absolut risikofrei. In unserer Klinik wurden in der Zeit von Oktober 1972 bis Dezember 1995 145 772 Belastungs-EKG überwiegend bei Patienten mit koronarer Herzerkrankung durchgeführt. Bei drei Patienten trat während des Belastungstests ein Herzinfarkt auf, zwei von ihnen verstarben. Eine Untersuchung in der Bundesrepublik, in Österreich und in der Schweiz, die sich auf 712 285 Belastungen an Patienten bezieht, ergab eine Mortalität von 1 auf etwa 42 000 Untersuchte.

Um das Risiko einer Belastungsuntersuchung möglichst gering zu halten, müssen nachfolgende Punkte eingehalten werden:

1. Voraussetzungen

Der Ergometrie müssen eine **Anamneseerhebung** und **klinische Untersuchung** vorausgehen. Zusätzlich sollte eine Information über den Myokardzustand (Ruhe-EKG, Herzgröße, Echokardiographiebefund) vorliegen. Der Arzt, der für die Belastungsprüfung verantwortlich ist, muß unmittelbar vor der Belastungsprüfung noch einmal die früheren und jetzigen Beschwerden erfragen. Vor Beginn der Belastung sollte in jedem Fall noch einmal ein Ruhe-EKG geschrieben werden, auch wenn das letzte nur wenige Tage zurückliegt. Der Patient sollte vor dem Beginn über den Ablauf **aufgeklärt** werden. Er muß auch darauf hingewiesen werden, alle subjektiven Beschwerden rechtzeitig zu melden. Nach der Untersuchung sollte der Patient mindestens für 5 bis 6 Minuten weiter beobachtet werden, in dieser Zeit sollte wiederholt EKG geschrieben und Blutdruck gemessen werden. Die Beobachtungszeit wird verlängert, wenn während der Belastung aufgetretene Symptome und Befunde (ST-Senkung, Rhythmusstörungen, Angina pectoris) bis zur 6. Erholungsminute nicht wieder verschwunden sind. Grundsätzlich wird der Patient dann solange beobachtet, bis er wieder seinen Ausgangszustand erreicht hat. Kam es während der Belastung zu nicht-reversiblen Veränderungen, muß eine stationäre Aufnahme oder Einweisung erwogen werden.

Die Ergometrie sollte von einem **erfahrenen Team** durchgeführt werden. Dieses besteht in der Regel aus einem Arzt und einer MTA oder Schwester oder erfahrener Arzthelferin. Alle müssen ausreichende Kenntnisse über den Ablauf physiologischer und pathologischer Belastungsreaktionen haben und gegebenenfalls erforderliche Notfallmaßnahmen beherrschen. Da der Arzt nicht immer auf den EKG-Monitor schauen kann – er sollte jedoch im Raum sein – muß die Hilfskraft Rhythmusstörungen rechtzeitig erkennen können. Medikamentöse und apparative **Notfallausrüstung,** einschließlich Defibrillator, müssen zur Verfügung stehen.

2. Kontraindikationen

Patienten mit folgenden Krankheitsbildern müssen vom Belastungstest ausgeschlossen werden:
– ST-Senkungen/Hebungen als Ausdruck einer akuten Ischämie
– akuter Myokardinfarkt
– Angina pectoris in Ruhe
– akute Myokarditis oder Perikarditis
– Stauungsherzinsuffizienz
– bedrohliche Rhythmusstörungen

– Hypertonie mit einem systolischen Blutdruck von über 220 mmHg und/oder einem diastolischen von >120 mmHg
– frische thromboembolische Prozesse.

Die Durchführung eines Belastungstests ist auch nicht angebracht, wenn keine wesentliche zusätzliche Information erwartet werden kann, z.B. ist es unnütz, einen Patienten mit einer schweren Aortenstenose einem Belastungs-EKG zu unterziehen.

3. Erhöhte Vorsicht ist bei Patienten mit folgenden Konditionen angebracht:
– erster Belastungstest nach Myokardinfarkt
– Angina pectoris bei niedriger Belastung
– bedrohliche Rhythmusstörungen in der Anamnese
– intraventrikuläre Leitungsstörungen wie Rechts- und Linksschenkelblock, linksanteriorer, linksposteriorer Hemiblock, bifaszikuläre und trifaszikuläre Blöcke
– große Infarktnarben
– Aneurysma und Aneurysmaverdacht
– vergrößertes Herz, deutlicher Myokardschaden
– Ruhehypertonie
– angeborene und erworbene Herzfehler.
– artefizieller Schrittmacher
Bei diesen Patienten sollte sich der Arzt entscheiden, ob er eine maximale, submaximale oder eine Belastung mit z. B. nur 25 Watt durchführen möchte.

4. Abbruchkriterien
Beim Auftreten bestimmter subjektiver **Beschwerden** und **objektiver Befunde** muß die Belastung abgebrochen werden:
– zunehmende starke Angina pectoris
– horizontate oder deszendierende ST-Senkung von > 0,2 mV (ohne Digitalis und bei normalem ST-Abschnitt im Ruhe-EKG). In Kliniken mit intensivmedizinischen Behandlungsmöglichkeiten können auch stärkere ST-Senkungen toleriert werden
– ST-Hebungen in Ableitungen ohne infarkttypische Q- oder QS-Zacken
– zunehmende Anzahl von monomorphen ventrikulären Extrasystolen, besonders wenn sie in Ketten auftreten (ventrikuläre Tachykardie)
– supraventrikuläre Tachykardie
– Vorhofflimmern und Vorhofflattern
– Störungen der AV-Überleitung (AV-Block II. und III. Grades)
– intraventrikuläre Leitungsstörungen
– systolischer Blutdruck über 250 mm Hg, diastolischer über 130 mm Hg
– auffällige Dyspnoe
– kein regelrechter Anstieg des Blutdruckes oder sogar Blutdruckabfall
– andere Zeichen einer beginnenden Linksinsuffizienz.

12.4 Belastungsmethodik

Einen einheitlichen Belastungstest wird es niemals geben, da Fragestellungen und Zusammensetzung des Patientenguts zu unterschiedlich sind. Dies kam auch zum Ausdruck bei einer Klausurtagung über die Durchführung und Bewertung ergometrischer Untersuchungen. Innerhalb der folgenden Punkte sollte aber eine weitgehende Standardisierung erfolgen:

12.4.1 Belastungsintensität

Die **Belastungsintensität** sollte bis auf gewisse Ausnahmen (kurze Zeit nach Myokardinfarkt, Aneurysmaverdacht u. ä.) solange gesteigert werden, bis bestimmte subjektive oder objektive Symptome (starke Angina pectoris, schwere Dyspnoe, bedrohliche Rhythmusstörungen z.B. ventrikuläre Extrasystolen in Ketten) erreicht werden, die allgemein zum Abbruch zwingen (»Symptom-limitierter Belastungstest«).

12.4.2 Belastungsablauf

Nach dem **Belastungsablauf** kann man Belastungen in zwei Gruppen unterteilen: (1) mit nur einer Belastungsstufe und (2) mit mehreren, meist stufenweise ansteigenden Belastungen (Abb.12.1). Bei Belastungstests mit nur einer Belastungsstufe, wie z. B. beim Klettertest nach KALTENBACH und KLEPZIG muß man sich vor Beginn der Belastung auf eine bestimmte Intensität festlegen. Bei Untersuchungen von Patienten mit Verdacht auf Belastungskoronarinsuffizienz hat dieser Belastungsablauf den Nachteil, daß man sich nicht allmählich an die Grenzen der Arbeitstoleranz herantasten kann, die nur mit **stufenweise ansteigender** Belastungsintensität möglich ist. Hier kann man nach der Dauer der einzelnen Belastungsstufen unterscheiden: Bei Patienten, bei denen der Beginn der Ischämie exakt ermittelt werden soll oder bei denen noch weitere Variable bestimmt werden, von denen eine alineare Beziehung zur Leistungssteigerung zu erwarten ist – wie z.B. Blutlaktat und spiroergometrische Werte – wird ein rampenähnlicher Anstieg mit 12,5 W Steigerung/min angewandt; dies trifft insbesondere für Patienten im chronischen Stadium der Herzinsuffizienz zu (Abb. A.12.1d).

Im Herz-Zentrum Bad Krozingen verfahren wir nach den zwei in den Abbildungen A.12.1 b, c und d aufgezeigten Belastungsabläufen. Überwiegend wird mit Belastungsstufen von 2 Minuten Dauer belastet. Die Belastungshöhe der ersten Stufe richtet sich nach der anamnestisch abgeschätzten Belastbarkeit des Patienten. Wenn bekannt ist, daß der Patient beim Gehen keine

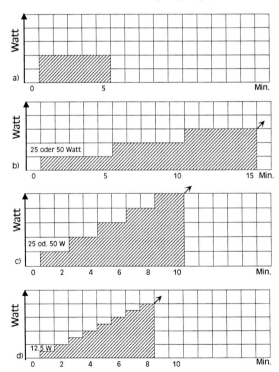

Zeitlicher Ablauf des Belastungstests mit einer Belastungsstufe (a) und mit stufenweiser Belastungssteigerung (b, c und d)

Abb. A.12.1 Zeitlicher Ablauf des Belastungstests mit einer Belastungsstufe (a) und mit stufenweiser Belastungssteigerung (b, c und d).

Beschwerden hat, kann man mit 50 Watt beginnen. Nach Ablauf von 2 Minuten wird um 25 Watt gesteigert. Bei hoher Arbeitstoleranz ist auch eine weitere Steigerung um 50 Watt möglich. Belastungsstufen von 5 Minuten Dauer werden bei Untersuchungen mit dem Einschwemmkatheter angewandt.

12.4.3 Belastungsart

Nach der Belastungsart kann man eine Reihe von Verfahren unterscheiden. Einige sind schematisch in der Abbildung 2 dargestellt. Kniebeugen sind für das Belastungs-EKG ungeeignet, denn sie erfüllen nicht die allgemeinen Voraussetzungen, die man an einen Belastungstest stellen muß: (1) exakt dosierbar und (2) physikalisch meßbar. Ebenfalls das Treppensteigen ist für das Belastungs-EKG ungeeignet, weil man den Patienten – abgesehen von der Telemetrie – nicht unter fortlaufender EKG-Kontrolle hat. Die Belastung mit einem Handkurbelergometer hat ebenfalls Nachteile: Das EKG wird durch die Armbewegungen gestört, der Einsatz einer relativ kleinen Muskelmasse ermöglicht nicht immer eine volle kardiale Ausbelastung. Dennoch ist es manchmal die einzige Möglichkeit, Patienten mit Gehbehinderungen zu belasten. Die Kletterstufe nach KALTENBACH und KLEPZIG, das Fahrradergometer im Liegen oder Sitzen sowie das Laufbandergometer sind für das Belastungs-EKG geeignet. Jede dieser Belastungsarten hat Vor- und Nachteile. Wir belasten überwiegend auf dem Fahrradergometer im Liegen, und zwar aus folgenden Gründen:

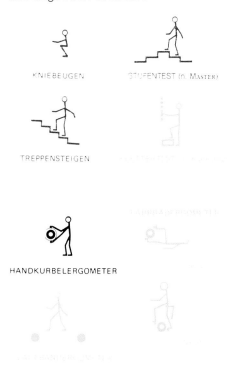

Abb. A.12.2 Ungeeignete (rot) und geeignete (grün) Belastungsarten für das Belastungs-EKG.

1. Vergleichbarkeit mit anderen Untersuchungen, die im Liegen durchgeführt werden müssen (Einschwemmkatheter, Linksherzkatheter und Echokardiographie bei Belastung).
2. Größere Sicherheit für den Patienten (keine orthostatischen Beschwerden nach der Betastung, sofortige Interventionsmöglichkeit bei Notfällen).
3. Schnelles Anbringen und besseres Haften der Elektroden.
4. Bessere Qualität der EKG-Kurven.

Als Nachteil kann die etwas geringere maximale Leistung im Liegen gegenüber dem Sitzen angeführt werden. Teilweise wird dies aber dadurch wettgemacht, daß im Liegen bei gleicher Wattleistung die kardiale Belastung höher ist. Bei einer Gruppe von Patienten mit Belastungskoronarinsuffizienz trat eine ischämische ST-Senkung von 0,1 mV im Liegen bei einer Belastungsstufe auf, die im Vergleich zur Belastung im Sitzen im Durchschnitt um 20 Watt niedriger lag. Ebenfalls die symptomlimitierte maximale Leistung lag im Durchschnitt um 25 Watt niedriger (Abb. A.12.3). CURRIE et al. (1983) konnten zeigen, daß im Liegen bei gleichem Produkt (Herzfrequenz x systolischem Blutdruck) wie im Sitzen das Ausmaß der ST-Senkung deutlich größer war. Der Grund dafür ist wahrscheinlich die höhere intramyokardiale Wandspannung infolge der Größenzunahme des Herzens im Liegen (La Place-Gesetz).

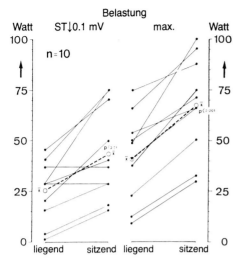

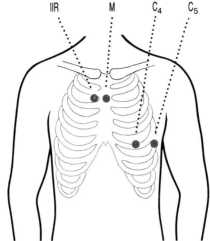

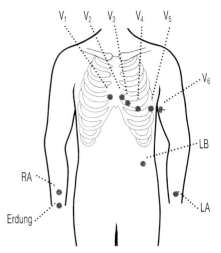

Abb. A.12.3 Ischämische ST-Senkung und maximale Arbeitstoleranz bei Ergometerbelastungen im Liegen und Sitzen (Einzelwerte und arithmetisches Mittel).

Abb. A.12.4 Elektrodenposition beim Belastungs-EKG mit einer Ableitung. Indifferente Elektrode: Manubrium sterni (M) oder II. Rippe parasternal rechts (II R); differente Elektrode C_4 oder C_5; die Erdungselektrode kann an eine störungsarme Stelle angebracht werden, z. B. C_4 rechts (nicht dargestellt).

Abb. A.12.5 Elektrodenposition beim Belastungs-EKG im Liegen mit zwölf Ableitungen
(RA = rechter Arm; LA = linker Arm, LB = Elektrode vom linken Bein).

12.4.4 EKG-Ableitungen

An die EKG-Ableitung während körperlicher Belastung werden zwei Forderungen gestellt:

1. maximale Ausbeute an ST-Streckenveränderungen,
2. minimale Störanfälligkeit (Muskelpotentiale, Bewegungsartefakte).

Es gibt heutzutage eine fast unüberschaubare Reihe von EKG-Ableitungsprogrammen. Falls nur eine Ableitungsmöglichkeit zur Verfügung steht, sollten bei normaler elektrischer Herzachse die explorative (differente) Elektrode im Bereich der Herzspitze (C_4 oder C_5) und die indifferente Elektrode über der zweiten Rippe parasternal rechts liegen (Abb. A.12.4). Stehen 6 bzw. 12 Ableitungen zur Verfügung, sollte während der Belastung die Ableitung V_1 bis V_6 registriert werden und wenigstens sofort nach Beendigung der Belastung auch die in unten beschriebener Weise modifizierten Extremitätenableitungen I bis III, aVR, aVL, aVF.
Die Registrierung mehrerer Ableitungen verbessert die Sensitivität der ischämischen ST-Senkung bei nur geringem Verlust an Spezifität. Wir haben festgestellt, daß bei nur 3 Brustwandableitungen (V_4–V_6) mit einem Informationsverlust von 10 % ischämischen ST-Senkungen zu rechnen ist. Ischämische ST-Senkungen erscheinen, bis auf wenige Ausnahmen, am stärksten und am häufigsten in Ableitungen mit der höchsten R-Amplitude; das ist meistens in der Ableitung V_4 und V_5. Noch höhere R-Amplituden und ST-Senkungen werden in der bipolaren Brustwandableitung CM_5 sichtbar. In unserer Klinik werden die Ableitungen V_1 bis V_6 und die modifizierten

Extremitätenableitungen verwendet, wobei die Erdungselektrode auf den rechten Unterarm und die Elektrode vom linken Bein in den Bereich des linken Mesogastriums verlegt wird (Abb. A.12.5). Dies kann zu veränderten EKG-Kurven in den Extremitätenableitungen führen, so daß die Beurteilung der Herzachse und der Q-Zacken nicht möglich ist. Dies kommt noch deutlicher zum Ausdruck, wenn die Armelektroden unterhalb des Schlüsselbeins angebracht werden (Mason-Likar-Ableitung).

Die Qualität des EKG kann durch sorgfältige Hautoberflächenvorbereitung wesentlich verbessert werden. Abrasieren der Haare an den Kontaktstellen, Abschaben der obersten Hornhautschichten und Reinigen der Haut mit Alkohol verbessern die Leitfähigkeit. Bei einer so präparierten Haut liegt der Hautwiderstand unter 5000 Ohm, ohne besondere Vorbereitung dagegen oftmals über 50 000 Ohm.

12.5 ST-Strecke

12.5.1 Metabolische, hämodynamische und elektrophysiologische Auswirkungen der passageren Myokardischämie

Eine ST-Streckenveränderung während Belastung hat für die Erfassung der passageren Myokardischämie die größte Wertigkeit. Sie ist Folge eines Mißverhältnisses zwischen Sauerstoffangebot und Sauerstoffbedarf. Voraussetzung ist eine mindestens 50%ige Stenosierung wenigstens einer wichtigen Koronararterie. Dieser kritische Stenosegrad wurde sowohl im Tierversuch als auch beim Menschen bestätigt. Die Myokardischämie während Belastung führt zu einer Reihe von metabolischen, hämodynamischen und elektrophysiotogischen Veränderungen (Abb. A.12.6). Wegen des Sauerstoffmangels wird die aerobe Energiebereitstellung eingeschränkt. Die normalerweise bestehende Laktatutilisation im Myokard schlägt in eine Laktatproduktion um, so daß der Laktatgehalt im koronarvenösen Blut ansteigt.

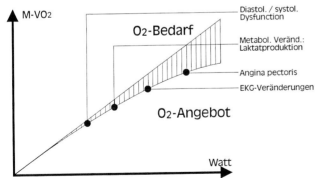

Abb. A.12.6 Mißverhältnis zwischen Sauerstoffangebot und -bedarf: Belastungs-Koronarinsuffizienz.
Hämodynamische, metabolische und elektrokardiographische Veränderungen (M-VO$_2$ myokardialer Sauerstoffverbrauch).

Der diastolische Druck im linken Ventrikel und der damit korrespondierende Pulmonalkapillardruck steigen an. Der Druckanstieg im linken Ventrikel ist Ausdruck einer durch die Hypoxie gestörten Myokardfunktion.

Elektrophysiologisch kommt es im hypoxischen Gebiet zu einer Abnahme des negativen Ruhepotentials (Phase 4, Diastole) und in der Phase 2 (mittlere Systole) zu einem weniger ausgeprägten Anstieg des Aktionspotentials. Somit besteht bei einer subendokardialen Ischämie in der Diastole ein Stromfluß aus dem ischämischen in das nicht-ischämische Gebiet (Abb. A.12.7). Dies bewirkt in den Ableitungen, zu denen sich der Stromfluß bewegt, in der Regel in den linkspräkordialen Ableitungen mit der größten R-Amplitude eine TQ-Streckenhebung, die aber bei der konventionellen EKG-Schreibung nicht dargestellt wird. In der mittleren Systolenphase ist das ischämische Gebiet gegenüber dem nicht-ischämischen elektronegativer, so daß jetzt ein Stromfluß in das ischämische Gebiet entsteht. Dies bewirkt wiederum in den entsprechenden Ableitungen eine Senkung der ST-Strecke. Somit ist die ST-Streckensenkung Ausdruck einer echten Senkung, aber auch einer TQ-Hebung. Die Veränderungen, die bei einer subepikardialen Ischämie sowie bei einer intramuralen und transmuralen Ischämie entstehen, sind in der Abbildung A.12.7 dargestellt. Unabhängig von dieser elektrophysiologischen Erklärung konnte mit Hilfe der Myokardszintigraphie eine ST-Senkung als Hinweis für subendokardiale, eine ST-Hebung als Hinweis für transmurale Ischämie bestätigt werden.

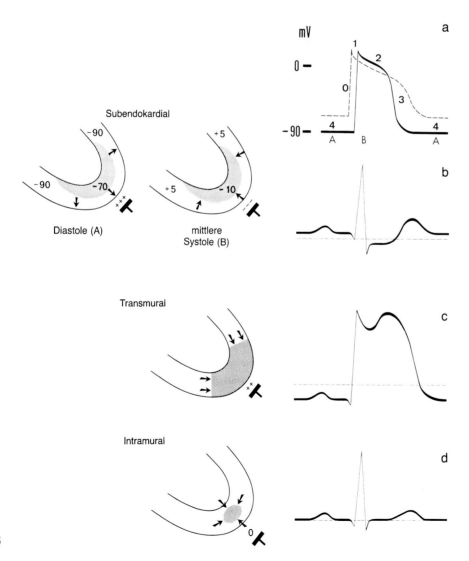

Abb. A.12.7 Schematische Darstellung elektrophysiologischer Veränderungen während verschiedener Ischämielokalisationen.
Subendokardiale Ischämie: In der Diastole ist das ischämische Gebiet (punktierte Zone, −70 mV) weniger elektronegativ als das nichtischämische (−90 mV), es kommt zum Stromfluß vom Endo- zum Epikard, welcher zu einer TQ-Hebung führt. Während der mittleren Systole ist es umgekehrt (ST-Senkung). a) Monophasische Stromkurve des ischämischen (unterbrochene Linie) und des nichtischämischen (volle Linie) Gebietes bei subendokardialer Ischämie: 0–4 Phasen der monophasischen Stromkurve. b) EKG bei subendokardialer Ischämie, unterbrochener Strich: tatsächliche Nullinie. c) EKG bei transmuraler Ischämie. d) EKG bei intramuraler Ischämie (in Anlehnung an HOLLAND und BROOKS).

Daß das Konzept, nach dem Koronarinsuffizienz bei fixierter Stenose dann entsteht, wenn – durch Mehrarbeit des Herzens bedingt – der myokardiale Sauerstoff – und damit Blutbedarf eine kritische Grenze überschreitet, trifft für bestimmte Patienten nicht zu. Ein bei diesen Patienten im Vordergrund stehender Spasmus kann sowohl bei normalen Kranzarterien vorkommen als sich auch einer organischen Stenose aufpfropfen. MASERI u. Mitarb. konnten Spasmen nicht nur bei Patienten mit klassischer PRINZMETAL-Angina-pectoris – also Ruhe-Angina-pectoris, verbunden mit passageren ST-Hebungen –, sondern auch bei einem Teil derjenigen Patienten feststellen, deren Ruhe-Anfälle mit ST-Senkungen einhergingen. Die Arbeitsgruppe spricht in einem erweiterten Sinne von vasospastischer Angina pectoris.

Für die Beurteilung des Belastungs-EKG ist folgendes von Bedeutung: Bei alleiniger **vasospastischer Angina pectoris** schließt eine normale körperliche Leistungsfähigkeit mit normalem EKG während Belastung eine **Koronarinsuffizienz in Ruhe** nicht aus. Der normale Belastungstest kann lediglich eine Koronarinsuffizienz während Belastung und damit schwere **organisch fixierte Stenosen**, d. h. eine stenosierte Koronargefäßsklerose, weitgehend ausschließen.

12.5.2 ST-Streckensenkung

12.5.2.1 Beurteilung der ST-Streckensenkung

Zur Beurteilung der ST-Streckensenkung werden zwei Punkte analysiert: Der J-Punkt sowie ein Meßpunkt 60 ms danach. Der Verlauf der ST-Strecke ist aszendierend, wenn der J-Punkt stärker als der zweite Meßpunkt gesenkt ist, sie ist deszendierend, wenn umgekehrt der J-Punkt nur gering, der zweite Meßpunkt stark gesenkt ist (Abb. A.12.8). Eine ST-Streckensenkung gilt als ischämisch, wenn bei normalem ST-Streckenverlauf im Ruhe-EKG

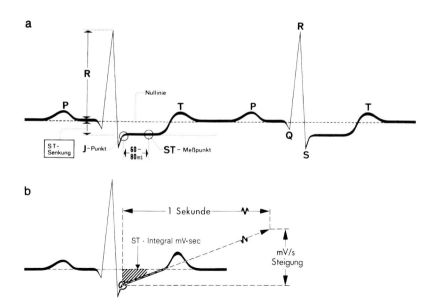

Abb. A.12.8 ST-Strecke mit horizontalem (**a**) und träg aszendierendem (**b**) Verlauf. Meßpunkte für die R-Zacken-Höhe, J-Punkt und ST-Strecke (60–80 ms nach J) sowie Anstiegsbeurteilung der ST-Strecke (**b**).

der zweite Meßpunkt (60–80 ms nach dem J-Punkt) um mindestens 0,1 mV gesenkt ist bei horizontalem oder deszendierendem Verlauf. Die R-Amplitude in der entsprechenden Ableitung beeinflußt das Ausmaß der ischämischen ST-Streckensenkung, und so sollte bei kleiner R-Amplitude auch eine ST-Streckensenkung von 0,05 mV als ischämisch interpretiert werden. Umgekehrt sollte bei sehr hoher R-Amplitude ein strengeres Kriterium (> 0,1 mV) gefordert werden. Auf die Abhängigkeit von R-Amplituden der ST-Streckensenkung wurde wiederholt hingewiesen. HAKKI et al. (1984) konnten zeigen, daß bei einer Gruppe von Patienten mit einer R-Amplitude in V_5 < 1,1 mV nur 2 von 26 (8%) mit einer Stenose von > 50% eine ST-Senkung von > 0,1 mV hatten, demgegenüber waren es 27 von 55 (49%) mit einer R-Zackenhöhe von > 1,1 mV.

Auch wenn der positive Voraussagewert von nur 49% in dieser Studie relativ niedrig ist, weisen die Ergebnisse doch darauf hin, daß die R-Zackenamplitude berücksichtigt werden sollte, indem man einen Index aus ST-Senkung und R-Amplitude bildet.

Von einigen Arbeitsgruppen wird auch ein träg aszendierender ST-Strekenverlauf als ischämisch interpretiert. Eine träg aszendierende ST-Streckensenkung liegt vor, wenn der J-Punkt um mindestens 0,1 mV gesenkt ist und der daraufhin folgende Anstieg nicht mehr als 1 mV/s beträgt (Abb. A.12.8). Von STUART und ELLESTAD wird eine aszendierende ST-Streckensenkung, die 80 ms nach dem J-Punkt noch 0,1 mV unter der Nullinie liegt, als ischämisch angesehen. Diese »ischämischen«, träg aszendierenden ST-Strecken müssen sehr kritisch beurteilt werden. Meistens findet sich eine Übereinstimmung mit einer stenosierenden Koronargefäßsklerose dann, wenn nur eine EKG-Ableitung geschrieben wurde, oder wenn es zu keiner kardialen Ausbelastung kam. CHAITMAN u. Mitarb. fanden eine bessere Übereinstimmung mit dem Koronarangiogramm bei zusätzlicher Berücksichtigung der aszendierenden ST-Streckensenkungen immer nur dann, wenn eine oder höchstens drei Ableitungen beurteilt wurden. Wenn 14 Ableitungen beurteilt wurden, konnte die zusätzliche Berücksichtigung der aszendierenden ST-Senkung keine Steigerung der Sensitivität bewirken. Träg aszendierende ST-Senkung in einer Ableitung bedeutet meistens horizontale oder deszendierende ST-Senkung in den benachbarten Ableitungen.

Die **steil aszendierende ST-Strecke,** auch junktionale ST-Senkung genannt, ist als eine normale Reaktion bei Herzfrequenzsteigerung anzusehen (Abb. A.12.9).

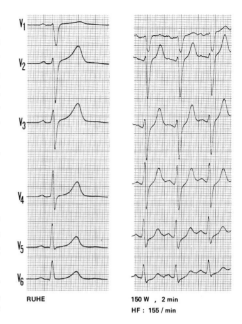

RUHE

150 W , 2 min
HF : 155 / min

Abb. A.12.9 Aszendierende nicht-ischämische ST-Streckensenkung. Maximale J-Punkt-Senkung in V_5 0,2 mV, ST-Strecke 0,05 mV.

12.5.2.2 Einfluß von Medikamenten auf die ST-Strecke und abnormales Ruhe-EKG

Einige Pharmaka können eine ST-Streckensenkung verursachen. Um Fehlinterpretationen zu vermeiden, ist es notwendig, bei der Beurteilung des Belastungs-EKG die Einnahme von Medikamenten zu berücksichtigen.

Herzglykoside: Seit der Arbeit von ZWILLINGER über die Digitaliseinwirkung auf das Arbeitselektrokardiogramm im Jahre 1935, wurde immer wieder darauf hingewiesen, daß Digitalis falsch-positive ST-Senkungen hervorrufen kann. Zur Differenzierung von ischämischen ST-Senkungen und digitalisbedingten ST-Senkungen wird vorgeschlagen, die QT-Zeit zu messen. Digitalis verkürzt die herzfrequenzbezogene QT-Zeit, eine Ischämie verlängert sie. Nach KLEPZIG können auch digitalisbedingte ST-Senkungen durch Gaben von Nitroglyzerin oder Isosorbiddinitrat verhindert werden. WINTER und KALTENBACH wiesen darauf hin, daß die maximale digitalisbedingte ST-Streckensenkung bis in die späte Erholungsphase anhält, dagegen ischämiebedingte Senkungen zu diesem Zeitpunkt den Ausgangswert fast erreichen.

Diuretika: Diejenigen Diuretika, die zu einer erhöhten Kaliumausscheidung führen (Thiazide, Furosemide u. a.) können zu einer intrazellulären Kaliumverarmung führen und unter Belastung eine falsch-positive ST-Senkung hervorrufen.

Abnormale ST-Strecke im Ruhe-EKG: Senkung der ST-Strecke, wie z. B. im extremen Fall beim kompletten Linksschenkelblock oder WPW-Syndrom, schränken die Aussagekraft der ST-Strecke im Belastungs-EKG sehr deutlich ein. Zusätzliche ST-Senkungen im Belastungs-EKG können nur unter sehr großem Vorbehalt als Ausdruck einer Myokardischämie beurteilt werden.

12.5.2.3 »Ischämische« ST-Streckensenkung als Indikator der stenosierenden Koronargefäßsklerose

Das Ausmaß der Übereinstimmung bzw. Nichtübereinstimmung zwischen Koronarangiogramm und Belastungs-EKG kann durch die Begriffe Sensitivität und Spezifität bzw. durch den Prozentsatz der falsch-negativen und falsch-positiven Befunde charakterisiert werden. Dabei wird der morphologische Befund des Koronarangiogramms als Vergleichsstandard verwendet (siehe Tabelle A.12.7, Seite ...).

In einer Reihe von Untersuchungen wurde keine gute Übereinstimmung gefunden. Nach einer Übersichtsarbeit von Mc CONAHAY et al. waren **falsch-negative Befunde** bis zu 32% möglich. Dies hat zunächst einmal methodische Gründe. Der hohe Prozentsatz falsch-negativer Befunde resultiert z. T. aus einem nicht ausreichenden Belastungstest, z. B. dem einfachen oder doppelten MASTER-Test. Eine andere Ursache für falsch-negative Befunde kann darin liegen, daß im Untersuchungsgut eine Reihe von Patienten ist, die bereits einen transmuralen Herzinfarkt durchgemacht hatten. Es ist selbstverständlich, daß Patienten mit transmuralem Infarkt, bis auf wenige Ausnahmen, einen schwerwiegenden Befund am Herzkranzgefäßsystem haben. Wenn es sich um eine Eingefäßerkrankung handelt, braucht jedoch keine Koronarinsuffizienz während Belastung und damit auch keine Angina pectoris und keine ischämische ST-Senkung vorzuliegen, da das gesamte Myokard im Versorgungsgebiet des betroffenen Gefäßes vernarbt ist. Solche Patienten gehen mit falsch-negativen Befunden in die Statistiken ein, niedrige Zahlen der Sensitivität sind z. T. darauf zurückzuführen. Im extremen Fall können sich dabei sehr niedrige Zahlen ergeben: In einer eigenen Gruppe von jugendlichen Herzinfarkten unter 40 Jahren, die alle einen transmuralen Vorderwandinfarkt durchgemacht hatten, und bei denen eine Eingefäßerkrankung zugrunde lag, konnten wir nur in 15% Hinweise für eine Koronarinsuffizienz während einer Belastung finden. Damit betrüge die Sensitivität im üblichen Sinne in dieser Serie nur 15%.

Ein hoher Prozentsatz **falsch-positiver Befunde** kann zum Teil daraus resultieren, daß Patienten mit ST-T-Veränderungen schon im Ruhezustand nicht von der Beurteilung ausgeschlossen werden. Zusätzliche ST-T-Veränderungen solcher Patienten während Belastung sollten nicht ohne weiteres als Hinweis für eine Belastungskoronarinsuffizienz gewertet werden. Ähnliche Überlegungen gelten für digitalisierte Patienten und solche mit Hypokaliämie.

Umgekehrt kann in einer Serie, in der der positive Belastungstest Auswahlkriterium war, wie z. B. bei 76 Personen, die bei Flugtauglichkeitsuntersuchungen durch horizontale ST-Senkungen auffällig geworden waren, die Spezifität 0 betragen. Unter denjenigen Personen, bei denen sich später herausstellte, daß sie ein normales Koronarangiogramm aufwiesen, war selbstverständlich niemand, der auch einen negativen Belastungstest aufwies. Mit anderen Worten: Vergleichsstudien zwischen Belastungs-EKG und Koronarangiogramm ergeben nur dann vernünftige Zahlen für die Sensitivität und Spezifität, wenn die Indikation für beide Methoden weit gesteckt wurde und nicht der sicher positive Befund einer Methode Auswahlkriterium war.

Die Aussagekraft der ST-Streckensenkung kann durch eine dynamische Betrachtungsweise gesteigert werden. Im Prinzip geht es darum, das Ausmaß der ST-Strecken-Senkung in Beziehung zum Anstieg der Herzfrequenz während des Belastungstests zu setzen; pathophysiologischer Hintergrund ist der mit den Anstieg der Herzfrequezen steigende myokardiale Sauerstoffbedarf. Je deutlicher die ST-Strecken-Senkung und je geringer der Herzfrequenzanstieg (HF_{max} – HF_{Ruhe}), desto deutlicher die Ischämie, diese Beziehung wird als ST/HF-Index bezeichnet (Abb. A.12.10). Da die ST-Strecken-Senkung aber nicht linear zum Herzfrequenzanstieg verläuft, wird mit einem anderen Verfahren die steilste ST-Strecken-Senkung in Beziehung zum Herzfrequenzanstieg gesucht und bewertet; diese Beziehung wird als ST/HF-slope bezeichnet (Abb. A.12.11). Der ST-HF-»Slope« scheint eine höhere Sensitivität zu besitzen als die anderen Kriterien und auch besser zwischen 1-, 2- und 3-Gefäßerkrankung zu diskriminieren.

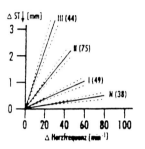

Abb. A.12.10 Beziehung zwischen dem Anstieg der Herzfrequenz und der Zunahme der ST-Streckensenkung. Mittelwerte und Streuung bei Personen ohne signifikante Stenose (N) und bei Patienten mit Ein-, Zwei- und Dreigefäßerkrankung (I, II, II; in Klammern Anzahl der untersuchten Personen).

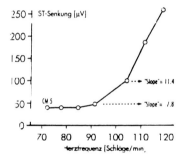

Abb. A.12.11 Berechnung des ST-»slopes«. Beispiel: 11,4 bedeutet, daß pro Herzschlag die ST-Strece um 11,4 µV absinkt. Ein »slope« von 2,5 µV diskriminiert zwischen signifikanten und nicht signifikanten Stenosen.

Eine wichtige Vorbedingung ist eine Trennung des Krankengutes in **Patienten ohne bisherigen und mit bisherigem Herzinfarkt.**

Unsere eigenen Korrelationsuntersuchungen wurden an 311 Patienten ohne transmuralen Myokardinfarkt und an 262 Patienten mit transmuralem Myokardinfarkt durchgeführt.

Die wichtigsten Befunde bei **Patienten ohne transmuralen Myokardinfarkt** sind:
1. Patienten, die eine ischämische ST-Senkung von ≥ 0,1 mV und Angina pectoris bekamen (n = 108), hatten in 86 % auch eine wenigstens 50 %ige Stenose mindestens einer Herzkranzarterie (Abb. A.12.12). Die Übereinstimmung war mit 91 % bei den Männern signifikant höher als bei Frauen mit 56 %. Nicht-digitalisierte Patienten hatten mit 93 % eine signifikant höhere Übereinstimmung mit dem Koronarbefund als digitalisierte mit 79 %. Wenn Frauen, digitalisierte Personen und Patienten mit intramuralem Infarkt ausgeschlossen wurden, stieg die Übereinstimmung auf 97 % (Abb. A.12.13).

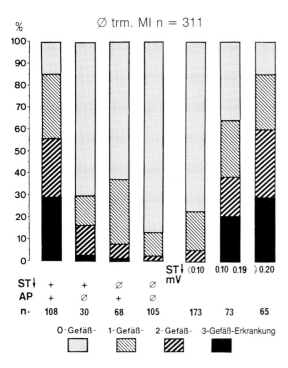

%　　　　∅ trm. MI n = 311

ST↓	+	+	∅	∅	ST↓ mV	⟨0.10	0.10 0.19	⟩0.20
AP	+	∅	+	∅				
n=	108	30	68	105		173	73	65

0-Gefäß- 〔░〕　1-Gefäß- 〔▨〕　2-Gefäß 〔▨〕　3-Gefäß-Erkrankung 〔■〕

◄ **Abb. A.12.12** Häufigkeit einer Ein-, Zwei- und Dreigefäßerkrankung (50 % Stenose) in Abhängigkeit von Angina pectoris (AP) und ST-Senkung (ST) während Belastung (**linke Teilabbildung**) sowie von dem Ausmaß der ST-Senkung (**rechte Teilabbildung**) bei 311 Patienten ohne transmuralen Herzinfarkt (0,10 mV bedeutet entweder keine ST-Senkung oder eine ST-Senkung unter 0,1 mV).

Abb. A.12.13 Häufigkeit einer %igen Stenose wenigstens eines Herzkranzgefäßes (schraffierte Säulen) in Abhängigkeit von Angina pectoris (AP) und ST-Senkung (ST) bei 115 Männern, die noch keinen Herzinfarkt, auch noch keinen intramuralen Infarkt durchgemacht hatten. In den Gruppen mit positivem oder negativem Ausfall beider Ischämieindikatoren finden sich jeweils ein einziger Patient mit Diskrepanz zum koronarangiographischen Befund.

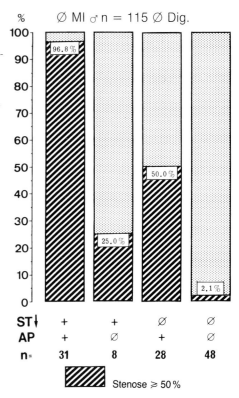

%　　∅ MI ♂ n = 115 ∅ Dig.

ST↓	+	+	∅	∅
AP	+	∅	+	∅
n=	31	8	28	48

〔▨〕 Stenose ≥ 50%

2. Bei Patienten mit nur ischämischer ST-Senkung oder nur Angina pectoris lag die Übereinstimmung bei 30 % bzw. 37 % (Abb. A.12.12).

3. Bei Patienten, die weder eine ischämische ST-Senkung noch eine Angina pectoris hatten (n = 105), lag auch in 88 % ein negativer Koronarbefund vor (Abb. 12). Nach Ausschluß von Frauen, digitalisierten Patienten und solchen mit intramuralem Myokardinfarkt stieg die Übereinstimmung auf 98 % (Abb. A.12.13).

4. Bei Patienten mit ST-Senkung und Angina pectoris treten signifikant häufiger Mehrgefäßerkrankungen auf (58 %) als in den Gruppen mit nur ST-Senkung, nur Angina pectoris oder ohne ST-Senkung und Angina pectoris (17 %, 9 % und 2 %; Abb. A.12.12).

5. Mit zunehmender ST-Senkung im Belastungs-EKG und abnehmender Arbeitstoleranz steigt signifikant die Anzahl von Patienten mit positivem Koronarbefund, insbesondere mit Mehrgefäßbefall (Abb. A.12.12 und A.12.14).

Insgesamt ergeben sich aus unseren Untersuchungen folgende Richtlinien:

1. Bei positivem Ausfall beider Ischämieindikatoren ST-Senkung und Angina pectoris ist die Wahrscheinlichkeit, daß ein positiver koronarangiographischer Befund vorliegt, sehr hoch.

2. Bei negativem Ausfall beider Ischämieindikatoren ST-Senkung und Angina pectoris ist die Wahrscheinlichkeit, daß ein positiver koronarangiographischer Befund vorliegt, sehr niedrig.

3. Wenn nur ein Ischämieindikator positiv ist, ist die Unsicherheit sehr groß.

4. Weibliches Geschlecht und Digitalisierung führen nicht selten zu falsch-positiven Befunden.

5. Wenn nur ein Ischämieindikator positiv ausfällt, ist die Häufigkeit einer Dreigefäßerkrankung sehr gering.

6. Ein positives Koronarangiogramm kann trotz Nichtvorhandenseins von ST-Senkung und Angina pectoris bei Patienten vorkommen, die einen intramuralen Herzinfarkt durchgemacht haben. Gleichzeitig handelt es sich bei diesen in der Regel um Eingefäßkranke.

Bei Patienten, die bereits einen sicheren **transmuralen Herzinfarkt** durchgemacht haben, ist die entscheidende Frage nicht so sehr, ob eine koronare Herzkrankheit nachgewiesen werden kann, sondern, ob zusätzlich zu dem infarktbezogenen Gefäß noch ein weiteres kritisch stenosiert ist, mit anderen Worten, ob eine Ein- oder eine Mehrgefäßerkrankung vorliegt.

1. Patienten, die einen inferioren Hinterwandinfarkt durchgemacht hatten und bei denen eine ischämische ST-Senkung und Angina pectoris während der Belastung auftraten, hatten in 71% eine ≥ 50%ige eines zweiten oder dritten Herzkranzgefäßes und in 62% eine ≥ 75%ige Stenose. Bei Patienten, die keine ischämische ST-Senkung und Angina pectoris während Belastung bekamen, war in 10% eine ≥ 50%ige und in nur 3% eine ≥ 75%ige Stenose eines zweiten und dritten Herzkranzgefäßes nachweisbar (Abb. A.12.15).

2. Patienten nach durchgemachtem **Anteroseptalinfarkt,** bei denen beim Belastungstest eine ischä-

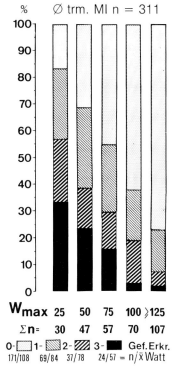

Abb. A.12.14 Häufigkeit einer Ein-, Zwei- oder Dreigefäßerkrankung (≥ 50%igen Stenose) in Abhängigkeit vom Ausmaß der maximalen tolerablen Belastungsstufe (W$_{max}$) bei 311 Patienten ohne transmuralen Herzinfarkt.

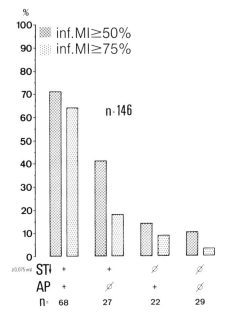

Abb. A.12.15 Relative Häufigkeit eines 2. oder 3. Herzkranzgefäßes mit ≥ 50% bzw. ≥ 75% Stenose bei Patienten nach inferiorem Hinterwandinfarkt (n = 146).

mische ST-Senkung in nicht durch den Infarkt deformierten Ableitungen – meist V₅ und V₆ – und Angina pectoris auftraten, hatten in 40% eine ≥ 50%ige Stenose eines zweiten oder dritten nicht-infarktbezogenen Herzkranzgefäßes, in 30% eine ≥75%ige. Bei Patienten, die weder Angina pectoris noch ischämische ST-Senkungen während der Belastung bekamen, lagen nur noch in 3% eine ≥50%ige und ≥75%ige Stenose vor.

Aus diesen Untersuchungen kann gefolgert werden,

1. daß Patienten mit inferiorem Hinterwandinfarkt und anteroseptalem Vorderwandinfarkt, die Monate nach dem akuten Ereignis weder Angina pectoris noch ischämische ST-Senkungen bei Belastungsuntersuchungen aufweisen, nur äußerst selten eine Zwei- oder Dreigefäßerkrankung haben. Sie brauchen nicht einer Koronarangiographie zugeführt werden, da chirurgische Konsequenzen praktisch nicht denkbar sind. Ihre Prognose ist als relativ gut anzusehen.

2. Bei Patienten mit inferiorem Hinterwandinfarkt, die Monate nach dem akuten Ereignis Angina pectoris und ischämische ST-Senkungen in den Brustwandableitungen während Belastung haben, muß in mehr als 70% mit einer ≥ 50%igen Stenosierung eines zweiten oder dritten Herzkranzgefäßes gerechnet werden, darunter befinden sich auch Patienten mit hochgradiger Hauptstammstenose (Abb. A.12.16). In dieser Gruppe sind überwiegend Patienten, die neben der stenosierenden oder okkludierenden Koronargefäßsklerose des infarktbezogenen Gefäßes – meistens der rechten Kranzarterie – eine stenosierende Koronarsklerose des

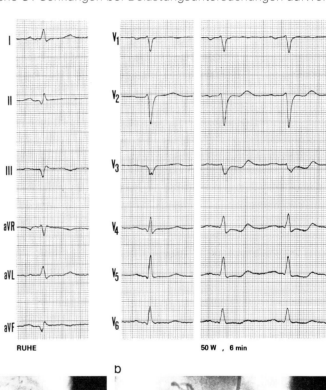

Abb. A.12.16 Ruhe-EKG, Belastungs-EKG und Koronarangiogramm bei einem 45jährigen Patienten, der vor vier Monaten einen Hinterwandinfarkt durchgemacht hatte.
Ruhe-EKG: inferiore Narbe, Verdacht auf anteroseptale Narbe. Belastungs-EKG: bei 25 Watt ischämische ST-Senkung in V₃ bis V₆ von maximal 0,2 mV. Koronarangiogramm: linker Hauptstamm: knapp 90%ige Stenose. Ramus interventricularis anterior (RIA) nach Abgabe eines Septalastes und Diagonalastes Totalverschluß des Gefäßes. Rechte Kranzarterie (ACD): Totalverschluß des Gefäßes im proximalen Bereich. (a) linke, (b) rechte Kranzarterie.

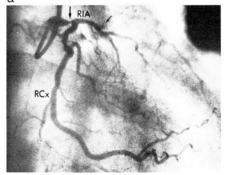

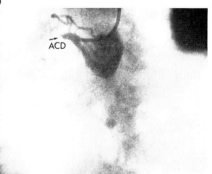

Ramus interventricularis anterior ausweisen. Gerade bei dieser morphologischen Konstellation muß im Zusammenhang mit der vorhandenen Angina pectoris nicht selten die Indikation für einen aortokoronaren Bypass gestellt werden, deshalb sollte bei diesen Patienten, besonders wenn die Belastungskoronarinsuffizienz auf niedriger Belastungsstufe auftritt, eine koronarangiographische Abklärung angestrebt werden. Zu ähnlichen Ergebnissen kommen BECKER u. Mitarb.: sie fanden bei Patienten mit durchgemachtem Hinterwandinfarkt und ischämischer ST-Senkung im Belastungs-EKG in 88 % der Fälle eine mindestens 50 %ige und in 82 % eine ≥ 70 %ige Stenose des Ramus interventricularis anterior.

3. Bei Patienten mit anteroseptalem Vorderwandinfarkt, die Monate nach dem akuten Ereignis Angina pectoris und ischämische ST-Senkung bei Belastung aufweisen, und bei Patienten mit anteroseptalem Vorderwandinfarkt oder inferiorem Hinterwandinfarkt, die entweder Angina pectoris oder ischämische ST-Senkungen im Belastungs-EKG zeigen, besteht zwar eine große Wahrscheinlichkeit, daß die Symptome und Befunde durch Ischämie im Randgebiet des Infarktes entstehen. In einem nicht geringen Prozentsatz ist jedoch mit einer kritischen Stenosierung (≥ 75 %) eines zweiten oder dritten nicht-infarktbezogenen Herzkranzgefäßes zu rechnen. Aus diesem Grunde sollten auch diese Patienten koronarangiographiert werden, mit der Fragestellung, ob eine Indikation zum aortokoronaren Bypass oder PTCA besteht, besonders wenn eine konservative Therapie wenig erfolgreich war.
Wenn die Untersuchungen auch darauf hinweisen, daß im Einzelfall die Koronarmorphologie nicht mit letzter Sicherheit durch nicht-invasive Verfahren vorausgesagt werden kann, so sind die statistischen Ergebnisse doch ausreichend sicher, um die Indikation für die Koronarangiographie bei Patienten mit überstandenem Herzinfarkt einzuengen.

12.5.3 ST-Streckenhebung

Bei der ST-Streckenhebung muß zwischen EKG-Ableitungen mit und ohne Infarktzeichen unterschieden werden.
ST-Streckenhebung in Ableitungen ohne Infarktzeichen weisen auf eine schwere transmurale Ischämie hin (Abb. A.12.17). BETTINGER et al. 1993 untersuchten bei 20 vergleichbaren Patienten, ob das Fehlen von Kollateralen dafür verantwortlich ist; 10 Patienten hatten eine ST-Hebung, 10 eine ST-Senkung. Der Vergleich der Koronarangiogramme ergab keinen Unterschied in der Kollateralisierung, so daß die Autoren zu dem Schluß kamen, daß lokale Besonderheiten im Bereich der Stenose (dynamische Stenose) für die ST-Hebungen verantwortlich sind.
ST-Streckenhebung in Ableitungen mit Zeichen eines abgelaufenen transmuralen Myokardinfarktes (Q-Zacken von ≥ 30 ms, QS-Komplexe) weisen auf eine Akinesie oder Dyskinesie oder auf eine Ischämie im Randgebiet des alten Infarktes hin (Abb. A.12.18).

12.6 Weitere EKG-Kriterien zur Beurteilung der Myokardischämie

12.6.1 Septale Q-Zacke

MORALES-BALLEJO et al. untersuchten die Q-Zacken-Veränderung in einer bipolaren präkordialen Ableitung (MC 5). Bei 50 Personen ohne signifikante Stenosen kam es 44mal unter Belastung (Spezifität 88 %) zu einer Zunahme der Q-Zacken-Amplitude. Bei 50 Patienten mit signifikanten Stenosen ohne Herzinfarkt kam es nur bei 9 (18 %) zu einer

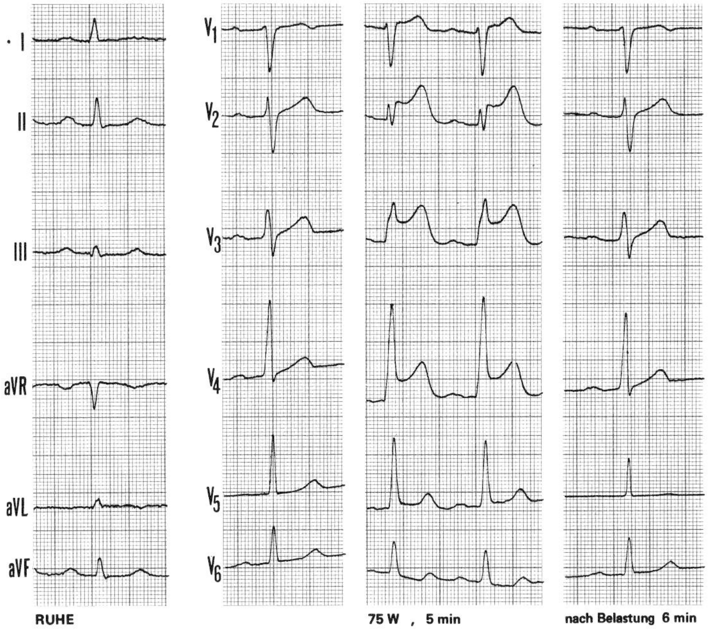

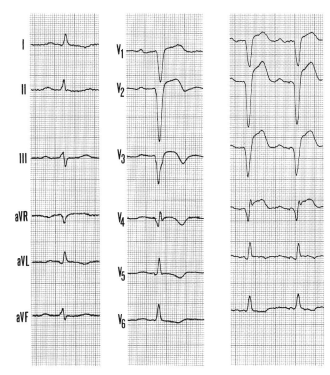

Abb. A.12.17 Zeichen einer transmuralen Myokardischämie, ST-Hebung in V_2 bis V_5 bei einem 37jährigen Patienten – zum Zeitpunkt der ST-Hebung (75 Watt, Herzfrequenz 117/min) bestand eine typische Angina pectoris.
Koronarangiogramm: Ramus interventricularis anterior
im mittleren Drittel 50–75 % stenosiert, diffuse Wand-
veränderungen mit weiteren Stenosen bis 25 %. Arteria
coronaria dextra: mehrere 50–90 %ige Stenosen.

Abb. A.12.18 ST-Hebung im infarzierten Anteroseptalbe-
reich
(V_1 bis V_4) bei einem 64jährigen Patienten als wahrschein-
licher
Ausdruck einer Dyskinesie im Vorderwandbereich.

195

Zunahme der (Q-Zacken-Amplitude (Sensitivität 82 %). Der Voraussagewert eines positiven Tests war dementsprechend 87 %. Die Autoren interpretieren das Ausbleiben der Q-Zacken-Vergrößerung mit einer ischämiebedingten Kontraktionsstörung des Septums. In Kombination mit einer ST-Senkung erreichen sie sogar eine Sensitivität von 100 % .

12.6.2 R-Zacke

Ende der 70er Jahre wurde die R-Amplituden-Zunahme unter Belastung zur Diagnose der Koronarinsuffizienz und zur Beurteilung der Ventrikelfunktion herangezogen. Die theoretische Deutung stützt sich auf den sogenannten BRODY-Effekt. BRODY konnte zeigen, daß mit Zunahme der Blutmenge in den Herzhöhlen die QRS-Amplitude zunimmt und sich mit der Abnahme verkleinert. Da es während einer Belastungskoronarinsuffizienz in der Regel zu einer Zunahme des linksventrikulären Volumens kommt, haben diese Erwägungen auch eine pathophysiologische und morphotogische Grundlage. Untersuchungen von GREENBERG et al. ergaben keine Korrelation zwischen dem enddiastolischen Volumen, bestimmt mit Radionuklidventrikulographie, und der R-Amplitude, wohl aber mit der Ejektionsfraktion, dem endsystolischen Volumen und somit der Ventrikelfunktion. Diese Autoren meinen, daß die R- Amplitude mit der Kontraktilität zusammenhängen könnte.
BERMANN et al. untersuchten die Veränderung der Summe aller R-Amplituden aus den Ableitungen aVL, aVF und V_3–V_6. Die höchste Übereinstimmung mit signifikanten Stenosen hatte die Gruppe, die auch eine ischämische ST-Senkung aufwies (74 von 75 Patienten).
Will man aus diesen Untersuchungen eine praktische Konsequenz ziehen, dann stellt sich die Frage, inwieweit die R-Amplituden-Zunahme aussagekräftiger ist als die ischämische ST-Senkung. SIMOONS et al. fanden eine bessere Aussagekraft der ischämischen ST-Senkung als der R-Amplituden Zunahme bei Patienten mit koronarer Herzerkrankung und normalem Ruhe-EKG. Zu entgegengesetzten Ergebnissen kamen CHRISTISON et al. Zusammenfassend muß man sagen, daß zur Zeit noch kein ausreichender Beweis für eventuelle Vorteile der alleinigen R-Amplituden-Beurteilung vorliegt. Im Gegenteil, es liegen einige Arbeiten vor, die eine R-Amplituden-Bewertung zur Identifikation von Patienten mit signifikanten Stenosen nicht als nutzbringend ansehen, wohl aber in Kombination mit weiteren Ischämiezeichen.

12.6.3 T-Welle

Die vorübergehende **T-Wellenabflachung** oder **Inversion** unter Belastung wird meistens als eine unspezifische Reaktion gedeutet, die mit keiner höheren Koronarmortalität verbunden ist. Ein präterminales negatives T bei niedriger Belastung kann die erste Phase einer bei höherer Belastung auftretenden ischämischen ST-Senkung sein, wie NISSEN-DRUEY an einer Untersuchungsgruppe »Basler-Studie III« zeigen konnte.
In Ruhe negative T-Wellen, die unter Belastung positiv werden, sind schwer zu interpretieren. LINHART (1975) fand bei diesem Befund nur in 5 von 14 Fällen eine Koronararterienerkrankung. WAGONER et al. (1993) konnten ebenfalls keine Beziehung zu transienten Thallium-201-Defekten finden. McHENRY u. MORRIS (1976) weisen daraufhin, daß bei Gesunden das Aufrichten negativer T-Wellen fließend mit der Zunahme der Belastungsintensität auftritt, bei Koronarkranken jedoch abrupt parallel mit dem Auftreten der Angina pectoris. Unter diesen Umständen kann die Veränderung als Ausdruck der Myokardischämie gewertet werden.

12.6.4 Inversion der U-Welle

Die Inversion der U-Welle während Belastung wurde als Ausdruck der koronaren Herzerkrankung und Myokardischämie gedeutet. GERSON et al. untersuchten die Häufigkeit der U-Wellen-Inversion bei 248 konsekutiven Patienten. Die Inversion konnte bei 36 Patienten (18 %) in den linkspräkordialen Ableitungen festgestellt werden, und von diesen hatten 35 mindestens eine ≥75 %ige Stenose einer Herzkranzarterie. Eine weitere Analyse zeigte, daß 33 eine proximale Stenose des Ramus interventricularis anterior bzw. des linken Hauptstammes hatten. Einschränkend muß man bemerken, daß 9 Patienten bereits einen Vorderwandinfarkt durchgemacht hatten. Dennoch meinen die Autoren, daß die Inversion der U-Welle auf eine signifikante Stenose, besonders im proximalen Bereich des Ramus interventricularis anterior bzw. des linken Hauptstammes, hinweist. MIWA et al. (1993) unterschieden eine initiale und eine terminale Inversion. Die terminale Inversion sei Ausdruck einer Ischämie, die initiale würde durch einen ausgeprägten Blutdruckanstieg ausgelöst.

12.7 Computeranalyse des Belastungs-EKG

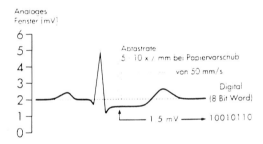

Abb. A.12.19 Methode der analog/digitalen Umwandlung des P-QRS-T Komplexes

Bei der Methode der rechnergestützten Aufbereitung des Belastungs-EKG geht es darum, die analoge EKG-Kurve in Zahlenwerte umzusetzen, also zu digitalisieren. Abb. A.12.19 zeigt das Prinzip dieser Umwandlung. Das EKG wird mit einer Frequenz von mindestens 250 Hz pro Kanal abgetastet und in binäre Meßwerte umgesetzt. Neuere Geräte haben eine noch höhere Abtastrate (1000 Hz). Je höher die Abtastrate, desto genauer die Erfassung insbesondere der hochfrequenten Anteile im EKG. Für die A/D-Konversion wird 12-Bit-Auflösung verwendet, so daß die EKG-Amplituden in 2 bis 5 µV Dichte dargestellt werden (entspricht 0,02–0,05 mm).

Über eine vorgegebene Anzahl von QRS Komplexen – in der Regel über alle QRS Komplexe die in einem Zeitraum von 10 Sekunden aufgezeichnet werden – wird gemittelt. Die Mittelwertbildung kann durch die Berechnung des arrhithmetischen Mittels erfolgen. Dabei werden die Einzelwerte aufsummiert und die Anzahl der Meßwerte dividiert. Bei einem gestörten Signal führen einzelne Ausreiser zu deutlichen Schwankungen des berechneten Mittelwertes. Diese Mittelwertbildung ist daher bei stark gestörtem EKG ungenau.

Eine weitere Methode stellt die laufende Mittelwertbildung dar (incremental/decremental averaging). Sie geht von einem Mittelwert aus der z. B. über 10 Komplexe gebildet wurde, und errechnet den nächsten Mittelwert durch Hinzunahme deines weiteren QRS Komplexes, der den 10 QRS Komplexen folgt. Dafür wird dann der »erste« QRS Komplex für die Mittelwertbildung ausgesondert. Abweichungen werden den neuen Mittelwertzyklus nur mit einem geringen Plus- oder Minuswert verändern, weil jede einmalige Veränderung, z. B. eine Artefaktzacke von 0,3 mV, mit nur 0,005 mV (0,05 mm) in den neuen Mittelwertskomplex eingeht und somit nicht in Erscheinung tritt. Anders ist es z. B. bei einer stetigen ST-Strecken-Senkung von z. B. 0,5 mm; hier wird der Mittelwertzyklus bereits nach 10 Komplexen auf 0,5 mm abgesenkt.

Der wesentliche Vorteil der elektronischen Datenverbreitung liegt darin, daß man gewisse Artefakte (z.B. Nulllinienschwankung, Wechselstromstörung) elektronisch korrigieren kann, daß man Amplituden im EKG auf 0,01 mV genau vermessen kann, und Zeiten in ms und ST-Integrale (mV · s) präzise ausmessen kann (Abb. A.12.20). Bei der

Computeranalyse des Belastungs-EKG ist es wichtig, daß die Meßpunkte angezeigt bzw. richtig eingestellt werden. Ein Beispiel für die schlechte Einstellung des ST-Punktes ist in Abb. A.12.21 dargestellt. Der ST-Meßpunkt wurde 80 ms nach J eingestellt, so daß er in die aufsteigende T-Welle fällt.

Wir haben in unserem Zentrum seit Jahren im Zentralrechner einen diagnostischen Algorithmus implementiert, der unter Berücksichtigung von Alter, Geschlecht, Körpergewicht und Abweichungen von Sollwerten der individuellen minimalen Leistungsfähigkeit und Ausbelastungsherzfrequenz berechnet. Anhand von Angina-pectoris-Symptomatik und ST-Streckenveränderung wird dem Untersucher die Wahrscheinlichkeit einer Belastungskoronarinsuffizienz angezeigt, die er akzeptieren oder korrigieren kann (Beispiel s. Abb. A.12.22).

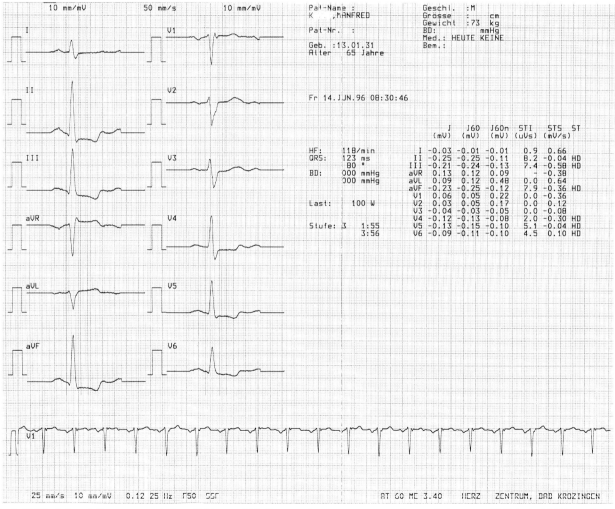

Abb. A.12.20 Präsentation representativer Zyklen und Meßwerte eines computergestützten Belastungs-EKG bei 100 Watt mit dem CARDIOVIT CS-6/12 von Schiller. (J 60 = ST-Senkung bezogen auf 1,0 mV R-Zackenamplitude, STI = ST-Integral, STS = ST-Slope, HD = horizontal/deszendierend).

ST - Punkt 80 ms nach J

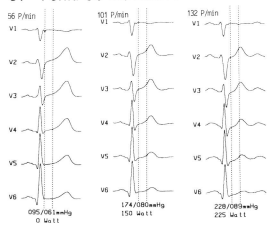

56 P/min	101 P/min	132 P/min
095/061mmHg 0 Watt	174/080mmHg 150 Watt	228/089mmHg 225 Watt

▲ Abb. A.12.21 Falsch eingestellter ST-Meßpunkt, 80 ms nach J, bei 150 und 225 Watt.

▶ Abb. A.12.22 Ausdruck der Belastungs-EKG Ergebnisse, wie sie im Herz-Zentrum Bad Krozingen präsentiert werden.

```
+------------------------------Aufnahmenummer 2659602 ------Station-+
| HERZ - ZENTRUM                                              AMB    |
|                                  B       ,WERNER    *12.11.32      |
| Bad Krozingen                                                      |
|                       Belastungs-EKG   am 16.08.96  um  :   Uhr    |
+-------------------------------------------------------------------+
|     Anamnese       Klinische Diagnose :andere Diagnosen: RIA- U. CX-PTCA
|                                                            2.8.96  |
+-----------------------------------------------------letzte Einnahme|
|     Medikation   Concor                                      heute |
|                  Nitro-Präparate                            heute  |
+-------------------------------------------------------------------+
| HV-Befund    am ..                 Gewicht  85 kg                  |
+-------------------------------------------------------------------+
| Ruhe - Ekg :       ( Aussagemöglichkeit wegen Bauchelektrode eingeschränkt )
|               Infarkt :                        transmuraler Infarkt|
|               Lokalisation :                       posterolateral  |
| Kammerendteilveränderungen :        unspezifische Endteilveränderungen
|                                                                    |
| Keine Besonderheiten in Bezug auf:                                 |
|        Rhythmus,  Erregungsleitungsstörungen,  intraventrikuläre Leitung
|                                                    Hypertrophie,   |
+-------------------------------------------------------------------+
| Belastung  Zeit   HF   RR    Beschwerden            R    J    ST T |
|   Ruhe       0    61 120/ 70        keine Beschwerden   .00  .00 + |
|   25 Watt    2    86 150/ 80                                       |
|   50 Watt    2    94 160/ 85                                       |
|   75 Watt    2   102 175/ 90                                       |
|  100 Watt    2   112 175/ 90    DRUCK LI. HALSSEITE 1              |
|  125 Watt    1   120            ST 3, DRUCK I. HALS 1   -.30 -.35 +|
|  Erholung    2        /             BESCHWERDEFREI     -.10 -.15 + |
|  Erholung    5    75 120/ 70    keine Beschwerden      -.05 -.05 + |
| Horiz./descend. ST-Senkung in den Ableitungen : II,aVF,III,V2,V3,V4,V5,V6
|                                 ST-Senkung ab 50 Watt 2. Minute    |
|                      Anginoese Beschwerden ab 100 Watt 2. Minute   |
+-------------------------------------------------------------------+
| Rhythmusstörungen    Keine                                        |
+-------------------------------------------------------------------+
|                    Abbruch wegen ST-Veränderungen                  |
|                    Symptomatik : typische Angina pectoris          |
|            Hypertonie in Ruhe : nein; unter Belastung : nein       |
|            maximale Herzfrequenz : 120 /min = 96% vom Soll         |
|                 Leistungsfähigkeit : 1.3 W/KG = 94% vom Soll       |
|  Herzfrequenz-Blutdruck Produkt (HF*RRsys) : Ruhe : 7320 ; max : 21000
|             Belastungskoronarinsuffizienz : ja                    |
+-------------------------------------------------------------------+
+-Watt max : 125 Watt 1 min ; ST-SENKUNG : -0,35 mV descendier.; AP 2  ----+
+-------------------------------------------------------------------+
```

12.8 Belastungs-EKG bei besonderen Patientengruppen

12.8.1 Belastungs-EKG nach akutem Herzinfarkt – der frühe Belastungstest

Aus entsprechenden Arbeiten geht hervor, daß bei Patienten mit einem unkomplizierten Herzinfarkt ein Belastungs-EKG etwa am 10 Tag vor der Krankenhausentlassung durchgeführt werden kann, ohne daß sie hierdurch gefährdet werden (Übersicht s. bei SAMEK u. ROSKAMM 1984).
Der Nutzen eines frühen Belastungstests wird vor allem darin gesehen, daß man den Patienten unter kontrollierten Bedingungen belasten kann, und daß man neben der Dokumentierung einer Belastungskoronarinsuffizienz eine Arrhythmieneigung unter Belastung rechtzeitig aufdecken kann. Daraus können entsprechende therapeutische Konsequenzen gezogen und der Effekt bei einer späteren Untersuchung kontrolliert werden.
Auch wenn in den bisher publizierten Studien das nicht immer so gemacht wurde, möchten wir doch empfehlen, daß die Höhe der Belastung auf maximal etwa 50 Watt bei Belastung im Liegen oder 75 Watt bei Belastung im Sitzen (etwa 1 Watt pro kg Körpergewicht) beschränkt werden sollte. Bei einem unkomplizierten kleinen Herzinfarkt kann eine Ausbelastung angestrebt werden.

Die vorrangigen Ziele für einen frühen Belastungstest sind:
1. Erkennung von therapiebedürftigen pathologischen Belastungsreaktionen, wie z. B. Angina pectoris, ischämische ST-Senkung und ventrikuläre Arrhythmie,
2. Identifizierung von Patienten mit Verdacht auf Mehrgefäßbefall,
3. Erkennung von Patienten mit eingeschränkter Prognose.

Patienten, die beim Belastungstest eine ischämische ST-Senkung und/oder Angina pectoris bekommen, haben häufig eine Mehrgefäßerkrankung. Bei einer Untersuchung von SCHWARTZ et al. (1981) war der positive Voraussagewert 90 %, der negative aber nur 45 %, d. h. 55 % der Patienten hatten zwar einen positiven Belastungstest, aber nur eine Eingefäßerkrankung.

Auch bei der Untersuchung von FULLER et al. (1981) lag der positive Voraussagewert mit 87 % ähnlich hoch. Demgegenüber war der positive Voraussagewert in einer Untersuchung von LEGRAND et al. (1983) mit 68 % deutlich niedriger, ebenso mit 61 % in der Arbeit von van der WALL (1985).

Prognose. Der Belastungstest vor der Krankenhausentlassung kann Hinweise auf die Prognose geben. SAUNAMAEKI u. ANDERSEN (1981) untersuchten 317 Postinfarktpatienten durchschnittlich 18 Tage nach dem Herzinfarkt. Patienten, die wesentliche Arrhythmien und ein niedriges Herzfrequenz-Blutdruck-Produkt aufwiesen, hatten eine signifikant niedrigere Fünfjahresüberlebensrate als diejenigen mit hohem Herzfrequenz-Blutdruck-Produkt und keinen oder unwesentlichen Rhythmusstörungen (55 % vs. 78 %). In einer anderen Untersuchung hatten diejenigen mit Angina pectoris während Belastung eine schlechtere Zweijahresüberlebensrate (54 % vs. 97 %; SCHWARTZ et al. 1981). FULLER et al. (1981) fanden, daß Patienten mit ischämischer ST-Senkung eine schlechtere Prognose haben und daß häufiger eine Mehrgefäßerkrankung vorliegt. VELASCO et al. (1981) verfolgten 200 Männer nach Herzinfarkt über 3 Jahre. Angina pectoris, Ischämische ST-Senkung und übermäßiger Herzfrequenzanstieg waren signifikante Prädikatoren für die kardiale Letalität.

Die schlechteste Prognose aber haben jene Patienten, bei denen der frühe Belastungstest kontraindiziert ist. Die Einjahresletalität lag in einer Studie an 520 konsekutiven Patienten bei denjenigen ohne bei 26 %, gegenüber 7 % bei denjenigen mit Belastungstest (FIORETTI et el. 1986). Bei Patienten mit Belastungstest zeigten die Verstorbenen im Vergleich zu den Überlebenden eine niedrigere Soll-Leistung (66 % vs 79 %), eine höhere Ausgangsherzfrequenz (93 % vs. 81 min^{-1}), eine höhere maximale Herzfrequenz (139 vs. 130 min^{-1}), und einen niedrigeren maximalen systolischen Blutdruck (143 vs 161 mmHg). Angina pectoris und ischämische ST-Senkungen waren nicht signifikant unterschiedlich.

In der Studie der Multicenter Postinfarction Research Group an 677 Patienten (KRONE et al. 1985) zeigten sich ähnliche Ergebnisse. Zusätzlich war Angina pectoris bei den Verstorbenen und bei denjenigen, die einer Bypasschirurgie zugeführt wurden, signifikant häufiger aufgetreten.

Zu etwas anderen Ergebnissen – was die Prädiktorvariablen anbelangt – kamen THEROUX et al. (1979). Sie fanden eine höhere Letalität in der Gruppe mit ischämischer ST-Senkung, nämlich 27 % (17 von 64), gegenüber 2 % (3 von 146) ohne ST-Senkung.

In einer eigenen Untersuchung über die Langzeitprognose von 537 Patienten, bei denen 4–12 Wochen nach dem Herzinfarkt ein Belastungs-EKG durchgeführt wurde, lag die Letalität etwas höher, wenn im Belastungstest Angina pectoris und ST-Senkung auftraten. Die Fünfjahresüberlebensrate lag deutlich niedriger, wenn bei einer Fahrradergometrie im Liegen 50 W und weniger geleistet wurden. Sie war etwas besser, wenn die Leistung zwischen 51 und 99 W lag, und deutlich besser bei einer Leistung von >100 W (Abb. A.12.). Auch bei bekanntem koronarangiographischem Befund – alle hatten eine Mehrgefäßerkrankung und Belastungs-Angina pectoris – hatten Patienten

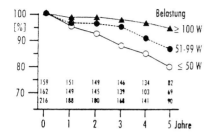

Abb. A.12.23 Fünfjahresüberlebensrate bei 537 Postinfarktpatienten mit Angina pectoris beim Belastungstest in Beziehung zur maximalen Leistungsfähigkeit (p < 0,0001). (Nach ROSSKAMM et al. 1986).

mit einer Leistung von > 50 W eine signifikant bessere Prognose (ROSKAMM et al. 1986).

Somit können mit dem frühen Belastungstest Patienten identifiziert werden, die bald koronarangiographiert werden sollten, da sie mit einer hohen Wahrscheinlichkeit Kandidaten für eine Revaskularisationsmaßnahme (PTCA, Koronarchirurgie) sind. Fast alle Studien weisen zusätzlich darauf hin, daß die psychologische Bedeutung eines frühen Belastungstests groß ist, da damit dem Patienten und evtl. seiner Familie die verbleibende Leistungsfähigkeit demonstriert wird.

12.8.2 Belastungs-EKG nach Bypass-Operation

Mit dem Belastungs-EKG kann das Ergebnis einer aortokoronaren Bypass-Operation untersucht werden. Steigerung der Leistungsfähigkeit, Verschwinden der Angina pectoris und der ischämischen ST-Senkung unter körperlicher Belastung sind Zeichen einer funktionellen Besserung.

Ein postoperativ **positiver Belastungstest** (Angina pectoris, ischämische ST-Senkung) bedeutet meistens eine unvollständige oder erfolglose Revaskularisation. Die Übereinstimmung mit dieser Aussage liegt nach unseren eigenen Erfahrungen und auch anderer im Durchschnitt um 90 %. Demgegenüber bedeutet ein **negativer Belastungstest** (keine Angina pectoris, keine ischämische ST-Senkung bei genügend hoher Belastung) nicht unbedingt, daß auch anatomisch eine erfolgreiche Revaskularisation durchgeführt wurde. Die Gründe für diese Diskrepanz sind vor allem in intra- oder postoperativen neuen Myokardinfarkten zu suchen: das daraus resultierende Narbengebiet hat natürlich unter Belastung keinen höheren Sauerstoffbedarf, und somit entsteht auch keine ischämische ST-Senkung und tritt auch keine Angina pectoris auf.

Wir selbst haben 707 Patienten, bei denen unabhängig von der Symptomatik postoperativ eine Koronarangiographie durchgeführt wurde (ROSKAMM et al. 1981), nach dem postoperativen Koronarangiogramm in 4 Gruppen unterteilt:

– Revaskularisation vollständig,
– Revaskularisation ausreichend,
– Revaskularisation nicht ausreichend,
– alle Bypässe verschlossen.

Präoperativ hatten 86,7 % der Patienten in Ruhe oder während der Belastungsprüfung Angina pectoris. Die übrigen 13,3 % hatten entweder nur ischämische ST-Senkungen und/oder einen pathologischen Pulmonalkapillardruckanstieg während Belastung; postoperativ hatte sich der Anteil der Patienten mit Angina pectoris auf 31,1 % erniedrigt. Im Mittel wurde die Angina-pectoris-freie Ergometerleistung von präoperativ 40,3 W auf postoperativ 89,0 W gesteigert. Mit zunehmender Verschlechterung des Revaskularisationsgrades nimmt der Anteil der Patienten, die postoperativ nicht beschwerdefrei wurden, deutlich zu (Abb. A.12.24); die postoperative mittlere Angina-pectorisfreie Leistungsfähigkeit fällt stetig ab.

Der Anteil der Patienten mit ischämischer ST-Senkung im Belastungs-EKG (≥ 0,1 mV) fiel von präoperativ 81,5 % auf postoperativ 27,6 %, die mittlere ST-Senkung bei maximaler Belastung von 0,22 mV auf 0,05 mV. Postoperativ war der Anteil der Patienten mit ischämischer ST-Senkung bei nicht ausreichender bzw. fehlgeschlagener Revaskularisation größer als bei vollständiger bzw. ausreichender Revaskularisation. Auffallend ist, daß das mittlere Aus-

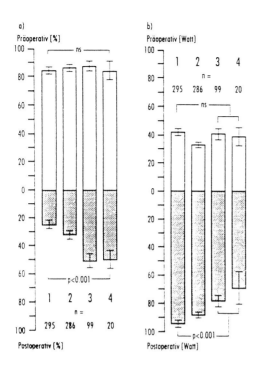

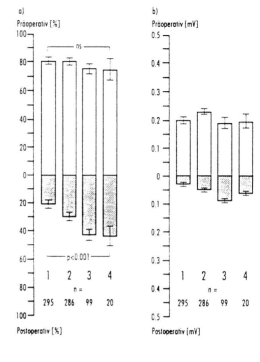

◄ **Abb. A.12.24** a Häufigkeit von Angina pectoris während Belastung, **b** Angina-pectoris-freie Leistung jeweils prä- und postoperativ in Abhängigkeit vom Revaskularisationsgrad (1–4). (Nach ROSKAMM et al. 1981).

Abb. A.12.25 a Häufigkeit, **b** Ausmaß der ischämischen ST-Senkung während Belastung jeweils prä- und postoperative in Abhängigkeit vom Revaskularisationsgrad (1–4). (Nach ROSKAMM et al. 1981).

maß der ischämischen ST-Senkung postoperativ auch in der Größe mit Verschluß aller Bypasses sehr gering ist (Abb. A.12.25). Als Ursache für das mögliche Verschwinden der Angina pectoris bzw. ST-Senkung, trotz Verschlusses aller Bypasses, muß ein intra- oder perioperativer Infarkt diskutiert werden. Dies war bei 11 von 34 unserer Patienten (32,4 %) mit verschlossenen Bypasses, in einer anderen Studie (BLOCK et al. 1977) sogar bei 11 von 23 solcher Patienten (48 %) der Fall. Hier kann angenommen werden, daß der präoperativ die Beschwerden verursachende Ischämiebereich zugrundegegangen ist. Wichtig ist auch, daß in der Gruppe 4 die Eingefäßkranken mit 29 % überrepräsentiert sind. Diese Patienten haben eine stenosierte Koronararterie und einen verschlossenen Bypass, es muß aber bedacht werden, daß sie noch 2 nichtstenosierte Kranzarterien haben.

FOX et al. (1978) berichten über eine verbesserte Aussagekraft des Bealstungs-EKG, wenn ein sog. präkordiales »Mapping« mit 16 Brustwandelektroden eingesetzt wird. Auch HOLLENBERG et al. (1983) finden eine gesteigerte Aussagekraft des Belastungstests nach Bypassoperation, wenn eine computergestützte Auswertung eines sog. »exercise score« eingesetzt wird. In dieser Berechnung gehen das Ausmaß der J-Punktsenkung, der ST-Anstiegswinkel, die Belastungsdauer und der Prozentsatz der altersabhängigen maximalen Herzfrequenz ein. Auch in der Langzeitbeobachtung ist die Verschlechterung des »Scores« Hinweis auf einen Bypassverschluß oder eine Progression der Koronaren Herzerkrankung in den nativen Gefäßen.

12.8.3 Belastungs-EKG nach PTCA

Das Ergebnis einer PTCA kann mit einem postinterventionellen Belastungstest überprüft werden. Dabei läßt sich ein früher von einem späten Belastungstest unterscheiden. Für den **frühen Belastungstest** wird in der Regel der

2.–7. Tag nach PTCA vorgeschlagen, dieses ist auch weitgehend in Übereinstimmung mit den Vorschlägen des American College of Cardiology und der American Heart Association sowie einer Arbeitsgruppe der europäischen Kardiologengesellschaft.

Ebenfalls in Übereinstimmung mit diesen Gesellschaften kann der **späte Belastungstest** zwischen 3 und 6 Monaten nach PTCA angestrebt werden. Um den Effekt der PTCA auf Angina pectoris und ST-Senkungen im Belastungstest auch dokumentieren zu können, ist ein **präinterventioneller Belastungstest** notwendig, der nach den Erfahrungen insbesondere in den USA keineswegs regelmäßig durchgeführt wird.

Wenn ein prä- und postinterventeioneller Belastungstest vorliegt, sollten beide möglichst unter den gleichen Bedingungen durchgeführt werden, wenn möglich ohne »antianginöse« bzw. antiischämische Medikamente und auch weitgehend zur selben Tageszeit.

Früher Belastungstest. Es ist wiederholt diskutiert worden, ob ein solcher Test sicher ist oder einen erneuten Koronarverschluß auslösen kann. In einer retrospektiven Analyse von SIONIS et al. (1992) konnte gezeigt werden, daß es bei sehr frühem Belastungstest, der innerhalb 24 h nach PTCA durchgeführt wurde, bei Patienten mit deutlicher Dissektion immerhin bei 5 % zu einem erneuten Koronarverschluß in unmittelbarem Zusammenhang mit dem Belastungstest kam. Abb. A.12.26 zeigt bei einem Patienten 7 Tage nach erfolgreicher PTCA unmittelbar nach Belastung eine schwere transmurale Ischämie; eine sofort danach vorgenommene Kontrollkoronarangiographie ergab einen Wiederverschluß der dilatierten Arteria circumflexa.

Unsere Konsequenzen sind: Früher Belastungstest nicht am 1., sondern erst am 2. bis 4. Tag nach PTCA, mit noch größerer Zeitverzögerung bei Patienten mit ungewöhnlich großen Dissektionen nach PTCA.

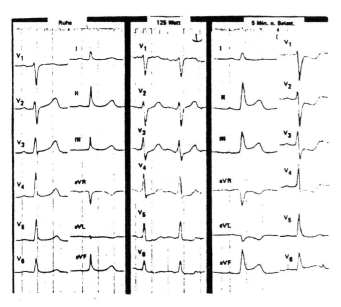

Abb. A.12.26 Belastungs-EKG am 7. Tag nach PTCA: Bis 125 Watt o. B; erst 5 Minuten nach Belastungsende schwere Angina pectoris und Zeichen einer transmuralen Ischämie.

Später Belastungstest. Der Zeitpunkt des späten Belastungstest nach PTCA wurde aus dem Grund bei 3 bis 6 Monate nach PTCA angesetzt, weil zu diesem Zeitpunkt die Phase der gehäuften PTCA-Rezidive weitgehend vorüber ist; man kann insbesondere nach 6 Monaten davon ausgehen, daß es – falls es zu diesem Zeitpunkt noch nicht zu einem Rezidiv gekommen ist – bis auf Einzelfälle auch nicht mehr dazu kommt. Nach 6 Monaten kann also das chronische PTCA-Ergebnis dokumentiert werden.

Die Ziele des postinterventionellen Belastungstests sind im einzelnen folgende:

– Dokumentation des PTCA-Erfolges sowohl durch einen frühen als auch durch einen späten Belastungstest im Hinblick auf Angina pectoris und ST-Senkung bei Belastung; dies ist häufig die Grundlage für weitere Rehabilitationsmaßnahmen.
– Voraussage des weiteren klinischen Verlaufs insbesondere im Hinblick auf die Rezidivwahrscheinlichkeit durch einen frühere Belastungstest.

– Positive oder negative Voraussage eines Rezidivs durch einen späten Belastungstest bei entsprechender Symptomatik oder abschließend nach 6 Monaten.

Während das erste Ziel außer Zweifel steht, sind die beiden anderen erwähnten Ziele im Einzelfall nicht sicher zu erreichen, da die entsprechenden Korrelationen, z.B. zwischen den Ergebnissen des Belastungs-EKG und der vorhandenen oder zukünftigen Restenose nicht sehr eng sind; engere Korrelationen sind anscheinend mit dem Thalliumszintigramm zu erzielen, auch scheint das Belastungsechokardiogramm deutlich bessere Ergebnisse zu bringen. Das Belastungsechokardiogramm ist wohl insbesondere auch deshalb so vorteilhaft, weil der Untersucher bei Kenntnis des Koronarangiogramms genau weiß, auf welches Kontraktionsareal er schauen muß. Aber auch der einfache Belastungstest schneidet nicht so schlecht ab, wenn man das Ergebnis des präinterventionellen Belastungstests mitberücksichtigt, was natürlich voraussetzt, daß ein solcher durchgeführt wurde.

So konnten KADEL et al. (1989) nachweisen, daß in einer Gruppe mit präinterventionell deutlich positivem Belastungs-EKG und negativem früh- und spät-postinterventionellem Belastungs-EKG die Quote schwerer Restenosen 3,2 % betrug, in einer Gruppe mit negativem früh- aber wieder positivem spät-postinterventionellem Belastungs-EKG dagegen 55,8 %; 55 % der Patienten fallen aber nicht in diese Gruppen und sind dann mit einer mittleren Stenosefrequenz von 13,7 % nicht sicher zu beurteilen (Tabelle A.12.1).

	Gruppe 1 n = 127 (32%)	Gruppe 2 n = 52 (13%)	Gruppe 3 n = 219 (55%)
Prä PTCA	ST↓, AP+	ST↓, AP+	
Post PTCA	STØ, APØ	STØ, APØ	alle restlichen
Alle 6 Mon. Post PTCA	STØ, APØ	ST↓, AP+	Patienten
Restenose	12.6%	76.9%	28,8%
Restenose >70%	3,2%	55,8%	13,7%

Tabelle A.12.1 Restenoserkennung mit dem Belastungs-EKG (ST-Streckensenkung, Angina pectoris) bei 398 Patienten (KADEL et al. 1989).

12.8.4 Belastungs-EKG bei Frauen

Wenn man Arbeiten über die Häufigkeit der ischämischen ST-Senkung bei asymptomatischen Frauen zusammenfaßt, kommt man zu folgenden Ergebnissen:

– Mit zunehmendem Alter nimmt auch die Häufigkeit der abnormalen ST-Strecke zu, von etwa 5 % im 3. Dezennium auf 20–51 % im 6. Dezennium.
– Bei Frauen ist die Häufigkeit der ST-Streckenveränderung bis 4mal größer als bei Männern; mögliche Ursachen für falsch-positive Ergebnisse könnten neben einer niedrigen Prävalenz an koronarer Herzerkrankung bei Frauen Östrogene, Hypokaliämie und andere Ursachen sein.
– Die Häufigkeit der ST-Streckenveränderung ist in einzelnen Studien recht unterschiedlich. Letzteres läßt sich hauptsächlich durch unterschiedliche EKG-Kriterien hinsichtlich Normalabweichungen und durch unterschiedliche Auswahl bzw. Populationsgruppen erklären.

Die Zunahme der ST-Veränderungen mit dem Alter wäre mit der ebenfalls mit dem Alter zunehmenden Häufigkeit an asymptomatischer koronarer Herzerkrankung zu vereinbaren. Dagegen spricht aber etwas die gute Prognose, die in der Mehrzahl der Untersuchungen nachgewiesen werden konnte. So verstarb in der Studie von ASTRAND (1965) während 8 Jahren keine der Frauen mit ST-Senkung im Belastungs-EKG. Auch BENGTSSON et al. (1981) fanden nach 6 Jahren unter den Frauen mit ST-Streckenveränderung keinen Infarkt oder Herztod. In der zahlenmäßig größeren Studie von HOSSACK u. BRUCE (1985) zeigten Frauen mit ST-Veränderung eine höhere Inzidenz an koronarer Morbidität und Herztod von 20,9 auf 1000 Personen und Jahr im Vergleich zu nur 3,1 auf 100/Jahr bei Frauen ohne ST-Veränderungen. Diese Studie weist darauf hin, daß man auch bei »gesunden« Frauen, wenn sie im Belastungs-EKG ischämische ST-Senkungen haben, sorgfältig nach einer möglichen koronaren Herzerkrankung fahnden sollte.

Eine andere Gruppe stellen Frauen dar, die angiographiert wurden, weil sie symptomatisch waren und eine ischämische ST-Senkung im Belastungs-EKG aufwiesen.

Aus 10 Studien an insgesamt 1527 Frauen geht hervor, daß die Sensitivität – d.h. der Prozentsatz der Frauen, die eine signifikante Stenose und auch eine ischämische ST-Senkung im Belastungs-EKG haben – zwischen 45 % und 84 % liegt. Die Spezifität – d.h. der Prozentsatz der Frauen, die keine signifikante Stenose und auch keine ischämische ST-Veränderung haben – ist etwas niedriger und liegt zwischen 41 % und 78 %. Die niedrigen Prozentsätze weisen auf einen großen Anteil von falsch-positiven Belastungs-EKG hin.

Dies zeigt sich auch in der positiven Voraussage, d.h. dem Prozentsatz der Patienten mit ischämischer ST-Veränderung im Belastungs-EKG, die auch eine signifikante Stenose haben. Der Prozentsatz ist in einigen Studien sehr niedrig und liegt zwischen 33 % und 76 %. Umgekehrt ist der Voraussagewert eines negativen Belastungs-EKG mit 75–89 % deutlich höher.

Risikofaktoren. Wir haben versucht, die Genauigkeit der Diagnostik zu verbessern, indem wir einige Risikofaktoren berücksichtigen (Tabelle A.12.2). Bei Frauen, die im Belastungs-EKG Angina pectoris und eine ischämische ST-Senkung haben, ist der positive Voraussagewert niedrig, er liegt bei 57 %. Wenn man den Risikofaktor Übergewicht berücksichtigt, nimmt er geringfügig auf 59 % zu; Rauchen in der Anamnese erhöht den Voraussagewert auf 64 %, eine Hypertonie auf 71 %, und wenn eine Fettstoffwechselstörung vorliegt, erreicht man einen Voraussagewert von 81 %. ROBERT et al. (1991) führten eine schrittweise logistische Regressionsanalyse mit den Variablen Leistungen, Herzfrequenz und ST-Streckensenkung durch. Mit ihrem mathematischen Modell konnten sie die Sensitivität von 59 % (übliche Beurteilung) auf 70 % steigern. Die Berücksichtigung des Östrogenstatus kann ebenfalls die Sensitivität verbessern (MORISE et al. 1993).

HAERER et al. (1985) sehen in der Kombination von ST-Streckensenkung und R-Amplitudenzunahme eine Möglichkeit, bei Frauen die Anzahl der falsch-positiven Ergebnisse zu reduzieren (Spezifität 98 %). Unsere eigenen Ergebnisse mit der zusätzlichen Berücksichtigung der R-Amplitude und des Pulmonalkapillardruckes gehen in dieselbe Richtung (SAMEK et al. 1981).

Was die Prognose anbelangt, so geht aus den Untersuchungen von BONORIS et al. 1978) hervor, daß symptomatische Frauen mit positivem Belastungs-EKG eine gleichermaßen eingeschränkte Langzeitprognose haben wie Männer.

Tabelle A.12.2 Positiver Vorhersagewert (%) > 50% Stenosen an einem oder mehreren (nach Herzinfarkt) Herzkranzgefäßen bei Frauen (n = 65) bei Auftreten von Angina pectoris (AP) und ischämischer ST-Streckensenkung sowie Berücksichtigung einiger Risikofaktoren

AP, ST ↓ (≥ 0,1 mV)		37/65 △ 57%
+ Übergewicht	(BROCA-Index +)	23/39 △ 59%
+ Rauchen	(> 10/Tag)	16/25 △ 64%
+ Hypertonie	(≥ 160/≥ 95 mmHg)	27/38 △ 71%
+ Triglyceride	(> 170 mg%)	19/26 △ 73%
+ Cholesterin	(> 250 mg%)	20/26 △ 77%
+ Cholesterin + Triglyceride		13/16 △ 81%

12.8.5 »Hoch-positives« Belastungs-EKG

Für die Praxis ist es sehr wichtig zu wissen, mit welchem koronarangiographischen Befund und mit welcher Prognose gerechnet werden kann, wenn ein hoch-positiver Belastungstest vorliegt, z.B. bereits bei 25 Watt eine ischämische ST-Senkung und Angina pectoris auftreten. Wir untersuchten 42 Männer mit einem durchschnittlichen Alter von 51,8 Jahren, welche bei 25 Watt im Liegen eine ST-Senkung von ≥ 0,1 mV und Angina pectoris bekamen. 71 % hatten eine 3-Gefäßerkrankung und 93 % eine Mehrgefäßerkrankung, bei einer ST-Strecken-Senkung von ≥ 0,2 mV hatten 86 % eine 3-Gefäßerkrankung (Abb. A.12.27). Die Prognose dieser Patienten war deutlich beeinträchtigt; die Fünfjahresüberlebensrate lag bei nur 61 %. Sie ist damit deutlich niedriger als bei einem Kollektiv mit Dreigefäßerkrankung, jedoch ohne hochpositives Belastungs-EKG; hier betrug die Fünfjahresüberlebensrate 79 % (Abb. A.12.28).

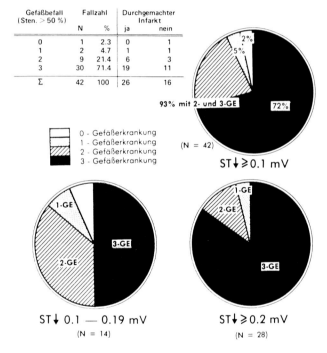

Gefäßbefall (Sten. > 50 %)	Fallzahl		Durchgemachter Infarkt	
	N	%	ja	nein
0	1	2.3	0	1
1	2	4.7	1	1
2	9	21.4	6	3
3	30	71.4	19	11
Σ	42	100	26	16

Abb. A.12.27 Häufigkeit von Herzkranzgefäßen mit einer Stenose >50 % bei Patienten mit Angina pectoris und ST-Streckensenkung bei 25 Watt (nach SAMEK et al.).

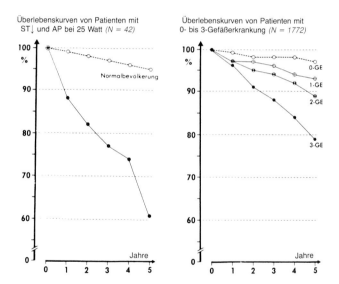

Abb. A.12.28 Überlebenskurven von Patienten mit ST-Senkung und Angina pectoris bei 25 Watt (n = 42) im Vergleich zu überlebenskurven von Patienten mit einer Null- bis Dreigefäßerkrankung (n = 403 – 495 – 413 – 461) ohne hoch-positiven Belastungstest.

12.8.6 Der falsch positive Belastungstest

Syndrom X. LIKOFF et al. (1967) berichteten über eine Gruppe von 15 Patientinnen mit ST-Streckenveränderung und/oder Angina pectoris und einem normalen Koronarangiogramm. KEMP et al. (1973) veröffentlichte ähnliche Ergebnisse von 50 Patienten 60 % davon Frauen; in einem 1973 publizierten Editorial bezeichnete KEMP diesen

Befund wegen der Unsicherheit bei der Interpretation der Angina pectoris als »Syndrom X«. CANNON und EPSTEIN (1988) wählten die Bezeichnung »microvascular angina«, weil sie bei den betroffenen Patientinnen unter atrialem »pacing« einen verminderten Fluß in den großen kardialen Venen fanden, den sie als Folge einer ungenügenden Vasodilation in kleinen präarteriellen Gefäßen interpretierten. Bis heute ist keine einheitliche Ursache für diese Diskrepanz zwischen Belastungstest und koronarangiographischem Befund auszumachen. MASERI brachte es 1991 schon im Titel eines Editorials zum Ausdruck: die Verwendung des Befriffs »Syndrom X« ist weiterhin angebracht.

Eine der aus heutiger Sicht möglichen Ursachen ist die verringerte Koronarreserve. Normalerweise wird unter körperlicher Belastung oder nach Gabe von Dypiridamol der Koronarfluß um das 3- bis 4fache, bei Patienten mit Syndrom X nur um das 2fache gesteigert (OPHERK et al. 1981). Die Ursache der verringerten Koronarreserve ist wiederum unklar. Einige Autoren (CANNON et al. 1983; BUGIARDINI et al. 1989) nehmen einen gesteigerten Sympathikotonus an, andere bezweifeln dies, weil durch α-Rezeptorenblockade keine Besserung der Befunde erzielt werden kann (GALASSI et al. 1989), obwohl bei einem Teil der Patienten eine Abnahme des Koronarflusses nachgewiesen werden konnte (CHAUHAN et al. 1993a). Von anderen wird eine abnormale endotheliale Funktion der mikrovaskulären Gefäße (MOTZ et al. 1991) oder der Einfluß einer Hyperinsulinämie (DEAN et al. 1991) angenommen. Als mögliche nicht kardiale Ursachen werden gastrooesophagealer Reflux und Oesophagusspasmen diskutiert.

Die Prognose wird allgemein als günstig angesehen. In einer Untersuchung von BARGHEER et al. (1993) an 178 Patienten mit Angina-pectoris-ähnlichen Beschwerden, die im Mittel 9,8 Jahre nachbeobachtet wurden, verstarben 4,5% und bei 5,1% kam es zur Manifestation einer Koronarerkrankung. Andererseits berichten CHAUHAN et al. (1993b) über 3 Patienten, die mehrfach ein normales Koronarangiogramm hatten und dann innerhalb von 6–8 Monaten signifikante Stenosen (79–90%) entwickelten.

Dynamische Stenose. Exzentrisch gelegene Stenosen neigen unter gewissen Umständen dazu, sich vorübergehend weiter zu verengen oder zu erweitern. GROBECKER (1982) nennt für die Zunahme der Stenose folgende Ursachen:
– erhöhter lokaler Sympathikotonus,
– erhöhte lokale α-Rezeptorendichte,
– Wandthrombus mit Freisetzung vasoaktiver Substanzen,
– lokalisierte spontane physische Kontraktionen (Kalzium?).

Dies kann dazu führen, daß während der Untersuchung im Koronarangiographielabor eine Stenose als nicht signifikant (<50% Einengung) erscheint, es aber unter körperlicher Belastung durch die o.g. Effekte zu einer Zunahme der Stenose und damit zur Minderversorgung des nachgeschalteten Myokardareals kommt (HESS et al. 1990). So kommt es zu einem »falsch positiven Bealstungs-EKG«. Grundsätzlich gilt, daß das Koronarangiogramm anatomische Darstellung im Ruhezustand liefert, das Belastungs-EKG dagegen die funktionelle Veränderung unter Belastung.

12.9 Rhythmusstörungen im Belastungs-EKG

Sowohl bei Gesunden als auch bei Patienten mit Herzerkrankungen werden im Zusammenhang mit einem Belastungstest Herzrhythmusstörungen provoziert. Die Prävalenz beträgt 7 bis 60 % und steigt besonders bei Männern altersabhängig an: Bei über 50-jährigen Probanden wurde eine belastungsinduzierte ventrikuläre Herzrhythmusstörung bei 50 % gefunden (YANG et al. 1991, BUSBY et al. 1989, DOHRMANN und GOLDSCHLAGER 1995). Vergleicht man Patienten mit bekannter und symptomatischer koronarer Herzerkrankung mit altersentsprechenden Probanden, so findet man bei KHK-Patienten etwa zweimal so häufig ventrikuläre Herzrhythmusstörungen während eines Belastungstestes. Bei Patienten mit koronarer Herzerkrankung sind ventrikuläre Herzrhythmusstörungen häufig mit Ischämie verbunden, so daß beim gleichen Belastungstest auch ST-Strecken-Veränderungen und Angina pectoris beobachtet werden. Häufiger jedoch sind sie vor allem ein Marker für eine deutlich beeinträchtigte links-ventrikuläre Funktion bzw. das Ausmaß der Wandbewegungsstörung (NAIR et al. 1984, de CAPRIO et al. 1983). Bei Patienten nach Herzinfarkt fanden wir »bedeutende« ventrikuläre Herzrhythmusstörungen bei ca 10 % (Tabelle A.12.3).

Tabelle A.12.3 Rhythmusstörungen bei Patienten nach Herzinfarkt.
Unbedeutende Rhythmusstörungen: supraventrikuläre Extrasystolen, monomorphe ventrikuläre Extrasystolen < 10 pro Untersuchung, bedeutende Rhythmusstörungen: mono mo pro ventrikuläre Extrasystolen ≥ 10 pro Untersuchung, polymorphe ventrikuläre Extrasystolen, 2er-Ketten, ventrikuläre Tachykardie, R-auf T-Phänomen.

	n	keine		unbedeu- tende		bedeu- tende	
	(100 %)	n	%	n	%	n	%
Ruhe-EKG	1003	931	92,8	32	3,2	40	4,0
Belastungs-EKG	1003	806	80,3	99	9,9	98	9,8

Die Häufigkeit kurzer ventrikulärer Salven wird bei Patienten mit koronarer Herzerkrankung mit etwa 6 % angegeben. Anhaltende Kammertachykardien hingegen sind extrem selten wie auch das Auftreten von Kammerflimmern während eines Belastungs-EKG. Bei Herzgesunden können insbesondere dann anhaltende Kammertachykardien ausgelöst werden, wenn es sich um Patienten mit Tachykardien aus dem rechts-ventrikulären Ausflußtrakt handelt, die häufig katecholaminsensitiv sind.

Sind Rhythmusstörungen bereits im Ruhe-EKG vorhanden, so verschwinden sie nicht selten während des Belastungs-EKG. Weder das Verschwinden noch das Auftreten während eines Belastungs-Tests darf als Hinweis auf eine zugrundeliegende Herzerkrankung gewertet werden. Verschwinden Extrasystolen während Belastung, spricht das nicht gegen Ischämie, ihr Auftreten ist aber auch nicht als Ausdruck einer Belastungs-Koronarinsuffizienz zu interpretieren.

Die Durchführung eines Belastungs-EKG bei Herzschrittmacher-Patienten kann unter folgenden Gesichtspunkten indiziert sein:
– Reproduktion anamnestisch angegebener belastungsabbhängiger Angina pectoris-Beschwerden;
– Evaluierung der intrinsischen Herzfrequenz bei Patienten mit Bedarfsschrittmachern;
– Überprüfung der Sensing-Eigenschaften des Schrittmachers: Bei einwandfreier Wahrnehmung sollte es zu einer Inhibition des Vorhof- oder Kammer-Bedarfsschrittmachers dann kommen, wenn die Vorhof- respektive die Kammerfrequenz die Interventionsfrequenz des Schrittmachers überschreitet. Handelt es sich hingegen um ein vorhofgesteuertes 2-Kammer-System (DDD- oder VDD-Modus), so sollte die Kammerfrequenz entsprechend der wahrgenommenen Vorhofaktivität ("getriggert") ansteigen. Frequenzabfälle während eines Belastungs-EKG können der Ausdruck eines Wahrnehmungsverlustes im Vorhofbereich sein, sie können jedoch auch auf eine fehlerhafte Programmierung des 2-Kammer-Schrittmachers (zu niedrig programmiertes »Tracking-Limit«) zurückzuführen sein (s.a. Kap. B.11).

Bei der Beurteilung evtl. aufgetretener ST-Streckenveränderungen oder anderer Repolarisationsstörungen muß folgendes bedacht werden: Die überwiegende Kammerstimulation führt per se zu Repolarisationsstörungen, die auch dann nachweisbar bleiben, wenn keine Schrittmacher-Stimulation besteht. Mit solchen sekundären Erregungs-Rückbildungsstörungen ist schon zu rechnen, wenn etwa zu 30 bis 50 % Kammerstimulation besteht. Entwickelt ein Patient beim Belastungs-EKG eine höhere Spontanfrequenz als sie der Intervention eines Kammerschrittmachers entspricht, und finden sich dann Repolarisationsstörungen, so sind diese also nicht zwangsläufig als Ischämieindikator zu interpretieren. Bei allein im Vorhof stimulierenden Schrittmacher-Systemen gelten dieselben Richtlinien zur Interpretation der Kammerendteil-Veränderungen wie bei Patienten ohne Herzschrittmacher.

12.10 Prognostischer Wert des Belastungs-EKG

Einige mit dem Belastungs-EKG erhobenen Befunde haben auch eine prognostische Relevanz.
ROBB und MARKS konnten in einer Langzeitstudie bei 2224 Männern, bei denen im Zusammenhang mit einem Antrag auf eine Lebensversicherung ein Belastungs-EKG (doppelter MASTER-Test) durchgeführt wurde, folgendes feststellen: (1) Die Mortalität war bei denen, die eine **ischämische ST-Senkung** bekamen, 3mal höher als bei denen ohne ischämische ST-Senkung. (2) Die Mortalität stieg mit zunehmenden Ausmaßen der ST-Senkung an (Abb. A.12.29). In einer weiterführenden Studie an 3325 Personen (1949 bis 1970/71) wurden die 1967 veröffentlichten Befunde im wesentlichen bestätigt. Wir konnten bei Patienten mit einem hoch-positiven Belastungs-EKG Angina pectoris und ischämische ST-Senkung schon bei 25 Watt eine 5-Jahres-Überlebensrate von 61 % feststellen. Sie ist deutlich niedriger als bei einem Kollektiv mit einer Dreigefäßerkrankung, jedoch ohne hoch-positives Belastungs-EKG; hier beträgt die 5-Jahres-Überlebensrate 79 % (Abb. A.12.28). Ähnliche Ergebnisse wurden auch von anderen gefunden.

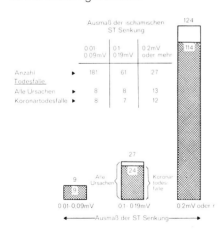

▲ Abb. A.12.29 Die Sterblichkeit (Todesrate pro 1000 Personenjahre) bei ischämischen ST-Streckensenkungen in ihrer Abhängigkeit von dem Ausmaß der ST-Senkung. Die Belastungs-EKG wurden in der Zeit von 1949 bis 1962 registriert (nach ROBB und MARKS).

Auch bei asymptomatischen Personen treten bei solchen mit ischämischer ST-Senkung viel häufiger koronare Zwischenfälle auf als bei denjenigen ohne ischämische ST-Senkung. DOYLE und KINCH untersuchten 2003 asymptomatische Personen (doppelter MASTER-Test). 75 hatten eine ischämische ST-Senkung. Von diesen bekamen in den nachfolgenden 5 Jahren 85 % einen Myokardinfarkt, oder es entwickelte sich eine Angina pectoris. Ähnliche Ergebnisse liegen von BRODY, BELLET u. Mitarb. und BLACKBURN u. Mitarb. sowie anderen vor. In einer von KALTENBACH u. Mitarb. durchgeführten Untersuchungsreihe zeigte sich während einer Beobachtungszeit von 5 Jahren, daß die **Gruppe mit pathologischem Belastungs-EKG** und **Angina pectoris** eine schlechtere Prognose hatte (22 % kardiale Todesfälle und Komplikationen) als die Gruppe mit nur pathologischem Belastungs-EKG (8,3 %). Auch BRUCE fand eine höhere Mortalität bei Personen mit ST-Senkung und Angina pectoris gegenüber Personen mit alleiniger ST-Senkung. Die Angina-pectoris-freie Leistung und die maximale Arbeitstoleranz sind ebenfalls Variable, die die Prognose beeinflussen.
In der MRFIT-Studie wurden über 12000 Männer aufgenommen, die mindestens einen der drei Hauptrisikofaktoren für die koronare Herzerkrankung hatten (Hypercholesterinämie, hoher diastolischer Blutdruck, Raucher). Bei 12,2 % trat eine ischämische ST-Streckensenkung unter Belastung auf (ST-

209

Integral von ≥ 16 µV-s). Diese Gruppe hatte eine fast 4fach höhere 7-Jahresletalität im Vergleich zu Personen, die einen normalen Belastungstest hatten. Eine multivariante Analyse bestätigte diese ST-Streckenabnormalität als von anderen Faktoren wie Alter, Serumcholesterol, diastolischer Blutdruck, Rauchgewohnheiten, unabhängige Variable. Bemerkenswert ist, daß in dieser Untergruppe bei denjenigen, die eine spezielle Betreuung hatten, die 7-Jahres-letalität deutlich niedriger lag (22,2 auf 1000), im Vergleich zur Kontrollgruppe (51,8 auf 1000, MRFIT-Research Group 1985).

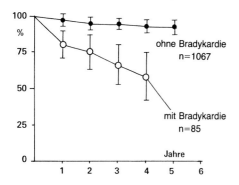

Abb. A.12.30 Anzahl der Herzkomplikationen bei bradykarder, unterhalb der 2. Sigmagrenze liegender Belastungsherzfrequenz (AP = Angina pectoris; MI = Myokardinfarkt; nach ELLESTAD und WAN).

Eine **Belastungsbradykardie** (unterhalb des 95 %igen Wahrscheinlich-keitsbereiches) geht nach den Untersuchungen von ELLESTAD und WAN mit einer deutlichen Zunahme von kardialen Zwischenfällen (Herztod, Myokardinfarkt, Angina pectoris) einher, und zwar in einer Rangordnung wie bei ischämischer ST-Senkung von 0,1 mV (Abb. A.12.30).

Der prognostische Wert, der im Belastungs-EKG aufgetretenen **Rhythmusstörungen** wurde von ALPERT et al. untersucht. 45 asymptomatische Männer mit ventrikulärer Tachykardie bei maximaler Belastung wurden im Mittel über sechs Jahre nachverfolgt. In dieser Zeit entwickelten vier eine Angina pectoris, zwei einen Myokardinfarkt und drei verstarben. Auch DETRY et al. fanden bei Patienten mit koronarer Herzerkrankung und belastungsinduzierten ventrikulären Tachykardien eine schlechte Prognose. Die 5-Jahres-Überlebensrate war bei denen mit kurzen Ketten 84 %, mit langen Ketten 43 % .

12.11 Beurteilung der Belastungskoronarinsuffizienz

Dem Arzt stehen zur Beurteilung der Koronarinsuffizienz im Belastungs-EKG zwei Ischämieindikatoren zur Verfügung: die subjektiven Beschwerden und die ischämische ST-Senkung.

12.11.1 Angina pectoris

Der Untersucher hat eine gute Chance, die mit dem Belastungstest auftretenden Beschwerden richtig zu beurteilen. In unserer Klinik hat sich nachfolgende Beschwerdeklassifizierung bewährt.

Die **typische** oder **klassische Angina pectoris** liegt dann vor, wenn a) die Lokalisation der Beschwerden retrosternal ist oder das Sternum miteinbezieht, b) die Beschwerden mit zunehmender Belastung auch zunehmen und c) in ihrem Schmerzcharakter viszeral sind, d.h. brennend, zusammenschnürend, drückend u.ä. (Abb. A.12.31). Die **nicht-typische Angina pectoris** erfüllt in einem oder zwei Merkmalen nicht die Kriterien der typischen Angina pectoris, z. B. die Lokalisation ist nicht retrosternal, sondern sie wird als Kloßgefühl im Hals angegeben, oder der Schmerz ist nur leicht und nimmt an Intensität nicht zu. Der Arzt ist aber bei allen Formen der nicht-typischen Angina pectoris davon überzeugt, daß es sich dennoch um eine Angina pectoris handelt.

Die Korrelation einer typischen und nicht-typischen Angina pectoris während des Belastungstests mit einer ≥ 50 %igen Stenose wenigstens eines Herzkranzgefäßes ist in der Abbildung A.12.32 dargestellt.

Das **Walk-through-Phänomen** (Durchgehphänomen) ist eine besondere Art der nicht-typischen Angina pectoris. Es ist dadurch gekennzeichnet, daß ab einem gewissen Zeitpunkt die vorher aufgetretene Angina pectoris nicht weiter zu-, sondern abnimmt, um schließlich ganz zu verschwinden. Im typischen Falle ist parallel dazu auch eine Normalisierung der ST-Senkung zu verzeichnen (Abb. A,12.33). Dieses Phänomen kann als eine Adaptation, vielleicht durch Kollateralöffnung, Lösen eines Spasmus oder Blutumverteilung zum ischämischen Gebiet gedeutet werden.

Die **fragliche Angina pectoris:** Hier sind die Beschwerden sehr uncharakteristisch, der Arzt neigt eher dazu, sie als nicht-kardial zu bezeichnen, dennoch kann er eine koronare Ursache nicht ausschließen. Beschwerden, die vom Arzt mit höchster Wahrscheinlichkeit als nicht durch Koronarinsuffizienz verursacht aufgefaßt werden können, dürfen nicht als Angina pectoris bezeichnet werden.

Keine Angina pectoris: Es liegen Beschwerden vor, die vom Arzt mit höchster Wahrscheinlichkeit als nicht durch Koronarinsuffizienz verursacht aufgefaßt werden können.

Nach der **Intensität** wird die Angina pectoris in drei Stufen eingeteilt. Angina pectoris (AP) 1 charakterisiert den Beginn, AP 2 eine mittelstarke Intensität und AP 3 eine starke Intensität, bei der der Patient im täglichen Leben, z. B. beim Gehen, unbedingt stehenbleiben oder ein Kurzzeitnitrat einnehmen müßte.

12.11.2 Ischämische ST-Streckensenkung

Wie im Kapitel A.12.5.2 ausführlich beschrieben, wird als ischämische ST-Streckensenkung eine Senkung von ≥ 0,1 mV (im J-Punkt) mit horizontalem oder deszendierendem ST-Streckenverlauf bezeichnet. Mögliche medikamentöse Einflüsse müssen berücksichtigt werden. Bei guter EKG-Aufzeichnung muß diese ST-Senkung über mehrere (mindestens 3) aufeinanderfolgende Komplexe sichtbar sein.

Bei niedriger R-Zacke können auch ST-Senkungen von 0,05 mV berücksichtigt werden. Träg aszendierende ST-Senkungen mit tiefer J-Punkt-Senkung können gelegentlich als ischämisch gedeutet werden, falls z. B. nur eine EKG-Ableitung zur Beurteilung zur Verfügung steht.

DETRANO et al. (1986) haben bei 303 konsekutiven Patienten ohne Herzinfarkt unterschiedliche Methoden zur Diagnostik der Belastungskoronarinsuffizienz angewandt. Sie kamen u.a. zu folgenden Ergebnissen:

- Bei ischämischer ST-Senkung >0,1 mV fanden sie eine Sensitivität von 65 %.
- Bei träg aszendierender ST-Senkung konnte die Sensitivität auf 68 % (bei gleicher Spezifität von 73 %) gesteigert werden, wenn 0,15 mV als signifikant bewertet wurde.
- Die Berechnung der ST-Senkung in Abhängigkeit von der R-Zackenhöhe erbrachte eine Verbesserung der Sensitivität nur bei sehr hohen R-Zacken.
- Die herzfrequenzbezogene ST-Senkung

$$\frac{\text{max. (ST} \downarrow \text{ bei Belastung} - \text{ST} \downarrow \text{ in Ruhe)}}{\text{(Belastungs-HF} - \text{Ruhe-HF)}}$$

erbrachte eine Steigerung der Sensitivität auf 69 % (bei gleicher Spezifität von 73 %).

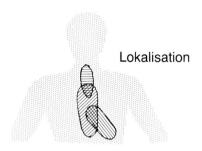

Lokalisation

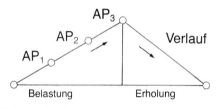

AP₃

AP₂

AP₁

Belastung   Erholung

Verlauf

Schmerzcharakter
brennend, schnürend u. ä.

◀ **Abb. A.12.31** Lokalisation, Verlauf und
Schmerzcharakter bei typischer Angina pectoris (**AP 1**: Schmerzbeginn, **AP 2**: mittelstarke Schmerzen, **AP 3**: starke, zum
Abbruch zwingende Schmerzen).

▶ **Abb. A.12.32** Relative Häufigkeit von
≥50 % Stenosen in Beziehung zu den
Beschwerdeangaben während einer Ergo-
meterbelastung (AP = Angina pectoris).

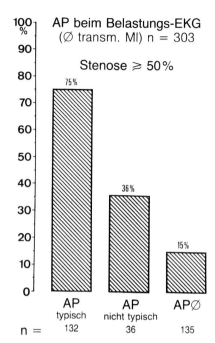

AP beim Belastungs-EKG
(∅ transm. MI) n = 303

Stenose ⩾ 50 %

	AP typisch	AP nicht typisch	AP∅
%	75 %	36 %	15 %
n =	132	36	135

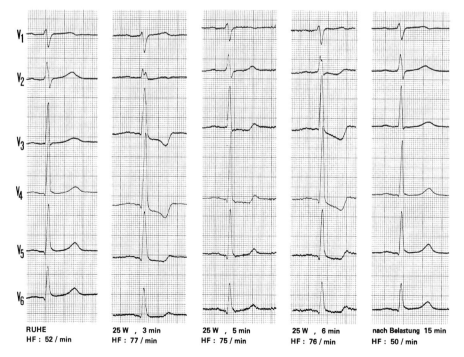

RUHE	25 W , 3 min	25 W , 5 min	25 W , 6 min	nach Belastung 15 min
HF : 52 / min	HF : 77 / min	HF : 75 / min	HF : 76 / min	HF : 50 / min

Abb. A.12.33 Walk-through-Pänomen
bei einem 52jährigen Patienten. Bei
25 Watt, dritte Minute, deutliche ischämische ST-Streckensenkung in V_3–V_5 und
Angina pectoris. In der fünften Minute
bei 25 Watt Rückbildung der ischämischen ST-Senkung und Abnahme der
Angina pectoris. In der sechsten Minute
bei 25 Watt erneut ischämische ST-Senkung und Angina pectoris.

Koronarangiongramm: Ramus interventricularis anterior im proximalen Drittel 95%ige Einengung, mittelgroßer Dia-
gonalast 60–70% stenosiert. Ramus
circumflexus: improximalen Drittel Einengung zwischen 40 und 50%. Arteria
coronaria dextra: der große Ramus interventricularis posterior ist proximal zwischen 50 und 60% stenosiert. Großer
posterolateraler Ast 90% eingeengt.

Es bestätigt sich somit die alte Erfahrung, daß eine ST-Senkung um so eher Ausdruck einer Ischämie ist, je früher sie im Belastungstest erscheint und je ausgeprägter sie im Verhältnis zur R-Zacke ist.

12.11.3 Ausbelastungskriterien

Als Ausbelastungskriterium wird am häufigsten die Herzfrequenz herangezogen. Wir nehmen als Ausbelastungs-herzfrequenz bei den Untersuchungen am Fahrradergometer im Liegen 80 % der maximalen altersabhängigen Herzfrequenz, wobei die maximale Herzfrequenz nach folgender Formel berechnet wird: 220 minus Alter (Tabelle A.12.5). Dabei handelt es sich um Richtwerte, die noch individuell abgewogen werden müssen; z. B. wird bei Patienten, die sehr bradykard sind, die Ausbelastung anhand der erreichten Leistung beurteilt.

Als körperliche **Leistungsfähigkeit,** sie beinhaltet jene maximale Leistung, die durch körperliche oder lokale Erschöpfung limitiert ist. Bei Patienten mit koronarer Herzerkrankung kann dies auch eine Angina pectoris sein. Die Leistungsfähigkeit, z.B. bei der Fahrradergometrie, ist abhängig vom Geschlecht, Alter, Körpergewicht und Größe, Kondition, Motivation und Gesundheitszustand. Bei einer Fahrradergometrie mit 2-min-Belastungsstufen können die in Tabelle 6 angeführten Werte ats Mindestsoll-Leistung zur Orientierung dienen.

Die Einschränkung der Leistungsfähigkeit kann als Prozentsatz der minimalen Soll-Leistung bewertet werden.

Beispiel: Ein 55jähriger Mann, 70 kg schwer, leistet bei der Fahrradergometrie im Liegen 1 Watt pro kg Körpergewicht, somit ist seine Leistung um 44 % eingeschränkt (Soll-Leistung 1,8 Watt minus 1,0 = 0,8 Watt pro kg; 0,8 Watt: 0,018 = 44 %).

Wenn ein Belastungstest aus ärztlicher Indikation abgebrochen wird (z. B. wegen ventrikulärer 3er-Ketten), kann die Leistungsfähigkeit nicht beurteilt werden. Von der Leistungsfähigkeit ist die **Belastbarkeit** zu unterscheiden. Das ist jene Leistung, die dem Patienten anhand von Objektivbefunden über längere Zeit zugemutet werden kann.

12.11.4 Angina pectoris freie und ST-Senkung freie Leistung, O_2-Verbrauch und Herzfrequenz-Blutdruckprodukt.

In der Praxis hat sich die maximale Leistung ohne Angina pectoris und die maximale Leistung ohne ischämische ST-Senkung als Beurteilungskriterium bewährt. Ein Beispiel ist in Abb. A.12.34 dargestellt.

Darüberhinaus können zu verschiedenen Zeitpunkten die Sauerstoffaufnahme (VO_2 ml/min) und die Umrechnung auf Kcal geschätzt werden:

VO_2 ml/min = Watt x 12   + ~ 300
Kcal/min   = Watt x 0,06   + ~ 1,5

Diese Umrechnung ermöglicht z.B. den energetischen Aufwand (VO_2, Kcal) gewisser Tätitgkeiten mit dem Untersuchungsergebnis zu vergleichen und entsprechende Empfehlungen über die Belastbarkeit zu geben.

Das Herzfrequenz-Blutdruck-Produkt (HF x SBD) gibt annäherungsweise Auskunft über den myokardialen Sauerstoffbedarf. Bei Gesunden kann er auf das 3–4fache zum Ruhewert gesteigert werden.

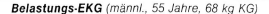

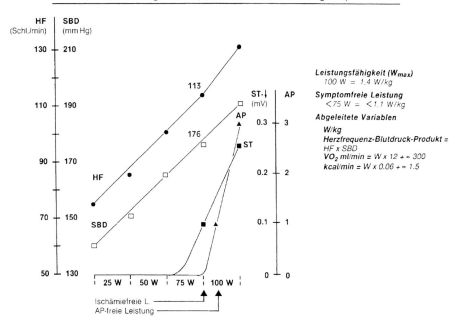

Belastungs-EKG (männl., 55 Jahre, 68 kg KG)

Leistungsfähigkeit (**W**$_{max}$)
  100 W = 1,4 W/kg
Symptomfreie Leistung
  <75 W = <1,1 W/kg
Abgeleitete Variablen
  W/kg
  Herzfrequenz-Blutdruck-Produkt =
  HF x SBD
  VO$_2$ ml/min = W x 12 + ≈ 300
  kcal/min = W x 0.06 + ≈ 1.5

Abb. A.12.34 Verlauf der Herzfrequenz (HF), des systolischen Blutdruckes (SBD), der ST-Senkung (ST ↓), des Schweregrades der Angina pectoris (AP-1 leicht, 2 mittelschwer, 3 schwer), ischämiefreier Leistung, AP-freier Leistung und abgeleitete Variablen (näheres siehe Text).

12.11.5 Belastungshypertonie

Bei der Fahrradergometrie im Liegen kann man davon ausgehen, daß bei einer Steigerung von 25 Watt jeweils nach 5 Minuten der systolische Blutdruck um 10 mmHg ansteigen soll. Wenn man davon ausgeht, daß die Ruhehypertonie ≥ 160 mmHg systotisch und ≥ 95 mmHg diastolisch beträgt, so ergeben sich für die Belastungshypertonie Werte, die in Tab. A.12.4 angeführt sind. FRANZ (1979) wertet es als pathologische Blutdruckreaktion, wenn bei 100 W der Wert 200/100 mmHg überschreitet und in der 5. Erholungsminute über 140/90 mmHg liegt.

Alter (Jahre)	20–29	30–39	40–49	50–59	60–69
Ausbelastungs-HF	160	152	144	136	128
(220 – Alter) x 0,8	153	145	137	121	129

Hypertonie (Grenzwerte)					
Ruhe	syst. ≥ 160 mmHg, diast. ≥ 95 mmHg				
50 Watt	≥ 180 / ≥ 100	≥ 180 / ≥ 100	≥ 180 / ≥ 100	≥ 190 / ≥ 100	
75 Watt	≥ 190 / ≥ 100	≥ 190 / ≥ 100	≥ 190 / ≥ 100	≥ 200 / ≥ 100	
100 Watt	≥ 200 / ≥ 100	≥ 200 / ≥ 100	≥ 200 / ≥ 100	≥ 210 / ≥ 100	

Tabelle A.12.4 Ausbelastungsherzfrequenz und Hypertonie-Grenzwerte bei der Fahrradergometrie im Liegen, bei Männern

12.11.6 Allgemeine Beurteilungskriterien

Für die Berechnung eines Testergebnisses kann man eine Wahrscheinlichkeitsberechnung heranziehen, die sich an das BAYESsche Theorem stützt (BAYES, THOMAS starb 1771 in Wales). In die Berechnung gehen ein: die Prävalenz der Erkrankung, die Sensitivität und Spezifität der Methode. Die häufig angewandten Begriffe sind in Tabelle A.25.7, Kap. A.25 zusammengestellt.

Alter (Jahre)	20–29	30–39	40–49	50–59	60–69
			Männer		
im Sitzen	3,0	2,7	2,4	2,1	1,8
im Liegen	2,7	2,4	2,1	1,8	1,5
			Frauen		
im Sitzen	2,7	2,4	2,1	1,8	1,5
im Liegen	2,4	2,1	1,8	1,5	1,2

Tabelle A.12.5 Mindestsoll-Leistung (Watt pro kg Körpergewicht) bei Fahrradergometrie mit 2-min-Belastungsstufen

Zunächst sollte die **Vortestwahrscheinlichkeit** bestimmt – oder wenigstens in Gedanken berücksichtigt werden (Abb. A.12.35). Sie kann anhand von Beschwerden (typische Angina pectoris, nicht-typische Angina pectoris, keine Angina-pectoris-Beschwerden) und Alter aus der Tab. A.12.6 von DIAMOND und FORRESTER abgelesen werden.

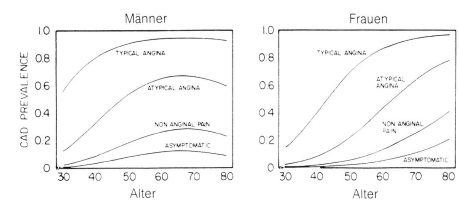

Abb. A.12.35 Schätzung der Prävalenz einer Koronararterienstenose (STANILOFF 1984).

Eine umfassendere Anamnese sowie klinische Untersuchungsergebnisse gehen bei der Bestimmung der Vortestwahrscheinlichkeit nach PRYOR et al. ein. Aus diesen Angaben wird ein Punktscore gebildet. In einem Leiterdiagramm wird dann der Punktscore mit dem entsprechenden Alter verbunden, wobei auch das Rauchen und Fettstoffwechselstörungen berücksichtigt werden. Auf einer mittleren Skala kann die Vortestwahrscheinlichkeit abgelesen werden. Nach dem Belastungstest sollte nach der BAYESschen Formel eine **Nachtestwahrscheinlichkeit** berechnet werden.

Die Berechnung ist relativ einfach und kann mit einem Taschenrechner, oder besser noch mit einem Personal-Computer, durchgeführt werden.

Nachtestwahrscheinlichkeit bei positivem Test:

$$\frac{\text{Prävalenz x Sensitivität}}{\text{Prävalenz x Sensitivität} + (1 - \text{Prävalenz}) \times (1 - \text{Spezifität})}$$

215

Nachtestwahrscheinlichkeit bei negativem Test:

$$\frac{\text{Prävalenz} \times (1 - \text{Sensitivität})}{\text{Prävalenz} \times (1 - \text{Sensitivität}) + (1 - \text{Prävalenz}) \times \text{Spezifität}}$$

Beispiel: Bei einer Frau mit einer 50 %igen Prätestwahrscheinlichkeit bei 75 %iger Testsensitivität und 70 %iger Spezifität wird bei einem positiven Test die Nachtestwahrscheinlichkeit um etwa die Hälfte angehoben, bei einem negativen Testergebnis um etwa die Hälfte – auf 26 % – erniedrigt.

Nachtestwahrscheinlichkeit bei positivem Test:

$$\frac{0,5 \times 0,75}{(0,5 \times 0,75) + (1 - 0,5) \times (1 - 0,7)} = 71\ \%$$

Wenn man eine Nachtestwahrscheinlichkeit nicht berechnen kann, kann man zu einem Gesamturteil kommen, das entweder »ja«, »wahrscheinlich«, »möglich«, »unwahrscheinlich« oder »nein« lautet.

Für »Belastungskoronarinsuffizienz ja« spricht in den meisten Fällen die Befundkonstellation: typische oder nicht-typische Angina pectoris mit horizontaler oder deszendierender ST-Senkung von mindestens 0,1 mV, wenn andere Störfaktoren, wie z. B. Digitalis-ST- Streckenveränderungen in Ruhe u. ä., ausgeschlossen werden können.

Alter Jahre	Nichtanginöse Brustschmerzen Männer	Frauen	Atypische Angina Männer	Frauen	Typische Angina Männer	Frauen
30-39	5,2 ± 0,8	0,8 ± 0,3	21,8 ± 2,4	4,2 ± 1,3	69,7 ± 3,2	25,8 ± 6,6
40-49	14,1 ± 1,3	2,8 ± 0,7	46,1 ± 1,8	13,3 ± 2,9	87,3 ± 1,0	55,2 ± 6,5
50-59	21,5 ± 1,7	8,4 ± 1,2	58,9 ± 1,5	32,4 ± 3,0	92,0 ± 0,6	79,4 ± 2,4
60-69	28,1 ± 1,9	18,6 ± 1,9	67,1 ± 1,3	54,4 ± 2,4	94,3 ± 0,4	90,6 ± 1,0

Tabelle A.12.6 Vortestwahrscheinlichkeit (% ± Standardfehler) einer > 50 %igen Koronararterienstenose bei symptomatischen Personen

Man kommt zur Beurteilung: »Belastungskoronarinsuffizienz wahrscheinlich«, wenn nur ischämische ST-Senkungen oder nur Angina pectoris während des Belastungstests auftraten. Ebenfalls mit »wahrscheinlich« kann die Konstellation Angina pectoris und ST-Senkung bezeichnet werden, wenn z. B. eine linksventrikuläre Hypertrophie vorliegt oder ein Linksschenkelblock besteht.

Man kommt zur Beurteilung: »Belastungskoronarinsuffizienz möglich«, wenn nur ein Ischämieindikator positiv ist, der aber auch bis zu einem gewissen Grade angezweifelt wird. Ein typisches Beispiel: ischämische ST-Senkung von 0,3 mV unter Digitalismedikation. Man weiß, daß Digitalis allein eine ST-Senkung hervorrufen kann; das Ausmaß von 0,3 mV bei mittterer Belastung ist jedoch ungewöhnlich, deshalb: »möglich«.

Man kommt zur Beurteilung: »Belastungskoronarinsuffizienz unwahrscheinlich«, wenn es z. B. unter Digitalismedikation zu einer horizontalen ST-Senkung von 0,1 mV kommt und keine Angina pectoris angegeben wird. Ein anderes Beispiel wäre: Beschwerden, die als fragliche Angina pectoris qualifiziert werden.

Man kommt zur Beurteilung: »Belastungskoronarinsuffizienz nein«, wenn keine ischämische ST-Senkung und keine Angina pectoris auftreten. Um diese Aussage machen zu können – das gilt auch für die nicht wahrscheinliche Belastungskoronarinsuffizienz – muß die untersuchte Person ausreichend hoch belastet werden.

Wichtig erscheint somit, daß die Bewertung der Befunde des Belastungs-EKG nicht kategorisch nach positiv oder negativ befundet wird, sondern bei stark positivem Ausfall mit hoher Wahrscheinlichkeit mit einem deutlich positiven Koronarangiogramm gerechnet wird (z. B. Angina pectoris und ischämische ST-Senkung schon bei 25 Watt), während bei schwach positivem Belastungs-EKG (z. B. aszendierende bis horizontale ST-Streckensenkung erst bei 100 Watt) eine niedrigere Wahrscheinlichkeit für einen dann meist gering positiven koronarangiographischen Befund vorliegt. Danach kann dann entschieden werden ob die bei Berücksichtigung der gegebenenfalls in Frage kommenden Konsequenzen bisherige diagnostische Sicherheit ausreicht oder nicht.

Diese Überlegungen können in folgende Punkte zusammengefaßt werden.

1. Nicht kategorische Schwarzweiß-Befundung nach positiv oder negativ, sondern Ausmaß der pathologischen Reaktion beschreiben (z. B. ST-Senkung 0,3 mV bei 25 Watt).
2. Auf unterschiedliche Wahrscheinlichkeit eines pathologischen Koronarangiogramms extrapolieren.

3. Ausmaß der zu erwartenden morphotogischen Veränderung im Koronarangiogramm überlegen (z. B. Dreigefäß- erkrankung).

4. Mögliche Konsequenzen einer weiteren Abklärung bedenken, z. B. bei PTCA-Möglichkeit eher mit Koronarangio- graphie einsteigen als bei alleiniger Operationskonsequenz.

Literatur

AHA MEDICAL-SCIENTIFIC STATEMENT, SPECIAL REPORT (1990): Exercise standards: a statement for health professionals from the American Heart Association.
Circ 82:2286
ALPERT BL, COOK RL, ENGEL PJ, HICKMAN JR (1978): The prognosis of exercise-induced ventricular tachycardia in asymptomatic patients (Abstr.).
Circ 57, 58:238
AMERICAN COLLEGE OF CARDIOLOGY/AMERICAN HEART ASSOCIATION (1986): Guidelines for exercise testing: a report of the ACC/AHA task force on assessment of cardiovascular procedures.
J Am Coll Cardiol 8:725
ASTRAND I (1965): Exercise electrocardiogramms recorded twice with an 8-year interval in a group of 204 women and men 48–63 years old.
Acta Med Scand 178:27
BARGHEER K, TRAPPE HJ, WENZLAFF P, LICHTLEN PR (1993): Langzeitverlauf von Patienten mit Angina-pectoris-ähnlichen Brust-schmerzen und normalem Koronarangiogramm.
Z Kardiol 82:8
BECKER HJ, HOFFMANN KU, SCHÄFER GE, KALTENBACH M (1974): Das Belastungselektrokardiogramm bei Zustand nach Herzinfarkt
Dtsch Med Wschr 42:2079
BELLET S, ROMAN L, NICHOLS GJ, MULLER F (1967): Detection of the coronary prone subject in a normal population by radioelectro-cardiographic exercise test: Follow-up studies.
Am J Cardiol 19:783
BENGTSSON C, GRIMBY G, LINDQUIST O et al. (1981): Prognosis of women with exercise-induced ECG changes – results from a longitudinal population study.
Cardiology 68 (Suppl. 2):9
BERMANN JL, WYNNE J, COHN PF (1979): Hemodynamic correlates of increased R wave sum in multiple lead treadmill exercise tests (Abstr.).
Am J Cardiol 43:354
BERMANN JL, WYNNE J, COHN PF (1980) Multiple-lead QRS changes with exercise testing. Diagnostic value and hemodynamic implications.
Circ 61:53

BETTINGER R, WENDT T, KLEPZIG H JR, KALTENBACH M (1993): Hängt die ST-Hebung im Belastungs-EKG vom Ausmaß der Kollateralisierung ab?
Z. Kardiol 82:28

BLACKBURN H (1969): The exercise electrocardiogram. Technological, procedural and conceptual developments. In: Blackburn H (ed) Measurement in exercise electrocardiography. Springfield/III.: Thomas CC, S.220

BLACKBURN H, TAYLOR HL, KEYS A (1970): The electrocardiogram in prediction of five year coronary heart disease incidence among men aged forty through fifty-nine
Circ 41 Suppl. 1:154

BLACKBURN H, TAYLOR HL, HAMRELL B, BUSKIRK E, NICHOLAS WC, THORSON RD (1972): Premature ventricular complexes induced by stress testing.
Am J Cardiol 31:441

BLOCK TA, MURRAY JA, ENGLISH MT (1977): Improvement in exercise performance after unsuccessful myocardial revascularization.
Am J Cardiol 40:673

BONORIS PE, GEENBERG PS, CASTELLANET MJ, ELLESTAD MH (1978): Significance of changes in R wave amplitude during treadmill stress testing: Angiographic correlation.
Am J Cardiol 41:846

BRODY DA (1956): A theoretical analysis of intracavitary blood mass influence on the heart lead relationship.
Circ Res 4:731

BRUCE RA, BLACKMON JR, JONES JW, STRAIT G (1963): Exercise testing in adult normal subjects and cardiac patients.
Pediatrics 32:742

BRUCE RA (1977): Controversy in exercise testing: old and new aspects. In: Topics in cardiovascular disease proceedings of an international symposium Basle/Switzerland, May 1976. Published by Ciba Laboratories, Horsham/England.

BUGIARDINI R, BORGHI A, BRAGETTI L, PUDDUI P (1989): Comparison of verapamil versus propranolol therapy in syndrome X.
Am J Cardiol 63:286

BUSBY MJ, SHEFRIN EA, FLEG JL (1989): Prevalence and long-term significance of exercise-induced frequent or repetitive ventricular ectopic beats in apparently healthy vulunteers.
J Am Coll Cardiol 14:1659

CANNON RO, WATSON RM, ROSING DR, EPSTEIN SE (1983): Angina caused by reduced vasodilator reserve of the small coronary arteries.
J Am Coll Cardiol 1:1359

CASE RB, MASSER MG, CRAMPTON RS (1969): Biochemical aspects of early myocardial ischemia.
Am J Cardiol 24:766

CHAITMAN BR, BOURASSA MG, WAGNIART P, CORBARA F, FERGUSON RJ (1978): Improved efficiency of treadmill exercise testing using a multiple lead ECG system and basic hemodynamic exercise response.
Circ 57:71

CHAITMAN BR, HANSON JS (1981): Camparative sensitivity and specifitiy of exercise electrocardiographic lead systems.
Am J Cardiol 47:1335

CHAUHAN A, PETCH MC, SCHOFIELD PM (1993): »Syndrome X« and coronary artery disease.
Coronary Artery Disease 4:555

CHAUHAN A, MULLINS PA, TAYLOR G, PETCH MC, SCHOFIELD PM (1993): Effect of hyperventilation and mental stress on coronary blood flow in syndrome X.
Brit Heart J 69:516

CHRISTISON GW, BONORIS PE, GREENBERG PS, CASTELLANET MJ (1979): Predicting coronary artery disease with treadmill stress testing: Changes in R-wave amplitude compared with ST segment depression.
J Electrocardiology 12:179

CURRIE PJ, KELLY MJ, PITT A (1983): Comparison of supine and erect bicycle exercise electrocardiography in coronary heart disease: Effect of antianginal therapy.
Am J Cardiol 55:1167

DARGIE HJ FOR THE ESC WORKING GROUP ON EXERCISE PHYSIOLOGY, PHYSIOPATHOLOGY AND ELECTROCARDIOGRAPHY (1993): Guidelines for cardiac exercise testing.
Eur Heart J 14:969

DEAN JD, JONES CJH, HUTCHINSON SJ, PETERS JR, HENDERSON AH (1991): Hyperinsulinaemia and microvascular angina (»syndrome X«).
Lancet 337:456

DECAPRIO L, DUOMO S, VIGORITO C, et al. (1983): Exercise induced ventricular arrhythmias: angiographic correlation with the severity of coronary artery disease.
Jpn. Heart J. 24:489
DETRANO R, SALCEDO E, PASSALACQUA M, FRIIS R (1986): Exercise electrocardiographic variables: A critical appraisal.
J Amer Coll Cardiol. 8:836
DETRY J-M R (1972): Exercise testing and training in coronary heart disease. In: Stenfert Kroese (Ed.): Thesis by Jean-Marie R. Detry Williams and Wilkins, NV Leiden
DETRY J-M R, ABOUANTOUN S, WYNS W (1981): Incidence and prognostic implications of severe ventricular arrhythmias during maximal exercise testing.
Cardiology 68 Suppl. 2:35
DIAMOND GA, FORRESTER JS (1979): Analysis of probability as an aid in the clinical diagnosis of coronary-artery disease.
N Engl J Med 300:1350
DOHRMANN ML, GOLDSCHLAGER N (1995): Exercise-induced ventricular arrhythmias: an overview. In: Mandel WJ (ed) Cardiac arrhythmias. Lippincott Philadelphia, S. 627
DOYLE JT, KINCH SH (1970): The prognosis of an abnormal electrocardiographic stress test.
Circ 41:545
ELLESTAD MH, WAN MKC (1975): Predictive implications of stress testing follow-up of 2700 subjects after maximum treadmill stress testing.
Circ 51:363
ELLESTAD MH (1986): Stress testing. Principles and practice. Ed 3.
Davis FA, Philadelphia
FIORETTI P, BROWER RW, SIMOONS ML (1986): Relative value of clinical variables, bicycle ergometry, rest radionuclide ventriculography and 24 hour ambulatory electrocardiographic monitoring at discharge to predict 1 year survival after myocardial infarction.
J Am Coll Cardiol. 8:40
FOX KM, SELWYN AP, SHILLINGSFORD JP (1978): A method for recording the praecordial exercise electrocardiogram.
Brit Heart J 40:1339
FOX KM, ENGLAND D, SELWYN AP (1982): Inhability of exercise-induced R wave changes to predict coronary artery disease.
Am J Cardiol 49:674
FRANZ IW (1979) Untersuchungen über das Blutdruckverhalten während und nach Ergometrie bei Grenzwerthypertonikern im Vergleich zu Normalpersonen und Patienten mit stabiler Hypertonie.
Z. Kardiol. 68:107
FULLER CM, RAIZNER AE, VERANI MS et al. (1981): Early postmyocardial infarction treadmill stress testing. An accurate predictor of multivessel coronary disease and subsequent cardiac events.
Ann Intern Med 94:734
GALASSI AR, KASKI JC, PUPITA G, VEJAR M, CREA F, MASERI A (1989): Lack of evidence for alpha-adrenergic receptor-mediated mechanisms in the genesis of ischemia in syndrome X.
Am J Cardiol 64:264
GERSON MC, PHILLIPS JF, MORRIS SN, MCHENRY PL (1979): Exercise-induced U-wave inversion as a marker of stenosis of the left anterior descending coronary artery.
Circ 60:1014
GERSON MC, MORRIS SN, MCHENRY PL (1980): Relation of exercise-induced physiologic S-T segment depression of R-wave amplitude in normal subjects.
Am J Cardiol 46:778
GREENBERG PS, ELLESTADT MH, BERGE R, JOHNSON K, HAYES M, BIBLE M, MORALES-BALLEJO H (1981): Radionuclide angiographic correlation of the R wave, ejection fraction, and volume responses to upright bicycle exercise.
Chest 80:459
GROBECKER H (1982): Sympathische Regulation des Koronarkreislaufs. In: Roskamm H., Holzgreve H. (Hrsg.) Die Beta-Rezeptorenblockade aus pathophysiologischer Sicht. Schattauer, Stuttgart/New York, S. 1
HAERER W, FRICK G, BAUER U (1985): Die Wertigkeit von R-Amplitudenzunahmen im Belastungs-EKG der Frauen.
Herz/Kreislauf 10:545
HAKKI AH, ABDULMASSIH SI, KUTALEK S, HARE TW, SOKOLOFF NM (1984): R wave amplitude: A new determinant of failure of patients with coronary heart disease to manifest ST segment depression during exercise.
J Am Coll Cardiol 3:1155
HECHT HS, DEBORD L, SHAW R et al. (193): Usefulness of supine bicycle stress echocardiography for detection of restenosis after percutaneous transluminal coronary angiography.
Am J Cardiol 71:293

HESS OM, BUCHI M, KIRKEEIDE R et al. (1990): Potential role of coronary vasoconstriction in ischaemic heart disease: Effect of exercise.
Eur Heart J 11 (Suppl. B):58
HOLLENBERG M, WISNESKI JA, GERTZ E, ELLIS RJ (1983): Computer-derived treadmill exercise score quantifies the degree of revascularization and improved exercise performance after coronary artery bypass surgery.
Am Heart J 106:1096
HOSSACK KF, BRUCE RA (1985): Prognostic value of exercise testing: The Seattle heart watch experience.
J Cardiac Rehabil 5:9
JAFFE DM (1977): Effect of oestrogenes on electrocardiogram.
Brit Heart J 38:1299
JUNGMANN E, SCHULZ W, KOBER G, WALTHER F, SCHÖFFLING K (1981): Folgen des regelmaßigen Laxantiengebrauchs
Münch Med Wschr 123:965
KADEL C, STRECKER T, KALTENBACH M, KOBER G (1989): Recognition of restenosis: can patients be defined in whom the exercise-ECG result makes angiography restudy unnecessary?
Eur Heart J 10 (Supp G):22
KALTENBACH M, KLEPZIG H, TSCHIRDEWAHN B (1964): Die Kletterstufe, eine einfache Vorrichtung für exakte meßbare und reproduzierbare Belastungsuntersuchungen.
Med Klin 59:248
KALTENBACH M, SCHÄFER R, KLEPZIG H (1967): Die prognostische Bedeutung des Belastungs-Elektrokardiogramms. Eine Katamnese über 5 Jahre.
Med Klin 62:710
KALTENBACH M (1974): Die Belastungsuntersuchung von Herzkranken. Kardiologische Diagnostik.
Boehringer GmbH, Mannheim
KEMP HG, VOKONAS PS, COHN PF, GORLIN R (1973): The anginal syndome associated with normal coronary arteriograms: Report of six-year experience.
Am J Med 54:735
KLEPZIG H (1976): Belastungsprüfungen von Herz und Kreislauf, Kurzmonographien 16.
Sandoz AG Basel/Nürnberg
KRONE RJ, GILLESPIE JA, WELD FM, MILLER JP, MOSS AJ (1985): The Multicenter Postinfarction Research Group: Low-level exercise testing after myocardial infarction: Usefulness in enhancing clinical risk stratification.
Circ 71:80
LEGRAND V, LANDSHEERE C DE, RIGO R et al. (1983): Early exercise testing combined with Thallium-201 scintigraphy after a first acute myocardial infarction: Angiographic and prognostic implications. In: Kulbertus H. E., Wellens H. J. J. (Eds): The first year after a myocardial infarction. Futura Publishing Company, Mount Kisco New York, S. 145
LIKOFF W, SEGAL BL, KASPARIAN H (1967): Paradox of normal selective coronary arteriograms in patients considered to have unmistakable coronary heart disease.
N Engl J Med 276:1063
LINHART JW (1975): Belastungstests
Das Medizinische Prisma 1
LÖLLGEN H, ULMER H-V (1985): Ergometrie – Empfehlungen zur Durchführung und Bewertung ergometrischer Untersuchungen. Ergebnisbericht einer Klausurtagung in Titisee 7./8.12.1984
Klin Wschr 63:651
MASERI A (1991): Syndrome X: Still an appropriate name (Editorial).
J Am Coll Cardiol 17:1471
McHENRY PL, PHILLIPS JF, KNOEBEL SB (1972): Correlation of computer-quantitated treadmill exercise electrocardiogram with arteriographic location of coronary artery disease.
Am J Cardiol 30:747
McHENRY PL, MORRIS SN (1976): Exercise electrocardiography current state of the art. In: Schlant R. C., Hurst J. W.: Advances in electrocardiography 2.
Grune & Stratton, New York/San Francisco/London S. 265
MCHENRY PL, MORRIS SN, KAVALIER M, JORDAN WW (1976): Comparative study of exercise-induced ventricular arrhythmias in normal subjects and patients with documented coronary artery disease.
Am J Cardiol 37:609
MIWA K, MIYAGI Y, FUJITA M, FUJIKI A, SASAYAMA S (1993): Transient terminal U wave inversion as a more specific marker for myocardial ischemia.
Am J Cardiol 125:981

MORALES-BALLEJO H, GREENBERG PS, ELLESTAD MH (1981): Septal Q wave in exercise testing: Angiographic correlation.
Am J Cardiol 48:247
MORISE AP, DALAL JN, DUVAL RD (1993): Value of a simple measure of estrogen status for improving the diagnosis of coronary artery disease in women.
Am J Med 94:491
MOTZ W, VOGT M, RABENAY O, SCHELER S, LUCKHOFF A, STRAUER BE (1991): Evidence of endothelial dysfunction in coronary resistance vessels in patients with angina pectoris and normal coronary angiograms.
Am J Cardiol 68:996
Multiple Risk Factor Intervention Trial Research Group: Exercise electrocardiogram and coronary heart disease mortality in the multiple risk factor intervention trial.
Am J Cardiol 55:16
NAIR CK, THOMSON W, ARONOW WS ET AL. (1984): Prognostic significance of exercise-induced complex ventricular arrhythmias in coronary artery disease with normal and abnormal left ventricular ejection fraction.
Am J Cardiol 54:1136
NISSEN-DRUEY C (1974): Zur Bedeutung unspezifischer Veränderungen von T im Master-Elektrocardiogramm.
Schweiz. Med. Wschr. 104:599
OKIN PM, AMEISEN O, KLIGFIELD P (1986): A modified treadmill exercise protocol for computer-assisted analysis of the ST-segment/heart rate slope: Methods and reprodicibility.
J Electrocardiol 19:311
OKIN PM, KLIGFIELD P, AMEISEN O, GOLDBERG J, BORER S (1988): Identification of anatomically extensive coronary artery disease by the exercise ECG segment/heart rate slope.
Am Heart J 115:1002
OPHERK D, ZEBE H, WEIHE E et al. (1981): Das Syndrom pektanginöser Beschwerden bei Patienten mit normalem Koronarangiogramm (Syndrom X).
Dtsch med Wschr 106:1686
PRYOR DB, HARRELL FE, LEE KL, CALIFF RM, ROSATI RA (1983): Estimating the likelihood of significant coronary artery disease
Am J Med 75:771
RAUTAHARJU PM, PRINEAS RJ, CROW RS, SEALE D, FURBERG CD (1980): The effect of modified limb electrode positions on electrocardiographic wave amplitudes.
J Electrocardiol 2:109
RAUTAHARJU PM, PRINEAS RJ, EIFLER WJ, FURBERG CD, NEATON JD, CROW RS, STAMLER J, CUTLER JA (1986): Prognostic value of exercise electrocardiogram in men at high risk of future coronary heart disease: Multiple risk factor intervention trial experience.
J Am Coll Cardiol 8:1
ROBB GP, MARKS HH (1967): Postexercise electrocardiogram in arteriosclerotic heart disease.
J Am Med Ass 200:918
ROBERT AR, MELIN JA, DETRY J-MR (1991): Logistic discriminant analysis improves diagnostic accuracy of exercise testing for coronary artery disease in women.
Circ 83:1202
ROSKAMM H (1968) Das Belastungs-EKG.
Boehringer GmbH, Mannheim
ROSKAMM H, RENTROP P, PETERSEN J (1976): Die Ventrikelfunktion bei koronarer Herzerkrankung
Verh Dtsch Ges Kreislaufforschg 42:50
ROSKAMM H, SCHMUZIGER M, WEISWANGE A, JAUCH KW, PETERSEN F, STÜRZENHOFECKER P, GÖRNAND L, SAMEK L, HAHN CH (1977): Ergometrische und hämodynamische Ergebnisse nach aorto-coronarer Bypass-Operation bei 378 Patienten.
Schweiz Med Wschr 107:1888
ROSKAMM H, SAMEK L, ZWEIGLE K, STÜRZENHOFECKER P, PETERSEN J, RENTROP P, PROKOPH J (1977): Die Beziehungen zwischen den Befunden der Koronarangiographie und des Belastungs-EKG bei Patienten ohne transmuralen Myokardinfarkt
Z Kardiol 66:273
ROSKAMM H, SCHMUZIGER M, STÜRZENHOFECKER P et al. (1986): Bestimmt die Vollständigkeit der Revaskularisation die funktionelle Verbesserung und die Überlebensdaten koronaroperierter Patienten? Ergebnisse von 1000 konsekutiv operierten Patienten.
Z Kardiol 70:590
SAMEK L, ROSKAMM H, RENTROP P, KAISER P, STÜRZENHOFECKER P, SCHOBER B, GÖRNAND L, VELDEN R (1975): Belastungsprüfungen und Koronarangiogramm im chronischen Infarktstadium.
Z Kardiol 64:809

SAMEK L., KIRSTE D, ROSKAMM H, STÜRZENHOFECKER P, PROKOPH J (1977): Herzrhythmusstörungen nach Herzinfarkt.
Herz/Kreislauf 9:641
SAMEK L, MEISTER G, ROSKAMM H (1981): Sind Angina pectoris und ischämische ST-Senkung während Belastung bei Frauen unsichere Ischämiekriterien? (Abstr.).
Z Kardiol 70:629
SAMEK L, GREENE R, DROSTE C, BETZ P, ROSKAMM H (1981): Results of exercise test and prognosis in postinfarction patients below age 40.
Cardiology 68 Suppl 2:84
SAMEK L, ROSKAMM H (1983) Das Belastungs-EKG bei Frauen: schwerer zu beurteilen, aber doch diagnostisch aussagekräftig.
Med Klin Prax 78:21
SAMEK L, ROSKAMM H (1984) Belastungs-EKG. In: Roskamm H (Hrsg.) Handbuch der inneren Medizin. Bd IX/3: Koronarerkrankungen.
Springer, Berlin/Heidelberg/New York/Tokyo, S. 277
SAMEK L, HIRSCH F, ROSKAMM H (1985): Mit welchen Koronarbefunden muß man bei hoch positivem Belastungstest – AP und ischämische ST-Senkung bei 25 Watt – rechnen?
Z Kardiol 74 Suppl 3:32
SAMEK L (1986): Stellenwert nichtinvasiver diagnostischer Methoden bei koronarer Herzkrankheit mit besonderer Berücksichtigung des Belastungs-EKG. In: Loskot F (Hrsg.): Herzerkrankungen. Steinkopff-Verlag, Darmstadt 169
SAMEK L, ROSKAMM H (1987): Bedeutung und Wertigkeit des Belastungs-EKG bei koronarkranken Frauen. In: Weidemann H. (Hrsg.): Die koronare Herzkrankheit der Frau.
Steinkopff-Verlag, Darmstadt 81
SANTINGA JT, BRYMER JF, SMITH F, FLORA J (1977): The influence of lead strength on the ST-changes with exercise electrocardiography (correlative study with coronary arteriography).
J Electrocardiol 4:387
SAUNAMAEKI KI, ANDERSEN JD (1981): Early exercise test in the assessment of long-term prognosis after acute myocardial infarction.
Acta Med Scand 209:185
SCHLANT RC, BLOMQVIST CG, BRANDENBURG RO (1986): Guidelines for exercise testing. A report of the Joint American College of Cardiology/American Heart Association Task Force on Assessment of Cardiovascular Procedures.
Circ 74:653A
SCHROEDER E, MARCHANDISE B, DE COSTER P et al. (1989): Detection of restenosis after coronary angioplasty for single-vessel disease: how reliable are exercise electrocardiography and scintigraphy in asymptomatic patients?
Eur Heart J 10:(Supp G):18
SCHÜREN KP, BEHRENS R, SCHRÖDER R (1978): Falsch positives Belastungs-EKG bei organisch gesunden Frauen.
Dtsch Med Wschr 103:816
SCHWARTZ KM, TURNER JD, SHEFFIELD LT et al. (1981): Limited exercise testing soon after myocardial infarction. Correlation with early coronary and left ventricular angiography.
Ann Intern Med 94:727
SIMOONS ML, HUGENHOLTZ PG (1979): R-wave and ST-segment changes during exercise: Relative values in diagnosis of coronary artery disease (Abstr.).
Am J Cardiol 43:353
STUART RJ, ELLESTAD MH (1976): Upsloping ST-segments in exercise stress testing. Six year follow-up study of 438 patients and correlation with 248 angiograms.
Am J Cardiol 37:19
STUCKEY TD, BURWELL LR, NYGAARD TW, GIBSON RS, WATSON DD, BELLER GA (1989): Quantative exercise thallium-201 scintigraphy for predicting angina recurrence after percutaneous transluminal coronary angioplasty.
Am J Cardiol 63:517
VELASCO J, TORMO V, FERRER LM, RIDOCCI F, BLACH S (1981): Early exercise test for evaluation of long-term prognosis after uncomplicated myocardial infarction.
Europ Heart J 2:401
WAGONER LE, MOVAHED A, REEVES WC, JOLLY SR (1993): Clinical significance of electrocardiographic T-wave normalization with exercise.
Am J Noninvas Cardiol 7:27
WALL VAN DER EE, EENIGE VAN MJ, VISSER FC et al. (1985): Thallium-201 exercise testing in patients 6–8 weeks after myocardial infarction: limited value for the detection of multivessel disease.
Europ Heart J 6:29

WINTER E., KALTENBACH M (1976): Zur Untersuchung ischämie- und glykosidbedingter Kammerteilveränderungen im Belastungs-EKG.
Herz/Kreislauf 12:673
YANG JC, WESLEY RC JR, FROELICHER VF (1991): Ventricular tachycardia during routine treadmill testing. Risk and prognosis.
Arch Intern Med S.151
ZWILLINGER L (1935): Die Digitaliswirkung auf das Arbeits-Elektrokardiogramm.
Med Klin 30:977

13 EKG bei Perikarditis und Myokarditis

13.1 EKG bei Perikarditis

Das EKG bei Perikarditis zeigt in ungefähr 60–80 % charakteristische Veränderungen (Abb. A.13.1 bis A.13.3).
Im akuten Stadium verändert sich das EKG einerseits infolge des Begleitergusses im Perikard, der zur Niederspannung führt (A.13.1), andererseits infolge entzündlicher und metabolischer Störungen in den subepikardialen Myokardschichten (»Epimyokarditis«), welche – einem Verletzungsstrom entsprechend – eine Hebung der ST-Strecke im Sinne des Außenschichtschadens verursachen. Da die Läsion aber diffus, subepikardial und nicht wie beim Herzinfarkt an das Versorgungsgebiet einer Koronararterie gebunden ist, verläuft der Läsionsvektor ungefähr parallel zur Herzachse nach links, unten und vorn. Er projiziert sich deshalb positiv (ST-Streckenhebung) auf I, II, III, aVF und auf die Brustwandableitungen von V_{2-6}, negativ (ST-Streckensenkung) auf aVR und V_1, das PR-Segment ist in einem Teil der Fälle leicht gesenkt (Abb. A.13.2a). In der Regel läßt sich die ST-Hebung bei der Perikarditis von der T-Welle, die während der Phase der ST-Elevation positiv bleibt, gut abgrenzen. Sie geht nicht – wie beim Infarkt – vom absteigenden Schenkel von R, sondern vom aufsteigenden Schenkel von S ab, so daß die S-Zacke erhalten bleibt und über die Nullinie gehoben wird: Elevation des J-Punktes. Dieses Verhalten ist jedoch nicht in allen Fällen nachweisbar; Plateaubildung ist ebenfalls möglich.

Im Folgestadium geht die »Läsion« (Verletzung, »injury«) in eine »Ischämie« über. Dem Läsionsvektor entgegengerichtet entsteht ein Ischämievektor nach rechts, oben und hinten, so daß sich ein negatives T auf I, II (III), aVL und die Brustwandableitungen projiziert. Gleichzeitig kehrt die ST-Hebung zur isoelektrischen Linie zurück.

Wiederum sind Zwischenstadien zu beobachten mit nur wenig gehobenem oder isoelektrischem ST und gering-gradiger T-Abflachung bzw. nur mäßiger T-Negativität (Abb. A.13.2b).

Bei der Perikarditis sind die T-Wellen im allgemeinen weniger spitz und weniger tief-negativ als beim Infarkt, ge-legentlich doppelwellig oder präterminal negativ. Die QT-Dauer bleibt gewöhnlich normal. Die T-Negativierung und die ST-Normalisierung erfolgen nicht unbedingt in allen Ableitungen gleichzeitig, da die Perikarditis sich lokal unterschiedlich entwickeln kann. Ob eine Niederspannung auftritt oder nicht hängt davon ab, ob die Perikarditis trocken-fibrinös oder exsudativ ist. Das Auftreten einer Niedervoltage (siehe Kapitel A.9.2.1.1, Seite 125) ist in bezug auf einen Perikarderguß ein sehr verläßlicher Befund (Spezifität etwa 94 %), jedoch ist die Sensitivität mit nur etwa 12 % denkbar gering. In ungefähr 10 % treten im Verlauf einer Perikarditis Arrhythmien auf.

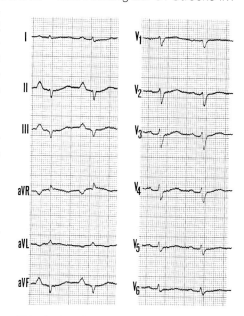

Abb. A.13.1 Akute Perikarditis mit Herztamponade (Low-voltage und P pulmonale als Zeichen der Druckerhöhung im rechten Vorhof).

Die beschriebenen Stadien werden individuell verschieden rasch durchlaufen. Das akute Stadium kann Stunden, Tage oder sogar zwei bis drei Wochen dauern, das subakute Bild sich über Wochen und Monate erstrecken bis zur vollständigen Restitution oder bis zum Ausgang in eine Pericarditis chronica. Begleitet die Perikarditis eine Pankarditis oder eine andere diffuse oder lokalisierte Myokarderkrankung, überlagern sich je nach Fall perikarditische,

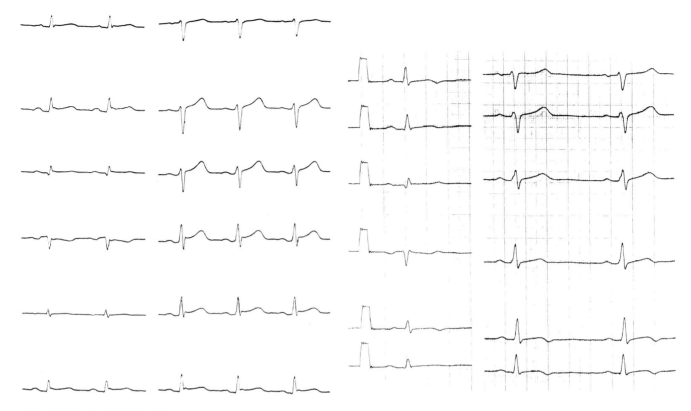

Abb. A.13.2 Akute Perikarditis

a) Das EKG am 21.2. (Beginn der klinischen Symptomatik) zeigt eine ST-Strecken-Elevation in praktisch allen Ableitungen außer aVR und V_1, die PQ-Strecke vor allem in II ist deutlich abgesenkt.

b) Am 6.3. nur noch angedeutete ST-Strecken-Elevation, z.T. Übergang in T-Negativierungen (Folgestadium).

(Dargestellt sind die Extremitäten-Ableitungen li., die Brustwand-Ableitungen re.; Registriergeschwindigkeit 50 mm/sec.)

myokarditische, medikamentöse und andere EKG-Veränderungen. Das Vorkommen eines elektrischen Alternans bei großen Ergüssen ist Folge der Pendelbewegung des Herzens im Perikardsack (»swinging heart syndrome«). Wenn neben dem QRS-Komplex auch die P- und T-Wellen einen elektrischen Alternans zeigen, ist das EKG pathognomonisch für eine perikardiale Tamponade.

Klingen die Epimyokarditis und der Perikarderguß reaktionslos ab, normalisiert sich auch das EKG, gewöhnlich aber später als der klinische und der Laborbefund. Entsteht eine chronische Perikarditis, bleiben je nach Fall Low-voltage, T-Abflachung oder T-Negativitäten in den einzelnen Ableitungen als Dauerbefund bestehen.

Das EKG-Bild hängt vom Ausmaß des entzündlichen Prozesses, aber nicht von der Ätiologie der Perikarditis ab, und ist deshalb identisch bei rheumatischer, tuberkulöser, viraler, postoperativer, traumatischer, urämischer usw. Perikarditis. Die ST-Hebung ist besonders ausgeprägt bei tiefgreifender und ausgedehnter Schädigung der subepikardialen Schichten, z. B. bei der Pericarditis purulenta, fehlend oder gering, lokalisiert oder flüchtig, z. B. bei der »akuten unspezifischen« oder »benignen« Perikarditis.

Die chronische Perikarditis mit Konstriktion und Verkalkung (Panzerherz) ist praktisch in allen Fällen von einem abnormen EKG (Abb. A. 13.3) begleitet. Typisch sind T-Abflachung oder T-Inversion, ST-Senkung, Niederspannung, breite und gekerbte P-Zacken (»P en plateau«). Relativ häufig finden sich Vorhofflimmern und Extrasystolen. Der »Umlagerungsversuch« zeigt unter Umständen eine fixierte elektrische Achse; die diagnostische Bedeutung dieses Tests ist aber gering. Nach Perikardektomie wird als Folge der Traumatisierung der Herzoberfläche gelegentlich eine starke Zunahme der T-Negativität beobachtet, die Monate hindurch anhalten kann. In manchen Fällen restituiert sich der EKG-Befund allmählich.

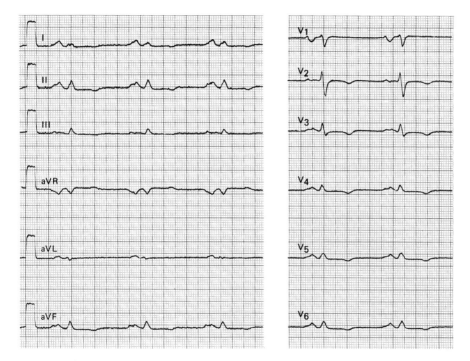

Abb. A.13.3 Chronische pericarditis constrictiva: verbreiterte, gekerbte und auch überhöhte P-Wellen, Niedervoltage des QRS-Komplexes (siehe Eichzacke), Erregungsrückbildungsstörungen (prä-terminal-terminal negative T, geringe ST-Senkung).

Neben der Abgrenzung zum akuten Myokardinfarkt sollte bei einer ST-Streckenhebung auch immer an das Vorliegen von Normalvarianten gedacht werden. Häufig, insbesondere bei trainierten Jugendlichen, ist das »early repolarisation syndrome«. Dabei kommt es vor allem in den linkspräkordialen Ableitungen, gelegentlich jedoch in allen Ableitungen, zur ST-Streckenelevation, die aus einem hochgezogenen J-Punkt, der dann wie eine r'-Zacke imponieren kann, hervorgeht. In der Regel wird die ST-Streckenelevation von großen R-Zacken und symmetrischen, überhöhten T-Wellen begleitet. Eine gute Diskriminierung ist durch Vergleich des Ausmaßes der ST-Hebung zu Beginn der ST-Strecke mit der Amplitude der T-Welle in Ableitung V_6 möglich: Im Falle einer Perikarditis ist der Quotient immer > 0,25, im Falle eines »early repolarisation syndroms« immer < 0,25. Gelegentlich kommen beim »early repolarisation syndrome« auch negative T-Wellen vor, die dann jedoch mehr in den rechts- als in den linkspräkordialen Ableitungen nachweisbar sind. Die T-Inversion normalisiert sich unter Hyperventilation oder nach Applikation von Kaliumchlorid (s. auch Kapitel 8.1.4).

13.2 EKG bei Myokarditis und infektiös-toxischen Zuständen

Für eine Myokarditis kann eine Infektion durch Viren, Rickettsien oder auch Protozoen verantwortlich sein. Klinisch größte Bedeutung haben in Europa sicherlich die Virusmyokarditiden, wobei vor allem Enteroviren und hier besonders die Coxsackie-Viren der Gruppen A und B in Frage kommen. In Südamerika ist die Chagas-Krankheit eine der häufigsten Ursachen für eine dilatative Kardiomyopathie, sie wird durch Infektion mit Trypanosoma cruzi hervorgerufen.

Bei einer Myokarditis kommt es fast immer zu EKG-Veränderungen, die häufig jedoch nur flüchtig sind und keineswegs für die Erkrankung spezifisch: ST-Senkung, T-Abflachung oder auch T-Negativierungen (Abb. A.13.4). Am deutlichsten sind die ST-T-Veränderungen in den dem li. Ventrikel zugewandten Ableitungen. Terminal negative T's und auch die Entwicklung von Q-Zacken sind selten.
Häufig werden Erregungsleitungsstörungen (AV-Blockierungen, Hemiblöcke, Schenkelblöcke) beobachtet, die in den meisten Fällen mit Abklingen der Infektion wieder verschwinden. Auch ventrikuläre und supraventrikuläre Herzrhythmusstörungen (Extrasystolen, Vorhofflimmern, Vorhofflattern, Kammertachykardien) können im Zusammenhang mit der akuten Infektion auftreten. Die akute Chagas-Krankheit führt regelmäßig zu komplexen Leitungsstörungen, insbesondere zum kompletten Rechtsschenkelblock und links-anteriorem Hemiblock. Der Übergang in höhergradige AV-Blockierungen ist nicht selten; besonders häufig kommt es bei der Chagas-Myokarditis auch zu anhaltenden Kammertachykardien und Kammerflimmern.

Neben der direkten Myokardinfektion durch Mikroorganismen kann es auch zur myokarditischen Schädigung durch Überempfindlichkeit gegenüber einer Reihe von Medikamenten oder im Sinne von Autoimmunreaktionen im Zusammenhang mit anderen Erkrankungen kommen. Zum letzteren ist auch die Myokarditis im Zusammenhang

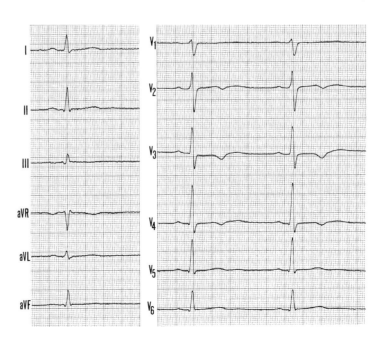

Abb. A.13.4 Unspezifische ST-T-Veränderungen mit U-Wellen bei einem Patienten mit diphterischer Myokarditis in der Anamnese.

mit der Lyme'schen Erkrankung zu sehen, die als Folge einer Borrelia-burgdorferi-Infektion auftreten kann. Bei etwa 10 % der Patienten mit Lyme'scher Erkrankung ist das Herz mitbeteiligt, wobei hier der Befall des Erregungs-leitungssystems mit Auftreten von AV-Blockierungen I° bis III° besonders häufig ist.

Zu den autoimmunologisch bedingten Myokarditiden ist auch die Riesenzell-Myokarditis zu rechnen, die durch einen besonders foudroyanten Verlauf gekennzeichnet ist. Neben den Zeichen der Herzinsuffizienz kommt es zu Sinustachykardie, komplettem Linksschenkelblock, häufig mit Progression zu totalem AV-Block, ventrikulären Arrhythmien bis hin zu anhaltenden Kammertachykardien.

Auch die HIV-Infektion führt häufig zu einer Herzbeteiligung mit Auftreten einer Perimyokarditis und entsprechen-den Repolarisationsstörungen.

Literatur

CASALE PM, DEVEREUX RW, KLIGFIELD P, EISENBERG RR, PHILLIPS MC (1984): Pericardial effusion: Relation of clinical echocardio-graphic and electrocardiographic findings.
J Electrocardiol 17:115
CASTELLANOS A, KESSLER KM, MYERBURG RJ (1994): The resting electrocardiogram.
In: Schlant R. C., Alexander R, W. (Eds.): The heart. 8. Aufl.
McGraw-Hill, New York, S. 321
FOWLER NO the electrocardiogram in pericarditis (1973): In: Brest A. N.: Complex electrocardiography 1.
F. A. Davis Co, Philadelphia 255
HEINECKER R, GONSKA BD (1992): EKG in Praxis und Klinik. 13. Aufl.
Thieme, Stuttgart
KUNKEL B, SCHNEIDER M, HÜBNER K, KALTENBACH M (1985): Bioptische und autoptische Häufigkeit der Myocarditis
Z Kardiol 74:360
LIPMANN BS, DUNN M, MASSIE E (1984): Clinical electrocardiography.
Year Book Medical Publishers, Chicago
LORELL BH, BRAUNWALD E (1992): Pericardial disease. In: Braunwald E. (Ed.): Heart disease.
WB Saunders Co, Philadelphia/London/Toronto 1465
SPODICK DH (1973): Diagnostic electrocardiographic sequences in acute pericarditis.
Circulation XLVIII:575
SPODICK DH (1984): Frequency of arrhythmias in acute pericarditis determined by holter monitoring
Am J Cardiol 53:842
SURAWICZ B, LASSITER KC (1970): Electrocardiogram in pericarditis.
Am J Cardiol 26:471
WANNER WR, SCHAAL SF, BASHORE TM, NORTON VJ, LEWIS RP, FULKERSON PK (1983): Repolarization variant vs acute pericarditis.
A prospective electrocardiographic and echocardiographic evaluation.
Chest 83/2:181

14 EKG bei Cor pulmonale

14.1 Akutes Cor pulmonale

Das akute Cor pulmonale ist die Folge einer plötzlichen und massiven Drucksteigerung im Lungenkreislauf. Die häufigste Ursache ist der Verschluß von Lungenarterien durch Lungenembolien. Seltener zeigt sich ein akutes Cor pulmonale bei Luft- oder Fettembolien, bei Lungenödem, bei ausgedehnter Pneumonie und Bronchiolitis, bei schwerer, akuter Hypoventilation (zentrale Atemlähmung auf dem Höhepunkt eines Asthmaanfalles usw.), bei akuter Thrombose im Lungenkreislauf usw.

Eine Reihe von angiographischen als auch experimentellen Untersuchungen hat gezeigt, daß EKG-Veränderungen häufig erst bei Verschluß von mehr als 50 % der Lungenstrombahn auftreten. Ferner ist festzustellen, daß es kein sicheres diagnostisches Kriterium für das Vorliegen einer Lungenembolie gibt. Trotzdem wird im Regelfall die Anfertigung eines EKG unerläßlich sein, schon um die Differentialdiagnose »akuter Myokardinfarkt« auszuschließen. Im einzelnen sprechen folgende EKG-Veränderungen für ein akutes Cor pulmonale (Abb. A.14.1):

1. $S_I Q_{III}$-Typ mit negativem T in III (McGINN-WHITE-Syndrom),
2. $S_I S_{II} S_{III}$-Typ,
3. inkompletter bis kompletter Rechtsschenkelblock (Rechtsverspätungskurve),
4. geringe ST-Elevation oder auch ST-Streckensenkung in den rechtspräkordialen Ableitungen,
5. T-Inversion in den rechtspräkordialen Ableitungen,
6. Verlagerung der Übergangszone nach links (rS-Komplex in V_5 und V_6)
7. P pulmonale.

Keines dieser Zeichen tritt sehr häufig auf, die Sensitivität ist also selbst bei massiver Lungenembolie gering. So findet sich zum Beispiel das McGINN-WHITE-Syndrom in nur ca. 30 % der Fälle mit massiver Lungenembolie und in nur 5 % der Fälle mit submassiver Lungenembolie. Am häufigsten sind noch ST-Streckenveränderungen in den rechtspräkordialen Ableitungen, die bei etwa jedem zweiten Patienten mit massiver Lungenembolie gefunden werden.

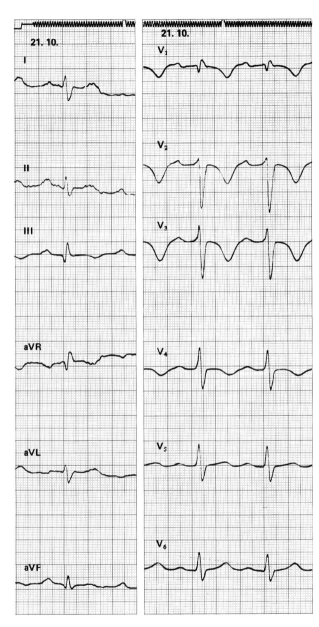

Abb. A.14.1 a) Akutes Cor pulmonale (Lungenembolie): Am 21. 10. $S_I Q_{III} T_{III}$-Typ (McGINN-WHITE-Syndrom), inkompletter Rechtsschenkelblock und T-Inversion in V_1–V_4. Die P-Welle ist überhöht (II).

229

Interessanterweise findet sich eine Rechtsachsenabweichung nicht häufiger als eine Linksachsenabweichung. Rhythmusstörungen kommen vor, sind insgesamt jedoch viel seltener als allgemein angenommen.

Ein Großteil der EKG-Veränderungen ist darüber hinaus nur sehr flüchtig, serielle Elektrokardiogramme sind notwendig, um sie zu erfassen. Bei den meisten Patienten normalisieren sich die QRS-Veränderungen innerhalb von fünf Tagen, die T-Negativierung und ST-Streckensenkungen persistieren bei über der Hälfte der Patienten länger als zwei Wochen.

14.2 Chronisches Cor pulmonale

Das chronische Cor pulmonale ist die Reaktion des Herzens auf eine lang dauernde pulmonale Hypertonie, deren Ursache in einer chronischen Erkrankung des Lungenparenchyms, der Bronchien oder Lungengefäße liegt. Erkrankungen des linken Herzens, welche über eine Lungenstauung zu einer chronischen Rechtsüberlastung führen, gehören nicht zum chronischen Cor pulmonale sensu stricto.

Die der Widerstandserhöhung im Lungenkreislauf und damit der pulmonalen Hypertonie zugrundeliegende Erkrankung geht entweder mit einer **schweren Hypoventilation** mit alveolärer und arterieller Hypoxie, Hyperkapnie (CO_2-Retention) und respiratorischer Azidose oder mit einer **massiven Reduktion des Lungengefäßbettes** einher. Zur ersten Gruppe gehören das Emphysem, die chronisch obstruktive Bronchitis, das Asthma bronchiale, Thoraxdeformitäten usw. Die zweite Gruppe umfaßt die sogenannten restriktiven Lungenerkrankungen (Pneumokoniosen,

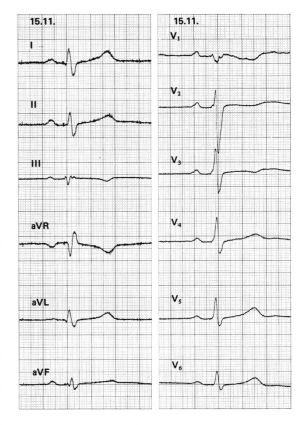

Abb. A.14.1 b) Akutes Cor pulmonale (Lungenembolie): Am 15. 11. fast vollständige Zurückbildung der akuten Rechtsherzbelastungszeichen in den Brustwandableitungen und des P pulmonale.

Lungenfibrosen anderer Ätiologie), die chronisch rezidivierenden Lungenembolien und degenerative, entzündliche, thrombotische und »primäre« Lungengefäßprozesse. Die Reaktion des Herzens besteht in Lageänderungen und in einer Hypertrophie, eventuell Dilatation der rechten Kammer mit oder ohne Rechtsinsuffizienz. Oft kommt es auch zur Überlastung des rechten Vorhofes.

Die zahlenmäßig größte Gruppe mit chronischem Cor pulmonale stellen Patienten mit langjährigem Lungenemphysem bzw. mit chronisch-obstruktiven Lungenerkrankungen dar. Standardkriterien für rechtsventrikuläre Hypertrophie sind nur in einem kleinen Teil der Patienten mit chronisch-obstruktiven Lungenerkrankungen nachweisbar.

So fand FISHMAN, daß bei zwei Drittel von Patienten mit autoptisch nachgewiesener rechtsventrikulärer Hypertrophie auf dem Boden einer chronisch-obstruktiven Lungenerkrankung keine eindeutigen diesbezüglichen EKG-Hinweise vorher bestanden hatten. Häufiger gehen folgende EKG-Veränderungen mit einem chronischen Cor pulmonale einher (Abb. A.14.2):

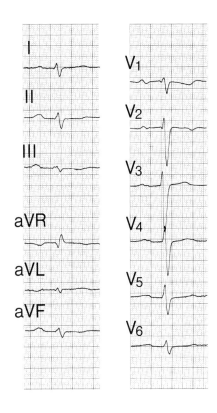

1. Die elektrische Achse der P-Welle wird steiler, sie bewegt sich zwischen + 60° und + 90°. Die Amplitude von P nimmt z. T. auf über 2,5 mm in den Ableitungen II, III und aVF zu (P pulmonale).

2. Drehung des Herzens um die Sagittalachse nach rechts und um die Längsachse im Uhrzeigersinn, so daß eine Rechts- bis Steillage auftritt. Es kommt zu einem S_IQ_{III}-Typ, gelegentlich wird auch eine $S_IS_{II}S_{III}$-Konfiguration beobachtet. Die Übergangszone in den Brustwandableitungen verschiebt sich nach links, S-Zacken bleiben also auch in V_5 und V_6 nachweisbar. Ist die Dilatation des rechten Vorhofs sehr ausgeprägt, so kann in V_1 eine kleine Q-Zacke entstehen, so daß im Zusammenhang mit der mangelnden R-Zackenprogression in den Brustwandableitungen häufig die Fehldiagnose »Anteroseptalinfarkt« gestellt wird.

3. Als Folge des meistens zugrundeliegenden Emphysems sind die R-Amplituden in den Extremitätenableitungen erniedrigt bis hin zur Niedervoltage.

4. Rhythmusstörungen, insbesondere supraventrikuläre Arrhythmien bis hin zum Vorhofflimmern, sind relativ häufig.

Abb. A.14.2 Chronisches Cor pulmonale auf dem Boden einer obstruktiven Lungenerkrankung: $S_IS_{II}S_{III}$-Typ, rS-Konfiguration noch in V_6; die kleinen Q-Zacken in V_1 und V_2 weisen auf eine starke Dilatation des rechten Vorhofs hin.

Literatur

ALPERT JS, DALEN JE (1995): Pulmonary embolism. In: Schlant R. C., Alexander R. W. (Ed.): The heart, 8. Aufl.
McGraw-Hill, New York, S. 1875
BUBENHEIMER P, DOLL E † (1996): Chronisches Cor pulmonale. In: Roskamm H., Reindell H. (Hrsg.): Herzkrankheiten.
Springer Berlin/Heidelberg/New York 1612
BRUGADA P, GORGELS AP, WELLENS HJJ (1981): The electrocardiogram in pulmonary embolism. In: Wellens H. J. J., Kulbertus H. E. (Eds.): What's new in electrocardiography?
Martinus Nijhoff Medical Division, The Hague 366
COOKSEY JD, DUNN M, MASSIE E (1977): Clinical vectorcardiography and electrocardiography.
Year Book Medical Publishers Inc., Chicago/London
LIPMAN BS, DUNN M, MASSIE E (1984): Clinical electrocardiography.
Year Book Medical Publishers Inc., Chicago
LYNCH, RE, STEIN PD, BRUCE TA (1972): Leftward shift of frontal plane QRS axis as a frequent manifestation of acute pulmonary embolism.
Chest 61:443
McGINN S, WHITE PD (1935): Acute cor pulmonale resulting from pulmonary embolism: Its clinical recognition.
J Am med Assoc 104:1473
ORAM S, DAVIES P (1967): The electrocardiogram in cor pulmonale.
Progr cardiovasc dis 9:341
PADMAVATI S, PAIZADA V (1972): Electrocardiogram in chronic cor pulmonale.
SILVERMAN ME, SILVERMAN BD (1979): The diagnostic capabilities and limitations of the electrocardiogram. In: Hurst J. W. (Ed.):
The heart. Update I.
McGraw-Hill Book Co, New York 13

15 EKG bei Herzfehlern

Das EKG reagiert bei angeborenen und erworbenen Herzfehlern entsprechend den damit verbundenen Druck- und/oder Volumenbelastungen des linken und/oder rechten Herzens.

Die für die klinische Diagnose oft richtungweisenden Veränderungen betreffen deshalb vor allem Zeichen der Kammer- und Vorhofhypertrophie, in gewissen Fällen auch Leitungsstörungen. Es bestehen aber für die einzelnen Vitien keine pathognomonischen, sondern nur mehr oder weniger charakteristische EKG-Bilder. Das EKG kann stets auch durch zusätzliche Faktoren (Digitalis, Koronarinsuffizienz usw.) verändert werden.

Im folgenden sind stichwortartig die bei den wichtigsten Herzfehlern gehäuft vorkommenden EKG-Befunde zusammengefaßt.

15.1 Kongenitale Vitien

Eine **Rechtshypertrophie** ist bei **kongenitalen Vitien mit Zyanose** (Rechts-links-Shunt) die Regel und sehr charakteristisch für die FALLOT-Tetralogie, den EISENMENGER-Komplex, häufig bei Truncus arteriosus communis, inkompletter oder kompletter Transposition der großen Gefäße (mit Septumdefekt). Ferner kann sich eine Rechtshypertrophie im Gefolge einer sekundären pulmonalen Hypertonie mit Shuntumkehr bei Vitien mit primärem Links-rechts-Shunt, z. B. Vorhofseptumdefekt, Ductus BOTALLI apertus, entwickeln. Eine **Rechtshypertrophie** (Abb. A.9.21) bei **kongenitalen Vitien ohne Zyanose** ist charakteristisch für die isolierte Pulmonalstenose (Widerstandsbelastung); ferner ist sie ein Befund bei Ventrikel- und Vorhofseptumdefekt mit mäßiger bis mittelschwerer pulmonaler Hypertonie, (noch) reinem Links-rechts-Shunt und fehlender Zyanose.

Die **Linkshypertrophie** (Abb. A.9.15) vom Typ der Widerstandsbelastung ist charakteristisch für die Aortenisthmusstenose (Ausnahme: infantile Form, welche einen Rechtstyp oder einen Rechtsschenkelblock zeigt) und die Aortenstenose (valvulär, supra- und infravalvulär). Oft findet sich bei Aortenstenosen trotz Linkshypertrophie eine Steillage. Linkshypertrophie, linksventrikulärer Schaden und Low-voltage werden auch bei der kongenitalen Endomyokardfibroelastose gefunden.

Linkstyp oder **Linkshypertrophie bei einem zyanotischen Vitium** sind wertvolle Hinweise für eine **Trikuspidalatresie** (Abb. A.15.1) mit Hypoplasie der rechten Kammer (meist gleichzeitig Vorhof- oder Ventrikelseptumdefekt) und eine EBSTEIN-**Anomalie** (in den rechten Ventrikel verlagerte, mißgebildete Trikuspidalklappe). Für den Ostiumprimum-Vorhofseptumdefekt und den **Canalis atrioventricularis communis** ist ein **links-anteriorer Hemiblock** (LAH) pathognomonisch (Abb. A.15.2).

Ein unvollständiger, eventuell vollständiger Rechtsschenkelblock als Zeichen einer Volumenbelastung der rechten Kammer findet sich bei fast allen Fällen von Vorhofseptumdefekt (Ostium primum und Ostium secundum), Lungenvenentransposition und bei seltener Pulmonalklappeninsuffizienz. Die EBSTEIN-Anomalie (meist mit Vorhofseptumdefekt kombiniert) kann ebenfalls einen Rechtsschenkelblock zeigen.

Ein unvollständiger Rechtsschenkelblock begleitet unter Umständen auch den Ventrikelseptumdefekt.

Angedeutete Linksverspätung und EKG-Bilder der linksventrikulären Volumenbelastung (hohe, leicht verspätete R und konkordante, hoch-spitze T in V_{5-6}) sind typisch für den Ductus BOTALLI apertus (Abb. A.15.3), das aortopulmonale Fenster und die kongenitale Aorteninsuffizienz.

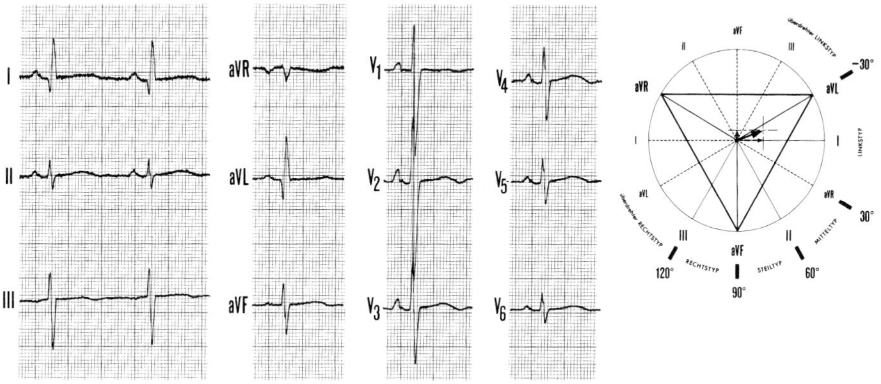

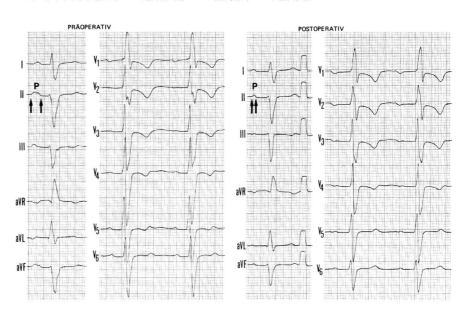

Abb. A.15.1 Das EKG eines Neugeborenen mit Trikuspidalatresie (typisch ist bei diesem Vitium der bei Neugeborenen und Säuglingen ungewöhnliche Linkslagetyp).

Abb. A.15.2 Typisches EKG-Bild eines Ostium-primum-Vorhofseptumdefektes: P biatriale, LAH (überdrehter Linkstyp), biventrikuläre Hypertrophie, AV-Block I. Grades; drei Wochen nach Korrektur des kongenitalen Vitiums: die P-Welle wurde bereits normalisiert, die Zeichen der LVH sind deutlich, der RVH mäßig zurückgebildet.

Eine **Vorhofhypertrophie rechts** (Abb. A.9.7) ist sehr häufig bei allen Herzfehlern mit Rechtsüberlastung (sowohl systolischer wie diastolischer), und zwar mit oder ohne gleichzeitige rechtsventrikuläre Hypertrophie. Als P congenitale ist die bei sehr markanter Dilatation des rechten Vorhofes vorkommende spitze P-Überhöhung in I, II, III, aVF, V_{1-2} bei normaler oder mäßig verlängerter P-Dauer bezeichnet worden.

Vorhofhypertrophie beiderseits (Abb. A.9.8) ist charakteristisch für den Vorhofseptumdefekt und das seltene LUTEMBACHER-Syndrom (Vorhofseptumdefekt und Mitralstenose).

AV-Blockierungen (am häufigsten I. Grades, selten total) werden beim Vorhofseptumdefekt (Ostium-primum-Typ), bei der EBSTEIN-Anomalie, bei der korrigierten Transposition und selten bei Ventrikelseptumdefekt beobachtet. Das **WPW-Syndrom** bildet einen wichtigen Hinweis auf die EBSTEIN-Anomalie, bei der es in etwa 12 % vor-

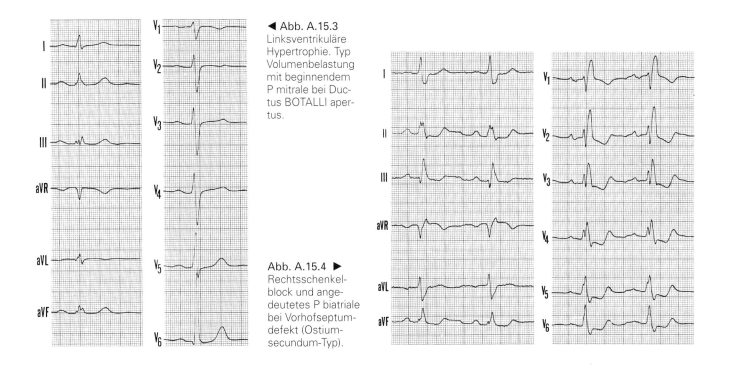

◄ Abb. A.15.3
Linksventrikuläre Hypertrophie. Typ Volumenbelastung mit beginnendem P mitrale bei Ductus BOTALLI apertus.

Abb. A.15.4 ►
Rechtsschenkelblock und angedeutetes P biatriale bei Vorhofseptumdefekt (Ostium-secundum-Typ).

kommt. **Arrhythmien** sind in der Diagnose der kongenitalen Vitien keine besondere diagnostische Hilfe. Zu erwähnen ist lediglich das gehäufte Auftreten von Vorhofflimmern oder Vorhofflattern beim Vorhofseptumdefekt, beim LUTEMBACHER-Syndrom und bei der EBSTEIN-Anomalie.

Bei der **Differentialdiagnose zwischen Ostium-secundum- und Ostium-primum-Typ des Vorhofseptumdefektes** zeigen EKG und VKG sehr zuverlässige Unterschiede: Beim **Ostium-secundum-Typ** besteht ein Rechts- oder Steiltyp, die QRS-Vektorschleife dreht in der Frontalebene im Uhrzeigersinn (Abb. A.15.4). Beim **Ostium-primum-Typ** und Canalis atrioventricularis communis dagegen ist die QRS-Achse entsprechend dem linksanterioren Hemiblock (LAH) nach links rotiert, und die QRS-Vektorschleife läuft im Gegenuhrzeigersinn (Abb. A.15.2). Bei beiden Typen kommt häufig ein Rechtsschenkelblock vor.

Ein Vorderwandinfarktbild im EKG eines Säuglings ist praktisch gleichbedeutend mit dem Abgang der linken Koronararterie aus der Arteria pulmonalis (BLAND-WHITE-GARLAND-Syndrom).

Uncharakteristisch oder normal ist das EKG in der Regel beim unkomplizierten Ventrikelseptumdefekt (Morbus ROGER) und beim Ductus BOTALLI apertus mit kleinem Links-rechts-Shunt.

15.2 Erworbene Vitien

Das EKG liefert auch bei der Diagnostik der erworbenen Herzfehler wertvolle Hinweise, verhält sich aber wegen zusätzlicher Einflüsse (Alter, Hypertonie, Koronarsklerose usw.) und der häufigen Kombinationen im allgemeinen nicht so charakteristisch wie bei den kongenitalen Vitien.

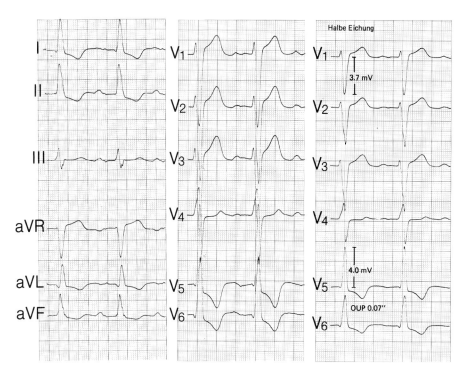

Abb. A.15.5 Linkshypertrophie auf dem Boden einer hochgradigen Aortenstenose. Eine genaue Ausmessung des SOKOLOW-LYON-Index wird erst nach Anfertigung eines EKG mit halber Eichung möglich. Trotz einer QRS-Breite von 110 ms und einer Verspätung des oberen Umschlagpunktes in V_6 sollte nicht die Diagnose eines inkompletten Linksschenkelblockes gestellt werden, da die initialen Q-Zacken in V_5 und V_6 erhalten sind.

Die Linkshypertrophie vom Widerstandstyp, das heißt mit stark diskordanten ST-T in V_{5-6}, ist charakteristisch für die Aortenstenose und das schwere kombinierte Aortenvitium (Abb. A.15.5).

Bei reiner Volumenbelastung des linken Ventrikels ist das EKG bis auf eine abnorme Voltage über dem linken Ventrikel und eine beginnende Linksverspätungskurve häufig über Jahre hinweg unauffällig. Das Auftreten von ST-T-Veränderungen zeigt dann eine hämodynamische Verschlechterung an. Auch die Entwicklung eines P mitrale kann bei Aortenvitium als Hinweis auf beginnende Dekompensation gewertet werden. Bei leichten Mitralstenosen ist das EKG häufig in keiner Weise verändert. Mit steigendem linksatrialen Druck und Volumen und Rückwirkung auf den Lungenkreislauf finden sich die elektrokardiographischen Zeichen der Vergrößerung des linken Vorhofs (P mitrale; Abb. A.15.6), gelegentlich kommt es jedoch auch bereits sehr frühzeitig zu Vorhofflimmern. Zeichen der Rechtshypertrophie werden meistens erst dann gefunden, wenn der rechtsventrikuläre systolische Druck über 70 mmHg ansteigt (Abb. A.15.7).

Charakteristisch ist dann ein Steil- bis Rechtstyp sowie die Zunahme der R-Amplitude in den rechtspräkordialen Ableitungen mit Rechtsverspätungskurven, inkomplette Schenkelblockbilder kommen vor, ein kompletter Rechtsschenkelblock ist jedoch selten. Ist die Haupt-QRS-Achse positiver als +110°, so muß von einer deutlichen Erhöhung des Lungengefäßwiderstandes ausgegangen werden. Die Entwicklung von Vorhofflimmern hängt zum einen von dem Schweregrad der Mitralstenose, zum anderen jedoch von strukturellen Veränderungen der Vorhofmuskulatur ab. Weitere wichtige Faktoren sind Alter des Patienten und Dauer der Atriomegalie.

Selbst bei schwerer Mitralinsuffizienz mit erheblicher Volumenbelastung des linken Ventrikels fehlen bei etwa 50 % der Fälle elektrokardiographische Hinweise auf Linkshypertrophie. Ein P mitrale ist die Regel, wobei jedoch keine Korrelation zum mittleren linksatrialen Druck oder Höhe der Regurgitationswelle (V-Welle) besteht. Sehr frühzeitig kommt es zu Vorhofflimmern. Wenn die Flimmerwellen in V_1 eine Amplitude von mehr als 1 mm aufweisen, ist dies als Hinweis auf eine rheumatische Ätiologie zu werten.

Die seltene, isolierte Trikuspidalstenose geht mit einem P pulmonale als einzigem elektrokardiographischen Zeichen einher. Häufiger ist jedoch die Kombination Trikuspidal- mit Mitralstenose, was dann zum Bild eines P biatriale führen kann (breite und überhöhte P-Wellen in II, III, aVF, ausgeprägte sowohl positive als auch negative Zacken des P in V_1). Wie schon oben erwähnt (siehe Kapitel A.9.1.2.3, Seite 136), kann es bei ausgedehnter Vergrößerung des rechten Vorhofs zu einer Q-Zacke in V_1 kommen, was dann zur Fehldiagnose »Anteroseptalinfarkt« führen kann.

Patienten mit kalzifizierten Aortenvitien haben gehäuft intraventrikuläre Erregungsausbreitungsstörungen. Die Häufigkeit wird mit 5–28 % angegeben. Am häufigsten wird ein linksanteriorer Hemiblock gefunden (Inzidenz etwa 10 %), ein kompletter Linksschenkelblock kommt in etwa 2 % der Fälle vor.

Neben den bereits im Oberflächen-EKG erkennbaren intraventrikulären Erregungsausbreitungsstörungen lassen sich mittels der HIS-Bündel-Elektrokardiographie unter der Einbeziehung von Stimulationstechniken zusätzlich latente Störungen der Erregungsausbreitung im HIS-PURKINJE-System nachweisen (Abb. A.15.8). Als Ursache für diese Leitungsstörungen wird am ehesten die Ausdehnung der Kalzifizierung in das Kammerseptum angenommen, der Schweregrad des Klappenfehlers und das Ausmaß der linksventrikulären

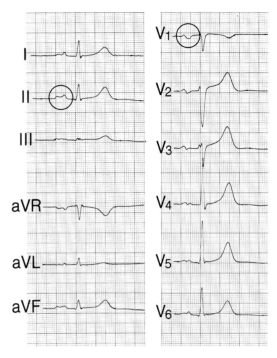

Abb. A.15.6 P mitrale: Sowohl der MACRUZ-Quotient (2,0) als auch der MORRIS-Index (0,1) sind positiv (siehe auch Kapitel A.9.1.2.1).

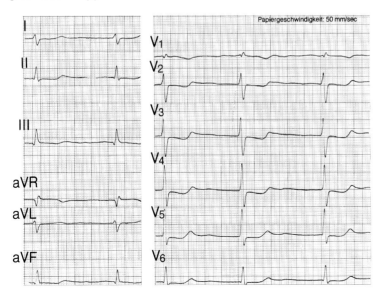

Abb. A.15.7 Schwere, seit langem bestehende Mitralstenose mit bereits eingetretener reaktiver pulmonaler Hypertonie: Vorhofflimmern, Rechtstyp (Haupt-QRS-Achse etwa 110°), inkompletter Rechtsschenkelblock.

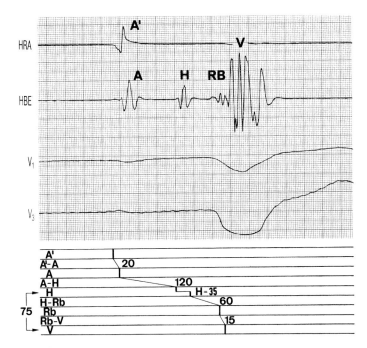

Abb. A.15.8 Linksschenkelblock, H-Welle-Verbreiterung und HV-Intervall-Verzögerung (trifaszikulärer Block) bei einem Patienten mit Aortenstenose (Gradient 105 mmHg).

Hypertrophie haben nur eine untergeordnete Bedeutung. Patienten mit intraventrikulären Erregungsausbreitungsstörungen oder auch nur latenten HIS-PURKINJE-Leitungsstörungen haben ein höheres Risiko, im Zusammenhang mit einem Aortenklappenersatz neue atrioventrikuläre Leitungsstörungen (kompletter Linksschenkelblock, kompletter Rechtsschenkelblock, RSB + LAH, AV-Block III. Grades) zu entwickeln. Die Prognose wird durch das Auftreten eines kompletten Schenkelblocks nach Aortenklappenersatz jedoch nicht negativ beeinflußt. Eine prophylaktische Schrittmacherindikation besteht nicht.

Ventrikuläre Herzrhythmusstörungen kommen bei Patienten mit Aortenvitien in über 80 % vor. Bei etwa einem Drittel der Patienten werden neben häufigen ventrikulären Extrasystolen auch 2er-Ketten gefunden, Kammertachykardien (3 vES in Reihe oder mehr) lassen sich in 10–20 % solcher Patienten durch Langzeitspeicher nachweisen. Das Ausmaß der ventrikulären Herzrhythmusstörungen wird in erster Linie durch die Myokardfunktion und nicht durch den Schweregrad des Vitiums bestimmt.

15.3 EKG beim Mitralsegelprolaps

Das Mitralsegelprolaps-Syndrom ist häufig. Die Prävalenz wird mit 5–10 % der Bevölkerung angegeben. Bei asymptomatischen Patienten, bei denen die Diagnose nur durch den typischen Auskultationsbefund oder ein abnormes Echokardiogramm gestellt wurde, ist das EKG häufig normal. Bei der Mehrzahl der symptomatischen Patienten – Palpitationen, Angina-pectoris-ähnliche Brustschmerzen – finden sich jedoch häufig EKG-Veränderungen. Dabei handelt es sich meistens um relativ unspezifische Veränderungen des ST-T-Abschnittes (Abb. A.15.9). Die T-Welle ist biphasisch oder negativ, wobei vor allem die inferioren und lateralen Ableitungen betroffen sind. ST-Streckensenkungen sind häufig. Formanalytisch können die EKG-Veränderungen an einen nicht-transmuralen Myokardinfarkt erinnern. Die Repolarisationsstörungen können unter Belastung zunehmen, ohne daß es sich dabei um eine »Ischämiereaktion« als Hinweis auf Belastungskoronarinsuffizienz handeln muß. Die Ursache der Repolarisationsstörungen bei Mitralsegelprolaps-Syndrom ist jedoch letzten Endes ungeklärt. Rhythmusstörungen gehören zum typischen Bild des Mitralsegelprolaps-Syndroms. Dabei reicht das Spektrum von supraventrikulären und ventrikulären Extrasystolen bis zu supraventrikulären Tachykardien, Vorhofflimmern oder auch paroxysmalen Kammertachykardien (Abb. A.15.10). Bedeutsame ventrikuläre Rhythmusstörungen sind bei QT-Verlängerung, wie sie bei etwa 20 % der Patienten vorkommt, häufiger.

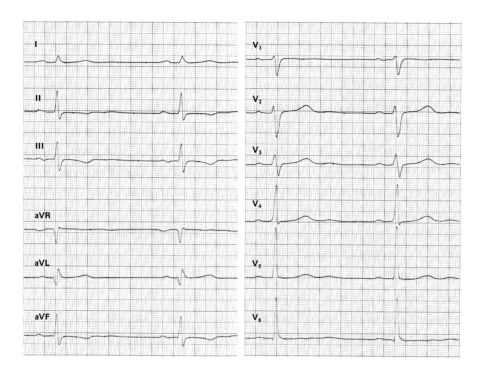

I

II

III

aVR

aVL

aVF

V₁

V₂

V₃

V₄

V₅

V₆

Abb. A.15.9 Mitralsegelprolaps. Repolarisationsstörungen vor allem in den inferolateralen Ableitungen mit Ausbildung präterminal negativer T (II, III, aVF) und T-Inversion (V₆). Ausgeprägte U-Welle vor allem in den BWA.

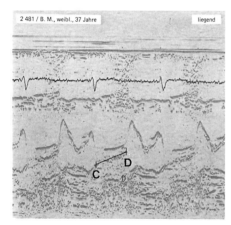

2 481 / B. M., weibl., 37 Jahre   liegend

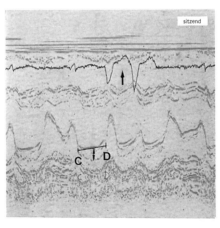

sitzend

Abb. A.15.10 Echokardiogramm einer 37jährigen Patientin, die wegen therapierefraktärer ventrikulärer Extrasystolen, die nur in Orthostase auftreten, untersucht wurde. Während das Echogramm der Mitralsegel im Liegen (**links**) eine geradlinie CD-Strecke zeigt, ist diese im Sitzen (**rechts**) muldenförmig gesenkt, sie weist auf holosystolischen Mitralsegelprolaps hin. Gleichzeitig traten der typische Auskultationsbefund eines Mitralsegelprolapses und ventrikuläre Extrasystolen, z. T. in Ketten, auf (siehe Pfeil im Echogramm **rechts;** Aufnahmen von P. BUBENHEIMER).

Neben der erhöhten mechanischen Belastung der Papillarmuskulatur durch die abnorme Beweglichkeit der Segel spielen vermutlich Zellen mit vermehrter Spontandepolarisation, wie sie in Muskelfasern der Klappensegel nachgewiesen wurden, eine Rolle. Akzessorische Leitungsbahnen als Voraussetzung für atrioventrikuläre Reentry-Tachykardien werden bei symptomatischen Patienten ebenfalls besonders häufig gefunden. Die genaue Inzidenz akzessorischer Leitungsbahnen bei Mitralsegelprolaps-Syndrom ist jedoch nicht bekannt. Neben tachyarrhythmischen

Herzrhythmusstörungen kommt es bei Patienten mit Mitralsegelprolaps-Syndrom auch gehäuft zu Bradyarrhythmien durch Sinusbradykardie sowie SA- oder AV-Blockierungen. Der plötzliche Herztod ist angesichts der Prävalenz des Syndroms in der Bevölkerung relativ selten und steht wahrscheinlich in Beziehung zum Auftreten von ventrikulären Tachyarrhythmien.

Literatur

BAILEY GW, BRAU BA, HANCOCK EW, COHN KE (1968): Relationship of left atrial pathology to atrial fibrillation in mitral valvular disease
An Intern Med 69:13

BLAND EF, WHITE PD, GARLAND J (1933): Congenital anomalies of the coronary arteries: Report of an unusual case associated with cardiac hypertrophy.
Am Heart J 8:787

BOINEAU JP, MOORE EN, PATTERSON DF (1973): Relationship between the ECG, ventricular activation and the ventricular conduction system in ostium primum atrial septal defect.
Circ 48:556

BRAUNWALD E (1992): Clinical aspects of heart failure. In: Braunwald E. (Ed.): Heart disease.
WB Saunders, Philadelphia/London/Toronto 444

BRAUNWALD E (1992): Valvular heart disease. In: Braunwald E. (Ed.): Heart disease, Part III. Diseases of heart, pericardium, aorta and pulmonary vascular bed.
WB Saunders, Philadelphia/London/Toronto 1007

CURTIUS JM, BENTS R, BUNGARD U (1986): Klinischer Verlauf bei 470 Patienten mit Mitralklappenprolaps.
Z Kardiol 75:1

DEJOSEPH RL, LEVENSON LW, SHIROFF RA, FIELD J, ZELIS R (1975): Conduction abnormalities in calcific aortic stenosis.
Circ 51, 52:112

DHINGRA RC, AMAT-Y-LEON F, PIETRAS RJ, WYNDHAM CH-R, DEEDWANIA PC, WU D, DENES P, ROSEN KM (1977): Sites of conduction disease in aortic stenosis. Significance of valve gradient and calcification.
Ann Intern Med 87:275

DICK M, FYLER DC, NADAS AS (1975): Tricuspid atresia: Clinical course in 101 patients.
Am J Cardiol 36:327

DÜREN DR, BECKER AE, DUNNING AJ (1988): Long-term follow-up of idiopathic mitral valve prolapse in 300 patients: a prospective study.
J Am Coll Cardiol 11:42

HARRISON DC, MORROW AG (1963): Electrocardiographic evidence of left-axis deviation in patients with defects of the atrial septum of the secundum type.
N Engl J Med 269:743

JOSEPHSON ME, HOROWITZ LN, KASTOR JA (1978): Paroxysmal supraventricular tachycardia in patients with mitral valve prolapse.
Circ 57:111

KALUSCHE D, CSAPO G, ROSKAMM H (1980): Herzrhythmusstörungen und elektrophysiologische Befunde bei Patienten mit idiopathischer hypertropher Subaortenstenose.
Z Kardiol 69 (188):45

KALUSCHE D, ROSKAMM H (1984): AV-conduction in aortic stenosis: Infuence on operative and postoperative course?
Circ 70 Suppl. II:424

KALUSCHE D, BETZ P, ROSKAMM H (1986): Intraventrikuläre Erregungsleitungsstörungen bei Patienten mit kalzifizierten Aortenvitien: Prä- und postoperative Häufigkeit und Einfluß auf die Prognose nach Aortenklappenersatz.
Z Kardiol 75:147

KASSER I, KENNEDY JW (1969): The relationship of increased left atrial volume and pressure to abnormal P-waves on the electrocardiogram.
Circ 39:339

KLIGFIELD P, HOCHREITER C, KRAMER H, DEVEREUX RB, NILES N, KRAMER-FOX R, BORER JS (1985): Complex arrhythmias in mitral regurgitation with and without mitral vale prolapse: Contrast to arrhythmias in mitral valve prolapse without mitral regurgitation.
Am J Cardiol 55:1545
KLIGFIELD P, HOCHREITER C, NILES N, DEVEREUX RB, BORER JS (1987): Relation of sudden death in pure mitral regurgitation, with and without mitral valve prolapse, to repetitive ventricular arrhythmias and right and left ventricular ejection fractions.
Am J Cardiol 60:397
KORETZSKY ED, MOLLER JH, KORNS ME, SCHWARTZ CJ, EDWARDS JE (1969): Congenital pulmonary stenosis resulting from dysplasia of valve.
Circ 40:43
NUGENT EW, PLAUTH WH, EDWARDS JE, WILLIAMS WH (1995): The pathology, pathophysiology, recognization, and treatment of congenital heart disease. In: Schlant R. C., Alexander R. W. (Eds.): The heart, 8. Aufl.
McGraw-Hill Book Co 1761
VON OLSHAUSEN K, SCHWARZ F, HENNIG E, KRÄMER B, KÜBLER W (1981): Ventrikuläre Herzrhythmusstörungen bei Patienten mit Aortenklappenfehlern.
Z Kardiol 70:895
PERLOFF JK (1982) Evolving concepts of mitral valve prolapse.
N Engl J Med 307:369
PROBST P, GOLDSCHLAGER N, SELZER A (1973): Left atrial size and atrial fibrillation in mitral stenosis: factors influencing the relationship.
Circ 48:1282
PUDDU PE, PASTERNAC A, TUBAU JF et al. (1983): QT interval prolongation and increased plasma catecholamine levels in patients with mitral valve prolapse.
Am Heart J 105:422
RIOS JC, LEET C (1977): Electrocardiographic assessment of valvular heart disease.
Cardiovasc. Clin. 8:161
SCHUMACHER G, BÜHLMEYER K (1980): Diagnostik angeborener Herzfehler. Band III. Systematik der angeborenen Herzfehler.
Perimed-Verlag, Erlangen
SILVERMAN ME, SILVERMAN BD (1979): The diagnostic capabilities and limitations of the electrocardiogram. In: Hurst J. W .(Ed.): The heart. Update I.
McGraw Hill Book Co, New York 13
SKOULUS A, HORLICK L (1964): The atrial F-wave in various types of heart disease and its response to treatment.
Am J Cardiol 14:174
WALDO AL, KAISER GA, BOWMAN FO, MAML JR (1973): Etiology of prolongation of the P-R interval in patients with an endocardial cushion defect: Further observations on internodal conduction and the polarity of the retrograde P-wave.
Circ 48:19
WATSON H (1974): Natural history of Estein's anomaly of tricuspid valve in childhood and adolescence. An international co-operative study of 505 cases.
Brit Heart J 36:417
WINKLE RA, LOPES MG, FITZGERALD JW, GOODMAN DJ, SCHRÖDER JS, HARRISON DC (1975): Arrhythmias in patients with mitral valve prolapse.
Circ 52:73

16 EKG bei Kardiomyopathien

Primäre werden von sekundären Kardiomyopathien abgegrenzt. Zu den ersteren zählen die hypertrophen Kardiomyopathien, deren Ätiologie unbekannt ist. Zur Gruppe der sekundären Kardiomyopathien zählt man z. B. die alkoholische Kardiomyopathie, die Herzmuskelschädigungen im Rahmen von Stoffwechselerkrankungen (z. B. Amyloidose) und andere. Ein Überblick findet sich z. B. bei GÖRNANDT et al. 1996. Aufgrund pathologisch-anatomischer Befunde lassen sich die Kardiomyopathien grob in drei Gruppen einteilen: die hypertrophe, die dilatative und die restriktive Form der Kardiomyopathie. Geht die dilatative Kardiomyopathie mit Zeichen der Lungenstauung einher, so spricht der Kliniker auch von kongestiver Kardiomyopathie.

Bei der **hypertrophen** Kardiomyopathie ist das EKG praktisch immer pathologisch verändert (Abb. A.16.1, A.16.2, A.16.3). Es gibt jedoch keine EKG-Veränderungen, die per se auf eine hypertrophe Kardiomyopathie schließen lassen. Befinden sich die Patienten im Sinusrhythmus, so ist ein P sinistroatriale häufig. Das Auftreten von Vorhofflimmern gilt als prognostisch ungünstiges Zeichen.

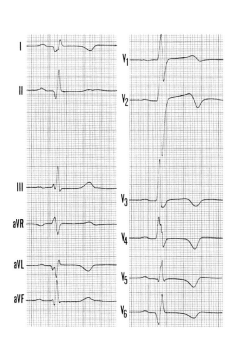

Abb. A.16.1 Atypische intraventrikuläre Leitungsstörung (QRS: 0,13 s), Q-Zacken in I, II, aVL, V₅ (wie bei Lateralinfarkt) und Zeichen der biventrikulären Hypertrophie bei einem Patienten mit Kardiomyopathie und freien Kranzarterien.

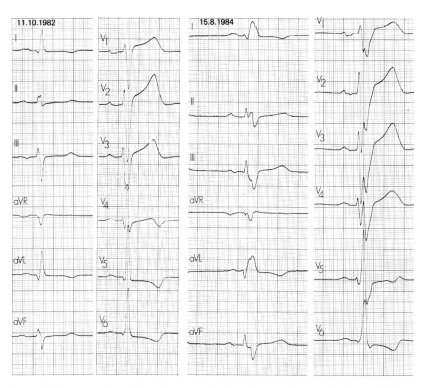

Abb. A.16.2 Hypertrophe Kardiomyopathie. Bei Sinusrhythmus Linkstyp und Hinweise auf linksventrikuläre Hypertrophie. Die QRS-Breite ist 1982 mit 90 ms noch normal. 1984 diffuse QRS-Verbreiterung auf 160 ms ohne Ausbildung einer typischen Schenkelblockkonfiguration (Arborisationsblock). Der Lagetyp ist jetzt überdreht links, deutliches P mitrale. Der EKG-Verlauf korreliert mit der klinischen Verschlechterung des Patienten.

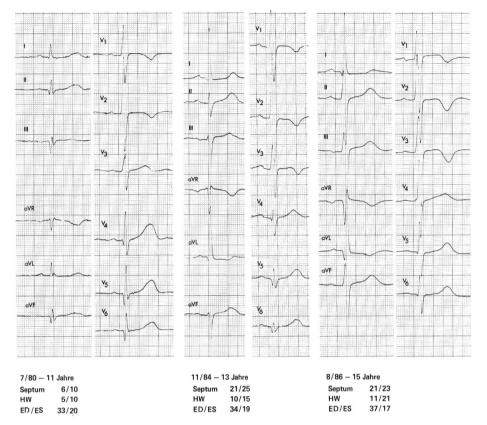

Abb. A.16.3 Familiäre hypertrophe CMP (Sohn des Patienten von Abb. A.16.2). Die Erstuntersuchung 1980 erfolgte wegen Erkrankung des Vaters.

7/80 bei noch unauffälligem TM-Echokardiogramm ist das EKG bereits auffällig: schlanke, aber tiefe Q-Zacken in den inferolateralen Ableitungen;

11/84 und 8/86 echokardiographisch jetzt erhebliche asymmetrische Septumhypertrophie; im EKG Hinweise auf biventrikuläre Hypertrophie und Entwicklung eines überdrehten Linkstyps.

(alle Echomeßwerte in mm; HW: Hinterwand; ED/ES: enddiastolischer/endsystolischer Durchmesser des linken Ventrikels).

7/80 – 11 Jahre	
Septum	6/10
HW	5/10
ED/ES	33/20

11/84 – 13 Jahre	
Septum	21/25
HW	10/15
ED/ES	34/19

8/86 – 15 Jahre	
Septum	21/23
HW	11/21
ED/ES	37/17

Die Haupt-QRS-Achse ist bei etwa zwei Drittel der Patienten normal (zwischen 0 und +90°), bei etwa 20 % der Fälle findet sich eine Linksachsenabweichung. Bei etwa 70 % der Fälle ist die Voltage als Hinweis auf Linkshypertrophie erhöht. Neben den Hinweisen auf Linkshypertrophie kommen tiefe Q-Zacken vor, die zur Fehldiagnose »Myokardinfarkt« führen können. Die Q-Zacken sind jedoch häufig nicht »gefäßbezogen« lokalisiert. Ein Teil der Fälle zeigt Delta-Wellen mit verkürzter PQ-Zeit als Hinweis auf Präexzitation. Typische Schenkelblockbilder sind selten, der QRS-Komplex ist jedoch häufig diffus auf 110 ms oder mehr verbreitert (Abb. A.16.2). Bei einigen Patienten mit hypertropher Kardiomyopathie kommt es zu sog. »giant negative T-waves«. Die Amplitude der negativen T-Wellen beträgt häufig mehr als 10 mm. Diese EKG-Veränderungen sind bei appikal betonter Hypertrophie wahrscheinlich häufiger als bei septaler Kammerhypertrophie.

Diffuse Erregungsleitungsstörungen lassen sich insbesondere mit der intrakardialen Elektrophysiologie nachweisen: So finden sich in über der Hälfte der Fälle intraatriale und normale His-Purkinje-Leitungsstörungen.

Auch bei den **dilatativen** Kardiomyopathien gibt es keine diagnoseweisenden EKG-Veränderungen. Das EKG-Bild ist noch wechselnder und uncharakteristischer als bei den hypertrophen Kardiomyopathien.

Häufig sind unspezifische Repolarisationsstörungen der einzige pathologische Befund. Neben abnorm hohen Voltagen kommen auch Bilder mit Niedervoltage vor. Schenkelblockbilder, insbesondere auch der komplette Linksschenkelblock, sind häufig. Von einigen Autoren wird der Befund eines kompletten Linksschenkelblockes auch in

Gegenwart eines sonst noch normalen linken Ventrikels (z. B. echokardiographisch beurteilt) als Hinweis auf Kardiomyopathie interpretiert und als »latente Kardiomyopathie« angesprochen.

Ventrikuläre Herzrhythmusstörungen lassen sich bei der Mehrzahl der Patienten mit dilatativer Kardiomyopathie nachweisen. Auch komplexe Formen, insbesondere ventrikuläre Tachykardien, sind bei etwa 40 % nachweisbar, wenn als Untersuchungsmethode eine 24-Std.-Speicher-EKG-Registrierung angefertigt wird. Unabhängig vom Ausmaß der Herzinsuffizienz geht etwa die Hälfte der Todesfälle zu Lasten des »plötzlichen Herztodes«. Eine Behandlung mit Amiodaron scheint nach jüngsten Ergebnissen die Prognose dieser Patienten zu bessern.

Als Beispiele für die **restriktive** Form der Kardiomyopathien sei die Herzbeteiligung im Rahmen einer Sarkoidose und Amyloidose erwähnt. Typisch sind Leitungsstörungen auf sämtlichen Ebenen des Erregungsleitungssystems (Sinusknotensyndrom, AV-Blockierung, Schenkelblockbilder) sowie Erregungsbildungsstörungen (supraventrikuläre und ventrikuläre Extrasystolen). Eine Sarkoidose kann auch zur Ausbildung von umschriebenen Aneurysmata führen, welche dann Ursache für rezidivierende Kammertachykardien sein können.

Besonders bei der Amyloidose findet sich sehr häufig eine periphere Niedervoltage, eine R-Reduktion in V_2 und V_3 wie bei Anteroseptalinfarkt sowie diffuse Erregungsrückbildungsstörungen (Abb.A.16.4). Amyloid-Infiltration im Reizbildungs- und Erregungsleitungssystem wurden 1966 von JAMES und später auch von BHARATI beschrieben.

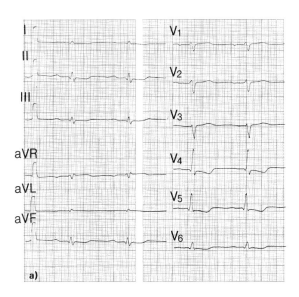

Abb. A.16.4 EKG-Befund bei einem Patienten mit Amyloidose.
a) Periphere Niedervoltage, AV-Block I. Grades, R-Reduktion in V_2 und V_3, ausgeprägte Erregungsrückbildungsstörungen.
b) Langzeit-EKG-Registrierung bei gleichem Patienten: Neben unterschiedlichen P-Morphologien als Hinweis auf intermittierende ektope atriale Rhythmen sind plötzliche Vorhofstillstände bei Sinusarrest nachweisbar.

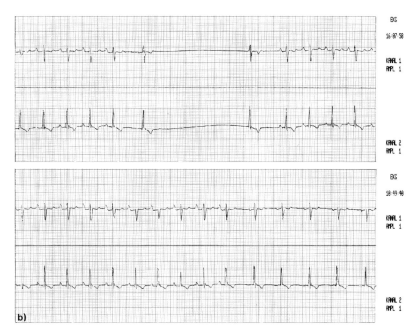

Literatur

ALFONSO F, NIHOYANNOPOULOS P, STEWART J, DICKIE S, LEMERY R, MCKENNA WJ (1990): Clinical significance of giant negative T waves in hypertrophic cardiomyopathie.
JACC 15:965

BETHGE KP, GONSKA BD (HRSG.) (1996): Langzeit-Elektrokardiographie. Blutdruck-Langzeitmessung, Belastungs-EKG.
Springer Berlin/Heidelberg/New York

BHARATI S, LEV M, DENES P, MULDINGER J, WYNDHAM C, BAUERNFEIND RA, GREENBLATT M, ROSEN KM (1980): Infiltrative cardiomyopathy with conduction disease and ventricular arrhythmia: Electrophysiologic and pathologic correlations.
Am J Cardiol 45:163

BRAUNWALD E, LAMBREW CT, ROCKOFF SD, ROSS J, MORROW AG (1964): Idiopathic hypertrophic subaortic stenosis; a description of the disease based upon an analysis of 64 patients.
Circ 4, 30 Suppl 4:22

BRAUNWALD E (1992) Clinical aspects of heart failure. In: Braunwald E. (Ed.): Heart disease.
WB Saunders, Philadelphia/London/Toronto 444

DOVAL HC, NUL DR, GRANCELLI HO, PERRONE SV, BORTMAN GR, CURIEL R for Grupo de Estudio de la Sobrevida en la Insuficiencia Cardiaca en Argentina (GESICA) (1994): Randomised trial of low-dose amiodarone in severe congestive heart failure.
Lancet Vol. 344:493

FANANAPAZIR L, TRCY CM, LEON MB, WINKLER JB, CANNON RO, BONOW RO et al. (1989): Electrophysiologic abnormalities in patients with hycrtrophic cardiomyopathy: A consecutive analysis in 155 patients.
Circ 80:1259

GÖRNANDT L, BUBENHEIMER P, REINDELL H (1996): Klinik der Kardiomyopathie. In: Roskamm H., Reindell H. (Hrsg.) Herzkrankheiten.
Springer, Berlin/Heidelberg/New York 797

HOFMANN T, KASPER W, GEIBEL A, ZEHENDER M, STIENEN U, TREESE N, MEINERTZ T (1986): Four year follow-up-study in idiopathic dilated cardiomyopathy: A multivariate analysis of prognostic factors.
Circ 74, Suppl II:187

HOFMANN T, MEINERTZ K, KASPER W, GEIBEL A, ZEHENDER M, HOHNLOSER S (1988): Mode of death in idiopathic dilated cardiomyopathy: A multivariate analysis of prognostic determinants.
Am Heart J 116:1455

JAMES TN (1966): Pathology of the cardiac conduction system in amyloidosis.
Ann Intern Med 65:28

KALUSCHE D, CSAPO G, ROSKAMM H (1980): Herzrhythmusstörungen und elektrophysiologische Befunde bei Patienten mit idiopathischer hypertropher Subaortenstenose.
Z Kardiol 69:188 (45)

KUCK KH, KUNZE KP, SCHLUETER M, NIENABER CA, COSTARD A (1988): Programmed electrical stimulation in hyper cardiomyopathy: Results in patients with and without cardiac arrest or syncope.
Eur Heart J 9:177

McKENNA WJ, ENGLAD D, DOI JL, DEANFIELD JE, OAKLEY CM, GOODWIN JF (1981): Arrhythmia in hypertrophic cardiomyopathy. I. Influence on prognosis.
Br Heart J 46:168

MEINERTZ T, KASPER W, MATTHIESEN P (1983): Ätiologie kardialer Rhythmusstörungen. In: Lüderitz B. (Hrsg.): Herzrhythmusstörungen. Handbuch der Inneren Medizin IX/1.
Springer, Berlin/Heidelberg/New York 212

MEINERTZ T, HOFMANN T, KASPER W, TREESE N, BECHTOLD H, STIENEN U (1984): Significance of ventricular arrhythmias in idiopathic dilated cardiomyopathy.
Am J Cardiol 53:902

ROBINSON KC, FRENNEAUX MP, STOCKINS B, KARATASAKIS G, POLONIECKI JD, McKENNA WJ (1990): Atrial fibrillation in hypertrophic cardiomyopathy: A longitudinal study.
J Am Coll Cardiol 15:1279

SINGH SN, FLETCHER RD, FISHER SG (1995): Amiodarone in patients with congestive heart failure and asymptomatic ventricular arrhythmia
N Engl J Med 333:77

SUZUKI JI, WATANABE F, TAKENAKA K, AMANO K, AMANO W, IGARASHI T, AOKI T, SERIZAWA T, SAKAMOTO T, SUGIMOTO T, NISHIKAWA JI (1993): New subtype of apical hypertrophic cardiomypathy identified with nuclear magnetic resonance imaging as an underlying cause of markedly inverted T waves.
JACC 22:1175

17 EKG nach Herzoperation und Herztransplantation

Als Folge operativer Eingriffe am Herzen können sich sehr vielfältige EKG-Veränderungen einstellen. Sie spielen angesichts der raschen Zunahme der Herzoperationen auch für den praktizierenden Arzt eine Rolle. Eine ausführliche Darstellung der gesamten Problematik findet sich z. B. bei KRIEHUBER (1976). Die Veränderungen beziehen sich auf den Herzrhythmus, die Erregungsleitung im spezifischen Reizleitungssystem und die Repolarisation (ST-T-Abschnitt), ferner sind perioperative Infarzierungen mit der Entstehung neuer Q-Zacken, insbesondere bei Patienten mit koronarer Herzerkrankung und Bypass-Operation, zu erwähnen (Abb. A 17.1.).

Supraventrikuläre und ventrikuläre Herzrhythmusstörungen sind nach jeder Herzoperation vor allem in der Frühphase sehr häufig. Sie bedürfen meistens keiner besonderen Therapie, wenn der Patient durch sie nicht symptomatisch ist. Bei 20–30 % aller Patienten kommt es in der ersten Woche postoperativ zu Vorhofflimmern, welches sich in einem Großteil der Fälle innerhalb von zwei bis drei Wochen spontan zurückbildet und sonst gut medikamentös oder auch elektrisch wieder zum Sinusrhythmus konvertieren läßt. Als Ursache wird die häufige, postoperativ bestehende, meistens blande verlaufende Pericarditis irritativa angenommen.

Insbesondere im Zusammenhang mit dem Aortenklappenersatz bei kalzifizierten Aortenvitien treten postoperativ häufig neue faszikuläre und branchiale Blockbilder auf. Nach eigenen Untersuchungen ist dies bei etwa 20 % solcher Patienten der Fall. Dabei ist ein postoperativer kompletter Linksschenkelblock der häufigste Befund (Abb. A 17.2). Es kann auch zu AV-Block II. bis III. Grades kommen, was dann die Implantation eines Schrittmachers – bevorzugt DDD-System (siehe Kapitel B.11) – erforderlich macht.

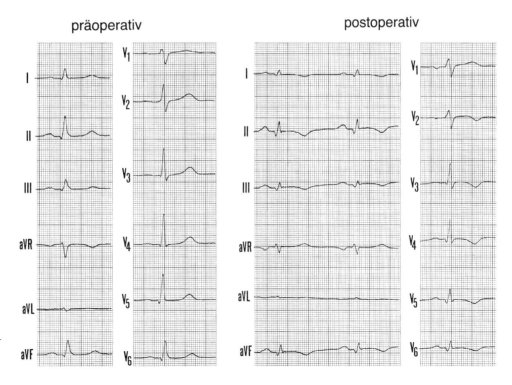

präoperativ **postoperativ**

Abb. A.17.1 Perioperativer Myokardinfarkt bei Bypass-Operation (Q-Zacken-Verbreiterung bzw. -Ausbildung in I, II, III, aVF, V$_{4-6}$ und Auftreten von spitznegativen T-Wellen in fast allen Ableitungen).

245

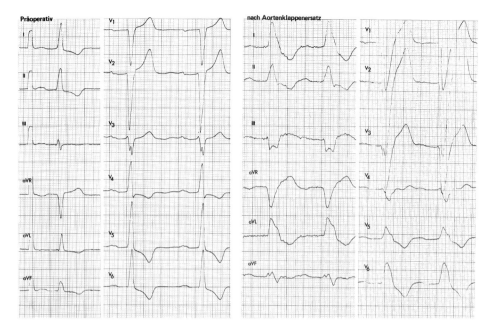

Abb. A.17.2 Kompletter Linksschenkelblock nach Aortenklappenersatz.

Kammerendteilveränderungen i.S. flüchtiger ST-Streckenhebungen und später, z.T. lang persistierender präterminal bis terminal negativer T, z.T. begleitet auch von ST-Streckensenkungen, treten ebenfalls bei einem großen Teil am Herzen operierter Patienten auf (Abb. A 17.3 und A 17.4). Diese Repolarisationsstörungen werden als Ausdruck einer Außenschichtalteration durch die Frühperikarditis interpretiert.

Das EKG ist eine empfindliche Methode, den Rückgang einer pathologischen Seitenbelastung durch ein Vitium postoperativ zu dokumentieren. So kommt es zu einem Rückgang der Voltage über dem linken Ventrikel (z.B. SOKOLOW-LYON-Index) nach Aortenklappenersatz, wobei der Rückgang der elektrokardiographischen Hinweise auf Linkshypertrophie gut mit dem Rückgang der »morphologischen« Linkshypertrophie, wie sie echokardiographisch abgeschätzt werden kann, übereinstimmt. Es konnte gezeigt werden, daß der Rückgang der Hypertrophie schon sehr früh postoperativ beginnt und nach sechs bis zwölf Monaten abgeschlossen ist (Abb. A 17.5). Auch der Rückgang einer Rechtshypertrophie, z.B. nach Operation einer Pulmonalstenose, schlägt sich im EKG nieder (Abb. A 17.6). Nach Verschluß eines Vorhofseptumdefektes kommt es häufig im Verlauf von Jahren zu einem Rückgang des inkompletten Rechtsschenkelblockbildes, der präoperativ Hinweis auf die Volumenbelastung der rechten Herzabschnitte war. Nach erfolgreicher Operation einer Mitralstenose ist die Normalisierung der vorher steil- bis rechtstypischen Herzachse ein Hinweis auf Rückgang der Drucke im kleinen Kreislauf (Abb. A 17.7).

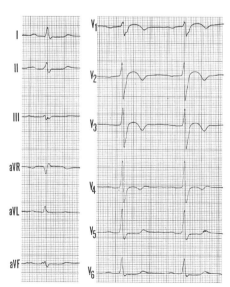

Abb. A.17.3 Postoperative Perikarditis nach Bypass-Operation (ST-Hebungen, spitz-negative T-Wellen).

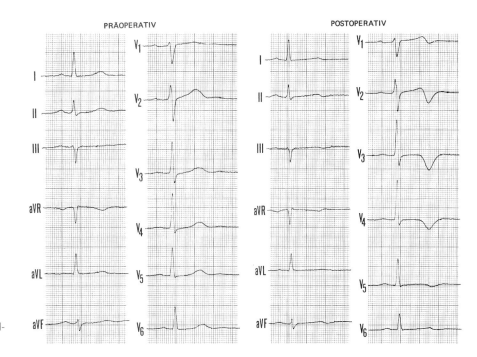

PRÄOPERATIV **POSTOPERATIV**

Abb. A.17.4 Ausbildung negativer T-Wellen nach Aortenklappenersatz.

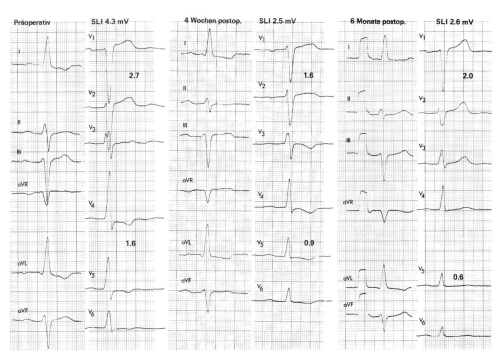

Abb. A.17.5 Aortenklappenersatz.
Präoperativ typischer Stormkurvenverlauf einer ausgeprägten Linkshypertrophie mit positivem SOKOLOW-LYON-Index und überdrehtem Linkstyp (Haupt-QRS-Achse –40°). Schon vier Wochen postoperativ hat sich der SOKOLOW-LYON-Index normalisiert, es finden sich noch ausgeprägte Erregungsrückbildungsstörungen. Sechs Monate postoperativ Rückbildung der Erregungsrückbildungsstörungen, kein Hinweis auf Linkshypertrophie mehr.

247

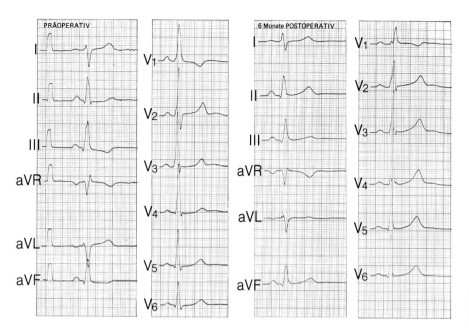

Abb. A.17.6 Rückbildung der rechtsventrikulären Hypertrophie nach Korrektur einer kongenitalen Pulmonalstenose.

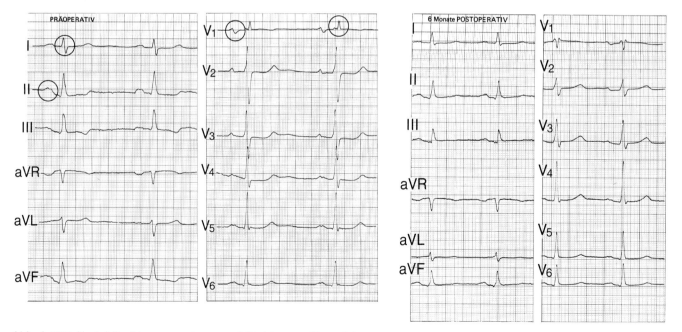

Abb. A.17.7 Nach Mitralklappenersatz wegen Mitralstenose: Normalisierung der P-Wellen-Morphologie, der Haupt-QRS-Achse und Rückgang der Rechtshypertrophiezeichen.

Bei der **Herztransplantation** werden Spender- und Empfängerherz im Bereich der Vorhöfe miteinander verbunden.

Das EKG nach Transplantation ist deshalb dadurch charakterisiert, daß zwei verschiedene Vorhoferregungen erkennbar sind (Abb. A 17.8). Dabei steht die eine P-Welle – die des Spenderherzens – in festem Verhältnis zum darauffolgenden QRS-Komplex, die zweite P-Welle entspricht der elektrischen Aktivität der noch verbliebenen Vorhofanteile des Empfängerherzens. Die Vorhoferregungen sind meistens von kleiner Amplitude und geringer Dauer. Sie sind vom übrigen Herzen elektrisch isoliert und führen nicht zu einer Depolarisation der Kammern. Vorhofarrhythmien wie Vorhofflimmern oder -flattern in einem Vorhofteil bei Sinusrhythmus im anderen ist durchaus möglich (Abb. A.17.9 u. A.17.10). Im Verlauf kann die Vorhofaktivität des Empfängerherzens auch vollständig zum Erliegen kommen.

Eine Abstoßungsreaktion geht in der Regel mit EKG-Veränderungen einher: Es kommt zu einer Abnahme der Voltage, Achsendrehung nach rechts, Überleitungstörungen sowie Rhythmusstörungen, wobei vor allem supraventrikuläre Extrasystolen, Tachykardien oder auch Vorhofflimmern auftreten. ST-Streckenveränderungen werden im Zusammenhang mit einer Abstoßungsreaktion ebenfalls beobachtet.

Möglicherweise als Folge einer chronischen Abstoßung kommt es nicht selten zu höhergradigen SA- und/oder AV-Überleitungsstörungen, die dann u.U. zur Schrittmacher-Therapie führen.

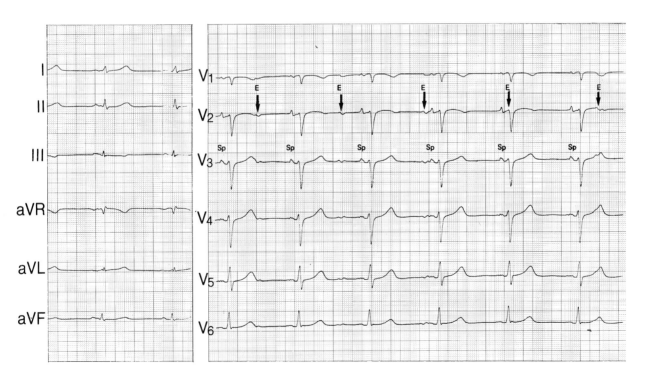

Abb. A.17.8 EKG nach Herztransplantation: Die eine P-Welle mit fester Relation zum QRS-Komplex (SP) gehört zum Spenderherz, die andere (E) ist Ausdruck der elektrischen Aktivität der noch verbliebenen Vorhofanteile des Empfängerherzens.

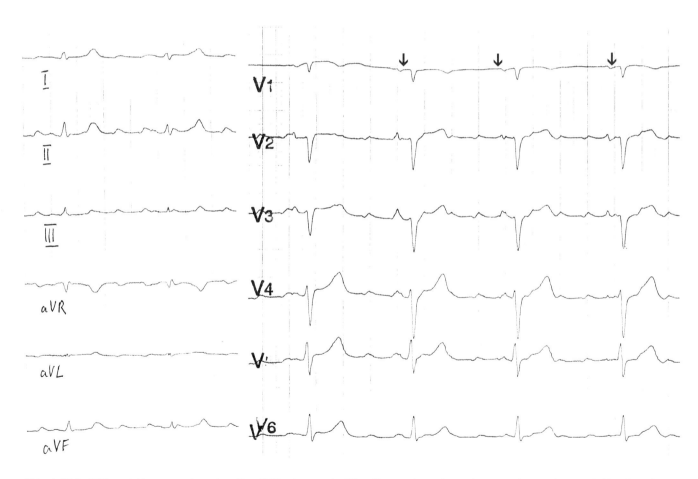

Abb. A.17.9 EKG nach Herztransplantation. Das EKG zeigt regelmäßige Kammerkomplexe, denen auch – am besten in V₁ erkennbar – eine regelmäßige Vorhofaktion des Spenderherzens vorausgeht. Im Empfänger-Vorhof besteht Vorhofflattern, wodurch die unregelmäßige Grundlinie erklärt wird. Zykluslänge des Vorhofflatterns 200 ms. (Papiergeschwindigkeit 50 mm/s.)

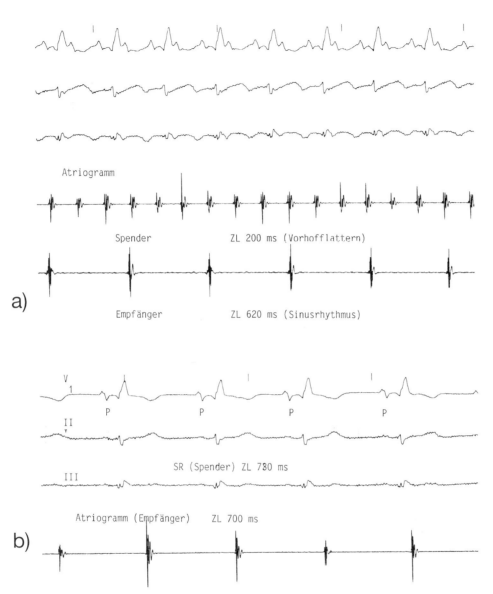

a)

Atriogramm

Spender   ZL 200 ms (Vorhofflattern)

Empfänger   ZL 620 ms (Sinusrhythmus)

V
1

II

P   P   P   P

SR (Spender) ZL 780 ms

III

Atriogramm (Empfänger)   ZL 700 ms

b)

Abb. A.17.10 EKG nach Herztransplantation. Rhythmusstörung im Rahmen einer
Abstoßungsreaktion.
a) Dargestellt sind die Ableitung V_1, II und III sowie zwei intrakardiale Ableitungen, wobei die
obere das bipolare Vorhof-EKG des Spender-Vorhofs, die untere das Vorhof-EKG des Empfän-
gers darstellt. Es besteht ein Rechtsschenkelblock sowie eine periphere Niedervoltage. Der
Spendervorhof zeigt Vorhofflattern, während im Empfänger-Vorhof Sinusrhythmus besteht.
b) Nach Vorhofstimulation besteht Sinusrhythmus. Die intraatriale Ableitung zeigt das Emp-
fänger-Atriogramm. Es ist gut die vollständige Dissoziation der beiden Vorhofaktivitäten zu
erkennen.

251

Literatur

BUBENHEIMER P, REINDELL H, ROSKAMM H, MUND H (1979): Wie rasch und wie weit bilden sich Dilatation und Hypertrophie des linken Ventrikels nach Aortenklappenersatz zurück?
Z Kardiol 68:646

CAMPBELL TJ, GAVAGHAN TP, MORGAN JJ (1985): Intravenous sotalol for the treatment of atrial fibrillation and flutter after cardiopulmonary bypass. Comparison with disopyramide and digoxine in a randomized trial.
Brit Heart J 54:86

KALUSCHE D., BETZ P, ROSKAMM H (1986): Intraventrikuläre Erregungsleitungsstörungen bei Patienten mit kalzifizierten Aortenvitien: Prä- und postoperative Häufigkeit und Einfluß auf die Prognose nach Aortenklappenersatz.
Z Kardiol 75:147

KRIEHUBER EA (1976): Das Elektrokardiogramm nach Herzoperationen. In: Derra E, Bircks W (Hrsg.): Herzchirurgie I.
Springer, Berlin/Heidelberg/New York/Tokio, S. 200

LAUER MS, EAGLE KA, BUCKLEY MJ, DESANCTIS RW (1989): Atrial fibrillation following coronary artery bypass surgeri.
Prog Cardiovas Disease 31:367

VON SAVIGNY L, ELTSCHKA R, GOHLKE C, BUBENHEIMER P, BETZ P, PETERS K, PETERSEN J, BIRNBAUM D, ROSKAMM H (1986): Zeitlicher Ablauf und Ausmaß der Rückbildung der linksventrikulären Hypertrophie nach Aortenklappenersatz bei Aortenstenose: Eine prospektive Untersuchung bis zu 180 Tagen postoperativ.
Z Kardiol 75:26

STEPHENSON IW, MACVAUGH H, TOMASELLO DM, JOSEPHSON ME (1980): Propranolol for prevention of postoperative cardiac arrhythmias: A randomized study.
Ann Thorac Surg. 29:113

18 EKG und Herztrauma

Wird das Herz durch ein penetrierendes Trauma direkt verletzt (Stich-, Schußverletzung), kommen im EKG in Übereinstimmung mit der traumatisierten Herzregion Bilder wie die eines Infarktes, einer lokalisierten Ischämie, eines Schenkelblockes, einer Perikarditis usw. zur Darstellung. Es besteht auch eine Neigung zu Arrhythmien (Extrasystolen, Kammertachykardien, AV-Block usw.). Dieses Syndrom wird auch als **Contusio cordis** bezeichnet. Bei einem stumpfen, mechanischen Thoraxtrauma (Stoß, Schlag, Kompression, Fuß-, Tennis-, Baseball oder Golfball auf Thorax usw.) kann es einerseits zu akuten funktionellen Herzstörungen (Arrhythmien verschiedenster Art), die auch **Commotio cordis** benannt werden, andererseits wiederum zu den EKG-Erscheinungen der Contusio cordis kommen. Bei stumpfen Herztraumen spielen für Auftreten und Ausmaß der Herzstörungen vorbestehende, vor allem altersbedingte Veränderungen eine entscheidende Rolle (Abb. A 18.1).

Beim **elektrischen Trauma mit Herzbeteiligung** sind im EKG in erster Linie Rhythmusstörungen (Extrasystolen, Vorhofflimmern, Kammerflimmern, Leitungsstörungen usw.) nachweisbar. Wird das Elektrotrauma überlebt, verschwinden diese meist innerhalb kurzer Zeit. Seltener persistiert z.B. ein Vorhofflimmern als Dauerbefund, das aber auf elektrische Kardioversion gut reagiert. ST- und T-Änderungen kommen vor, sind aber weniger typisch.

Literatur

DEMUTH WE, BAUE AE, J. ODOM A (1967): Contusions of the heart.
J. Trauma 7:443
DOLARA A, MORAMDO P, PAMPALONI M (1967): Electrocardiographic findings in 98 consecutive nonpenetrating chest injuries.
Chest. 52:50
HAUF GF, BEGRÜNDET VON LÖNNE E (1996): Herztrauma und Verletzung der großen thorakalen Gefäße. In: Roskamm H., Reindell H. (Hrsg.): Herzkrankheiten.
Springer, Berlin/Heidelberg/New York, S. 1635
HEITZMANN EJ, HEITZMANN GC (1961): Myocardial infarction following penetrating wounds of the heart.
Am J Cardiol 7:283
LOUHIMO I (1965:) Heart injury after blunt trauma.
Acta Chir. Scand. 1 Suppl. 380:1
SYMBAS PN, DIORIO DA, TYRAS DH, WARE PE, HATCHER CR (1973): Penetrating cardiac wounds. Significant residual and delayed sequelae.
J thorac cardiovasc Surg 66:526
SYMBAS PN (1994): Traumatic heart disease. In: Schlant R. C., Alexander R. W. (Eds.) Hurst's The Heart, 8. Aufl.
McGraw-Hill New York, S. 2013

17. 2. 1979

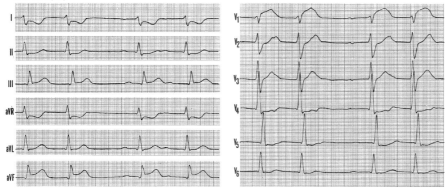

20. 2. 1979

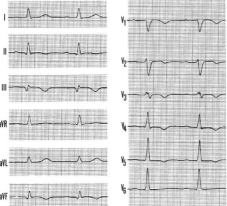

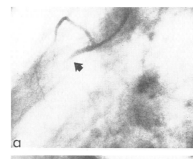

26. 3. 1979

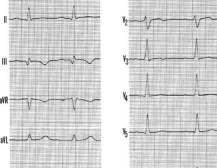

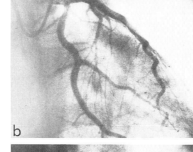

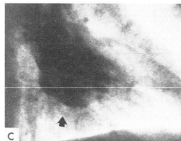

Abb. A.18.1 Durch Contusio cordis ausgelöster Myokardinfarkt. Während Handballspiels Schlag auf den linken Pektoralisbereich, sofort danach starke retrosternale Schmerzen und Engegefühl in der Brust, Schweißausbruch. Aufnahme-EKG (17. 2. 1979): Bild eines akuten transmuralen Myokardinfarktes im inferioren Bereich mit Beteiligung der Vorderwand, WENCKEBACH-Periodik mit infarkttypischen Laborwerten.
Die weiteren EKG-Verlaufskontrollen (20. 2. 79; 26. 3. 79) ergaben das Bild eines inferioren Myokardinfarktes im Folgestadium mit Beteiligung des Vorderwandbereichs

Koronarangiographie: Proximaler Totalverschluß der Arteria coronaria dextra (a); übriges Gefäßsystem unauffällig (b); Akinesie im basalen und posterobasalen (c) Anteil des Septums

Diagnose: Zustand nach Contusio cordis (Sportunfall) mit proximalem Totalverschluß der Arteria coronaria dextra und daraus resultierendem Myokardinfarkt (Aufnahmen von G. HAUF

19 EKG-Veränderungen bei verschiedenen, seltenen Krankheitsbildern

Primäre oder sekundäre **Herztumoren** können – ähnlich wie ein Herztrauma – je nach Lokalisation und Ausdehnung zu Infarkt-, Ischämie- und Perikarditisbildern sowie zu den verschiedensten Rhythmus- und Leitungsstörungen (Extrasystolen, Vorhofflimmern, AV-Block, Schenkelblock) führen.

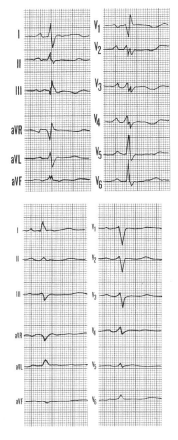

◄ **Abb. A.19.1** EKG bei progressiver Muskeldystrophie. Bild des unvollständigen Rechtsschenkelblockes (QRS-Dauer 0,10 s, rSR'-Komplex und Beginn der größten Negativitätsbewegung nach 0,07 s in V_1; typische QRS-Konfiguration; negative T in V_{1-4}).

► **Abb. A.19.2** EKG bei Kollagenkrankheiten mit Herzbefall.
a) EKG einer Patientin mit Lupus erythematodes; partieller Rechtsschenkelblock, Linkshypertrophie, Linksschaden, negative T-Wellen rechtspräkardial vom Ischämietyp;
b) EKG eines Patienten mit Lupus erythematodes disseminatus, Linkshypertrophie, Linksschaden, Bild des durchgemachten Vorderwandinfarktes (auffälliges Q_I und Q_{aVL}, fehlendes R in V_2, versenktes R in V_3).

◄ **Abb. A.19.3** EKG einer Frau mit Sklerodermie. Verminderte Voltage, besonders präkordial; isoelektrische T in V_{4-6}.

► **Abb. A.19.4** EKG bei Apoplexie. TU-Verschmelzungswellen in allen Ableitungen.

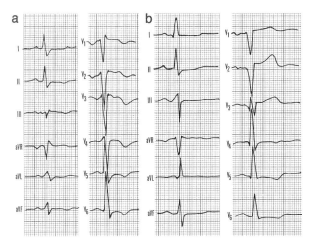

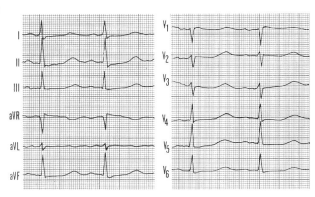

Neuromuskuläre Systemerkrankungen, z.B. die hereditäre FRIEDREICH-Ataxie, die Dystrophia myotonica STEINERT, die Myasthenie, die amyotrophische Lateralsklerose, die progressive Muskeldystrophie usw. können von verschiedenen EKG-Veränderungen begleitet sein, welche die Mitbeteiligung des Herzens zu erkennen geben (Abb. A.19.1). Im Rahmen heftiger akuter oder protrahierter allergischer Reaktionen, z.B. im anaphylaktischen Schock, bei Serumtherapie usw., können EKG-Veränderungen ähnlich denjenigen bei Myokarditis, akutem Cor pulmonale, akuter Koronarinsuffizienz, bei Infarkt oder bei Erregungsbildungs- und Leitungsstörungen auftreten. Die **Kollagenkrankheiten** (Abb. A.19.2 a und b) befallen das Herz keineswegs selten. Beim Lupus erythematodes disseminatus gibt sich die Herzbeteiligung (LIBMAN-SACHS-Endokarditis) durch Tachykardie, ST- und T-Anomalien, Low-voltage, AV-Block und eventuell durch ischämische Zeichen zu erkennen.

Die **Sklerodermie** verursacht häufig Niederspannung, ferner pathologische Repolarisationsbilder und Leitungsstörungen (Abb. A.19.3). Das gleiche gilt für die **Dermatomyositis.**

Die **Periarteriitis nodosa** und andere Arteriitiden allergischer oder anderer Ätiologie können das EKG über eine Hypertonie (Linkshypertrophie), eine Koronarinsuffizienz (Koronariitis) oder über direkte Herzmuskelschädigungen (ST-, T-Anomalien, QT-Verlängerung usw.) verändern. Die **primär chronische Polyarthritis** alteriert das EKG seltener oder erst im fortgeschrittenen Stadium (T-Abflachung oder T-Inversion). Bei **zerebralen Insulten** (Abb. A.19.4), vor allem bei **subarachnoidalen und intrazerebralen Blutungen,** seltener bei Enzephalomalazien und Hirntumoren, werden in wenigen Prozenten EKG-Veränderungen gefunden, die formal entweder die Kennzeichen einer Ischämie (spitz-negative T präkordial, QRS intakt) oder eine breite TU-Verschmelzungswelle (ähnlich derjenigen bei Hypokaliämie; Abb. A.19.5) zeigen. QT-Verlängerung ist häufig. Die Entstehung dieser EKG-Reaktionen ist noch ungeklärt, scheint aber myokardial-metabolisch oder neurovegetativ bedingt zu sein; kardial-organische, elektrobedingte und hämodynamische Ursachen konnten ausgeschlossen werden.

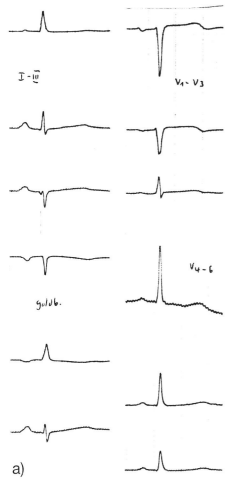

Abb. A.19.5 EKG-Verlaufsbeobachtungen bei akuter Subarachnoidalblutung.

a) Bei Aufnahme geringgradige Repolarisationsstörung im Sinne von T-Abflachung, die QT-Dauer ist mit 400 ms etwas verlängert.

b) Jetzt ausgeprägte Repolarisationsstörungen mit biphasischen oder negativen T-Wellen, ausgeprägte QT-Verlängerung.

a)

b)

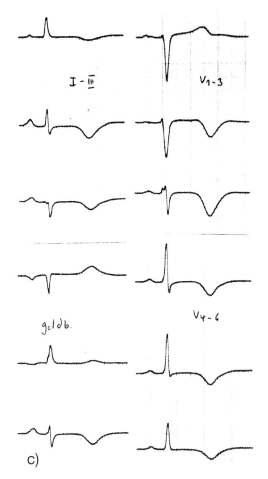

I – III

V_{1-3}

gldb.

V_{4-6}

c)

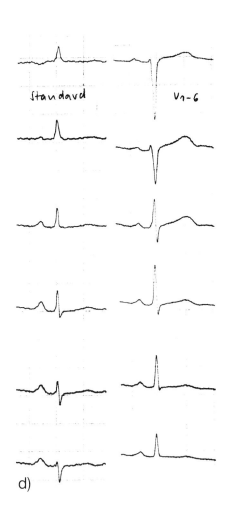

Standard

V_{1-6}

d)

Abb. A.19.5 EKG-Verlaufs-beobachtungen bei akuter Subarachnoidalblutung.

c) 3 Tage später »koronare Ts« wie bei nichttransmuralem Myokardinfarkt
d) 14 Tage nach Beginn der klinischen Symptomatik Normalisierung des EKGs.

(Diese Abbildung wurde mir von Dr. J. Bickhardt, Kreiskrankenhaus Erdingen, Innere Abteilung, zur Verfügung gestellt.)

Literatur

CROPP GJ, MANNING GW (1960): Electrocardiographic changes simulating myocardial ischemia and infarction associated with spontaneous intracranial hemorrhage.
Circ 22:25
ESCUDERO J, McDEVITT E (1958): The electrocardiogram in scleroderma.
Am Heart J 56:846
FINE G, A. MORALES AR (1971): Mesothelioma of the atrioventricular node.
Arch Pathol 92:402
GILROY J, CAHALAN JL, BERMAN R, NEWMAN M (1963): Cardiac and pulmonary complications in Duchene's progressive muscular dystrophy.
Circ 27:484

GROSSMANN MA (1976): Cardiac arrhythmias in acute central nervous system disease: Successful management with stellate ganglion block.
Arch Intern Med 136:203

HALL RJ, COOLEY DA, MCALLISTER HA, FRAZIER OH (1994): Neoplastic heart disease. In: Schlant R. C., Alexander R. W. (Eds.) Hurst's The Heart, 8. Aufl.
McGraw-Hill, New York

HEALY BP, SCHLANT RC, GONZALEZ EB (1994): The heart and connective tissue disease. In: Schlant R. C., Alexander R. W. (Eds.) Hurst's The Heart, 8. Aufl.
McGraw-Hill, New York

HOLSINGER D, OMUNDSEN P, EDWARDS J (1962): The heart in periarteriitis nodosa.
Circ 25:610

HOOEY MA, JERRY LM (1964): The cardiomyopathy of muscular dystrophy: Report of two cases with a review of the literature.
Canad Med Assoc J 90:771

IVEMARK B, THOREN C (1964): The pathology of the heart in Friedreich's ataxia: Changes in coronary arteries and myocardium.
Acta med Scand 1 75:221

KOHN PM, TUCKER HJ, KOZOKOFF NJ (1965): The cardiac manifestations of myasthenia gravis with particular reference to electrocardiographic abnormalities.
Am J Med Sci 249:561

NOMEIR AM, TURNER R, WATTS E, SMITH D, WEST G, EDMONDS J (1973): Cardiac involvement in rheumatoid arthritis.
Ann Intern Med 79:800

ÖRNDAHL G, THULESIUS O, ENESTRÖM S, DEHLIN O (1964): The heart in myotonic disease.
Acta med Scand 176:479

PERLOFF JK, DE LEON A, O'DOHERTY D (1966): The cardiomyopathy of progressive muscular dystrophy.
Circ 33:625

PERLOFF JK (1972): Cardiac involvement in heredofamilial neuromyopathic disease.
Cardiovasc Clin 4:334

PETKOVIC NJ, DUNN M, REED W (1964): Myotonia dystrophica with A-V dissociation and Stokes-Adams attacks: A case report and review of the literature.
Am Heart J 68:391

WEINTRAUB BM, McHENRY LC (1974): Cardiac abnormalities in subarachnoid hemorrhage: A resume.
Stroke 5:384

20 Syndrome verzögerter inhomogener Repolarisation (»Long-QT-Syndrome«)

Eine Verlängerung des QT-Intervalls (Abb. A.20.1) kann Ausdruck einer verzögerten und inhomogenen Repolarisation unterschiedlicher Myokardabschnitte sein. Inhomogenität der Refraktärperioden kann zu ventrikulären Herzrhythmusstörungen, insbesondere zu Kammertachykardien und Kammerflimmern führen. Eine verlängerte QT-Zeit per se bedeutet jedoch nicht grundsätzlich eine vermehrte Gefahr bedrohlicher ventrikulärer Rhythmusstörungen, sie kann auch Folge einer gewünschten antiarrhythmischen Wirksamkeit, so z.B. bei Therapie mit Amiodaron und Sotalol, sein. Auf der anderen Seite können trotzdem gerade auch diese Medikamente zu der gefährlichen Komplikation von »Torsades-de-pointes-Tachykardien« (s.u.) führen (Abb. A.20.2). Individuelle Faktoren wie Bradykardie und auch Begleitmedikation (insbesondere Diuretika) sind u.U. von großer Bedeutung. Auch ist bekannt, daß Medikamente, insbesondere Antiarrythmika, auch ohne meßbare QT-Verlängerung im Oberflächen-EKG eine inhomogene Repolarisation bewirken und damit Torsades-de-pointes-Tachykardien induzieren können. QT-Verlängerung ist häufig auch nur intermittierend sichtbar, z.B. im Anschluß an lange postextrasystolische Pausen (Abb. A.20.2).

Das »Long-QT-Syndrom« kommt als hereditäre Erkrankung (JERWELL-LANGE-NIELSEN-Syndrom, ROMANO-WARD-Syndrom, s.u.) vor, häufiger sind erworbene, meist medikamentös induzierte Formen. Folgende Ursachen kommen in Frage:

- **Elektrolytstörungen:** Hypokaliämie, Hypokalzämie, Hypomagnesiämie. Zu einer solchen Elektrolytverarmung kann es vor allem im Zusammenhang mit chronischer Diuretikaeinnahme kommen
- Therapie mit **Antiarrhythmika,** insbesondere mit Klasse 1a- und Klasse 3-Substanzen (z.B. Chinidin, Disopyramid, Procainamid, selten Amiodaron, Sotalol)
- Therapie mit **Psychopharmaka,** insbes. Phenothiazin (Abb. A.20.3), Benzodiazepinen und trizyklischen Antidepressiva

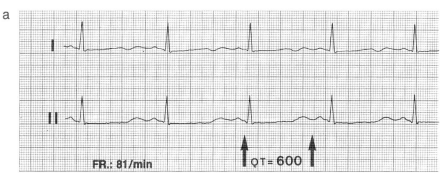

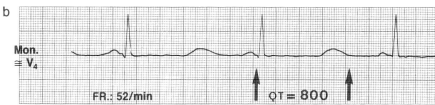

Abb. A.20.1 Verlängertes QT-Intervall. **a)** EKG- und **b)** Monitor-Streifen einer Patientin mit langem QT-Syndrom.

- **Weitere Medikamente:** Amantidin, Astemizol, Doxorubicin, Erythromycin, Pentamidin, Sulfamethoxazol, Terfenadin, Trimethoprim
- **Intoxikation mit Insektiziden** (organische Phosphate, Arsen)
- Akuterkrankung des **zentralen Nervensystems** (Subarachnoidalblutung, Meningoenzephalitis, zerebraler Insult)
- Akute **Myokardischämie.**

Die Erstbeschreibung der angeborenen Form von **Jerwell** und **Lange-Nielsen** (1957) berichtet über eine norwegische Familie mit der Trias angeborene Taubheit, rezidivierende Synkopen und QT-Verlängerung im EKG. 3 der 4 betroffenen Familienmitglieder verstarben plötzlich. Anfang der 60er Jahre berichteten dann **Romano et al.** (1963) sowie **Ward** (1964) über ein ähnliches Krankheitsbild, bei dem jedoch angeborene Taubheit fehlte. Seit der Einführung eines großen internationalen Registers durch **Moss** und **Schwartz** hat unser Wissen über das Long-QT-Syndrom enorm zugenommen. Der Vererbungsmodus beim **Jerwell-Lange-Nielsen**-Syndrom ist autosomal rezessiv, im Fall des **Romano-Ward**-Syndroms autosomal dominant. Heute ist klar, daß nicht ein einheitlicher Chromosomendefekt für das Auftreten von Long-QT-Syndromen verantwortlich ist. Für das Syndrom konnten Chromosomen-Schäden im Bereich der Chromosome 3, 7 und 11 verantwortlich gemacht werden, wobei Mutationen des SCN5A-Gens (Chromosom 3) und HERG-Gens (Chromosom 7) eindeutig identifiziert wurden. Folge der Genmutation sind Funktionsänderungen einzelner Kalium-Kanäle und auch des Natrium-Kanals.

Die Kriterien zur Diagnose eines Long-QT-Syndroms wurden 1993 überarbeitet, wobei neben EKG-Kriterien auch anamnestische Angaben bei der Punktewertung berücksichtigt werden. Ein Long-QT-Syndrom wird bei Erreichen einer Punktzahl von 4 hochwahrscheinlich (s. Tabelle 21.1).

Symptomatische Patienten werden mit Betarezeptorenblockern behandelt, wobei in einem Teil der Fälle zusätzlich eine Herzschrittmacher-Implantation erforderlich ist. Kommt es zu einer wiederholten Synkope, besteht die Indikation zur li.-seitigen Ganglion stellatum-Exstirpation. Findet sich bei Kindern ein QTc über 600 ms, so scheint eine besonders hohe Gefährdung hinsichtlich des plötzlichen Herztodes zu bestehen, so daß schon vor Auftreten einer ersten Synkope eine Indikation zur Therapie gestellt werden kann.

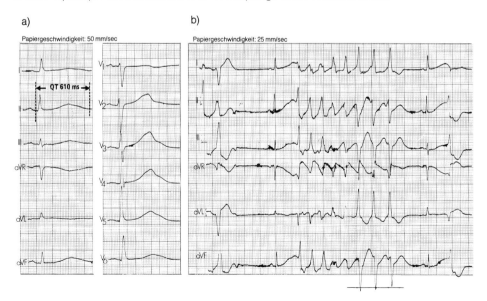

Abb. A.20.3 Medikamenteninduziertes Long-QT-Syndrom (Phenothiazin).
a) QT-Verlängerung auf 610 ms (TU-Verschmelzungswelle);
b) Ventrikuläre Extrasystolen lösen kurze Torsades-des-pointes-Kammertachykardien aus.

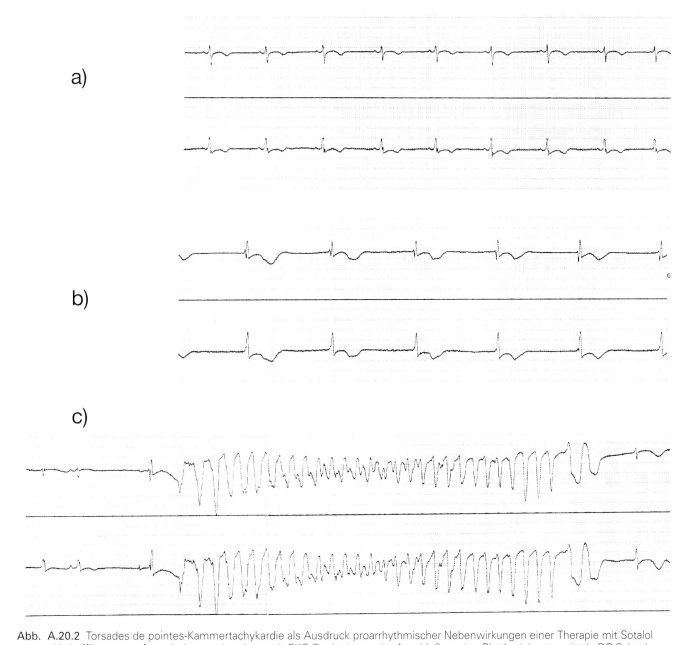

Abb. A.20.2 Torsades de pointes-Kammertachykardie als Ausdruck proarrhythmischer Nebenwirkungen einer Therapie mit Sotalol wegen Vorhofflimmerns. Ausschnitt aus einer Langzeit-EKG-Registrierung im Anschluß an eine Rhythmisierung mittels DC-Schock
a) Bradykarder Sinusrhythmus (HF ca. 52/min). Repolarisationsstörungen ohne wesentliche QT-Verlängerung
b) Jetzt Sinusarrest mit junktionalem Ersatzrhythmus, Frequenz ca. 36/min. Ausgeprägte Repolarisationsstörungen mit QT-Verlängerung
c) Torsades de pointes-Kammertachykardie. Die QT-Verlängerung ist bei Auftreten der Taychykardie im Anschluß an eine längere Pause besonders ausgeprägt.

EKG-Befunde	Punkte
A. QT c > 480 ms	3
460 — 480 ms	2
450 — 460 ms (bei Männern)	1
B. Torsades de pointes (ohne Medikamenteneinfluß)	2
C. T-Wellen-Alternans	1
D. gekerbte, breite T-Wellen	1
E. zu niedrige Ruhefrequenz (altersadjustiert, < 2. Perzentile)	0,5

Klinik	
A. Synkope belastungsabhängig ohne Belastung (sonstige Ursache ausgeschlossen)	 2 1
B. Angeborene Taubheit	0,5

Familienanamnese	
A. Verwandter mit gesichertem LQTS (> 4 Punkte)	1
B. Verwandter 1. Grades mit plötzlichem Herztod < 30 J.	0,5

Tabelle 20.1: Kriterien zur Diagnose eines Long-QT-Syndroms (nach SCHWARTZ et al. 1993).

Literatur

COUMEL PH, LECLERCQ JF, DESSERTENNE F (1984): Torsades de pointes. In: Josephson M. E., Wellens H. J. J. (Eds.): Tachycardias: mechanisms, diagnosis, treatment.
Lea & Febiger, Philadelphia 325
CRAWLEY LS, SCHLANT RC (1994): Effect of noncardiac drugs, electricity, poisons, and radiaton on the heart. In: Schlant R. C., Alexander R. W. (Eds.) Hurst's The Heart, 8. Aufl.
McGraw-Hill New York S. 1989
CURTISS EI, LEIBEL RH, SHAVER JA (1978): Autonomic maneuvers in hereditary Q-T interval prolongation (Romano-Ward syndrome).
Am Heart J 95:420
DESSERTENNE F (1966): La tachycardie ventriculaire à deux foyers opposés variables.
Arch. des Mal du Coeur 2:263
GARSON A, DICK M, FOURNIER A, GILLETTE PC, HAMILTON R, KUGLER JD, VAN HARE GF, VETTER V, VICK G (1993): The long QT syndrome in children. An internation study of 287 patients.
Circ 87:1866
HAVERKAMP W, HÖRDT M, BORGGREFE M, BREITHARDT G (1995): Torsade de pointes and QT-Syndrome
Med Klin 90:240

JACKMAN WM, FRIDAY KJ, ANDERSON JL, ALIOT EM, CLARK M, LAZZARA R (1988): The long QT syndromes: A critical review, new clinical observations and a unifying hypothesis.
Progr Cardiovasc Dise Vol. XXXI No. 2:115

JAHRMÄKER H, THEISSEN K (1974): Kammerflattern und Kammerflimmern. In: Antoni H., Effert S. (Hrsg.): Herzrhythmusstörungen.
FK Schattauer, Stuttgart/New York 291

JERWELL A, LANGE-NIELSEN F (1957): Congenital deaf-mutism, functional heart disease with prolongation of the QT interval and sudden death.
Am Heart J 54:59

KARHANEN P, LUOMANMAKI K, HELKKILA J, EUSAKI A (1970): Syncope and QT-prolongation without deafness: Romano-Ward syndrome.
Am Heart J 80:820

KRIKLER DM, CURRY PVL (1976): Torsades de pointes, an atypical ventricular tachycardia.
Brit Heart J 38:117

MATHEWS EC, BLOUNT AW, TOWNSEND JI (1972): Q-T prolongation and ventricular arrhythmias, with and without deafness, in the same family.
Am J Cardiol 29:702

MOSS AJ, McDONALD L (1971): Unilateral cervicothoracic sympathetic ganglionectomy for the treatment of long Q-T interval syndrome
N Engl J Med 285:903

MOSS AJ, ZAREBA W, BENHORIN J, LOCATI EH, HALL WJ, ROBINSON JL SCHWARTZ PJ, TOWBIN JA, VINCENT GM, LEHMANN MH, KEATING MT, MacCLUER JW, TIMOTHY KW (1995): ECG T-wave patterns in genetically distinct forms of the hereditary long QT syndrome.
Circ 92:2929

RODEN DM, LAZZARA R, ROSEN M, SCHWARTZ PJ, TOWBIN J, VINCENT M: for the SADS Foundation Task Force on LQTS (1996): Multiple mechanisms in the long-QT syndrome. Current knowledge, gaps, and future directions.
Circ 94:2012

ROMANO C, GEMME C, PONGIGLIONE R (1963): Aritmie cardiache rare dell'eta pediatrica.
Clin Pediatrica 45:656

ROY PR, EMANUEL R, ISMAIL SA, EL TAYIB MH (1976): Hereditary prolongation of the QT interval, genetic observations and management in three families with twelve affected members.
Am J Cardiol 37:237

SCHLEPPER M (1983): Differentialdiagnose der Herzrhythmusstörungen. Spezielle Syndrome. In: Lüderitz B. (Hrsg.): Herzrhythmusstörungen. Handbuch der Inneren Medizin, Teil IX/1.
Springer, Berlin/Heidelberg/New York, S. 643

SCHULZE-BAHR E (1996): Molekulare Differenzierung des Romano-Ward-Syndroms.
Herzschr Elektrophys 7: Suppl. 1:24

SCHWARTZ PJ, PERITI M, MALLIANA A (1975): The long QT-syndrome.
Am Heart J 89:378

SCHWARTZ PJ, MOSS AJ, VINCENT GM, CRAMPTON RS (1993): Diagnostic criteria for the long QT syndrome. An update.
Circ Vol 88 No 2:782

SCHWARTZ PJ, PRIORI SG, LOCATI EH, NAPOLITANO C, CANTU F, TOWBIN JA, KEATING MT, HAMMOUDE H, BROWN AM, CHEN LSK, COLATSKY TJ (1995): Long QT syndrome patients with mutations of the SCN5A and HERG genes have differential responses to Na+ channel blockade and to increases in heart rate.
Circulation 92:3381

THEISSEN K, HAIDER M, JAHRMÄKER H (1975): Untersuchungen über ventrikuläre Tachykardien durch re-entry bei inhomogener Repolarisation.
Dtsch Med Wschr 100:1099

WOLLNIK B, GUICHENEY P (1994): Clinical and genetical aspects of the long QT syndrome.
Herz 19:126

21 Digitaliswirkung im EKG

Seitdem die Bestimmung von Serum-Digoxin und Digitoxin-Spiegeln routinemäßig möglich sind, ist die Anzahl an Digitalis-Intoxikationen drastisch zurückgegangen. Digitalisbedingte EKG-Veränderungen können jedoch auch bei normalen oder sogar niedrigen Digoxin- bzw. Digtoxin-Serumspiegeln auftreten.

Digitalis verursacht EKG-Veränderungen, die individuell sehr unterschiedliche Grade annehmen. Bei vorher normalem EKG oder beim Herzgesunden sind sie gering, bei vorher bereits pathologischem EKG, bei schwer geschädigtem Myokard, bei Hypokaliämie (Diuretika), im hohen Alter und im Arbeitsversuch sind sie stärker ausgeprägt. In diesen Fällen treten sie auch früher, d.h. bei geringerer Dosis, auf. Die Digitaliswirkung ist im EKG von Veränderungen infolge Koronarinsuffizienz, entzündlichen, toxischen, metabolischen usw. Einwirkungen rein formal nicht immer unterscheidbar. Deshalb muß vor Bewertung eines pathologischen EKG oder eines Belastungs-EKG dem Beurteiler stets bekannt sein, ob der Patient Digitalispräparate erhalten hat oder nicht. Die Digitalisveränderungen im EKG gestatten keine quantitativen Rückschlüsse auf die benötigte Digitalisdosis oder auf die therapeutischen Digitaliswirkungen, die klinische beurteilt werden müssen. Die klinischen Symptome der Digitalisüberdosierung (Brechreiz, Erbrechen, Farbsehen, Durchfall usw.) brauchen nicht in jedem Fall mit dem Digitaliseffekt im EKG parallel zu gehen, das heißt, sie können bei relativ schweren EKG-Veränderungen fehlen oder umgekehrt diesen vorangehen.

Die Digitaliswirkung äußert sich im EKG durch Beeinflussung der Repolarisation, der Reizleitung und der Reizbildung. Eine Beeinflussung der Depolarisation dagegen ist beim Menschen umstritten. Der genaue Mechanismus der EKG-Alteration ist heute nocht nicht voll geklärt. Digitalis führt zu einer Abflachung und Verkürzung des monophasischen Aktionsstromes. Dieser beschleunigten Repolarisation entspricht im EKG eine **QT-Verkürzung** mit gleichzeitiger **ST-Senkung**. Formal folgt das Digitalis-EKG dem Typ des »Innenschichtschadens« (Abb. A.22.1 und A.22.2). In II, aVL und V$_{5-6}$ wird ST muldenförmig oder geringgradig abwärts verlaufend gesenkt, T abgeflacht oder präterminal negativ. Die U-Welle ist jedoch oft überhöht, eventuell mit T verschmelzend. Die ST-T-Verlagerung wird um so deutlicher, je größer die QRS-Amplitude ist. Sie erfolgt immer entgegengesetzt der Kammeranfangsschwankung, so daß in III, aVF und V$_{1-3}$ unter Umständen sehr deutllich kuppelförmige ST-Hebungen zustande kommen. Das erste Zeichen ist gewöhnlich eine T-Abflachung.

Bei Kammerhhypertrophie ist die EKG-Alteration durch Digitalis besonders deutlich, indem sich ST-Senkung und T-Negativität über dem betroffenen Ventrikel stärker ausprägen.

Unter Umständen wird ein Digitaliseffekt erst nach einer Arbeitsbelastung manifest in Form eines »falsch-positiven Belastungs-EKG« (Kapitel A.12.5.2, Seite 206)

Ferner bewirkt Digitalis durch eine Erhöhung des Vagotonus und durch direkte myokardiale Beeinflussung eine

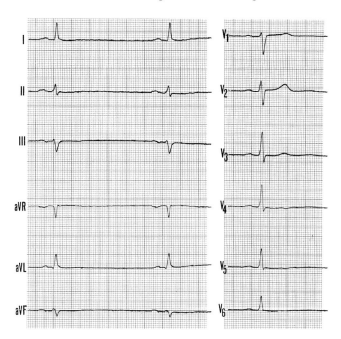

Abb. A.21.1 Durch Digitalis ausgelöste Sinusbradykardie (Frequenz 48/min) und T-Welle-Abflachung.

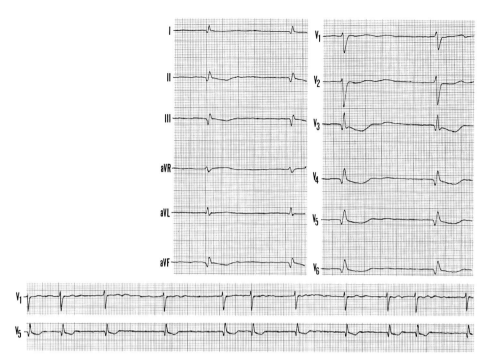

Abb. A.21.2 Typische mulden-
förmige ST-Senkungen bei Digitalisintoxikation bei einem Patienten
mit Kardiomyopathie und Vorhofflimmern.

Pulsverlangsamung (Sinusbradykardie) und eine Hemmung der nodalen atrioventikulären und der sinuatrialen Reizleitung.

Eine AV-Blockierung ist das therapeutische Ziel der Digitalisverabreichung bei tachykardem Vorhofflimmern (Senkung der Kammerfrequenz). Bei Sinusrhythmus dagegen gilt eine stärkere PQ-Verlängerung (AV-Block I. Grades) als erstes Zeichen einer (eventuell bewußt in Kauf genommenen) Überdosierung. Ein sinuaurikulärer Block, ein AV-Block II. Grades und vor allem ein totaler AV-Block sind Zeichen der Digitalisintoxikation. Digitalis in hohen Dosen steigert die Errgbarkeit des Herzmuskels und führt zu ektopen Reizbildungen in den Vorhöfen und in den Kammern. Diese Arrhythmien gelten als Zeichen der Digitalisüberdosierung. Sie werden wiederum beim geschädigten Herzen vermehrt beobachtet. Die Kammerextrasystolen sind zuerst monomorph, fest gekoppelt, öfters in Bigeminusform, bei starker Überdosierung polymorph und in Gruppen oder Salven auftretend. Sind die Extrasystolen Folge der Herzinsuffizienz, verschwinden sie nach Digitalis. Sind sie digitalisbedingt, nehmen sie unter Digitalis zu, werden polymorph und bei den Sinusschlägen von muldigen ST-Senkungen begleitet. Digitalisinduzierte AV-Dissoziation, rasche AV-junktionale Tachykardie, ektopische Vorhoftachykardien mit AV-Block und ventrikuläre Parasystolien (siehe Teil B: »Rhythmusstörungen«) sind stets als Zeichen einer gefährlichen Digitalisintoxikation zu beurteilen.

Alle genannten Leitungs- und Reizbildungsstörungen können auch kombiniert auftreten. Gerade das Zusammentreffen von ektopischer Reizbildung und Leitungsstörungen (z.B. ektope Vorhoftachykardie mit AV-Block) ist für Digitalis typisch, und man muß stets an eine Digitalisintoxikation als Ursache denken.

Bei Zeichen der Digitalisüberdosierung oder -intoxikation ist der Serum-Digitalisspiegel zu kontrollieren und Digitalis niedriger zu dosieren bzw. vorübergehend abzusetzen. Bei bedrohlichen Herzrhythmusstörungen (Kammertachykardien, höhergradige AV-Blockierungen) stehen heute spezifische Digoxin-Antikörper zur Verfügung. Auch

265

bei normalen Kaliumspiegeln im Serum wirkt Kaliumzufuhr günstig; die hochdosierte Gabe von Spironolacton (z. B. 400 mg i.v.) hat sich ebenfalls bewährt.

Literatur

CHUNG EK (1969): Digitalis intoxication.
Excerpta Medica Foundation, The Netherlands, Amsterdam
CHUNG EK (1970): Incidence and types of digitalis-induced arrhythmias. In: Sandoe E., Flensted-Jensen E., Olsen K. H. (1970) Symposium on cardiac arrhythmias.
AB Astra, Södertälje/Schweden 613
FERRIER GR, SAUNDERS JH, MENDEZ C (1973): Cellular mechanism for the generation of ventricular arrhythmias by acetylstrophanthidin.
Circ Res 32:600
FISCH C, KNOEBEL SB (1985): Digitalis Cardiotoxicity.
J Am Coll Cardiol 5:91A
FRIEDBERG CK, DONOSO G (1960): Arrhythmias and conduction disturbances due to digitalis.
Progr cardiovasc dis 2:408
HOFFMAN BF (1972): Effects of digitalis on electrical activity of cardiac membranes. In: Marks B. H., Weissler A. M.: Basic and clinical pharmacology of digitalis.
Charles C. Thomas Publ., Springfield/III 118
LOWN B, LEVINE HD (1958): Atrial arrhythmias, digitalis and potassium.
Landsberger, New York
MASON DT, et al. (1973): Mechanism of digitalis arrhythmias. Electro-physiologic and myocardial subcellular consideration. In: Dreifus L. S., Likoff W.: Cardiac arrhythmias.
Grune and Stratton, New York
PICK A (1957): Digitalis and the electrocardiogram.
Circ 15:603
Resnekov L (1970): Prevalence, diagnosis and treatment of digitalis induced dysrhythmias. In: Sandoe E., Flensted-Jensen E., Olsen K. H.: Symposion on cardiac arrhythmias.
Elsinore/Dänemark 573
ROSEN MR, WIT AL, HOFFMANN BF (1975): Electrophysiology and pharmacology of cardiac arrhythmias. IV. Cardiac antiarrhythmic and toxic effects of digitalis.
Am Heart J 89:391
SMITH TW, HABER E (1970): Digoxin intoxication: The relationship of clinical presentation to serum digoxin concentration.
J clin Invest 49:2377
SMITH TW, BRAUNWALD E (1988): The management of heart failure. Digitalis-toxicity. In: Braunwald E. (Ed.): Heart disease.
WB Saunders Co, Philadelphia 485
WELLENS HJJ (1976): The electrocardiogram in digitalis intoxication. In: Paul N. Y., Godwin J. F.: Progress in cardiology 5.
Lea & Febiger, Philadelphia 271

22 EKG bei Elektrolytverschiebungen

Die im EKG registrierten Aktionsströme entstehen durch Verschiebungen von Ionen, vor allem K$^+$, Na$^+$ und Ca^{++}, durch die Zellmembran (Kapitel A.3.1 und Abb. A.3.1). Es ist deshalb nicht erstaunlich, daß Abnormalitäten im Elektrolythaushalt das EKG verändern.

Charakteristische EKG-Bilder werden durch Störungen im Kalium- und Kalziumhaushalt verursacht, solche des Natriums, des Chlorids, des Magnesiums, des Säure-Basen-Gleichgewichtes (pH) und des Hydratationzustandes manifestieren sich dagegen nicht in diagnostisch verwertbarer Weise.

22.1 Störungen des Kaliumhaushaltes

Experimentell wird bei der Erniedrigung des extrazellulären K$^+$ das Ruhepotential der Zellmembran erhöht und ihre Permeabilität vermindert. An der einzelnen Muskelfaser kommt es zu einer Verlängerung des Aktionspotentials und zu einer Verzögerung der Repolarisationsphase. Bei Erhöhung des extrazellulären K$^+$ wird die Spannung der Zellmembran vermindert und die Permeabilität erhöht. An der einzelnen Muskelfaser kommt es zu einer Abnahme des Membranruhepotentials, zu einer Verkürzung der Aktionsstromdauer unter Plateauverlust und zu einer Abnahme seiner Anstiegssteilheit. Dieses Verhalten des Aktionsstromes stimmt überein mit der beim Menschen in vielen Fällen von Hyperkaliämie festgestellten Hemmung der Erregungsbildung und der Erregungsleitung.

a) Hypokaliämie

Die Hypokaliämie (< 4,0 mval/l) führt mit fortschreitendem Schweregrad zu **T-Abflachung, ST-Senkung,** präterminaler T-Negativität und Überhöhung der U-Welle (Abb. A.22.1, A.22.2 und A.22.3), und zwar am stärksten in den über dem linken Ventrikel gelegenen Ableitungen. Auch bei nicht sehr schwerem Kaliummangel überlagern sich das T-Wellenende und der U-Wellenbeginn, in schweren Fällen kommt es zu leicht biphasischen oder nicht mehr differenzierbaren **TU-Verschmelzungswellen.** Die wahre QT-Dauer bleibt normal. Eine QT-Verlängerung besteht nur scheinbar, da infolge TU-Verschmelzung die QT-Dauer nicht mehr genau bestimmbar und die U-Welle mit einbezogen wird. Die QT-Dauer muß dann unter Zuhilfenahme von Tangentialkonstruktionen (Tangente entlang dem absteigenden T-Schenkel bis zum Schnittpunkt mit der Nullinie) oder durch Vergleich möglichst vieler simultan registrierter Ableitungen bestimmt werden (Abb. A.22.4) Eine echte Verlängerung der QT-Dauer findet sich jedoch, wenn gleichzeitig – z.B. unter einer chronischen Diuretika-Therapie – eine Hypokalziämie vorliegt.

Eindeutige Hypokaliämie-EKGs findet man erst bei Serum-Kaliumwerten unter 3,0 mV/l. Hypokaliämieähnliche Bilder treten aus ungeklärten Gründen selten auf bei Dys- und Paraproteinämien (Abb. A.22.3).

Hypokaliämien finden sich in der Klinik vor allem bei Durchfall, Erbrechen, Ileus, Anorexie, in der Behandlungsphase des Coma diabeticum, beim CUSHING-Syndrom, bei Behandlung mit ACTH und Mineralokortikoiden (Desoxycorticosteron, Cortison usw.), bei der familiären periodischen Lähmung, bei Leberinsuffizienz, bei tubulären Schädigungen mit K$^+$-Verlust im Harn, beim CONN-Syndrom usw..

Von großer praktischer Bedeutung ist auch die häufig anzutreffende Hypokaliämie bei chronischem Laxantienabusus und als Folge einer Diuretikatherapie bei Hypertonie oder Herzinsuffizienz.

Neben den Repolarisationsstörungen findet man z.T. schon bei wenig ausgeprägter Hypokaliämie (Werten zwischen 3,0 und 3,5 mval/l) gehäufte ventrikuläre und supraventrikuläre Extrasystolen. Auch Kammertachykardien

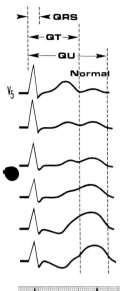

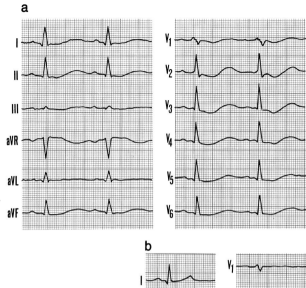

◄ **Abb. A.22.1** Hypokaliämie-EKG. Schema der ST-, T- und U-Veränderungen mit fortschreitender Kaliumverarmung (nach SURAWICZ und LEPESCHKIN).

▶ **Abb. A.22.2** Hypokaliämie.
a) bei Serumkalium von 2,0 mval/l (ST-Senkung und TU-Verschmelzungswellen);
b) nach Kaliumtherapie und Aldactonetherapie normalisiert sich das EKG und Serumkalium (4,9 mval/l).

▼ **Abb. A.22.3** EKG bei Makroglobulinämie WALDENSTRÖM mit Hyperproteinämie von 9,8 g pro 100 ml. Elektrolyte, insbesondere Kalium, im Serum normal; formal zeigt das EKG Veränderungen wie bei einer Hypokaliämie, das heißt breite TU-Verschmelzungswellen mit dominierendem U (nach SCHAUB).

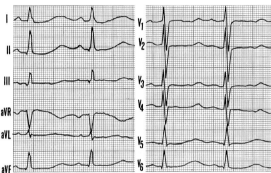

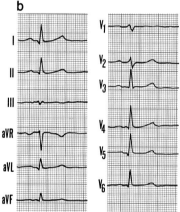

können vorkommen. Im Zusammenhang mit dem akuten Myokardinfarkt ist primäres Kammerflimmern häufiger, wenn die Patienten mit erniedrigten Kaliumwerten in die Klinik aufgenommen wurden. Neben dem Ausmaß der Hypokaliämie scheinen auch die Geschwindigkeit und die Ursache des Kaliumabfalls (z.B. katecholamininduziert) die entscheidende Rolle für die möglichen ventrikulären Arrhythmien zu spielen.

Proarrhythmische Nebenwirkungen einer antiarrhythmischen Therapie, insbesondere das Auftreten von Torsades-de-pointes-Tachykardien unter der Behandlung mit Chinidin oder auch Sotalol, sind im Zusammenhang mit niedrigen Kalium-Werten (uner 4,0 mV/l) viel häufiger als bei Kaliumwerten über 4,3 mV/l.

b) Hyperkaliämie

Bei Hyperkaliämie (> 5,8 mval/l) erscheinen im EKG (Abb. A.22.5 bis A.22.6) als erste Zeichen **spitzhohe, schmalbasige T-Wellen** (zeltförmige T). Mit Fortschreiten der Kaliumintoxikation kommt es zur nach oben leicht konvexen **ST-Senkung** und zum Verschwinden der U-Welle. Die QT-Dauer ist normal, eventuell leicht verkürzt oder verlängert.

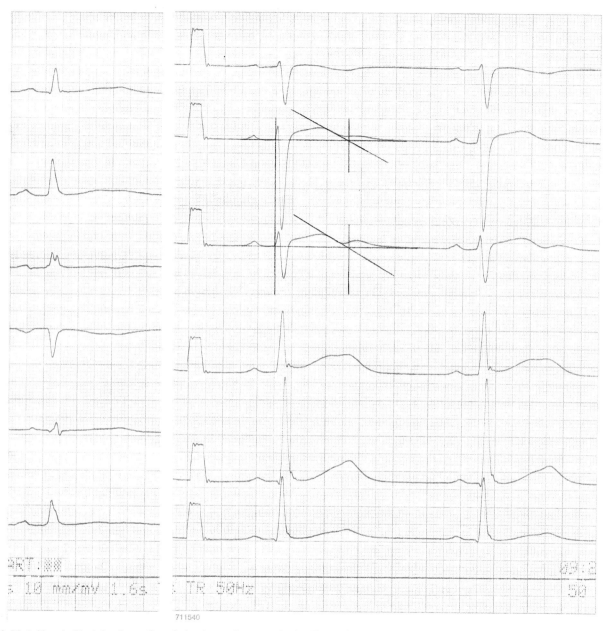

Abb. A.22.4 Hypokaliämiebedingte Repolarisationsstörungen. In den Extremitätenableitungen stark abgeflachte T-Wellen, z.T. gekerbt. Auch in den Brustwandableitungen V_3 bis V_6 besteht der Eindruck einer breiten gekerbten T-Welle. Nur in V_2 und V_3 sind prominente U-Wellen auszumachen, die in den übrigen Ableitungen zu TU-Verschmelzungswellen führen. Mit Hilfe der Tangentenkonstruktion kann die QT-Zeit bestimmt werden. Sie ist mit 430 ms angesichts der Zykluslänge von 1180 ms noch normal (Papiergeschwindigkeit 50 mm/sec.).

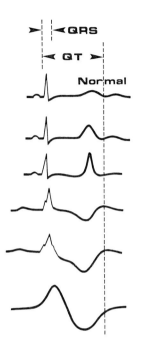

QRS
QT
Normal

◄Abb. A.22.5 Hyperkaliämie-EKG. Schema der EKG-Veränderungen mit fortschreitender Kaliumretention (nach SCHAUB).

►Abb. A.22.6 Hyperkaliämie-EKG mit Anurie. EKG-Verlauf unter Dialyse: a) Serumkalium 8,7 mval/l; keine sicheren P-Zacken erkennbar. QRS-Komplexe auf 0,18 s verbreitert, gestaucht, mit tiefen S-, T-Wellen spitz-positiv und starkt Äberhöht; b) Serumkalium 6,2 mval/l (während der Dialyse); flache und breite P, 68/min, QRS-Komplexe mit tiefen S, auf 0,10 s verbreitert. Kammerfrequenz 78/min; es besteht also eine frequenzbedingte AV-Dissoziation mit rascherem AV-Knotenrhythmus als Sinsurhythmus. T-Wellen immer noch zugespitzt und deutlich überhöht (ES: Extrasystole); c) Serumkalium 4,5 mval/l (nach Beendigung der Dialyse); EKG normalisiert (nach SCHAUB).

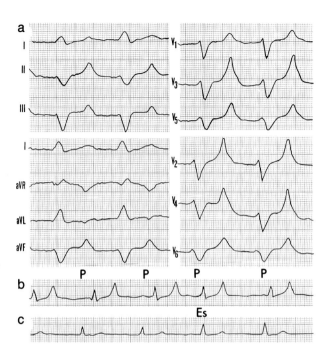

In schweren Fällen (>6,5 mval/l) treten atriale, atrioventrikuläre und ventrikuläre **Leitungsstörungen** auf. Die **P-Wellen** werden **breit und klein,** die **PQ-Strecke länger, die QRS-Komplexe massiv verbreitert.** Sie zeigen tiefe, plumpe S-Zacken. Bei hochgradiger Hyperkaliämie sind keine P mehr erkennbar (Vorhofstillstand, oder bei stärkerem AV-Block I. Grades Überdeckung des P durch das vorhergehende T). Schließlich treten **Arrhythmien** wie Kammerextrasystolen, Kammerflattern oder bradykarde idioventrikuläre Rhythmen auf. Präterminal sieht man nur noch hochgradig gestauchte, dissoziierte biphasische Kammerkomplexe ohne sicher abgrenzbare Initial- und Nachschwankung in völliger, meist bradykardialer Arrhythmie. Der Tod tritt in diastolischem Kammerstillstand oder – selten – in Kammerflimmern ein. Deutliche QRS-Verbreiterungen bedeuten stets eine lebensbedrohliche Situation. Das EKG ist deshalb das einfachste Verfahren, um klinisch die unmittelbare (kardiale) Gefährdung durch Hyperkaliämie zu beurteilen.

Auch bei der Hyperkaliämie ist die Geschwindigkeit, mit der das Serumkalium ansteigt, von entscheidender Bedeutung für die klinischen Auswirkungen. So kann es bei schneller Infusion von Kalium bereits bei noch normalen oder nur leicht erhöhten Kaliumwerten zu kompletter AV-Dissoziation, höhergradigem AV-Block und intraventrikulären Erregungsleitungsstörungen kommen. Zu rasche Kaliuminfusion kann

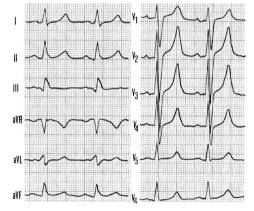

Abb. A.22.7 Hyperkaliämie-EKG bei chronischer Zystopyelonephritis und Papillennekrose. Serumkalium 8,7 mval/l; Rest-N 154 mg pro 100 ml, Na^+ 125 mval/l, Cl^- 88 mval/l, Alkalireserve 13,5 mval/l; die T-Zacken sind hoch-positiv und symmetrisch zugespitzt (»zeltförmiges T«); eine U-Welle ist nicht abgrenzbar; QRS auf 0,10 s verbreitert (nach SCHAUB).

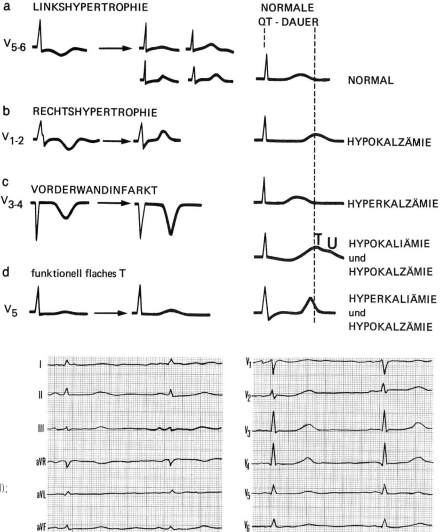

Abb. A.22.8 Schema des Hyperkaliämieeffektes (**rechts**) auf vorher schon bestehende EKG-Abnormitäten (**links**; nach BELLET); bei Hypertrophiekurven (**a, b**) wird die ST-T-Alteration durch eine Hyperkaliämie mehr oder weniger vollständig aufgehoben; die ischämiebedingte T-Negativität (**c**) wird durch eine Hyperkaliämie verstärkt; ein funktionell flaches T (**d**) bei Sympathikotonie usw. kann durch Kaliumgaben aufgerichtet werden.

Abb. A.22.9 Schema der EKG-Veränderungen bei Hypokalzämie (QT verlängert), Hyperkalzämie (QT verkürzt), Hypokaliämie kombiniert mit Hypokalzämie (QT verlängert, TU-Verschmelzung) und Hopokalzämie kombiniert mit Hyperkaliämie (QT verlängert, T hochund spitz-positiv; nach SCHAUB).

Abb. A.22.10 Hypokalzämie-EKG bei parathyreopriver Tetanie (Serumkalzium 3,7 mval/l); QT-Dauer verlängert auf 0,56 s (Normalwert 0,44 s bei einer Frequenz von 48/min; nach SCHAUB).

darüber hinaus ventrikuläre und supraventrikuläre Tachyarrhythmien provozieren. Auf der anderen Seite ist Kalium auch ausgeprägt antiarrhythmisch wirksam und in der Lage, lebensbedrohliche ventrikuläre Tachyarrhythmien, vor allem im Zusammenhang mit einer Digitalisintoxikation, auch bei normalen Kaliumausgangswerten zu beheben.

Differentialdiagnostisch ist wichtig, daß durch eine Hyperkaliämie vorbestehende EKG-Abnormitäten überdeckt werden können (Abb. A.22.8). Die diskordante ST-T-Verlagerung bei Kammerhypertrophie und Koronarinsuffizienz wird bei Hinzutreten einer Kaliumretention abgeschwächt, bleibt gewöhnlich aber noch erkennbar. Es kann z. B. ein negatives T in V_{5-6} bei Linkshypertrophie oder ein V_{1-2} bei Rechtshypertrophie (partiell) aufgerichtet werden. Dagegen verstärkt sich unter Hyperkaliämie die T-Negativität nach Infarkt. Die negativen T-Zacken werden noch spitzer, tiefer und schmäler. Funktionell flache T-Wellen bei intaktem Myokard, z.B. bei neurovegetativer Dystonie, werden unter K$^+$-Zugabe aufgerichtet. Eine gleichzeitige Hyponatriämie, Azidose oder Hypokalzämie verstärken die EKG-Ausprägung der Hyperkaliämie. Hyperkaliämien finden sich in der Klinik vor allem bei Urämie und Anurie, bei ausgedehnten Gewebszerstörungen und bei Nebenniereninsuffizienz (Morbus ADDISON).

22.2 Störungen des Kalziumhaushaltes

Die Kalziumkonzentration beeinflußt die Dauer des Plateaus, also die Phase 2 des Aktionspotentials (siehe Kapitel A.3.1, Abb. A.3.1). Eine Hypokalzämie verlängert, eine Hyperkalzämie verkürzt das Aktionspotential durch Verkürzung des Plateaus. Die Phase 3 des Aktionspotentials hingegen ist nicht beeinträchtigt. Die Auswirkung des Kalziumspiegels auf das Plateau schlägt sich im Oberflächen-EKG in der Dauer der ST-Strecke bzw. des QT-Intervalls nieder. Dabei besteht jedoch keine gute Korrelation zwischen dem Serumkalzium und der korrigierien QT-Dauer, was darauf zurückzuführen ist, daß die QT-Zeit von einer Vielzahl physiologischer Variablen beeinflußt wird (Abb. A.22.9, 10 u. 11).

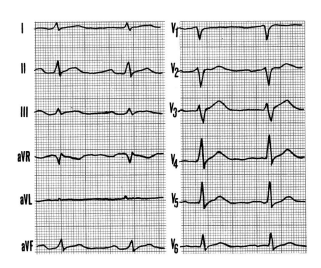

Abb. A.22.11 Hyperkalzämie-EKG bei multiplem Myelom und generalisierten osteolytischen Metastasen (Blutkalzium 6,8 mval/l). QT-Dauer verkürzt auf 0,26 s (Normalwert 0,30 s bei einer Frequenz von 100/min; nach SCHAUB).

22.3 Hypomagnesiämie

Eine Reihe von Enzymsystemen, die ATP als Substrat umsetzen, sind magnesiumabhängig. Dazu gehört z.B. die Natrium-Kalium-AT-Pase. Störungen der Magnesiumkonzentration im Blut schlagen sich im EKG nicht direkt nieder. Berichtet wird immer wieder von ventrikulären Herzrhythmusstörungen als Folge von chronischem Magnesiummangel sowie auch über positive antiarrhythmische Effekte einer Magnesiumapplikation bei ventrikulären und supraventrikulären Herzrhythmusstörungen. Auch die Mortalität beim akuten Myokardinfarkt konnte in einer Untersuchung durch Magnesiumgabe gesenkt werden.

Literatur

CHAWLA KK, CRUZ J, KRAMER NE, TOWNE WD (1978): Electrocardiographic changes simulating acute myocardial infarction caused by hyperkalemia: Report of a patient with normal coronary arteriograms.
Am Heart J 95:637
CURRY PVL, FITCHETT D, STUBBS W, KRIKLER DM (1976): Ventricular arrhythmias and hypokalemia.
Lancet 2:231
DAHLMANN W, VOLLES E, LÜDERITZ B (1977): Lähmungen, organisches Psychosyndrom und Herzrhythmusstörungen bei extremer Kaliumverarmung durch chronischen Laxantienabusus.
Dtsch Med Wschr 102:1555
FISCH C (1973): Relation of electrolyte disturbances to cardiac arrhythmias.
Circulation 47:408
ISERI LT, FREED J, BURES AR (1975): Magnesium deficiency and cardiac disorders.
Am J Med 58:837
LEVINE HD, VAZIFDAR JP, LOWN B, MERRILL JP (1952): »Tent-shaped« T-waves of normal amplitude in potassium intoxication.
Am Heart J, 43, 437
LOWN B, WELLER JM, WYATT, HIGNE R, MERRILL JP (1952): Effects of alterations of body potassium on digitalis toxicity
J Clin Invest 31.648
NORDREHAUG JE (1985): Malignant arrhythmias in relation to serum potassium in acute myocardial infarction
Am J Cardiol 56:200
RARDON DP, FISCH C (1994): Electrolytes and the heart. In: Schlant R. C., Alexander R. W. (Eds.) Hurst's The Heart.
McGraw-Hill New York, 8. Aufl.:S. 759
RASMUSSEN HS, NORREGARD P, LINDENEG O, MCNAIR P, BACKER V, BALSLEV S (1986): Intravenous magnesium in acute myocardial infarction.
Lancet 1:234
ROBERTS KE, MAGIDA MG (1953): Electrocardiographic alterations produced by a decrease in plasma pH, bicarbonate and sodium as compared with those produced by an increase in potassium.
Circ Res 1:206
SCHAUB F (1965): Grundriß der klinischen Electrocardiographie.
Ciba Geigy AG, Basel
SURAWICZ B, LEPESCHKIN E (1953): The electrocardiographic pattern of hypopotassemia with and without hypocalcemia.
Circulation 8:801
SURAWICZ B (1967): Relationship between electrocardiogram and electrolytes.
Am Heart J 73:814
SURAWICZ B (1995): The interrelationship of electrolyte abnormalities and arrhythmias. In: Mandel W. J. (ed.): Cardiac arrhythmias: mechanisms, diagnosis, and management. 3. Aufl.
J. B. Lippincott, Philadelphia:89
VAN DER ARK CR, BALLANTYNE III F, REYNOLDS EW (1973): Electrolytes and the electrocardiogram. In: Brest A. N.: Complex electrocardiography 1.
F. A. Davis, Philadelphia 269

23 EKG bei Hyperventilation und Stoffwechselveränderungen

Eine respiratorische Alkalose bei **Hyperventilation** geht mit einer T-Abflachung einher. Es ist unklar, ob diese T-Alteration durch Alkalose, durch die begleitende Hypokaliämie oder durch vegetative Einflüsse usw. zustande kommt.
Unter **Stoffwechselveränderungen** im EKG verstehen wir die bei gewissen Stoffwechselerkrankungen auftretenden, mehr oder weniger charakteristischen EKG-Bilder, soweit sie nicht auf Elektrolytverschiebungen, deren Auswirkungen im allgemeinen gut abgrenzbar sind, zurückgehen. Stoffwechseleinflüsse äußern sich in der Mehrzahl lediglich in einer Störung der Erregungsrückbildung.

Die **Hypothyreose** ist in schweren Fällen (Myxödem) von einem typischen EKG (Abb. A.23.1a) mit Bradykardie, Low-voltage in sämtliche Ableitungen, abgeflachten oder negativen T-Wellen und verlängerter QT-Dauer begleitet. QRS-und PQ-Dauer können verlängert sein, atrioventrikuläre Blöcke können ebenfalls auftreten. Der Potentialverlust erfolgt myokardial (myxödematöse Veränderungen des Myokards), perikardial (Perikarderguß) und extrakardial (allgemeines Ödem, erhöhter Hautwiderstand). Bei einfachen und leichten Hypothyreosen ist neben einer Bradykardie eine T-Abflachung unter Umständen das einzige EKG-Zeichen. Unter spezifischer Therapie erweist sich das Hypothyreose- bzw. Myxödem-EKG als reversibel (Abb. A.23.1b).

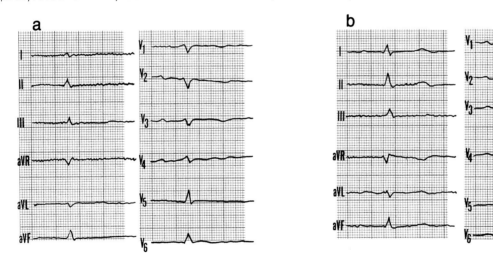

Abb. A.23.1 EKG bei Myxödem vor (**a**) und nach Behandlung (**b**).
a) Sinusbradykardie (46/min), AV-Block I. Grades (PQ-Intervall 0,22 s), Low-voltage, T isoelektrisch, in V₁₋₄ flach negativ;
b) nach Therapie Sinusrhythmus (55/min), AV-Block I. Grades unverändert, höhere, aber noch nicht normalisierte QRS-Amplituden, T deutlich aufgerichtet, in V₁₋₂ noch präterminal negativ (nach SCHAUB).

Die **Hyperthyreose** verursacht im EKG (Abb. A.23.2) die für Tachykardie und Sympathikotonie charakteristischen Veränderungen: Rechts-Steiltyp, überhöhte P-Wellen in II, III, aVF, ansteigend gesenkte ST-Strecke, abgeflachte T- und überhöhte U-Wellen, Bei langdauernden, schweren Hyperthyreosen sind als Ausdruck einer Herzschädigung negative T, besonders linksventrikulär, häufig. Besonders bei älteren Patienten treten Extrasystolen und Vorhofflimmern auf, sie können der einzige Hinweis auf die Stoffwechselstörung sein.

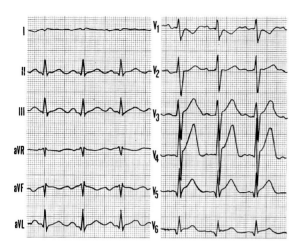

Abb. A.23.2 EKG bei Hyperthyreose: Sinustachykardie (150/min), überhöhte T-Wellen mit J-Punkt-Hebungen.

Im **hypoglykämischen Koma** (Inselzelladenom des Pankreas, Insulinüberdosierung) besteht regelmäßig eine Tachykardie; der ST-T-Abschnitt wird im Sinne des Innenschichtschadens alteriert. Der unkomplizierte Diabetes mellitus modifiziert das EKG nicht. Bei älteren Diabetikern dagegen sind EKG-Anomalien auf vaskulärer Grundlage sehr häufig (Repolarisationsstörungen, Vorhofflimmern, Infarkt- und Schenkelblockbilder).

Bei **Vitamin-B$_1$-Mangel** (Beriberi, chronischer Alkoholismus) wurden neben einer hochgradigen Tachykardie ST-Streckensenkung, T-Abflachung bzw. T-Negativität, Amplitudenkleinheit und QT-Verlängerung beschrieben. Ähnliche Bilder sollen bei der Pellagra vorkommen.

Im **Coma hepaticum** und **Coma diabeticum** sind – abgesehen von den gut abgrenzbaren elektrolytbedingten Veränderungen (z. B. Hypokaliämie) – fast immer Störungen der Erregungsrückbildung mit QT-Verlängerung nachweisbar.

Das EKG bei **Hämochromatose** des Herzens verursacht Low-voltage und wiederum Repolarisations-, Leitungs- und Rhythmusstörungen.

Bei **Urämie** kann das EKG-Bild durch Elektrolytverschiebungen (vor allem bei Hyperkalämie und Hypokalzämie), durch eine Blutdrucksteigerung (linksventrikulärer Schaden, Linkshypertrophie, Linksschenkelblock), durch eine Anämie (relative Koronarinsuffizienz) und durch das Hinzutreten einer urämischen Perikarditis alteriert werden. Darüber hinaus liegt fast immer auch eine wahrscheinlich toxisch bedingte Störung der Repolarisation (T-Abflachung usw.) vor.

Literatur

CLINE RE, WALLACE AG, YOUNG WG ET AL. (1966): Electrophysiologic effects of respiratory and metabolic alkalosis on the heart.
J Cardiovasc Surg 52:769
HOFFMAN I, LOWERY RD (1960): The electrocardiogram in thyrotoxicosis.
Am J Cardiol 6:893
JAMES TN (1964): Pathology of the cardiac conduction system in hemachromatosis.
N Engl J Med 271:92
LEE JK, LEWIS JA (1962): Myxedema with complete AV-block and Adams-Stokes disease abolished with thyroid medication.
Brit Heart J 24:253
REID JA, ENSON Y, HARVEY RM ET AL. (1965): The effect of variations in blood pH upon the electrocardiogram of man.
Circulation 31:369
SCHEUER J, STEZOSKI SW (1973): The effects of uremic compounds on cardiac function and metabolism.
J molec cell Cardiol 5:287
WASSERBURGER RH, SIEBECKER LL, LEWIS WC (1956): The effect of hyperventilation on the normal adult electrocardiogram.
Circulation 73:850
ZIFFER H, BAKER H (1976): Relationship of some vitamins to cardiovascular disease. In: Feldman, E.B.: Nutrition and cardiovascular disease.
Appleton-Century-Crofts, New York 263
ZONSZEIN J, FEIN FS, SONNENBLICK EH (1994): The heart and endocrine disease. In: Schlant R.C., Alexander R.W (Eds.) Hurst's The Heart.
McGraw-Hill New York, 8. Aufl.: 1907

24 EKG bei Intoxikationen

Unter der Wirkung exogen zugeführter Toxine reagiert wiederum in erster Linie der ST-T-Abschnitt. Auch hier handelt es sich fast immer um eine uncharakteristische, metabolisch, hämodynamisch, neurovegetativ usw. induzierte Störung der Erregungsrückbildung (ST-Senkung, T-Abflachung bzw. präterminale T-Negativität, U-Verkleinerung oder U-Inversion), die sich vor allem über dem linken Ventrikel äußert und zumeist reversibel ist. EKG-Veränderungen der beschriebenen Weise werden nach Intoxikationen mit Schlafmitteln, Narkotika, Strychnin, Chinidin, Thallium, Arsen, Pilz- und Schlangengiften, Nikotin usw. beobachtet. Auf dem Boden eines vorgeschädigten Herzens oder bei Schock mit Hypotonie sind auch koronare T möglich. Besondere Erwähnung verdient die CO-Intoxikation, welche den Herzmuskel sowohl direkt an der Zelle als auch indirekt durch Hypoxie schädigt und deshalb in fast allen Fällen zu einer EKG-Alteration (Innenschichttyp) führt (Abb. A.24.1). Auch das Auftreten von hohen spitzen, positiven T-Wellen (»Erstickungs-T«) wurde beschrieben.

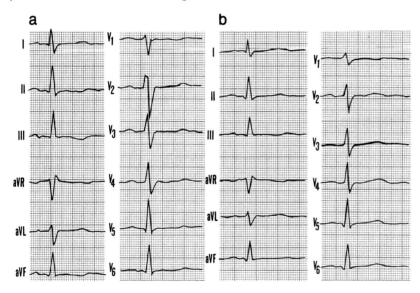

Abb. A.24.1 EKG bei CO-Intoxikation (Suizid). **a)** Toxisch bedingte Störung der Erregungsrück-bildung im
akuten Stadium der Vergiftung; allgemeine T-Abflachung und seichte präterminale T-Negativität in II, III, aVF; **b)** EKG 8 Tage später: weitgehende, aber noch nicht vollständige
Rückbildung der Repolarisationsstörung (nach SCHAUB).

Literatur

ANDERSON, R F, D C ALLENSWORTH, W. J. DEGROOT: Myocardial toxicity frorn Carbon-monoxide poisoning.
Ann Intern Med 67, 1172 (1967)
COSBY, R S, M BERGERON: Electrocardiographic changes in carbon monoxide poisoning.
Am J. Cardiol. 1 1, 93 (l 963)
CRAWLEY IS, SCHLANT RC (1994): Effect of noncardiac drugs, electricity, poisons an radiation on the heart. In: Schlant RC, Alexander RW (eds.) Hurst's The Heart.
McGraw-Hill New York, 8. Aufl.: 1989
LEE, J K, J A LEWIS: Myxedema with complete AV- Block and Adams- STOKES disease abolished with thyroid medication.
Brit Heart J 24, 253 (1 962)

25 Normalwerte im Standard-EKG

Bei der Besprechung des normalen EKG-Stromkurvenverlaufs (s. Kapitel 8) wurden die typischen Merkmale (P- und T-Welle, QRS-Komplex) qualitativ beschrieben und auch quantitative Merkmale, meistens in Form von »normalen« Obergrenzen (z.B. PQ-Zeit bis 200 ms) genannt. »Normalwerte« stellen jedoch ein weites Spektrum dar, und es finden sich erhebliche, vor allem alters- und z.T. auch geschlechtsabhängige Unterschiede. Im folgenden wird deshalb auf diese »Normalwerte« in tabellarischer und graphischer Form detaillierter eingegangen. Für eine besonders ausführliche Darstellung dieser Problematik sei auf die Kapitel »Heartrate« (P. Coumel) sowie »Electrical Activity of the Heart« (D. Kalusche) in Geigy Scientific Tables, Volume 5, Heart and Circulation (C. Lentner, Hrsg.) 1990 verwiesen. Die zugrunde liegende Literatur dieser tabellarischen Übersichten ist am Ende des Kapitels aufgelistet.

Alter	Ruheherzfrequenz/min		PR-Intervall (s)	
	$\bar{x}$	P2/P98	$\bar{x}$	P2/P98
1 Tag	123	93/154	0,11	0,08/0,16
bis 2 Tage	123	91/151	0,11	0,08/0,14
3–6 Tage	129	91/166	0,10	0,07/0,14
1–3 Wochen	148	107/182	0,10	0,07/0,14
1–2 Monate	149	121/179	0,10	0,07/0,13
3–5 Monate	141	106/186	0,11	0,07/0,15
6–11 Monate	134	109/169	0,11	0,07/0,16
1–2 Jahre	119	89/151	0,11	0,08/0,15
3–4 Jahre	108	73/137	0,12	0,09/0,16
5–7 Jahre	100	65/133	0,12	0,09/0,17
8–11 Jahre	91	62/130	0,13	0,09/0,17
12–15 Jahre	85	60/119	0,14	0,09/0,18

Tabelle A.25.1 Ruheherzfrequenz und PR-(PQ-)Intervall in Abl. II bei Säuglingen und Kindern ($\bar{x}$: Mittelwert; P2/P98: 2. und 98. Perzentile)

Alter		QRS-Achse in Grad		QRS-Breite in ms	
		$\bar{x}$	P2/P98	$\bar{x}$	P2/P98
1 Tag		137	59/–167	51	31/75
1–2 Tage		134	64/–161	48	32/66
3–6 Tage		132	77/–167	49	31/68
1–3 Wochen		110	65/161	53	36/80
1–2 Monate		74	31/113	53	33/76
3–5 Monate		60	1/104	54	32/80
6–11 Monate		56	1/ 99	54	34/76
1–2 Jahre		55	1/101	56	38/76
3–4 Jahre		55	1/104	57	41/72
5–7 Jahre		65	1/143	59	42/79
8–11 Jahre		61	1/119	62	41/85
12–15 Jahre		59	1/130	65	44/87
18–29 Jahre	Frauen	51	–9/91	88	72/104
	Männer	58	–10/91	96	80/114
30–39 Jahre	Frauen	50	–14/81	89	76/106
	Männer	47	–22/92	95	78/114
40–49 Jahre	Frauen	36	–53/85	89	74/108
	Männer	38	–37/85	94	78/114
> 50 Jahre	Frauen	27	–36/73	87	68/104
	Männer	31	–33/73	93	74/112

Tabelle A.25.2 Haupt-QRS-Achse in der Frontalebene sowie Dauer des QRS-Komplexes in Abl. V$_5$ bei Säuglingen, Kindern und Erwachsenen ($\bar{x}$: Mittelwert; P2/P98: 2. und 98. Perzentile)

	rS	rSr′	qr′	qS	r	T-pos	T-neg	T-iso
V$_{3R}$	94%	4%	1%	1%	0%	44%	48%	8%
V$_{4R}$	85%	6%	4%	4%	1%	25%	62%	13%
V$_{5R}$	54%	17%	17%	11%	2%	18%	74%	8%
V$_{6R}$	30%	18%	28%	16%	6%	14%	77%	9%

Tabelle A.25.4 Morphologie des QRS-Komplexes und Polarität der T-Wellen in den rechtspräkordialen Brustwandableitungen (gesunde Erwachsene zwischen 18 und 74 Jahren, Ø 43 J.)

ZL (ms)	HF/min	ZL (ms)	HF/min	ZL (ms)	HF/min
200	300	460	130	820	73
210	286	465	129	830	72
220	273	470	128	840	71
230	261	475	126	860	70
240	250	480	125	880	68
250	240	485	124	900	67
260	231	490	122	920	65
270	222	495	121	940	64
280	214	500	120	960	63
290	207	510	118	980	61
300	200	520	115	1000	60
310	194	530	113	1020	59
320	188	540	111	1040	58
330	182	560	107	1080	56
335	179	570	105	1100	55
340	176	580	103	1120	54
345	174	590	102	1140	53
350	171	600	100	1160	52
355	169	610	98	1180	51
360	167	620	97	1200	50
365	164	630	95	1250	48
370	162	640	94	1300	46
375	160	650	92	1350	44
380	158	660	91	1400	43
385	156	670	90	1450	41
390	154	680	88	1500	40
395	152	690	87	1550	39
400	150	700	86	1600	38
405	148	710	85	1650	36
410	146	720	83	1700	35
415	145	730	82	1750	34
420	143	740	81	1800	33
425	141	750	80	1850	32
430	140	760	79	1900	31
435	138	770	78	1950	31
440	136	780	77	2000	30
445	135	790	76	2100	29
450	133	800	75	2200	27
455	132	810	74	2300	26

Tabelle A.25.5 Umrechnung von Zykluslänge (in ms) auf Frequenz (pro min.)

$$HF = \frac{60\,000}{ZL}$$

	Alter	V_1	V_2	V_3	V_4	V_5	V_6	Anzahl
Kinder	–12 Monate	92	74	27	20	0,5	0	210
	1–2 Jahre	96	85	39	10	0,7	0	154
	3–5 Jahre	98	50	22	7	1	0	202
	6–8 Jahre	91	25	14	5	1	1	94
	9–16 Jahre	62	7	2	0	0	0	90
Männer	16–19 Jahre	32	0	0	0	0	0	50
	20–30 Jahre	41	0	0	0	0	0	285
Frauen	16–19 Jahre	66	0	0	0	0	0	66
	20–30 Jahre	55	0	0	0	0	0	330

Tabelle A.25.3 Häufigkeit (in %) negativer T-Wellen in den Brustwandableitungen in Abhängigkeit von Alter und Geschlecht; Probanden mit Rechtsschenkelblock sind ausgeschlossen

Frequenz pro min.	Herzperiode (ms)	QT-Dauer (ms)	Frequenz pro min.	Herzperiode (ms)	QT-Dauer(ms)
40	1500	478	98	612	305
42	1429	466	100	600	302
44	1364	456	102	588	299
46	1304	445	104	577	296
48	250	436	106	566	293
50	1200	427	108	556	291
52	154	419	110	546	288
54	1111	411	112	536	286
56	1071	404	114	526	283
58	1035	397	116	517	280
60	1000	390	118	509	278
62	968	384	120	500	276
64	938	378	122	492	274
66	909	372	124	484	271
68	882	366	126	476	269
70	857	361	128	469	267
72	833	356	130	462	265
74	811	351	132	455	263
76	790	347	134	448	261
78	769	342	136	441	259
80	750	338	138	435	257
82	732	334	140	429	255
84	714	330	142	423	254
86	698	326	144	417	252
88	682	322	146	411	250
90	667	319	148	405	248
92	652	315	150	400	247
94	638	312	152	395	245
96	625	308	154	390	244

Tabelle A.25.6 Umrechnung der Herzperiodendauer (Zykluslänge) auf die Herzfrequenz mit Mittelwerten für die QT-Dauer (nach der Formel von HEGGLIN und HOLZMANN):

[$QTs = 0,39 \sqrt{RRs} \pm 0,04$ oder $QTms = 390 \sqrt{RRs} \pm 40$]

279

Sensitivität:

Prozentsatz der mit dem diagnostischen Test als abnormal erkannten Personen (richtig-positiv – RP, z.B. ischämische ST-Streckensenkung), unter allen Abnormalen (z.B. signifikante Koronararterienstenose).

$$\frac{RP}{RP + FN} \qquad \text{Beispiel:} \quad \frac{70}{70 + 30} = 0{,}7$$

Falsch-Negativ (FN):

Anteil der Personen mit negativem Testergebnis (z.B. keine ischämische ST-Senkung), aber mit einem Krankheitsmerkmal (z. B. signifikante Koronararterienstenose).

$$\frac{FN}{RP + FN} \qquad \text{Beispiel:} \quad \frac{30}{70 + 30} = 0{,}3$$

Spezifität:

Prozentsatz der mit dem diagnostischen Test als normal erkannten Personen (richtig-negativ - RN, z.B. keine ischämische ST-Streckensenkung), unter allen normalen (z.B. keine signifikante Koronararterienstenose).

$$\frac{RN}{RN + FP} \qquad \text{Beispiel:} \quad \frac{90}{90 + 10} = 0{,}9$$

Falsch-Positiv (FP):

Anteil der Personen mit positivem Testergebnis (z.B. ischämische ST-Senkung), aber ohne Krankheitsmerkmal (z.B. keine signifikante Koronararterienstenose).

$$\frac{FP}{RN + FP} \qquad \text{Beispiel:} \quad \frac{10}{90 + 10} = 0{,}1$$

Voraussagewert (predictive value) bei positivem Test:

Anteile der Personen mit positivem Testergebnis (z.B. ischämische ST-Senkung im Belastungs-EKG) und Krankheitsmerkmal (z.B. signifikante Koronararterienstenose) zu allen Personen mit positivem Testergebnis.

$$\frac{RF}{RP + FP} \qquad \text{Beispiel:} \quad \frac{70}{70 + 10} = 0{,}87$$

Voraussagewert bei negativem Test:

Prozentsatz der Personen mit negativem Testergebnis und fehlendem Krankheitsmerkmal zu allen Personen mit negativem Testergebnis.

$$\frac{RN}{RN + FN} \qquad \text{Beispiel:} \quad \frac{90}{90 + 10} = 0{,}9$$

Vortestwahrscheinlichkeit:

Prozentsatz der Wahrscheinlichkeit eines Krankheitsmerkmals (z.B. signifikante Koronararterienstenose) bei einer zu testenden Person anhand bekannter Daten (z.B. Geschlecht, Alter, subjektive Beschwerden).

Nachtestwahrscheinlichkeit:

Prozentsatz der Wahrscheinlichkeit eines Krankheitsmerkmals (z.B. signifikante Koronararterienstenose) anhand gewisser Testergebnisse.

Prävalenz:

Relative Häufigkeit (Prozentsatz) einer Abnormalität (Krankheit/Krankheitsmerkmal) in einer definierten Populationsgruppe.

Inzidenz:

Relative Häufigkeit der pro Jahr neu aufgetretenen Krankheitsfälle.

Tabelle 25.9 Gebräuchliche Begriffe bei der Evaluierung eines diagnostischen Tests (z.B. Belastungs-EKG)

Alter (Jahre)	20–29	30–39	40–49	50–59	60–69
Ausbelastungs-HF	160	152	144	136	128
(220 – Alter) x 0,8	153	145	137	121	129

Hypertonie (Grenzwerte) syst./diast. in mm Hg)

Alter	< 50 Jahre	≥ 50 Jahre
Ruhe	160/ 95	
50 Watt	180/100	190/100
75 Watt	190/100	200/100
100 Watt	200/100	210/100

Tabelle A.25.7 Ausbelastungsherzfrequenz und Hypertonie-Grenzwerte bei der Fahrradergometrie im Liegen, bei Männern

Alter (Jahre)	20–29	30–39	40–49	50–59	60–69
Männer					
im Sitzen	3,0	2,7	2,4	2,1	1,8
im Liegen	2,7	2,4	2,1	1,8	1,5
Frauen					
im Sitzen	2,7	2,4	2,1	1,8	1,5
im Liegen	2,4	2,1	1,8	1,5	1,2

Tabelle A.25.8 Mindestsoll-Leistung (Watt pro kg Körpergewicht) bei Fahrradergometrie mit 2-Min.-Belastungsstufen

Literatur

ANDERSEN HR, NIELSEN D, HANSEN LG (1987): The normal right chest electrocardiogram.
J Electrocardiology 20(1): 27
COUMEL P (1990): Heart rate. In: Lentner C. (Ed.) Geigy scientific tables.
Vol. 5 Heart and circulation
Ciba Geigy, Basel
HEINECKER R, GONSKA BD (1992): EKG in Praxis und Klinik. 13. Aufl.
Thieme-Verlag Stuttgart
KALUSCHE D (1990): Electrical activity of the heart. In: Lentner C. (Ed.) Geigy scientific tables, Vol. 5 Heart and circulation.
Ciba Geigy, Basel
MACFARLANE PW, LAWRIE TDV (Eds.) (1989): Comprehensive electrocardiology. Theory and practice in health and disease.
Vol. 1 Pergamon Press, New York
MACFARLANE PW, LAWRIE TDV (Eds.) (1989): Comprehensive electrocardiology. Theory and practice in health and disease.
Vol. 3 Pergamon Press, New York
LIBMAN J, PLONSEY R, GILLETTE PC (Eds.) (1982): Pediatric cardiology
Williams and Wilkins, Baltimore
LIBMAN J, PLONSEY R (1983): Electrocardiography. In: Adams H., Emmanouillides G.C. (eds.), Moss` Heart disease in infants, children and adolescents.
Williams and Wilkins, Baltimore

Teil B

Rhythmusstörungen

1 Elektrophysiologische Grundlagen der Herzrhythmusstörungen

Herzrhythmusstörungen können durch

1. **Änderung der normalen Spontandepolarisation** (Störungen des Sinusrhythmus, Ersatzschläge, Ersatzrhythmus, einfache Dissoziation, Interferenzdissoziation, Tachykardien),
2. **pathologische Spontandepolarisation** (Parasystolie, Tachykardien, einige Formen von Extrasystolen),
3. **Wiedererregung des Herzens** (Re-entry, kreisende Erregung: Extrasystolie, paroxysmale Tachykardien, Umkehrsystolen),
4. **Störungen der Erregungsleitung** (SA-Block, AV-Block, intraventrikuläre Blöcke, Präexzitationssyndrome).

auftreten. Es ist keineswegs selten, daß bei der Entstehung einer Rhythmusstörung gleichzeitig zwei oder mehrere dieser Grundmechanismen eine Rolle spielen. Andererseits kann die gleiche Störung im spezifischen Leitungssystem unterschiedliche Formen von Arrhythmien auslösen; z. B. kann eine Parasystolie durch Spontandepolarisation einiger Myokardzellen auftreten, die sich normalerweise nicht spontan depolarisieren (Mechanismus 2). Diese Spontandepolarisation kann aber nur dann wirksam sein, wenn das parasystolische Zentrum durch die höher frequente Sinustätigkeit nicht depolarisiert wird, was voraussetzt, daß die parasystolische Tätigkeit vom Erregungsvorgang der Nachbarfasern durch einen unidirektionalen Leitungsblock geschützt wird (Mechanismus 4). Andererseits repräsentiert ein unidirektionaler Block eine Voraussetzung für die Wiedererregung des Herzens und dadurch kann vom gleichen Zentrum eine Umkehrsystole oder eine Re-entry-Tachykardie ausgelöst werden (Mechanismus 3).

1.1 Änderung der normalen Spontandepolarisation

Die spontane diastolische Depolarisation ist ein Charakteristikum der Schrittmacherzellen. Das physiologische Schrittmacherzentrum ist der Sinusknoten. Unterhalb des Sinusknotens findet man im distalen Teil des AV-Knotens, im His-Bündel, in der Nähe der Einmündung des Sinus coronarius, im Trikuspidal- und Mitralklappenring und im ventrikulären Purkinje-System ebenfalls Zellgruppen, deren Spontandepolarisation physiologisch ist und die sekundäre bzw. tertiäre Erregungsbildungszentren repräsentieren. Die Spontandepolarisation dieser Zellen führt aber bei normaler Erregungsausbreitung nicht zur Reizbildung, da der Sinusknoten mit seiner höheren Depolarisationsgeschwindigkeit den Schwellenwert früher erreicht und die von hier stammende Erregung das ganze Herz aktiviert (Abb. B.1.1). Die passive Depolarisation und Erregungsausbreitung hemmen sekundär auch die aktive (spontane) Depolarisation. Eine Zunahme der spontanen Depolarisationsgeschwindigkeit führt zur schnelleren Tätigkeit eines Zentrums, deren Abnahme zu einem langsameren Rhythmus (z. B. Sinustachykardie und Sinusbradykardie).

Sollte die spontane Depolarisation eines dieser Zentren durch einen unidirektionalen (protektiven) Block geschützt werden, kann die vom Sinusknoten stammende Erregungswelle nicht mehr in den Eigendepolarisationsvorgang eingreifen, und es entsteht eine Parasystolie.

Wenn nun die Depolarisationsgeschwindigkeit eines sekundären oder tertiären Fokus die des Sinusknotens erreicht und das Zentrum keinen protektiven Bock hat, erscheint eine einfache Dissoziation. Ist es mit einem protektiven Block verbunden, kommt es zu einer Interferenzdissoziation. Wenn die Frequenz des sekundären oder ter-

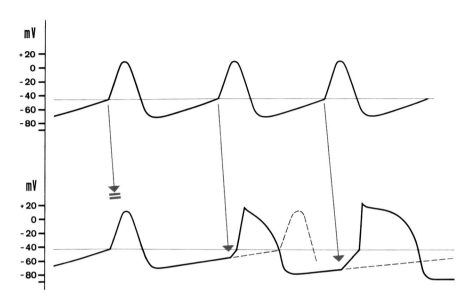

Abb. B.1.1 Schematische Erklärung der Wirkung einer hochfrequenten Aktivität (z. B. primäre Erregungsbildung) auf eine niederfrequente Aktivität (z. B. sekundäre Erregungsbildung).
Die hochfrequente Tätigkeit depolarisiert passiv das niederfrequente Zentrum, bevor es sein Schwellenpotential durch die spontane Phase-4-Depolarisation erreicht hat: das Aktionspotential startet von einem höheren Membranpotentialwert und ändert dadurch seine Form. Die Steilheit der nachfolgenden spontanen diastolischen Depolarisation nimmt auch ab; der nächste Stimulus der hochfrequenten Tätigkeit kommt wieder frühzeitig, wodurch die beschriebenen Veränderungen noch ausgeprägter werden; schließlich wird die Aktivität des langsameren Zentrums stillgelegt. Wenn die hochfrequente Tätigkeit (z. B. Sinustätigkeit, Vorhofstimulation) plötzlich eingestellt wird, kann das gehemmte Zentrum erst mit Verspätung einen Impuls bilden (Escape-Intervall, posttachykarde Pause, SKEZ) und wird seine typische Eigenfrequenz erst nach sechs bis acht Schlägen erreichen (Warming-up-Phänomen).

tiären Zentrums die Sinusfrequenz intermittierend oder ständig übersteigt, führt dies zu einer Herztätigkeit in Form eines junktionalen oder idioventrikulären Rhythmus.

1.2 Pathologische Spontandepolarisation

Pathologische Spontandepolarisation durch **abnorme Automatie** kann durch Zellen entstehen, deren Ruhemembranpotential auf Werte von –50 bis –60 mV abgenommen hat. Aufgrund des erniedrigten Ruhemembranpotentials ist der schnelle Natriumkanal weitgehend inaktiviert, die resultierenden Aktionspotentiale sind »slow responses«. Abnorme Automatie kann z. B. in Purkinje-Fasern entstehen, die – subendokardial gelegen –, einen Infarkt überlebt haben. Je nach Entladungsfrequenz des abnormal tätigen Zentrums entsteht eine Parasystolie oder eine Tachykardie, vorausgesetzt, die Region abnormer Automatie ist durch einen Eintrittsblock geschützt.

Ektope, abnorme Erregungen können auch durch **getriggerte Aktivität (»triggered activity«)** entstehen. Diese wird durch Nachdepolarisationen hervorgerufen (Abb. B.1.2). Unter einer **Nachdepolarisation** (»afterdepolarization«) versteht man eine im Anschluß an das normale Aktionspotential stattfindende Depolarisation von nur wenigen Millivolt, so daß in der Regel das Schwellenpotential nicht erreicht und somit auch keine fortgepflanzte Erregung ausgelöst wird. Tritt die Nachdepolarisation noch zum Zeitpunkt der Repolarisation (Phase 3) des Aktionspotentials auf, so spricht man von einer frühen, nach Beendigung der Repolarisation von einer späten Nachdepolarisation. Bei der Entstehung früher Nachdepolarisationen kommt den M-Zellen – sie haben im Vergleich zu epikardial und endokardial

Abb. B.1.2 Die positive Nachdepolarisation (Afterdepolarisation) – im Gegensatz zu der diastolischen Spontandepolarisation – nimmt zu, wenn der vorhergehende Zyklus kürzer (3. Aktionspotential) wird und nimmt ab, wenn er länger wird (4. Aktionspotential).

In Anwesenheit positiver Nachdepolarisationswellen kann nach einer frühzeitig einfallenden Extrasystole das Nachdepolarisationspotential den Schwellenpotentialwert erreichen und dadurch eine Tachykardie auslösen.

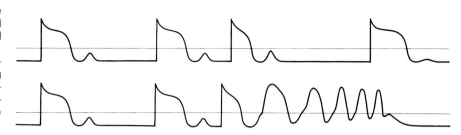

gelegenen Herzmuskelzellen ein verlängertes Aktionspotential – wahrscheinlich eine besondere Bedeutung zu. Eine Vielzahl von experimentellen Bedingungen begünstigt das Auftreten früher Nachdepolarisationen. Dazu gehören Hypoxie, ein hoher Kohlensäurepartialdruck sowie hohe Konzentrationen von Katecholaminen. Medikamente, die die Repolarisation verzögern, können ebenfalls frühe Nachdepolarisationen provozieren. Erreicht eine Nachdepolarisation Schwellenwert, so wird dadurch eine fortgeleitete Erregung und somit eine Extrasystole ausgelöst.

Späte Nachdepolarisationen (delayed afterdepolarizations) können entstehen, wenn der intrazelluläre Kalziumspiegel – aus welchen Gründen auch immer – erhöht ist. Eine der möglichen anerkannten Ursachen ist eine Digitalisüberdosierung. Katecholamine erhöhen den Kalziumeinstrom und können so ebenfalls Ursache für späte Nachpotentiate sein. Betarezeptor-Agonisten vergrößern darüber hinaus die Amplitude von Nachpotentialen, so daß sie eher zu fortgeleiteten Erregungen führen.

1.3 Wiedererregung des Herzens (Re-entry)

Wiedereintrittsphänomene (Re-entry) als Ursache für Echoschläge und Tachykardien wurden bereits kurz nach der Jahrhundertwende beschrieben. Heute darf als gesichert gelten, daß die meisten klinisch beobachteten Herzrhythmusstörungen auf Re-entry-Mechanismen zurückzuführen sind. Prinzipiell lassen sich zwei Formen voneinander abgrenzen:

a) Re-entry mit präformiertem Leitungsweg,
b) Re-entry ohne präformierten Leitungsweg.

a) Das klassische Beispiel für eine Re-entry-Tachykardie im Zusammenhang mit einem präformierten Leitungsweg stellt die Tachykardie im Zusammenhang mit einem WPW-Syndrom dar. Wie in Abb. B.1.3 dargestellt, erreicht die Vorhoferregung beim WPW-Syndrom die Kammern durch zwei Leitungsbahnen. Die Erregung durch die schnellere Bahn (im Beispiel ein Kent-Bündel) löst zuerst eine lokale Kammererregung aus, die im EKG in Form einer Delta-Welle erscheint. Etwas später erreicht die Erregung die Kammern auch durch das AV-Knoten-His-Purkinje-System und ergibt zusammen mit der akzessorischen Erregung einen Kombinationsschlag (Schlag 1 und 2 in Abb. B.1.3). Eine Extrasystole (in unserem Beispiel eine Vorhofextrasystole – Schlag 3) kann, wenn sie zu einem geeigneten Zeitpunkt auftritt, eine der beiden Leitungsbahnen in repolarisiertem (in unserem Beispiel den AV-Knoten) und die andere noch in refraktärem Zustand finden. Wenn die zweite Leitungsbahn zum Zeitpunkt der Kammererregung schon wieder erregbar ist, kann sie den Impuls in den Vorhof zurückleiten und damit eine kreisende Erregung ausbilden, die sich selbst erhält. Ein solcher Re-entry-Kreis kann auch als Makro-Re-entry bezeichnet werden. Wenn während der Tachykardie eine geeignete Extrasystole oder – bei einer elektrophysiologischen Untersuchung eine künstliche Schrittmacherstimulation – den schon repolarisierten Teil des Erregungskreises durch Auslösen eines neuen Aktionspotentials wieder refraktär macht, läuft die kreisende Erregung in diese Refraktärität hinein, wird dort blockiert und die Tachykardie so terminiert (Abb. B.1.3).

Das spontane Aufhören einer Tachykardie nach einer Extrasystole und/oder ihre Einstellbarkeit durch eine einzelne oder gepaarte programmierte Stimulation ist eine typische Eigenschaft des Re-entry-Mechanismus und Grundlage für die Möglichkeit, solche Tachykardien durch Schrittmacher zu therapieren.

Weitere Beispiele für anatomisch definierte Re-entry-Kreise sind Kammertachykardien auf dem Boden von Bundle-branch-Re-entry sowie das typische Vorhofflattern unter Einbeziehung der Erregungsleitung durch den sog. Isthmus (s. S. 339).
Neben solchen Makro-Re-entry-Kreisen können kreisende Erregungen auch in anatomisch sehr umschriebenen Bezirken entstehen, in denen funktionell unterschiedliche Muskelfasern beieinander liegen. Als Beispiel seien die longitudinale Dissoziation des AV-Knotens (fast pathway-, slow pathway-Leitung) oder auch Sinusknoten-Re-entry-Tachykardien erwähnt. Re-entry-Kreise können so auch im distalen Purkinje-Netzwerk entstehen (Abb. B.1.4, B.1.5 und B.1.6)

b) Re-entry ohne präformierten Leitungsweg (funktioneller Re-entry). Diesen Re-entry-Mechanismen liegt keine anamotisch morphologische Struktur zugrunde. Die Re-entry-Möglichkeit entsteht allein aufgrund heterogener elektrophysiologischer Eigenschaften benachbarter Muskelzellen. Die klinisch bedeutsamste Herzrhythmusstörung auf dem Boden ständig wechselnder multipler Erregungskreise ist das Vorhofflimmern.

Ein weiteres Konzept für das Entstehen von Re-entry-Tachykardien beruht auf den anisotropen Erregungsleitungseigenschaften des Herzmuskels selbst. Vereinfacht betrachtet handelt es sich dabei um die unterschiedlich schnelle Erregungsausbreitung in Faserrichtung im Vergleich zur Erregungsausbreitung senkrecht dazu. Besonders günstige elektrophysiologische Voraussetzung für das Entstehen eines »anisotropen Re-entry« finden sich in Infarkt-Randgebieten.

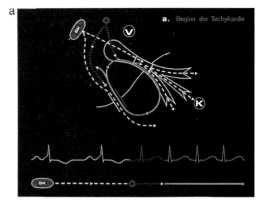
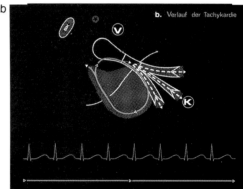
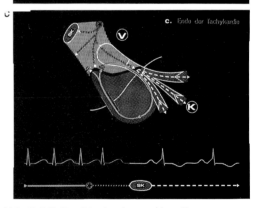

Abb. B.1.3 Der Mechanismus einer Re-entrant-Tachykardie (bei WPW-Syndrom)
a) eine Extrasystole löst die Tachykardie aus; b) die Tachykardie läuft mit ihrer typischen Eigenfrequenz, die durch die Geschwindigkeit der kreisenden Erregung und die Länge des Re-entry-Kreises bestimmt wird; c) eine Extrasystole beendet die Tachykardie.

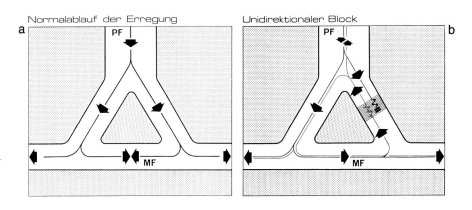

Abb. B.1.4 Re-entry-Kreis im Übergangsbereich der Purkinje-Fasern (PF) in ventrikuläre Muskelfasern (MF).
a) Normaler Ablauf der Erregung; b) bei Ausbildung eines unidirektionalen Blockes kann die Normalerregung die Blockstelle in antegrader Richtung nicht passieren. Die fortlaufende Erregungswelle kehrt zur Blockstelle zurück und bildet einen Re-entry-Kreis aus, der eine Extrasystole (Umkehrsystole) oder eine Re-entry-Tachykardie verursacht.

Abb. B.1.5 Longitudinaler Re-entry-Kreis. Ausbildung eines longitudinalen Re-entry-Kreises.
a) Normalablauf der Erregung in parallelen Fasern; b) ein unidirektionaler Block verhindert in einer Faser den Erregungsvorgang; die Faser wird von der Nachbarfaser lateral erregt; die Erregung läuft auch entgegengesetzt der normalen Ausbreitungsrichtung und kann so den unidirektionalen Block passieren. Sind die Zellen nach dem unidirektionalen Block bereits repolarisiert, kommt es zur Ausbildung eines Re-entry-Kreises.

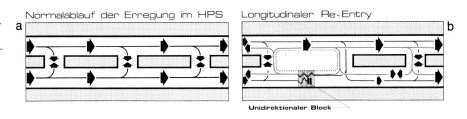

Abb. B.1.6 Summations-Re-entry-Kreis. Der Erregungsvorgang ist in einer Faser blockiert bzw. gebremst. Die fortlaufende Erregung zeigt immer kleinere Aktionspotentiale bis zum Verschwinden (»decremental conduction«); wenn in Richtung auf einen unidirektionalen Block zwei oder mehrere Impulse gleichzeitig ankommen, können sie einander verstärken; der Impuls wird danach zur Erregungsauslösung bzw. zur Erregungsausbreitung fähig, wodurch sich ein Re-entry-Kreis bildet.

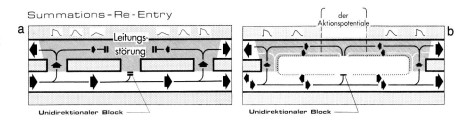

1.4 Erregungsleitungsstörungen

Man spricht von einer Erregungsleitungsstörung, wenn irgendwo in der Vorhof- oder Kammermuskulatur oder innerhalb des spezifischen Erregungsleitungssystems die Fortpflanzung der Erregung von Leitungsfaser zu Leitungsfaser oder von Leitungsfaser zu Myokardfaser in anterograder und/oder retrograder Richtung beeinträchtigt ist.

289

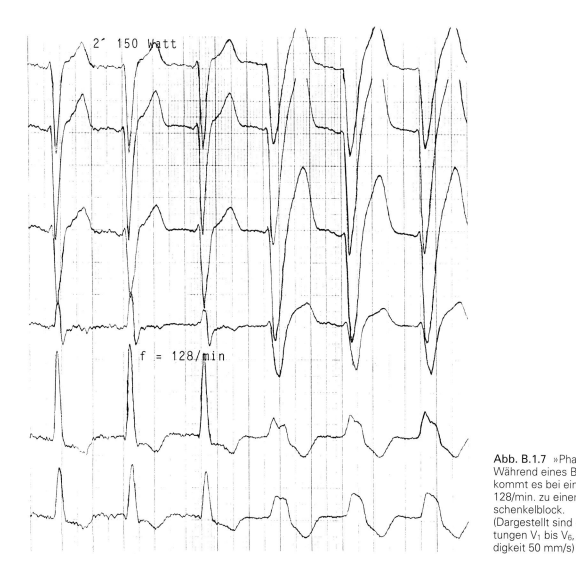

2´ 150 Watt

f = 128/min

Abb. B.1.7 »Phase-III-Block«:
Während eines Belastungs-EKGs
kommt es bei einer Herzfrequenz von
128/min. zu einem kompletten Linksschenkelblock.
(Dargestellt sind die Brustwandableitungen V₁ bis V₆, Registriergeschwindigkeit 50 mm/s)

Lokale Erregungsleitungsstörungen beeinflussen nicht direkt die Herztätigkeit, können aber das Auftreten von Rhythmusstörungen begünstigen, wie z. B. ein unidirektionaler Block eine Re-entry-Tachykardie und ein protektiver Block eine Parasystolie.

Sind die Erregungsleitungsstörungen ausgeprägter, verursachen sie Erregungsausbreitungsstörungen auf Vorhof- oder Kammerebene in Form von P-Wellen- bzw. QRS-Komplexveränderungen.
Im weiteren Sinne kann man auch die Störungen, die durch eine pathologische Zunahme der Überleitung zustande kommen (Präexzitationssyndrome), zu den Überleitungsstörungen rechnen.

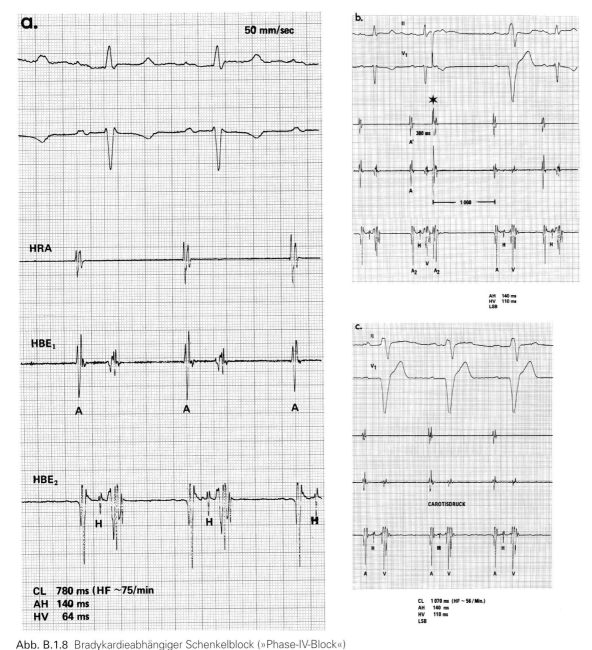

Abb. B.1.8 Bradykardieabhängiger Schenkelblock (»Phase-IV-Block«)
a) Bei einer Grundfrequenz von ca. 75/min besteht eine leichtgradige AH- und HV-Verzögerung; b) ein Vorhof-Extrastimulus mit einem Kopplungsintervall von 380 ms ist im AV-Knoten blockiert. Der 1. postextrasystolische Schlag tritt nach einer Pause von 1000 ms auf und wird jetzt mit deutlicher weiterer HV-Verzögerung und komplettem Linksschenkelblock übergeleitet; c) unter Karotisdruck Verlangsamung der Sinusknotenaktivität auf eine Frequenz von 56/min. Auch dies führt zu HV-Zeit-Zunahme und komplettem Linksschenkelblock.

Störungen der Erregungsleitung (Blockierungen) können frequenzabhängig sein. Dabei lassen sich bradykardiebedingte von tachykardieprovozierten Leitungsstörungen abgrenzen. Von ROSENBAUM (1973) wurde für die tachykardieinduzierte Leitungsstörung der Begriff »Phase-III-Block« geprägt (Abb. B.1.7), während bradykardieinduzierte Störungen als »Phase-IV-Block« beschrieben wurden (Abb. B.1.8). Am häufigsten sind frequenzabhängige Schenkelblöcke, wobei man diese Aberration zum einen tachykardieabhängig, zum anderen bradykardieinduziert beobachten kann. Gelegentlich treten beim gleichen Patienten beide Blockformen nebeneinander auf.

Eine Sonderform eines »Phase-III-Blocks« stellt das »Ashman«-Phänomen dar, welches vor allem bei Vorhofflimmern mit stark welchselnder Zykluslänge häufig gefunden wird (Abb. B.1.9).

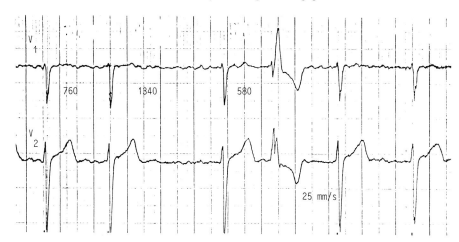

Abb. B.1.9 Ashman-Phänomen. Dargestellt sind die Brustwandableitungen V_1 und V_2. Als Grundrhythmus besteht Vorhofflimmern mit stark wechselnder Zykluslänge. Dem dritten normal konfigurierten QRS-Komples folgt nach 580 ms ein rechtsschenkelblockartig deformierter QRS-Komplex. Es handelt sich um eine aberrant übergeleitete Vorhoferregung und nicht um eine ventrikuläre Extrasystole. Voraussetzung für das Auftreten der aberranten Leitung ist das kurze Kopplungsintervall bei vorangehender besonders langer Zykluslänge.

Literatur

ALLESSIE MA, BONKE FIM, SCHOPMAN F (1976): Circus movement in rabbit right atrial muscle as a mechanism of tachycardia II.
Circ Res 39:168
ALLESSIE MA, BONKE FIM,SCHOPMAN F (1977): Circus movement in rabbit right atrial muscle as a mechanism of tachycardia III.
Circ Res 41:9
ANTZELEVITCH C, SICOURI S, LUKAS A, NESTERENKO VV, LIU DW, DIEGO JM (1995): Regional difference in the electrophysiology of ventricular cells. Physiological and clinical implications. In: Zipes D.P., Jalife J (Eds.): Cardiac electrophysiology: From cell to bedside.
W.B. Saunders Philadelphia S. 228
CASTELLANOS A, MOLEIRO F, KAYDEN B, MYERBURG RJ (1984): Evolving concepts in the electrocardiographic diagnosis of ventricular parasystole. In: Josephson M.E., H. J. J. Wellens H.J.J. (Eds.) (1984): Tachycardias: mechanisms, diagnosis, treatment.
Lea & Febiger Philadelphia S. 287
CASTELLANOS A, ZAMAN L, LUCERI RM, MYERBURG RJ (1984): Arrhythmias in patients with short PR-intervals and narrow QRS-complexes. In: Josephson M.E., Wellens H.J.J. (Eds.): Tachycardias: mechanisms, diagnosis and treatment.
Lea & Febiger Philadelphia S. 170
CRANEFIELD PF, WIT AL, HOFFMAN BF (1973): Genesis of cardiac arrhythmias.
Circ 47:190
CRANEFIELD PF (1977): Action potentials, after potentials and arrhythmias.
Circ Res 41:415

FENOGLIO JJ JR, PHAM TD, WIT AL, BASSETT AL, WAGNER BM (1972): Canine mitral complex: ultrastructure and electromechanical properties.
Circ Res 31:417

FERRIER GR (1977): Digitalis arrhythmias: Role of oscillotary after potentials.
Progr Cardiovasc Dis 19:459

HOFFMAN BF, CRANEFIELD PF (1964): The physiological basis of cardiac arrhythmias.
Am J Med 37:670

HOFFMAN BF, ROSEN MR, WIT AL (1975): Electrophysiology and pharmacology of cardiac. arrhythmias. III. The causes and treatment of cardiac arrhythmias Part A.
Am Heart J 89:115

MARRIOTT HJL, MENDEZ MM (1966): A-V dissociation revisited.
Progr Cardiovasc Dis 8:522

MAYER AG (1906): Rhythmica pulsation in scyphomedusae.
Carnegie Institution of Washington, Publication 47, Washington

Meins GR (1914): On circulating excitations in heart muscle and their possible relations to tachycardia and fibrillation.
Trans. R. Soc. Can. 8:43

NEUSS H (1983): Differentialdiagnose der Herzrhythmusstörungen. Bradykarde Herzrhythmusstörungen. In: Lüderitz B. (Hrsg.): Herzrhythmusstörungen. Handbuch der Inneren Medizin, Band IX/1.
Springer, Berlin/Heidelberg/New York S. 549

ROSEN MR, GELBAND H, MERKER C, HOFFMANN BF (1973): Mechanisms of digitalis toxicity: effects of ouabain on phase four of canine Purkinje fiber transmembrane potentials.
Circ 47:681

ROSENBAUM MB, ELIZARI MV, LAZZARI JO, HALPERN MS, NAU GJ, LEVI RJ (1973): The mechanism of intermittent bundle branch block. Relationship to prolonged recovery, hypopolarisation and spontaneous diastolic depolarisation.
Chest 63:666

SINGER, DH, COHEN HC (1995): Aberrancy: Electrophysiologic mechanisms and electrocardiographic correlates. In: Mandel WJ (Ed.): Cardiac arrhythmias.
Lippincott Philadelphia S. 461

VASALLE M (1971): Automaticity and automatic rhythms.
Am J Cardiol 28:245

WATANABE Y, DREIFUS LW, MATZGALEW T (1995): Atrioventricular block: Basic consepts. In: Mandel W.J. (Ed.): Cardiac arrhythmias.
Lippincott Philadelphia S. 417

WIT AL, ROSEN MR, HOFFMAN BF (1974): Electrophysiology and pharmacology of cardiac arrhythmias. II. Relationship of normal and abnormal electrical activity of cardiac fibers to the genesis of arrhythmias B. Reentry, Section I.
Am Heart J 88:664

WIT AL, ROSEN MR, HOFFMAN BF (1974): Electrophysiology and pharmacology of cardiac arrhythmias. II. Relationship of normal and abnormal automaticity activity of cardiac fibers to the genesis of arrhythmias. A. Automacity.
Am Heart J 88:515

WIT AL, ROSEN MR, HOFFMAN BF (1974): Electrophysiology and pharmacology of cardiac arrhythmias. II. Relationship of normal and abnormal electrical of cardiac fibers to the genesis of arrhythmias. B. Reentry, Section II.
Am Heart J 88:798

WIT AL, WIGGENS JR, CRANEFIELD PF (1978): Some effects of electrical stimulation on impulse initiation in cardiac fibers; its relevance for the determination of the mechanisms of clinical cardiac arrhythmias. In: Wellens H.J.J., Lie K.I, Janse M.J.: The conduction system of the heart.
Martinus Nijhoff Medical Division The Hague S. 163

WIT AL, ROSEN MR (1984): Cellular electrophysiology of cardiac arrhythmias. In: Josephson M.E., Wellens H.J.J. (Eds.): Tachycardias: mechanisms, diagnosis, treatment.
Lea & Febiger Philadelphia S. 1

WIT AL, DILLON SM, COROMILAS J (1995): Anisotropic reentry as a cause of ventricular tachyarrhythmias in myocardial infarction. In: Zipes D.P., Jalife J. (Eds.) Cardiac electrophysiology: From cell to bedside. 2. Aufl.
Saunders Philadelphia S. 511

2 Nomotope Erregungsbildung

Bei normalem Sinusrhythmus (Erregung der Vorhöfe durch den Sinusimpuls) ist die P-Welle – eine normale intra-atriale Erregungsleitung vorausgesetzt – entsprechend einer Reizausbreitung nach kaudal und links in allen Ableitungen positiv außer in aVR und III (biphasisch oder negativ). Die AV-Überleitung ist normal (0,12–0,20s), blockiert (AV-Block I.–III. Grades) oder verkürzt (Präexzitationssyndrom). In den intrakardialen Ableitungen erscheint zuerst, und zwar zusammen mit dem Beginn der P-Welle, das in Sinusknotennähe abgeleitete Vorhofpotential (A'). Die Kammerkomplexe sind normal oder deformiert (z. B. Schenkelblock) und folgen den P-Zacken regelmäßig oder unregelmäßig (z. B. Sinusrhythmus mit AV-Block II. Grades) oder erscheinen völlig unabhängig von den P-Zacken (z. B. Sinusrhythmus mit totalem AV-Block und Ersatzrhythmus). Die Frequenz des Sinusrhythmus beträgt beim Erwachsenen in Ruhe etwa 60–100/min, bei Kindern je nach Alter bis 130/min (s. Tab. A.24.1).

Eine normale Sinustätigkeit ist nicht ganz regelmäßig, sondern zeigt eine spontane und **respiratorische Arrhythmie** (Abb. B.2.1). Man spricht von einem normalen Sinusrhythmus, wenn die P-P-Intervalle höchstens um 15 % differieren. Wenn die Differenz zwischen dem kürzesten und dem längsten P-P-Intervall größer als 120 ms ist, spricht man von ausgeprägter Sinusarrhythmie. Die normale Sinusarrhythmie fehlt bei **Sinustachykardie** (z. B. Hyperthyreose), bei kongenitalen Vitien mit hämodynamisch bedeutendem Links-rechts-Shunt und kann nach großem Herzinfarkt oder bei Herzinsuffizienz vermindert sein (s. auch Herzfrequenz-Variabilität Kap. A.6 S. 83).

Eine weitere »physiologische« Form der Sinusarrhythmie ist die **ventrikulophasische Sinusarrhythmie,** die man beim AV-Block II. und III. Grades sieht: die P-P-Intervalle, die einem QRS-Komplex folgen, werden etwas länger (Abb. B.2.2).

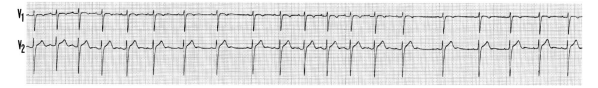

Abb. B.2.1 Ausgeprägte respiratorische Sinusarrhythmie. Kürzestes P-P-Intervall: 680 ms (Frequenz: 88/min); längstes P-P-Intervall: 1160 ms (Frequenz: 52/min).

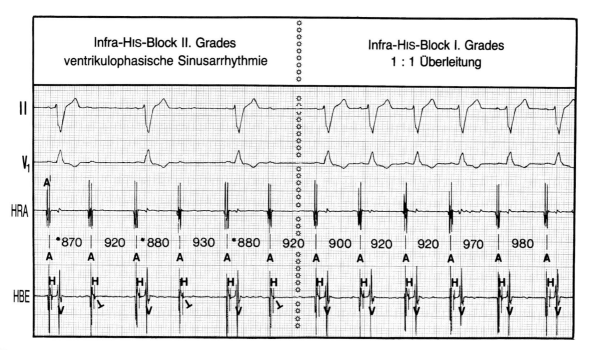

Abb. B.2.2 Ventrikulophasische Sinusarrhythmie bei AV-Block II. Grades (2:1). Die P-P-Intervalle, die einen QRS-Komplex einschließen (*), sind kürzer als die P-P-Intervalle ohne eingeschlossenen QRS-Komplex; nach Übergang in 1:1-Überleitung verschwindet die ventrikulophasische Sinusarrhythmie.

2.1 Sinustachykardie

Eine Sinustachykardie besteht, wenn der Sinusrhythmus eine Frequenz von mehr als 100/min, erreicht. Die Frequenzsteigerung geht in der Regel bis 150/min, kann aber in einigen Fällen (z. B. gut trainierte Sportler unter maximaler Belastung) auch 200/min. erreichen. Die Diastole (TP- oder UP-Abstand) wird verkürzt, so daß sich T und P eventuell überlagern oder eine mehr oder weniger abgesetzte gemeinsame Welle bilden. Entsprechend der Tachykardie wird die Achse von P und QRS steiler, so daß oft ein pseudopulmonales P und eine Steillage erscheinen. Die **ST-Strecke** zeigt einen tiefen Abgang (Absenkung des J-Punktes) und einen **ansteigenden** Verlauf mit direktem Übergang in ein hohes, eventuell auch flaches T (siehe Tachykardie-EKG). Das AV-Intervall mißt auch bei hochgradiger Tachykardie stets mindestens 0,12 s (Abb. A.12.9).

Eine Sinustachykardie wird bei Herzerkrankungen (Herzinsuffizienz, Infarkt, Endokarditis, Myokarditis usw.) und bei zahlreichen extrakardialen Störungen (Hyperthyreose, Anämie, Fieber, Kollaps, Orthostase, vegetative Dystonie im Sinne der Sympathikotonie usw.) gefunden. Sie ist physiologisch beim Kind, bei körperlicher Arbeit und Emotionen. Sie kann auch medikamentös (Atropin und andere Vagolytika, Adrenalin, Isoprenalin und andere Sympathikomimetika, Theophyllin) bedingt sein. Nikotin, Kaffee, Tee und Alkohol können den Sinusrhythmus ebenfalls beschleunigen. Der Mechanismus der hier geschilderten Sinustachykardie ist die Geschwindigkeitszunahme der diastolischen Spontandepolarisation (Phase-4-Depolarisation) im Sinusknoten (in den P-Zellen) unter neuralen, hormonalen, medikamentösen oder toxischen Wirkungen. Die Umstände, die die Beschleunigung der Spontandepolarisation hervorrufen, wirken auch auf den AV-Knoten, wo sie die Erregungsleitung beschleunigen. Damit wird die PQ-(AH-)Zeitverkürzung bei Sinustachykardie erklärt.

Wie oben dargestellt, läßt sich für eine Sinustachykardie fast immer eine auslösende Ursache feststellen. Es gibt jedoch auch sonst gesunde Individuen mit einer permanenten inadäquaten Sinustachykardie, die auch medikamentös (Betarezeptorenblocker, Digitalis) kaum zu beeinflussen ist.

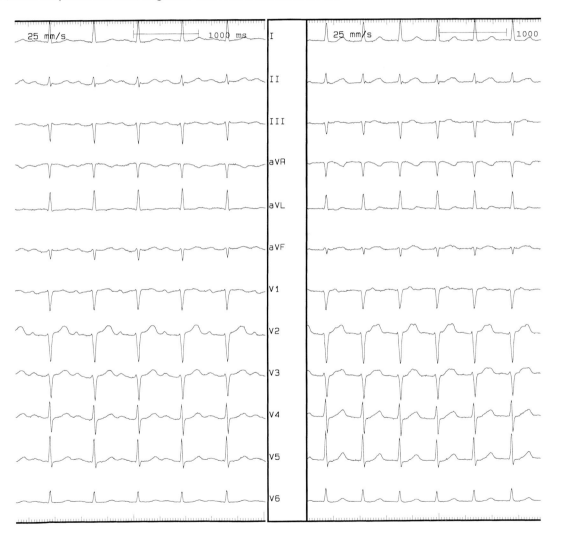

Abb. B.2.3 Sinusknoten-Re-entry-Tachykardie.
a) Die linke Hälfte der Abbildung zeigt einen Sinusrhythmus um 90/min, dabei AV-Block I°. Die rechte Hälfte zeigt eine supraventrikuläre Tachykardie, die durch programmierte Vorhofstimulation induziert wurde. Die P-Wellen sind bei nun ausgeprägtem AV-Block I° mit der T-Welle des vorherigen Schlages verschmolzen, so daß sie kaum zu erkennen sind.

Neben oben beschriebener Sinustachykardie auf dem Boden einer beschleunigten Spontandepolarisation gibt es auch eine **Sinusknoten-Re-entry-Tachykardie,** die den paroxysmalen supraventrikulären Tachykardien zuzuordnen ist und eine Sonderform der Vorhoftachykardie darstellt. Sie wird am häufigsten bei Patienten mit Sinusknotenkrankheit gefunden (Abb. B.2.3).

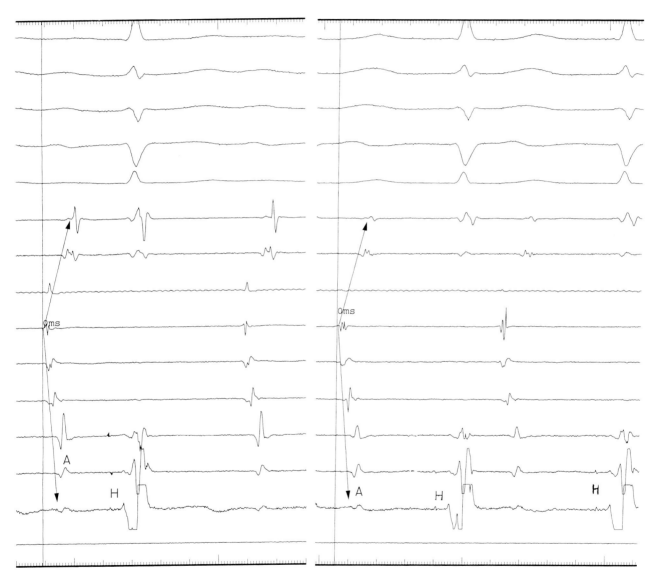

Abb. B.2.3 Sinusknoten-Re-entry-Tachykardie.
b) Das intrakardiale Map während Sinusrhythmus (li.) und induzierter supraventrikulärer Tachykardie (re.) zeigt eine identische Erregungssequenz: Sinusknoten-Re-entry.

Die P-Wellen-Konfiguration ändert sich nicht während der Tachykardie, das **PQ-(AH)-Intervall** wird aber im Gegensatz zur klassischen Sinustachykardie verlängert (Abb. B.2.3b). Einen weiteren Unterschied stellt das plötzliche (durch eine Extrasystole ausgelöste) Auftreten und Sistieren der Tachykardie dar. Die Potentialfolge (A'-A-H) ist, abgesehen von der A-H-Verzögerung bei der Re-entry- und A-H-Verkürzung bei der klassischen Sinustachykardie, wie bei Sinusrhythmus.

2.2 Sinusbradykardie

Als Sinusbradykardie wird eine Frequenz bei Sinusrhythmus von weniger als 60/min bezeichnet (Abb. B.2.4). Bei der Untersuchung mehrerer Tausend junger gesunder Medizinstudenten und Air-Force-Soldaten wurde in 15–28 % eine Sinusbradykardie < 60/min gefunden. Die langsamere Sinustätigkeit bei Sportlern wird durch die trainingsbedingte Vagotonie verursacht.

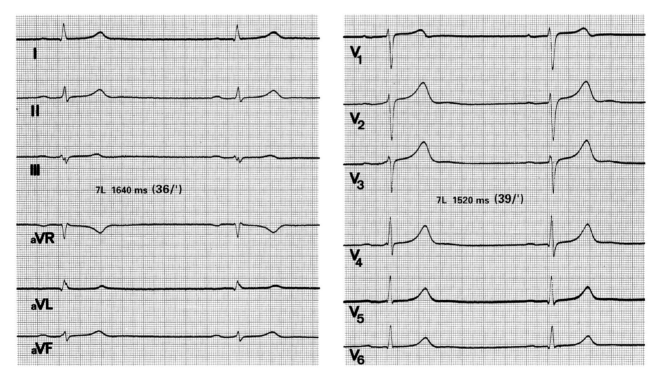

Abb. B.2.4 Sinusbradykardie

Eine ständige Sinusbradykardie unter 40/min (sogenannte pathologische Sinusbradykardie) kann, besonders bei älteren Patienten, hämodynamische Konsequenzen hervorrufen. Es ist eine Variante des Sinusknotensyndroms und gibt in diesen Fällen Anlaß zur Schrittmachertherapie. Auch eine Reihe von häufig verordneten Medikamenten können Ursache für eine Sinusbradykardie sein. Hierzu gehören in erster Linie Digitalisglykoside, Betarezeptorenblocker, Antiarrhythmika (insbesonder Sotalol und Amiodaron), Kalziumantagonisten vom Verapamil und Diltiazem-Typ sowie Clonidin (Antihypertensivum) und besonders auch Litium (Antidepressivum). Bei der Bradykardie wird die Diastole (TP oder UP) länger, das PQ-(A-H-)Intervall rückt an die obere Grenze der Norm (0,20 s). Das EKG zeigt u. U. die Merkmale der Vagotonie, nämlich flache P-Wellen, relativ lange PQ-Zeit, muldige ST-Hebungen, besonders präkordial, und hohe T-Wellen (Parasympathikotonie; Kap. A.3.4.1). Extrakardiale Krankheiten mit Bradykardie sind Hirndruck (Vagusreizung), Ikterus (Gallensäuren), Myxödem (Hypothyreose). Eine kardiale Bradykardie wird gelegentlich bei Arteriosklerotikern und Greisen, bei Aortenstenose und in der sogenannten vagotonen Phase des frischen Herzinfarktes beobachtet. Provozieren läßt sie sich durch mechanische oder medikamentöse Vagusreizung (Bulbus-, Karotisdruck, Vagotonika, Digitalis). Beim Typhus abdominalis und beim Morbus BANG wird eine **relative Bradykardie** (im Verhältnis zum Fieber) beobachtet.

Eine Sinusbradykardie, die unter Belastung und nach Atropingabe mit einer inadäquaten Frequenzerhöhung einhergeht, ist bei der Sinusknotenkrankheit (siehe Kapitel B.10.3, Seite 475) zu finden.

2.3 Sinusarrhythmie

Wie schon erwähnt, ist die respiratorische Sinusarrhythmie eine physiologische Eigenschaft der Sinustätigkeit. Im Inspirium nimmt die Sinusfrequenz zu, im Exspirium nimmt sie ab; die PQ-Distanz bleibt praktisch unverändert (Abb. B.2.1). Die P-Zacken zeigen gelegentlich periodisch geringgradige Formveränderungen. Parallel zur Frequenzbeschleunigung im Inspirium rotiert die elektrische Herzachse etwas nach rechts, im Exspirium wieder nach links (Bewegung des Zwerchfells nach unten und oben).

Die respiratorische Arrhythmie wird durch eine Frequenzsteigerung infolge des BAINBRIDGE-Reflexes aus dem rechten Vorhof bei erhöhtem venösem Rückfluß im Inspirium und durch eine Frequenzverlangsamung infolge Erregung der Karotissinusdepressoren bei Druckanstieg im Exspirium erklärt. Am ausgeprägtesten ist die respiratorische Arrhythmie bei Jugendlichen und starken Vagotonikern, wobei sie oft das zur Sinusarrhythmie angegebene Kriterium von 15 % Frequenzschwankung deutlich übertrifft.

Die schon erwähnte ventrikulophasische Sinusarrhythmie sieht man bei AV-Blöcken (Abb. B.2.2). Die Frage, ob die ventrikulophasische Sinusarrhythmie durch einen neuralen Reflexmechanismus oder durch einen mechanischen Feedback-Mechanismus (d.h. durch die Pulsation der Sinusknotenarterie nach der Kammerkontraktion) zustande kommt, ist bis heute nicht eindeutig abgeklärt. Neben den phasischen Sinusarrhythmien findet man auch nicht-phasische Unregelmäßigkeiten der Sinustätigkeit. Die nicht-phasische Sinusarrhythmie begleitet oft die Sinusknotenkrankheit (Abb. B.2.5). Sie kann durch eine Sinusextrasystole, durch eine verborgene (concealed) Umkehrsystole (Echoschlag) im Sinusknoten oder durch Änderung der Erregungsbildungsstelle innerhalb des Sinusknotens (»wandering pacemaker« im Sinusknoten) ausgelöst werden. Eine genaue Differentialdiagnose zwischen Sinusarrhythmie und sinusatrialer WENCKEBACH-Periodizität ist oft unmöglich (siehe auch Kapitel 6.9.2).

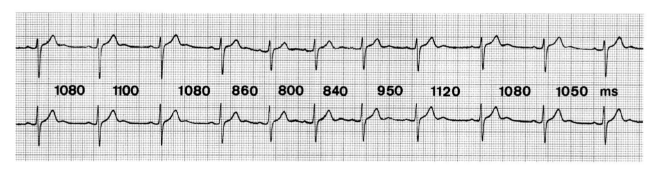

Abb. B.2.5 Bei einer nicht-phasischen Sinusarrhythmie ändert sich das P-P-Intervall unerwartet und plötzlich.

Literatur

ADGEY AAJ, GEDDES JS, MULHOLLAND HC, KEEGAN DAJ, PANTRIDGE JF (1968): Incidence, significance, and management of early bradyarrhythmia complicating acute myocardial infarction.
Lancet 2:1097

COUMEL P (1990): Heart rate. In: Lentner C. (Ed.) Geigy scientific tables.
Vol. 5 Heart and circulation
Ciba Geigy, Basel S. 9

CURRY PVL, EVANS TR, KRIKLER DM (1977): Paroxysmal reciprocating sinus tachycardia.
Europ J Cardiol 6:199

ECKBERG DL, DRABINSKY M, BRAUNWALD E (1971): Defective cardiac parasympathetic control in patients with heart disease.
N Engl J Med 285:877

GRAYBIEL A, MCFARLAND RA, GATES DC, WEBSTER FA (1944): Analysis of the electrocardiograms obtained from 1000 young healthy aviators.
Am Heart J 27:524

KALUSCHE D (1984): Akuter Herzinfarkt. In: Roskamm H. (Hrsg.): Koronarerkrankungen. Handbuch der Inneren Medizin, Band IX: Herz und Kreislauf, Teil 3.
Springer, Berlin/Heidelberg/New York/Tokio S. 634

LIPMAN BS, DUNN M, MASSIE E (1984): Clinical electrocardiography.
Year Book Medical Publishers Inc, Chicago

MANDEL WJ, HAYAKAWA H, ALLEN HN, DANZIG R, KERMAIER AI (1972): Assessment of sinus node function in patients with the sick sinus syndrome.
Circ 46:761

MYERBURG RJ, KESSLER KM, CASTELLANOS A (1996): Recognition, clinical assessment, and management of arrhythmias and conduction disturbances. In: Schlant R.C., Alexander R.W (Eds.) Hurst's The Heart, 8. Aufl.
McGraw-Hill New York S. 705

NARULA OS (1974): Sinus node re-entry: a mechanism for supraventricular tachycardia.
Circ 50:1114

SURAWICZ B, UHLEY H, BROWN R, LAKS M, CREVASSE L, ROSEN K, NELSON W, MANDEL W, LAWRENCE P, JACKSON L, FLOWERS N, CLIFTON J, GREENFIELD J, ROBLES DE MEDINA EO (1978): Task force I: Standardization of terminology and interpretation.
Am J Cardiol 41:130

WHO/ISFC-TASKFORCE, ROBELS DE MEDINA EO (ED.) (1978): Definition of terms related to cardiac rhythm.
Eur J Cardiol 8:127

WU D, AMAT-Y-LEON F, DENES P, DHINGRA RC, PIETRAS RJ, ROSEN KM (1975): Demonstration of sustained sinus and atrial re-entry as a mechanism of paroxysmal supraventricular tachycardia.
Circ 51:234

3 Passive heterotope Erregungsbildungsstörungen

Bei Verlangsamung oder Ausfall der Erregungsbildung im Sinusknoten oder bei Blockierung der AV-Überleitung der Sinuserregung kommen **passiv** die sekundären und tertiären Automatiezentren im Bereich der AV-Junktion und in der Kammer zur Wirkung und übernehmen je nach Dauer der Störung als **Ersatzsystole** oder **Ersatzrhythmus** die Schrittmacherfunktion. Solche Funktionsverhältnisse sind bekannt bei hochgradiger Vagotonie, Karotissinussyndrom, Herzinfarkt, entzündlichen, toxischen, vaskulär-degenerativen Herzerkrankungen, Digitalis-, Antiarrhythmika- und Kaliumintoxikationen, unter Vasopressorenwirkung (z. B. Noradrenalin oder Angiotensininfusionen) usw.

3.1 Supraventrikuläre Ersatzsystolen

In der bradykarden Phase einer ausgesprochenen Sinusarrhythmie, bei SA-Block, höhergradigem AV-Block, nach der kompensatorischen Pause einer Extrasystole (auch nach einer blockierten supraventrikulären Extrasystole) und nicht selten in der poststimulatorischen Pause bei Untersuchung der Sinusknotenerholungszeit kann die gegenüber der Norm verlängerte Diastole durch eine AV-junktionale Ersatzsystole abgeschlossen werden. Der Abstand der Extrasystole vom letzten Normalschlag ist also verlängert (Abb. B.3.1).

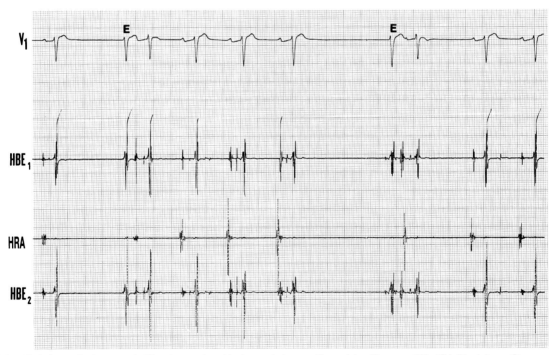

Abb. B.3.1 Bei einem Patienten mit Sinusknotenkrankheit erscheinen während der Sinusausfälle (SA-Block bzw. Sinusarrest) regelmäßig supraventrikuläre Ersatzschläge (E). Sie stammen aus dem HisBündel: im HBE beginnt der Ersatzschlag mit einem H-Potential; nach dem zweiten Ersatzschlag sieht man eindeutig, daß das tief-atriale Vorhofpotential dem hoch-atrialen Vorhofpotential vorhergeht, d.h. der P-QRS-Komplex nach dem Ersatzschlag ist kein Sinus-, sondern ein Echoschlag.

Da die ventrikuläre Erregungsausbreitung vom AV-Knoten aus auf normalem Wege erfolgt, bleibt in der Regel der ganze Kammerkomplex normal (QRS nicht verbreitert, T konkordant) oder kann nach wie vor die typischen pathologischen Reaktionsformen (z. B. Infarkt- oder Hypertrophiebild) zeigen. Bei tachykardiebedingtem Schenkelblock kann sich der QRS-Komplex des Ersatzschlages, der nach einer längeren Pause auftritt, normalisieren.

Supraventrikuläre Ersatzschläge stammen am häufigsten aus dem HisBündel-Gebiet, dem tiefen AV-Knoten-Gebiet und aus den Vorhöfen (Sinus-coronarius-Gebiet).

Bei Erregungsbildung im tiefen AV-Knoten-HisBündel- (AV-Junktion-)Gebiet werden die Vorhöfe retrograd, d. h. von unten nach oben erregt, so daß P in II, III und aVF in der Regel negativ wird. Besteht ein retrograder AV-Block, werden die Vorhöfe durch den später einfallenden Sinusreiz anterograd aktiviert.

Das formal normale, positive P erscheint dann kurz vor, im oder nach dem QRS. Gelegentlich invadieren Sinus- und AV-Erregung gleichzeitig die Vorhöfe und verursachen eine Vorhofkombinationssystole, d. h. eine Verschmelzungswelle der antero- und retrogradläufigen Vorhofdepolarisation.

3.2 Kammerersatzsystolen

Seltener springt – bei schwacher sekundärer Automatie oder bei Blockierungen unterhalb der sekundären Automatiezentren – ein **tertiäres, ventrikuläres Automatiezentrum** ein. Die Ersatzsystolen zeigen deformierte und **dissoziierte Kammerkomplexe,** die im intrakardialen Elektrogramm ohne vorhergehendes H-Potential auftreten; sie haben Rechtsschenkelblockmorphologie (tertiäres Zentrum im linken Ventrikel) oder Linksschenkelblockmorphologie (tertiäres Zentrum im rechten Ventrikel [Abb. B.3.2]). Die QRS-Verbreiterung kann aber auch einer supraventrikulären Ersatzsystole mit Schenkelblock entsprechen. In diesem Fall geht dem Kammerkomplex im HBE ein H-Potential voraus.

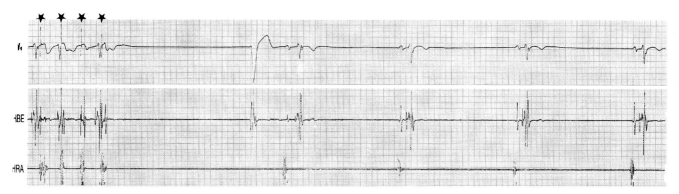

Abb. B.3.2 Während einer SKEZ (3080 ms) tritt in der poststimulatorischen Pause nach 2660 ms ein Kammerersatzschlag auf.

3.3 Supraventrikulärer Ersatzrhythmus

Bei länger dauerndem Aus- oder Abfall der Sinustätigkeit (siehe unter SA-Block, Kapitel B.9.2; einfacher AV-Dissoziation, Kapitel B.8.1) oder der AV-Überleitung (siehe unter AV-Block, Kapitel B.9.4) geht die Schrittmacherfunktion in der Regel an die AV-Junktion (Abb. B.3.3) über. Diese aktiviert in regelmäßiger Folge entsprechend ihrer Eigenfrequenz von 40–60/min die Kammern auf normalem Wege (Kammerkomplexe mit supraventrikulärer Morphologie). Die Vorhöfe werden rückläufig aktiviert (negatives P in II, III, aVF), sofern der AV-Knoten nicht retrograd blockiert ist (Abb. B.3.3). Liegt ein totaler AV-Block vor, erscheinen entsprechend dem Grundrhythmus positive P-Zacken bzw. das Bild des Vorhofflimmerns oder Vorhofflatterns.

Mehrere Autoren konnten bestätigen, daß Störungen der Erregungsleitung auf Vorhofebene Vektor- und Konfigurationsveränderungen der P-Welle bewirken. Eine genaue Lokalisation der Ersatztätigkeit aufgrund der P-Wellen-Konfiguration ist deshalb unmöglich. Weiterhin muß man die Bezeichnungen »oberer, mittlerer, unterer Knotenrhythmus« deshalb aufgeben, weil nach neueren Beobachtungen Zellen mit Schrittmachereigenschaften (mit diastolischer Spontandepolarisation) im AV-Knoten lediglich im tiefen, dem His-Bündel nahen Gebiet zu finden sind.

Oft liegt das sekundäre Zentrum im Stamm des His-Bündels. Im intrakardialen Elektrogramm ist für die supraventrikuläre Ersatztätigkeit typisch, daß der Kammererregung (V bzw. QRS) ein H-Potential vorangeht. Bei Vorhoftätigkeit findet man das A-Potential vor, beim His-Bündel bzw. AV-junktionalen Rhythmus nach dem H-Potential.

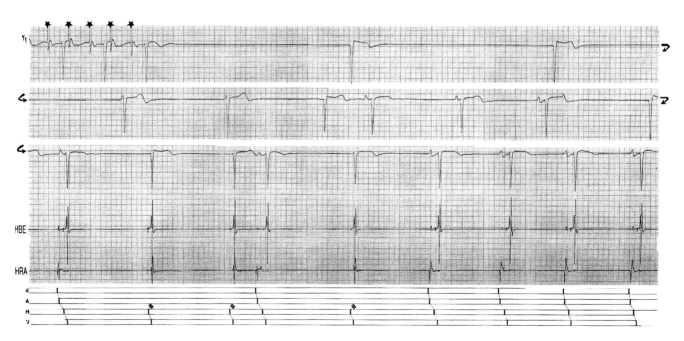

Abb. B.3.3 Sinusstillstand nach Vorhofstimulation mit zuerst sehr langsamem, später etwas schnelleren (»warming up«) junktionalem Ersatzrhythmus. Die junktionale (HisBündel-)Schäge sind in retrograder Richtung blockiert. Der Sinusrhythmus kehrt erst nach 36 s anfangs mit SA-Blockierungen zurück.

3.4 Kammerersatzrhythmus

Bei Versagen der AV-junktionalen (sekundären) Automatie oder bei totalem AV-Block unterhalb der sekundären Automatiezentren (Kapitel B.9) ersetzen nach einer **präautomatischen Pause** (Zeit, die verstreicht, bis ein Ersatzschlag bzw. -rhythmus einsetzt) tertiäre Automatiezentren in den Kammern den Ausfall der höher gelegenen Zentren, die ihren Eigenrhythmus z. B. in Fällen von AV-Blöcken fortsetzen (Abb. B.3.4).

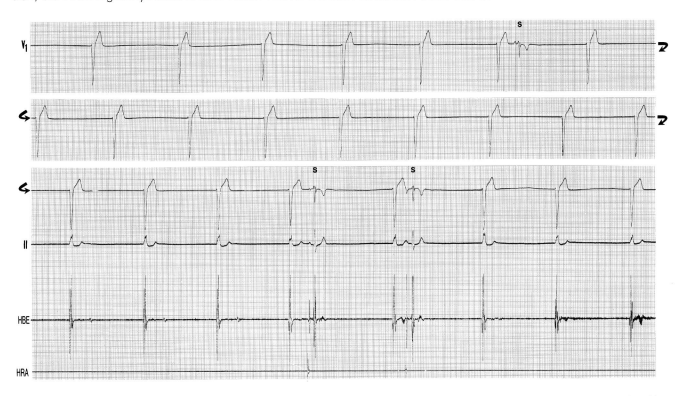

Abb. B.3.4 Kammerersatztätigkeit mit einer Frequenz von 24/min. Während des Vorhofstillstandes erscheinen lediglich unregelmäßige Sinusschläge mit Abständen bis zu 20 s (Papiergeschwindigkeit 25 mm/s).

Die typische Frequenz der **Kammerautomatie** oder des **Kammereigenrhythmus** liegt unter 40/min. Liegt die Heterotopie im rechten Tawara-Schenkel, wird der linke Ventrikel auf muskulärem Wege, d. h. verspätet und aberrierend depolarisiert; es entsteht das Bild des Linksschenkelblockes. Umgekehrt spricht das Bild des Rechtsschenkelblockes für einen Ursprung der Kammerautomatie im linken Schenkel. Sinkt die Frequenz auf Werte von 30–20/min und erscheinen besonders stark verbreiterte und deformierte QRS-Gruppen, ist der ektopische Reizursprung im peripheren PURKINJE-Fasernetz oder in der Arbeitsmuskulatur selbst zu vermuten.

Da auch bei sekundärer (junktionaler) Ersatztätigkeit zu QRS-Verbreiterung durch aberrante Leitung (Schenkelblock) kommen kann, ist der Ursprung des Ersatzrhythmus aufgrund des Oberflächenen-EKG nicht immer mit Sicherheit zu bestimmen. Zum Teil hilft die Frequenz des Ersatzrhythmus bei der Lokalisation. In den intrakardialen Ableitungen ist für die Kammerersatztätigkeit typisch, daß die H-Potentiate den V-Potentialen nicht vorangehen. Bei einem Block unterhalb der sekundären Zentren (unterhalb des His-Bündels) stehen die V-Potentiale allein, und die H-Potentiale folgen den A-Potentialen. Bei höher gelegener Bockierung mit Versagen der sekundären Zentren stehen die A-Potentiale allein und die H-Potentiale folgen den V-Potentialen.

Da die Kammerautomatie unzuverlässig und wegen ihrer langsamen Frequenz ungünstig wirkt, ist bei einem Block mit Kammerautomatie eine Schrittmachertherapie indiziert.

3.5 Wandernder Schrittmacher (multifokaler Vorhofrhythmus)

Bei Ausfall des nomotopen Schrittmachers im Sinusknoten kann sich der Ersatzschrittmacher in gewissen Fällen phasisch zwischen kaudaler Sinusknotenregion und AV-Knoten hin und her verlagern. Es dürfte sich um eine periodische Vaguswirkung handeln, die bei Verstärkung den Schrittmacher von oben nach unten, bei Abklingen von unten nach oben wandern läßt. Im EKG verkürzt sich PQ bzw. ändert sich P sukzessive mit absteigendem Erregungsursprung; gleichzeitig sinkt die Frequenz. Kehrt der Schrittmacher mit Nachlassen der Vaguswirkung zum Sinusknoten zurück, werden die P wieder normal, die PQ-Dauer wird länger und die Frequenz schneller. Dieses Wandern des Schrittmachers wiederholt sich in mehr oder weniger regelmäßiger Folge.

Auch im Sinusknoten selbst dürfte es unterschiedliche Zellpopulationen geben, die phasenweise Schrittmacherfunktion übernehmen. Dann ändert sich die P-Wellen-Morphologie nur wenig (Abb. B.3.5). Da der genaue zugrunde-

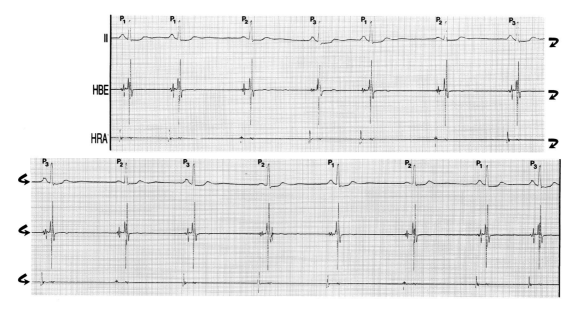

Abb. B.3.5 Wandernder Schrittmacher mit unterschiedlichen P-P-Intervallen und P-Wellen-Konfiguration. Der wandernde Schrittmacher findet sich im Sinusknoten: Die intrakardiale Wellenfolge und das A'-A-Intervall ändern sich nicht.

liegende Mechanismus für oben beschriebene EKG-Veränderungen nicht bekannt ist, empfiehlt die WHO/ISFC-Taskforce, den Begriff »wandernder Schrittmacher« nicht zu verwenden und ihn durch »multifokaler supraventrikulärer Rhythmus« zu ersetzen.

Literatur

FARRE J, WELLENS HJJ (1981): The value of the electrocardiogram in diagnosing site of origin and mechanism of supraventricular tachycardia. In: Wellens H.J.J., Kulbertus H.E. (Eds.): What's new in electrocardiography?
Martinus Nijhoff Publ., The Hague/Boston/London S. 131
FRANKL WS, SOLOSS LA (1968): Left atrial rhythm: Analysis by intra-atrial electrocardiogram and the vectorcard jog ram.
Am J Cardiol 22:645
MACLEAN WAH, KARP RB, KOUCHOUKOS HT, JAMES TN, WALDO AL (1975): P waves during ectopic atrial rhythms in man, a study utilizing atrial pacing with fixed electrodes.
Circ 52:426
MASSUMI RA, TAWAKKOL AA (1967): Direct study of left atrial P waves.
Am J Cardiol 20:331
NIZET EM, BORGIA JF, HORVATH SM (1976): Wandering atrial pacemaker.
J Electrocardiol 9:51
RARDON DP, MILES WM, MITRANI RD, KLEIN LS, ZIPES DP (1995): Atrioventricular block and dissociation. In: Zipes D.P., Yalife J. (Eds.)
WB Saunders Philadelphia S. 935
SANDOE E, SIGURD B (1984): Arrhythmia: Diagnosis and management.
Fachmed. St. Gallen
SCHERLAG BJ, LAZZARA R, HELFANT RH (1973): Differentiation of »A-V junctional rhythms«.
Circ 48:304
WATANABE Y, DREIFUS LS (1968): Sites of impulse formation within the atrioventricular junction of the rabbit.
Circ Res 22:717
WHO/ISFC-Task Force, Robels de Medina E.O. (Ed.) (1978): Definition of terms related to cardiac rhythm.
Eur J Cardiol 8:127
WHO/ISF-Task Force (1979): Classification of cardiac arrhythmias and conduction disturbances.
Am Heart J 98:263

4 Extrasystolen

4.1 Begriffsbestimmung, klinisches Vorkommen

Die Extrasystolen repräsentieren eine der häufigsten Rhythmusstörungen, sie treten auch bei Gesunden auf. Die Nomenklatur dieser Rhythmusstörungen ist bis heute nicht einheitlich. Gegenüber der von ENGELMANN (1895) eingeführten Bezeichnung **Extrasystole** argumentieren einige Autoren, daß eine Systole nur dann die Bezeichnung »extra« verdient, wenn sie interponiert erscheint. Der Ausdruck »ektopischer Schlag« sollte auf den abnormen Ursprung dieser Rhythmusstörungen hinweisen, kann dies aber nicht, da auch Ersatzschläge ektopisch sind; andererseits können Extrasystolen auch aus dem Sinusknoten stammen, womit sie keineswegs ektop sind. Die Bezeichnung **vorzeitiger Schlag** (»premature beat«) oder **vorzeitige Systole** (»premature systole«) geben eine wichtige Eigenschaft der Extrasystole an, sind jedoch nicht allgemein gültig, da man nicht zwischen vorzeitigen und zeitgerechten Schlägen unterscheiden kann, wenn der Grundrhythmus des Herzens nicht regelmäßig ist, wie z. B. bei Vorhofflimmern. Zusammenfassend kann man feststellen, daß diese Schläge mit den neuen Bezeichnungen nicht präziser beschrieben werden als mit dem Wort »Extrasystole«. Wir halten an diesem Terminus technicus fest mit der Definition von SCHERF und SCHOTT: Die Extrasystole ist »**eine Kontraktion des gesamten Herzens oder eines Herzteiles, ausgehend von einem Impuls, der abnorm ist, entweder in seinem Ursprung (ektop) oder im Zeitpunkt seines Auftretens (vorzeitig) oder in beiden. Die Extrasystole interferiert mit dem dominanten Rhythmus und hat bei wiederholtem Auftreten einen konstanten Folgeabstand zum vorhergehenden Schlag«.**

Der Ursprungsort der Extrasystolen kann kranial vom His-Bündel, im His-Bündel selbst oder distal davon liegen. Anatomisch gesehen ist das His-Bündel ein Teil des His-Purkinje-Systems und gehört zum spezifischen Kammerleitungssystem. Da sich aber die elektrophysiologischen Eigenschaften der Leitungsfasern (wie Aktionspotential, Verteilung der Na^+- und Ca^{++}-Kanäle) vom AV-Knoten bis zur Aufteilung in den Tawara-Schenkeln stufenlos ändern, ist eine elektrophysiologische Grenze zwischen ventrikulären und supraventrikulären Eigenschaften nicht genau zu ziehen. Vom klinischen Standpunkt her sollte man das His-Bündel als supraventrikulär bezeichnen, da die Ersatztätigkeit dieses Gebietes eine für die sekundäre Automatie typische Frequenz hat, die Erregung aus diesem Gebiet die Kammern gleichmäßig (wie die Sinus- und Vorhoferregungen) depolarisiert (normaler QRS-Komplex) und ein Block dieses Gebietes die ganze Kammererregung betrifft.

In elektrophysiologischen Experimenten mit Tierherzen und menschlichen Papillarmuskeln konnte festgestellt werden, daß eine Extrasystole mit fixem Kopplungsintervall durch einen Re-entry-Mechanismus oder durch eine getriggerte Aktivität ausgelöst werden kann. Es ist bis heute nicht geklärt, in welcher Weise sich die einzelnen Formen von Extrasystolen (Re-entry, aktive Erregungsbildung, positive Nachpolarisation) bei Herzkranken verteilen.

Supraventrikuläre Extrasystolen führen zu einer in der Regel das ganze Herz erfassenden vorzeitigen Kontraktion. Sie zeigen deshalb im EKG Vorhof- und Kammerkomplexe in gegenseitiger Relation.

Eine Ausnahme bilden blockierte supraventrikuläre Extrasystolen, denen kein Ventrikelkomplex nachfolgt, weil – bei sehr frühzeitigem Einfall – der AV-Knoten oder die Kammern noch refraktär sind. Das zweite wesentliche Merkmal der supraventrikulären Extrasystolen ist – falls kein Schenkelblock besteht – ein **normaler Kammerkomplex,** da die Extraerregung oberhalb des His-Bündels entsteht und sich deshalb auf normalen Leitungsbahnen ins Kammermyokard ausbreitet. Ihr Kammerkomplex kann eventuell deformiert sein, wenn die Extrasystole so früh einfällt, daß ein Teil des Leitungssystems (in der Regel der rechte Schenkel) noch relativ oder absolut refraktär ist und die Erregung sich in dieser Herzpartie abwegig oder **aberrierend** bzw. **langsamer** ausbreitet (Abb. B.4.1). In diesen Fällen stößt man auf eine verlängerte QRS-Dauer und eine Seitenverspätung.

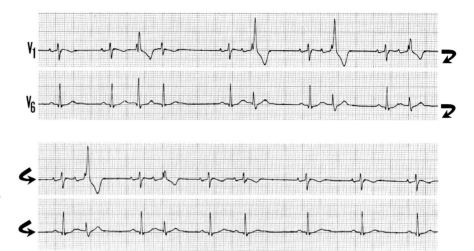

Abb. B.4.1 Polytope supraventrikuläre Extrasystolen. Die erste Extrasystole stammt wahrscheinlich vom HIS-Bündel; es geht kein P voran, die Sinustätigkeit wird nicht gestört (die svES ist interponiert), da sie im AV-Knoten retrograd blockiert wird. Die RSB-artige Konfiguration wird durch eine aberrante Leitung verursacht. Die weiteren Extrasystolen gehen mit einer P-Welle voran (Vorhofextrasystolen) und sind ihrer Vorzeitigkeit entsprechend mehr oder weniger aberrierend fortgeleitet. Die letzte Extrasystole erscheint mit einem längeren Kopplungsintervall und wird ohne Aberration in die Kammer fortgeleitet.

Ventrikuläre Extrasystolen führen – abgesehen von den Fällen mit Rückleitung in die Vorhöfe – zu einer vorzeitigen Kontraktion der Kammern allein. Der **Kammerkomplex ist deutlich deformiert und dissoziiert**, d.h. die Kammerendteile sind diskordant.

Im Einzelfalle folgen die Extrasystolen dem vorhergehenden Herzschlag meist in einer ziemlich konstanten zeitlichen Relation. Es besteht eine **fixe Kopplung,** wobei das Kopplungsintervall um 40 ms variieren darf. Ist das Intervall schwankend, so besteht eine **gleitende Kopplung,** die seltener vorkommt. Bei nicht fix gekoppelten Extrasystolen muß differentialdiagnostisch stets eine polytope Extrasystolie oder eine Parasystolie (Kapitel B.8.4) erwogen werden. Die Extrasystolen können gehäuft, einzeln oder in Gruppen, Ketten oder Salven (»extrasystolie en salves«, GALLAVARDIN-Tachykardie) auftreten. Als »Gallavardin-Tachykardie« sollte eine Rhythmusstörung jedoch nur dann bezeichnet werden, wenn die salvenartigen Kammertachykardien eine relativ niedrige Frequenz (130–140/min.) aufweisen und eine strukturelle Herzerkrankung ausgeschlossen ist.

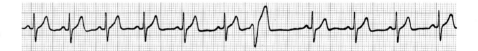

Abb. B.4.2 Ventrikuläre Extrasystole mit kompensatorischer postextrasystolischer Pause.

Folgt jedem Normalschlag eine Extrasystole, liegt eine **Bigeminie** vor (Abb. B.4.3 und B.4.4a). Bei einer **Trigeminie** (Abb. B.4.4 b) folgen einem Normalschlag je zwei, bei einer **Quadrigeminie** je drei Extrasystolen usw. bis zu einer **1:n-Polygeminie.** Dagegen spricht man von einer **2:1-, 3:1-Extrasystole** usw., wenn eine Extrasystole nach jedem zweiten, dritten Normalschlag usw. einfällt (Abb. B.4.5). Leider ist die Nomenklatur nach wie vor uneinheitlich, und es wird vor allem in der anglo-amerikanischen Literatur eine 2:1-Extrasystolie als Trigeminus, eine 3:1-Extrasystolie als Quadrigeminus bezeichnet.

Allorhythmie ist die Bezeichnung für extrasystolische und andere Arrhythmien, welche nach o.g. festen Regeln auftreten.

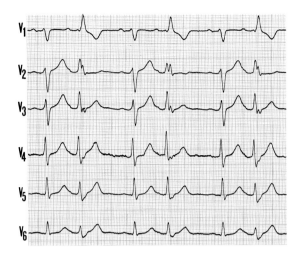

Abb. B.4.3 Vorhofbigeminie mit aberranter Leitung.

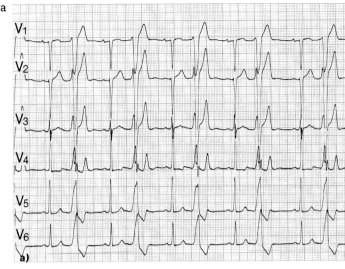

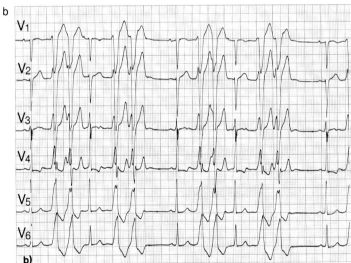

Abb. B.4.4 Monomorphe (linksschenkelblockähnliche) ventrikuläre Extrasystolie als Bigeminus (a) und Trigeminus (b).

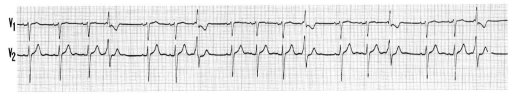

Abb. B.4.5
2:1- beziehungsweise
3:1-Kammerextrasystolie.

310

Entspringen mehrere Extrasystolen dem gleichen Erregungsbildungszentrum und zeigen sie identische Konfiguration sowie fixe Kopplung, sind sie **monotop** und **monomorph** (Abb. B.4.6a). Das Umgekehrte gilt für **polymorphe Extrasystolen** ohne fixe Kopplung, die meistens auch polytop sind (Abb. B.4.7).

Supraventrikuläre Extrasystolen können auch durch aberrierende Erregungsausbreitung deformiert werden. Polymorphe, fix gekoppelte Extrasystolen sind meistens unifokalen Ursprungs (Abb. B.4.6b).

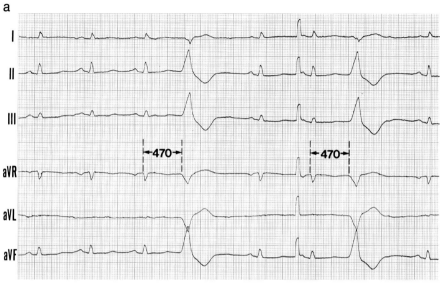

Abb. B.4.6 a) Monotope monomorphe Kammerextrasystolen mit gleichen Kopplungsintervallen und kompensatorischer postextrasystolischer Pause;

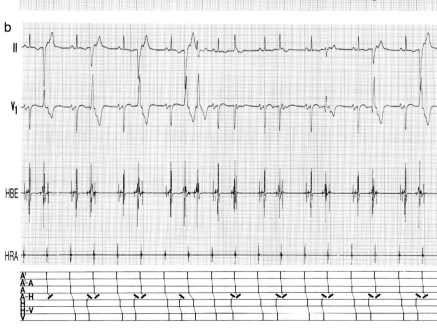

b) polymorphe Extrasystolen (supraventrikuläre und unterschiedliche RSB-Konfiguration) mit 2er-Kettenbildung, die aber monotop sind, stammen aus dem His-Bündel und werden mit unterschiedlicher Aberration fortgeleitet. Die »2er-Kette« stammt nicht von zwei ektopen Schlägen, sondern nach einer Extrasystole wird auch der normale Sinusschlag mit aberranter Leitung fortgeleitet.

311

Wird die extrasystolische Erregung in den Sinusknoten zurückgeleitet, wird sie während des Verlaufes der diastolischen Spontandepolarisation eine Erregung seiner P-Zellen auslösen. Nach diesem Aktionspotential fängt eine neue Spontandepolarisation an. Die Erregungsbildungstätigkeit des Sinusknotens wird damit verschoben, und der nächste Sinusschlag nach der Extrasystole erscheint verspätet, jedoch wird das P-P-Intervall zwischen dem der Extrasystole vorangehenden und dem ihr folgenden Sinusschlag kürzer als zwei P-P-Intervalle des Sinusrhythmus. Die postextrasystolische Pause wird als **nicht-kompensatorische postextrasystolische Pause** bezeichnet.

Wenn eine Extrasystole durch einen retrograden Block den Schrittmacher (in der Regel den Sinusknoten) nicht erreicht, dann wird dessen normaler Rhythmus nicht gestört. Tritt sie zudem zeitlich so auf, daß die nächste Schrittmacheraktion die Leitungswege nicht mehr absolut refraktär (durch die Extrasystole) antrifft und somit nach einer normalen – oder bei »concealed conduction« verzögerten – Überleitung eine Erregung des Myokards zustande kommt, so ist sie **interponiert,** das heißt in den normalen Rhythmus eingeschoben (Abb. B.4.8).

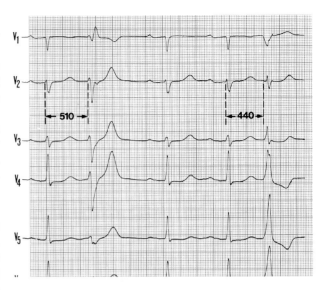

Abb. B.4.7 Polymorphe, polytope Extrasystolen mit unterschiedlicher Konfiguration und Kopplungsintervallen.

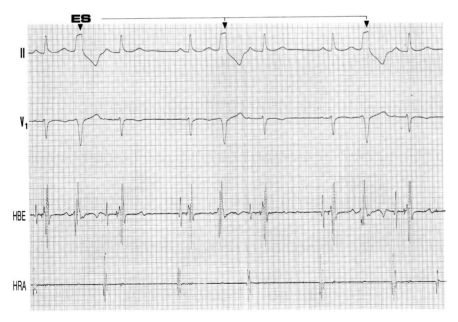

Abb. B.4.8 Regelmäßige, interponierte 2:1-Kammerextrasystolie. Nach den Extrasystolen »concealed conduction«: PQ- bzw. AH-Intervall-Verlängerung.

Interponation von Extrasystolen ist vor allem bei kurzem Kopplungsintervall möglich, wenn die Refraktärperiode vor der nächsten Sinusaktion beendet ist.

Wird die erste Vorhoferregung (P-Welle) nach der Extrasystole im AV-Überleitungssystem blockiert, wird der Abstand zwischen den Normalschlägen vor und nach der Extrasystole zwei normalen R-R-Intervallen entsprechen. Das verlängerte postextrasystolische Intervall wird als **kompensatorische postextrasystolische Pause** (Abb. B.4.2) bezeichnet. Eine zusätzliche Kammererregung wird verhindert (kompensierte Extrasystole).
Tritt eine Extrasystole unmittelbar vor einer auf normalem Wege zustande kommenden Kammererregung auf, werden die Ventrike teilweise vom extrasystolischen, teilweise vom nomotopen Reiz depolarisiert. Diese **Kammerkombinationssystolen** zeigen vermischt die Merkmale sowohl der normalen Sinus- als auch der extrasystolischen Erregung. Der postextrasystolische Normalschlag kann in Abhängigkeit von seinem Abstand zur Extrasystole Veränderungen seiner zeitlichen Abmessungen und seiner Morphologie zeigen.
Nach einer kompensatorischen Pause, welche eine bessere Erholung des Myokards ermöglicht, können sich AV-Intervall und QRS-Dauer (z. B. bei funktionellem, frequenzbedingtem Schenkelblock) verkürzen. Umgekehrt ist eine Verlängerung der genannten Größen bei interponierten Extrasystolen möglich, denen ein abnorm kurzes Zeitintervall bis zum nächsten Normalschlag folgt (concealed conduction).

Klinisches Vorkommen von Extrasystolen

Heute liegen ausführliche Daten über die Häufigkeit von Extrasystolen bei Normalpersonen und Patienten mit verschiedensten Herzkrankheiten aus Untersuchungen mit dem Langzeit-EKG vor. Ausführliche Darstellungen zu diesem Thema finden sich unter anderem bei BETHGE und GONSKA 1996, CAMPBELL 1985, HÖPP 1984. Es ist festzustellen, daß praktisch jede Form der Extrasystoie auch bei Herzgesunden vorkommen kann. Ventrikuläre Extrasystolen werden bei 50–100 % von untersuchten Normalpersonen nachgewiesen, wobei bei 10–20 % häufige ventrikuläre Extrasystolen (mehr als zehn pro Stunde) gefunden werden. Selbst Kammertachykardien – definiert als drei ventrikuläre Extrasystolen oder mehr in Reihe – finden sich bei herzgesunden Personen (je nach Altersgruppe bis etwa 5 %). Bei einem Teil der Betroffenen findet sich eine klare Abhängigkeit vom vegetativen Tonus (Tag/Nacht-Variabilität; Abb. B.4.9). Da solche Befunde differentialtherapeutische Bedeutung haben, ist es in jedem Fall erforderlich, vor Einleitung einer antiarrhythmischen Therapie eine Langzeit-EKG-Untersuchung durchzuführen. Es besteht eine Altersabhängigkeit insofern, als daß die Häufigkeit supraventrikulärer und ventrikulärer Rhythmusstörungen in den untersuchten Kollektiven mit dem Alter ansteigt. Wird eine Herzerkrankung ausgeschlossen – und hierzu reichen in der Regel nicht-invasive Methoden aus –, so ist die Prognose auch der ventrikulären Extrasystolie gut. Eine Therapieindikation besteht nur bei starker symptomatischer Beeinträchtigung des Patienten.
Bei praktisch allen Herzerkrankungen werden Herzrhythmusstörungen, insbesondere ventrikuläre Extrasystolen, gefunden. Bei Zustand nach Herzinfarkt mit beeinträchtigter links-ventrikulärer Funktion und hypertrophen sowie dilatativen Kardiomyopathien weist das Vorhandensein gehäufter ventrikuläre Extrasystolen, insbesondere wenn sie in Form von Ketten oder kurzen Kammertachykardien auftreten, auf eine beeinträchtigte Prognose hin. Eine Prognoseverbesserung durch antiarrhythmische Therapie ist jedoch nach wie vor nicht eindeutig belegt.

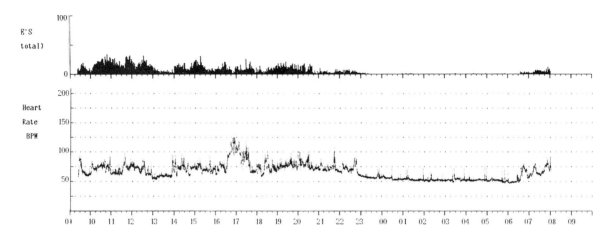

Abb. B.4.9 Tag-Nacht-Variabilität einer ventrikulären Extrasystolie. Graphische Darstellung einer automatischen Analyse durch ein Langzeit-EKG-System.
Die untere Kurve zeigt die Herzfrequenz während der Aufzeichnungsperiode von 24 Stunden, beginnend um ca. 9.15 Uhr morgens. Die Herzfrequenz bewegt sich tagsüber zwischen 60 und 125/min., meistens um 75/min.. Nachts Abfall der Herzfrequenz auf im Mittel 50/min. Der obere Teil der Graphik zeigt die Häufigkeit ventrikulärer Extrasystolen. Es ist gut erkennbar, daß es mit Beginn der Nachtruhe gegen 23 Uhr zu einem vollständigen Verschwinden der Extrasystolen kommt und sie erst zum Zeitpunkt des Aufstehens gegen 6.30 Uhr wieder auftreten.

Unter den extrakardialen Krankheiten, die nicht selten von Extrasystolen begleitet sind, seien erwähnt: Hyperthyreose, Lebererkrankungen, chronische Dialyse wegen Niereninsuffizienz, Hiatusgleithernie, Cholezystitis u.a.
Auch sollte immer daran gedacht werden, daß eventuell Medikamente ursächlich beteiligt sind. Dies gilt insbesondere für Herzglykoside, Diuretika und Laxantien (chronischer Kaliumverlust), Theophyllin, Sympathomimetika, Antiarrhythmika, Betablocker. Nikotin, Kaffee oder exzessiver Alkoholgenuß können ebenfalls supraventrikuläre und ventrikuläre Extrasystolen provozieren.

Unsicherheit besteht nach wie vor darüber, ob aufgrund des Erscheinungsbildes einer bestimmten ventrikulären Extrasystole auf eine organische kardiale Grunderkrankung geschlossen werden kann. So sollen linksventrikuläre Extrasystolen (d. h. solche mit rechtsschenkelblockähnlicher Morphologie im Oberflächen-EKG) eher auf eine organische Herzerkrankung hinweisen, als rechtsventrikuläre Extrasystolen (d. h. solche mit linksschenkelblockähnlicher Morphologie). Intrakardiale Mappinguntersuchungen der letzten Jahre haben jedoch gezeigt, daß Linksschenkelblockmorphologie nicht gleichbedeutend mit rechtsventrikulärem Ursprung sein muß (siehe auch Abschnitt B.7.6, Seite 399). Auch die Kriterien Polymorphie, Auftreten oder Verschwinden bei Belastung lassen keinen Schluß darüber zu, ob eine kardiale Grunderkrankung vorhanden ist oder nicht. In den meisten Fällen ist es sicherlich so, daß Extrasystolen, insbesondere wenn sie nur gelegentlich auftreten, lediglich einen »kleinen Unfug des Herzens« (Wenckebach) darstellen.

4.2 Sinusextrasystolen

Die extrasystolische P-Welle zeigt keine formale Abweichung von der normalen Vorhofwelle, da die vorzeitige Erregungsbildung ebenfalls im Sinusknoten selbst entsteht (Abb. B.4.9). Sinusextrasystolen sind selten und kaum sicher von einer Sinusarrhythmie oder von Vorhofextrasystolen abzugrenzen, denn auch bei sehr frühzeitig einfallender Sinusextrasystole ist eine P-Deformierung durch eine aberrante atriale Leitung möglich.

Die PQ-Zeit einer Sinusextrasystole nimmt zu, wenn bei sehr vorzeitigem Einfall, d. h. bei noch partiell refraktärer AV-Leitung, die Kammern etwas verzögert aktiviert werden (sogenannte antegrade concealed conduction). Unter diesen Bedingungen wird das postextrasystolische Intervall (R-R-Abstand) gegenüber dem Normalschlag geringgradig verkürzt, da die AV-Leitung sich bis zur nächsten Sinuserregung wieder erholen kann. Auch das postextrasystolische Vorhofintervall (P-P-Abstand) kann sich verkürzen, wenn die sinuatriale Leitung zum Zeitpunkt der Sinusextrasystole noch verlangsamt erfolgt. Kann die Erregung einer Sinusextrasystole aber gar nicht auf die Vorhofmuskulatur übertreten (sinuatrial blockierte Sinusextrasystole), verzögert sich die nächste normale Erregungsbildung im Sinusknoten, und das postextrasystolische R-R-Intervall wird verlängert. Derartige Sinusextrasystolen können von einer Sinusarrhythmie nicht abgegrenzt werden.

Das intrakardiale Elektrogramm zeigt bei einer Sinusextrasystole im Vergleich zum normalen Sinusschlag identische intraatriale Potentialverhältnisse (A'-A -A$_{II}$; Abb. B.4.10). Aus den bereits erwähnten Gründen (Vorzeitigkeit) kann aber das A-H-Intervall etwas verlängert sein.

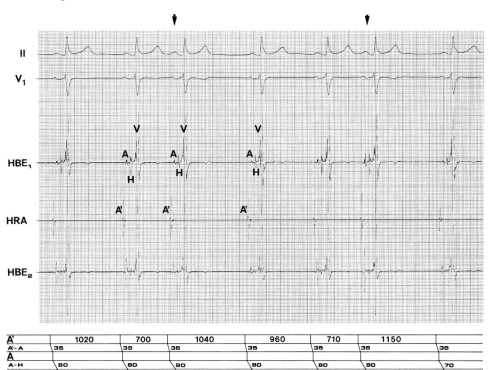

Abb. B.4.10 Sinusextrasystolen. Die P-Wellen-Konfiguration und die intrakardiale Wellenfolge ist gleich wie bei den regelmäßigen Sinusschlägen. Eine mäßige AH-Intervall-Verzögerung bei den Extrasystolen ist durch die nicht vollständige Erholung der AV-Knoten-Leitung bei den vorzeitig einfallenden Schlägen (»antegrade concealed conduction«) bedingt.

A'	1020		700		1040		960		710		1150	
A'-A	35		35		35		35		35		35		35
A												
A-H	80		80		90		80		80		90		70
H												
H-V	50		50		50		50		60		50		50
V			710		1030				720		1140		

4.3 Vorhofextrasystolen

Typisch ist eine vorzeitig einfallende P-Zacke, welche sich in Abhängigkeit vom ektopischen atrialen Erregungsursprung auch morphologisch vom normalen P des Sinusrhythmus unterscheidet und von einem normalen Kammerkomplex gefolgt ist. Die **P-Deformierung** ist gering, wenn der Ursprung der Vorhofextrasystole sinusknotennahe liegt, jedoch deutlich (geknotete, mehrhöckerige, achsenwechselnde P), wenn der Fokus linksseitig, in den kaudalen Vorhofpartien lokalisiert oder wenn zusätzlich eine atriale Erregungsausbreitungsstörung vorhanden ist.

In der Regel werden Vorhofextrasystolen auf retrogradem Weg in den Sinusknoten fortgeleitet und depolarisieren passiv die Schrittmacherzellen. Der Sinusknoten nimmt dann nach Ablauf des durch die Extraerregung ausgelösten Aktionspotentials seine Spontanaktivität auf und produziert eine normale P-Welle nach einer nicht-kompensatorischen postextrasystolischen Pause.
Durch spät in der Diastole auftretende Vorhofextrasystolen und bei retrograder SA-Leitungsstörung wird die Spontantätigkeit des Sinusknotens nicht gestört, und es erscheint eine kompensatorische postextrasystolische Pause nach der Extrasystole, da der nächste reguläre Sinusreiz auf noch refraktäre Leitungsbahnen und Vorhöfe trifft.

Bei Einfall der Vorhofextrasystole außerhalb der Refraktärzeit des AV-Knotens bleiben AV-Intervall, QRS-Dauer und QRS-Konfiguration normal. Trifft die Erregung der Vorhofextrasystole den AV-Knoten in der relativen Refraktärphase, ist ihr AV-(A-H-)Intervall verlängert. Dieses Verhalten wird vor allem bei relativ frühzeitigem Einfall und bei stark ektopem (d.h. sinusknotenfernem) Erregungsursprung der Vorhofextrasystole beobachtet und ist häufig. Je vorzeitiger die Vorhofextrasystoten einfallen, desto häufiger wird auch eine **aberrierende ventrikuläre Erregungsausbreitung bzw. -leitung** gefunden, die von geringer QRS-Deformierung bzw. -Verbreiterung und T-Abflachung bis zum vollständigen Schenkelblock (häufiger rechts als links) gehen können (Abb. B.4.3). Fällt der ektope Vorhofschlag sehr vorzeitig, d.h. noch während der absoluten effektiven Refraktärphase des AV-Knotens, ein, wird die Vorhofextrasystole total AV-blockiert (Abb. B.4.11). Der vorzeitig einfallenden P-Zacke folgt in diesen Fällen kein Kammerkomplex nach.

Wegen der Vorzeitigkeit dieser Extrasystolen kommt es häufig vor, daß sich P- und T-Wellen überlagern und die P-Welle auf dem konventionellen EKG schwer erkennbar ist. Eine genaue Analyse des ST-T-Abschnittes, der dann doch fast immer etwas deformiert erscheint, ist erforderlich (Abb. B.4.11). Ein Vorhofbigeminus mit anterograder Blockierung und nicht-kompensierter postextrasystolischer Pause können dadurch eine Sinusbradykardie imitieren (Pseudobradykardie) (Abb. B.4.12). Bei der Differentialdiagnose hilft uns die ösophageale Ableitung und/oder das intrakardiale Elektrogramm.

Bei Vorhofextrasystolen in Gruppen (Ketten, Salven, kurzfristige Tachykardie) ist die Kopplungsdauer oft sehr kurz, so daß die P- (und U-)Wellen schwierig zu erkennen sind. Polymorphe P-Wellen und stark gehäuft auftretende Vorhofextrasystolen stellen nicht selten das Vorstadium eines Vorhofflimmerns dar. In der intrakardialen Elektrographie wird das normale A'-A-Verhältnis bei der Vorhofextrasystole gestört. Es kann kürzer oder umgekehrt sein und das rechte hochatriale A-Potential (A') tritt erst nach dem Beginn der P-Welle auf.

Während eines intrakardialen Mapping erscheint dann das früheste, mit dem P-Wellenbeginn zusammenfallende A-Potential, wenn sich die Katheterspitze in der Nähe des ektopen Zentrums befindet (bei linksatrialer Extrasystole, wenn der Katheter im Sinus coronarius liegt); (s. auch Kapitel B.5.3 »Vorhoftachykardien«, S. 328)

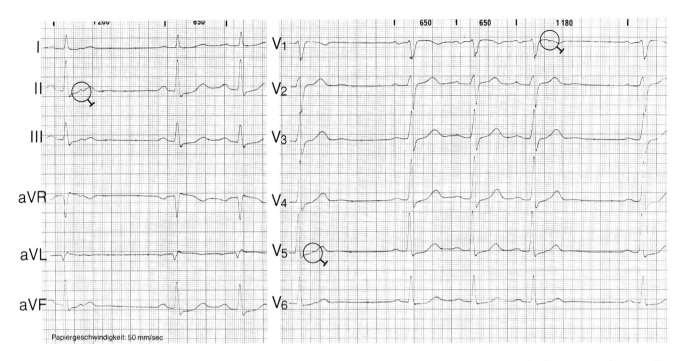

Abb. B.4.11 Vorhofextrasystolie. Die Extrasystolen sind im AV-Knoten blockiert, sind jedoch bei genauer Analyse gut zu erkennen, da sie die ST-Strecke der vorangehenden Aktion deformieren. Ein SA-Block II. Grades Typ MOBITZ II scheidet auch aufgrund der Pausenlänge, die nie das Doppelte eines P-P-Abstandes ist, aus.

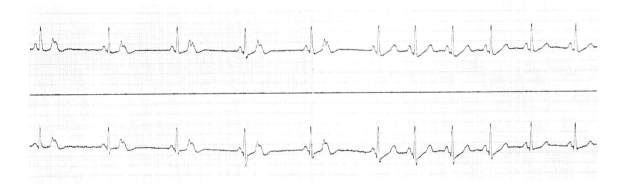

Abb. B.4.12 Pseudobradykardie durch blockierte Vorhof-Bigemini.
Der linke Teil der Abbildung zeigt einen regelmäßigen Kammerrhythmus mit einer Frequenz um 43/min., im re. Teil der Aufzeichnung beträgt die Frequenz ca. 75/min. Die T-Welle während der Bradykardie ist auffallend deformiert. Es handelt sich um eine Vorhof-Bigemini, die im AV-Knoten blockiert ist und so zu Kammerbradykardie führt.
(Ausschnitt aus einer Langzeit-EKG-Registrierung, Registriergeschwindigkeit 25 mm/sec.)

317

4.4 Junktionale Extrasystolen

Die AV-junktionalen Extrasystolen gleichen den bei AV-junktionalen Ersatzsystolen beschriebenen EKG-Bildern (Kapitel B.3.3), fallen aber definitionsgemäß verfrüht ein. Die Vorhöfe werden von der ektopen Erregung retrograd, die Kammern anterograd erregt. Die Kammerkomplexe sind deshalb nicht deformiert, außer bei sehr frühzeitigem Einfall, d. h. noch während der relativen Refraktärphase des spezifischen Systems. Dagegen sind die P-Zacken entsprechend der von kaudal nach kranial gerichteten Erregungswelle in II, III und aVF negativ, sie sind jedoch häufig auch im QRS-Komplex verborgen.

Da in den Zellen des oberen und mittleren AV-Knotens keine diastolische Spontandepolarisation bestätigt werden konnte, glaubt man, daß von diesem Gebiet keine Ersatztätigkeit (Extraschlag und Ersatzrhythmus) stammt. Demgegenüber können Extrasystolen aufgrund des Re-entry-Mechanismus wohl ihren Ursprung im oberen und mittleren AV-Knoten haben. Man kann jedoch aufgrund des Verhältnisses zwischen P-Welle und QRS-Komplex diese nicht genau lokalisieren, da das Erscheinen der Vorhof- und Kammerdepolarisation nicht nur von der Stelle der Wiedererregung, sondern auch von der anterograden und retrograden Leitungsgeschwindigkeit abhängt.

Die postextrasystolische Pause ist – wie bei den Vorhofextrasystolen – gewöhnlich keine kompensierende, da in den meisten Fällen die Tätigkeit des Sinusknotens durch die AV-Extraerregung unterbrochen wird.

Extrasystolen aus dem His-Bündel zeigen ebenfalls eine normale QRS-Konfiguration (Abb. B.4.13). Sie sind in retrograder (Vorhof-)Richtung häufig blockiert und werden deshalb oft von einer kompensatorischen Pause gefolgt. Wenn sie in einen größeren Teil des AV-Knotens eindringen und dort durch dekrementale Konduktion (progressive Abnahme des Aktionspotentials im Verlauf eines Leitungssystems, wie z. B. des AV-Knotens [Abb. B.4.14] blockiert

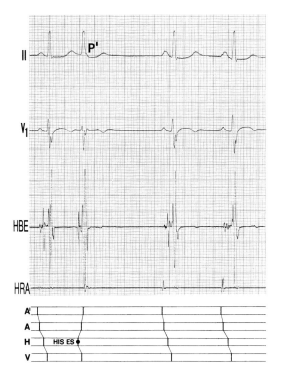

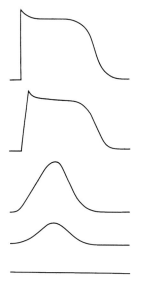

◀ **Abb. B.4.13** His-Bündel-Extrasystole. Unveränderte QRS-Konfiguration, in HBE-Wellenfolge. Die P-Welle ist im QRS-Komplex verborgen. (s. Abl. II)

▶ **Abb. B.4.14** Schematische Erklärung der dekrementalen Leitung (»decremental conduction«). Entlang einer Faser nimmt die Aktionspotentialgröße progressiv ab, bis die Erregung verschwindet.

318

werden, bleibt das PQ-(PR-)Intervall nach der kompensatorischen Pause unverändert; wenn aber die extrasystolische Erregung im hohen His-Bündel oder im tiefen AV-Knoten blockiert wird, verkürzt sich wegen der besseren Erholung das der kompensatorischen Pause folgende PQ-(PR-)Intervall. Im letzteren Fall kann man die Extrasystole aufgrund des EKG mit Sicherheit im His-Bündel lokalisieren.

Wie Vorhofextrasystolen können junktionale Extrasystolen mit normaler oder aberranter Leitung auf die Kammer übertragen werden. Die Unterscheidung zwischen einer His-Bündel-Extrasystole mit aberranter Leitung und einer Kammerextrasystole ist im konventionellen EKG oft nicht möglich.
Selten sind His-Bündel-Extrasystolen Ursache für eine Kammerbradykardie: Wie die Abbildung B.4.15 zeigt, sind sie gelegentlich in Richtung auf die Ventrikel blockiert, so daß längere Pausen entstehen. Die Vorhöfe werden im dargestellten Beispiel retrograd depolarisiert, wodurch die Formänderung der P-Welle im Oberflächen-EKG zu erklären ist. Besteht jedoch eine Blockierung in antegrader und retrograder Richtung, so trifft die Sinusknotenerregung ein refraktäres Reizleitungssystem an, und es entsteht das EKG-Bild eines AV-Blocks II° Typ Mobitz II (»Pseudoblock«, Abb. B.9.29, S. 450).

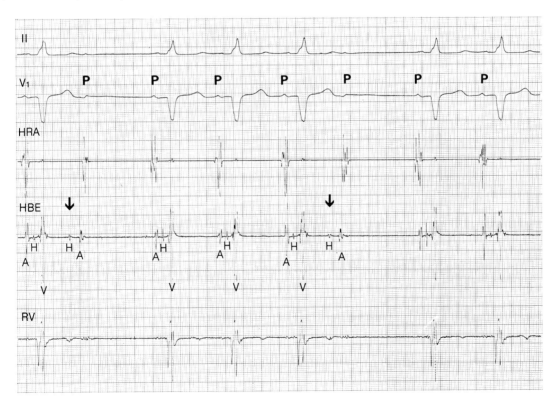

Abb. B.4.15 His-Bündel-Extrasystole. Durch antegrade Blockierung entsteht eine Kammerbradykardie, während die Vorhöfe retrograd durch die Extrasystole erregt werden. Die retrograde Vorhoferregung ist auch in den Oberflächen-Ableitungen II und V₁ aufgrund der anderen P-Wellen-Morphologie zu vermuten. HRA = hoher rechter Vorhof, HBE = His-Bündel-Elektrogramm, RV = rechter Ventrikel.

4.5 Ventrikuläre Extrasystolen

Die im spezifischen Erregungsleitungssystem oder in der Arbeitsmuskulatur einer Kammer entstehenden Extrasystolen zeigen im EKG einen **vorzeitig einfallenden, über 0,11 s verbreiterten, schenkelblockartig stark deformierten Kammerkomplex, der unabhängig von einer P-Zacke auftritt.**
Die einem ektopen ventrikulären Fokus entspringende Erregung breitet sich im Myokard auf abnormen langsameren »Bahnen« aus und bedingt deshalb **deformierte, verbreiterte und seitenverspätete QRS-Komplexe.** Die Deformierung springt um so mehr ins Auge, je entfernter ihr Erregungsursprung von den Tawara-Schenkeln und je früher ihr Einfall und je stärker die Störung des myokardialen Funktionszustandes ist. Als Folge der aberrierenden Erregungsausbreitungwird – wie beim Schenkelblock – rein sekundär auch die Erregungsrückbildung, d. h. der ST-T-Abschnitt, alteriert **(dissoziierte Kammerkomplexe).**

Je nach Ursprungsort der Kammerextrasystole findet sich eine mehr oder weniger typische Konfiguration im Oberflächen-EKG, wobei die Deformierung des Kammerkomplexes jedoch nicht vom Ursprungsort alleine abhängig ist. Insbesondere die Gegenwart von Myokardinfarkten oder auch die diffuse myokardiale Schädigung im Rahmen einer Kardiomyopathie kann den Stromkurvenverlauf mit beeinflussen, so daß nicht ohne weiteres auf den Ursprungsort geschlossen werden kann. Dies gilt auch für die einfache Unterscheidung im linksventrikulären und rechtsventrikulären Ursprung. Die nachfolgende Beschreibung verschiedener VES-Morphologien ist deshalb nicht absolut zu verstehen.

Infrabifurkale septale Extrasystolen zeigen gewöhnlich nur ganz geringe Deformierungen des QRS-Komplexes; eventuell wird die Nachschwankung gar nicht alteriert.

Linksventrikuläre Extrasystolen (Abb. B.4.16) weisen im EKG das Bild des Rechtsschenkelblockes auf. Der linke Ventrikel wird vor dem rechten erregt, so daß die größte Negativitätsbewegung über der zuerst erregten Kammer verfrüht und über der rechten Kammer verspätet auftritt.
Rechtsventrikuläre Extrasystolen haben linksschenkelblockähnliche Morphologie und je nach Ursprungsort eine inferiore oder superiore Haupt-QRS-Achse (Abb. B.4.17). Bei Herzgesunden ist der Ursprungsort sehr häufig im rechtsventrikulären Ausflußtrakt gelegen, die Extrasystole hat dann immer eine inferiore Achse (positive Ausschläge in II, III und aVF).

Basale Kammerextrasystolen lösen eine apikalwärts, das heißt von hinten, oben und rechts nach vorn, unten und links gerichtete Depolarisationswelle aus, so daß positive QRS-Komplexe in I-III, aVF und präkordial erscheinen. Auch die tiefer an der Hinterwand entstehenden Kammerextrasystolen **(posteriore Kammerextrasystolen)** verursachen ähnliche EKG-Bilder.

Polymorph sind die Extrasystolen, wenn sie unterschiedliche QRS-Komplexe zeigen. Wenn sie auch ein unterschiedliches Kopplungsintervall (Intervall zur vorangehenden Normalaktion) haben, darf man von **polytopen** Extrasystolen sprechen. Polymorphe Extrasystolen mit gleichem Kopplungsintervall stammen wahrscheinlich aus einem Zentrum, wobei sich durch lokale Leitungsstörungen der Ablauf der Erregung ändert und dadurch Formänderungen im QRS-Komplex auftreten. Besonders groß ist die Wahrscheinlichkeit der Polymorphie aus einem Fokus bei Kettenbildung mit kurzen Abständen.
Wenn der ventrikuläre Extrareiz im AV-Knoten retrograd blockiert wird, erreicht er die Vorhöfe nicht, und diese werden vom normalen Sinusreiz aktiviert. Das P des ungestörten Sinusrhythmus taucht im verbreiterten Kammerkom-

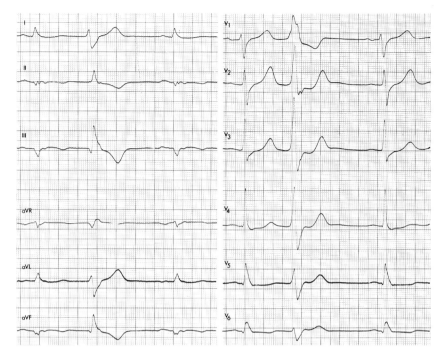

Abb. B.4.16 Linksventrikuläre Extrasystole.

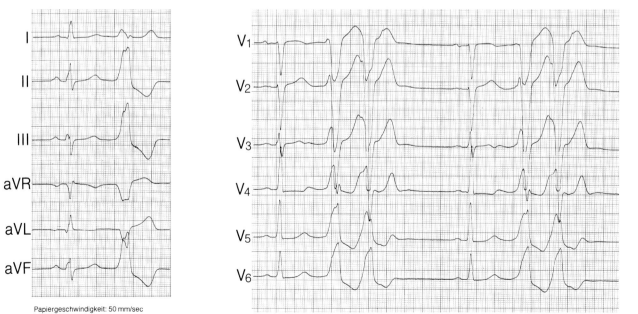

Papiergeschwindigkeit: 50 mm/sec

Abb. B.4.17 Ventrikuläre Extrasystolen bei einem 20jährigen herzgesunden Patienten. Aufgrund der Linksschenkelblockmorphologie und der normalen Haupt-QRS-Achse stammen die Extrasystolen am ehesten aus dem rechtsventrikulären Ausflußtrakt.

plex der Extrasystole unter oder folgt diesem bei relativ frühem Einfall unmittelbar nach. Die Vorhoferregung trifft aber das Kammermyokard wegen der Extrasystole in refraktärem Zustand, und erst wieder der nächstfolgende Sinusreiz kann sich bis in die Kammern fortpflanzen. Bei spät einfallenden Kammerextrasystolen erscheint das P kurz vor dem QRS (»R-auf-P-Phänomen«). Die PQ-Distanz ist in diesen Fällen kurz und präsentiert nicht die AV-Überleitung (Abb. B.4.18). Solche EKG-Kurven werden nicht selten als intermittierende Präexzitation fehlinterpretiert (s.a. Kap. B.6). Wird der Sinusrhythmus durch die Kammerextrasystole nicht gestört, addiert sich die postextrasystolische Pause mit dem der Extraerregung vorangehenden Intervall zum doppelten R-R-Abstand; es entsteht eine **kompensatorische Pause.**

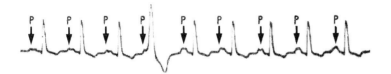

Abb. B.4.18 Spät in die Diastole nach der P-Welle einfallende Kammerextrasystole (sogenanntes R-auf-P-Phänomen). Der P- und QRS-Komplex ist ähnlich wie bei einem WPW-Schlag.

Bei intakter retrograder Leitung wird die ventrikuläre Ektopie auch die Vorhöfe unter ihre Kontrolle bringen. Es folgen den verbreiterten QRS-Komplexen entsprechend der kranialwärts gerichteten Vorhofdepolarisation negative P in II, III und aVF und eine nicht kompensierende Pause.

Bei sehr frühzeitigem Einfall der Kammerextrasystole und besonders bei langsamem Sinusrhythmus kann sich die Kammerextrasystole zwischen zwei in normalen Abständen folgenden Schlägen einschieben, ohne den Sinusgrundrhythmus zu stören (**interponierte Kammerextrasystole;** Abb. B.4.8). Voraussetzung hierfür ist ein retrograder AV-Block.

Ist nach einer Kammerextrasystole die Refraktärphase des Erregungsleitungssystems noch nicht vollständig abgeklungen, kommt es unter Umständen beim **postextrasystolischen Schlag** zu einer **abwegigen atrioventrikulären und ventrikulären Leitung.** Infolge der P-Q-(A-H-)Verlängerung vergrößert sich der postextrasystolische R-R-Abstand. Depolarisation und Repolarisation der Kammern werden mehr oder weniger stark verändert. Umgekehrt kann sich das AV-Intervall nach einer kompensatorischen Pause durch bessere Erholung verkürzen.

Spät einfallende ventrikuläre Extrasystolen fusionieren gelegentlich mit dem zeitgerechten Normalschlag und bilden dann eine Kombinationssystole, welche die Merkmale sowohl der Grundform als auch der ventrikulären Ektopie und – da die Kammererregung von zwei Seiten erfolgt – eine kürzere QRS-Dauer als die der Extrasystole aufweist.

Differentialdiagnose ventrikuläre Extrasystole vs. supraventrikuläre Extrasystole mit aberranter Leitung. Die Diagnose einer ventrikulären Extrasystolie ist nicht immer einfach. Wie schon erwähnt, gehen supraventrikuläre Extrasystolen mit aberranter Leitung auch mit einem breiten QRS-Komplex einher und können so ähnliche EKG-Bilder wie ventrikuläre Extrasystolen hervorrufen. Schwierigkeiten bestehen vor allem dann, wenn zur Beurteilung der QRS-Morphologie nur 2 oder 3 Ableitungen zur Verfügung stehen, wie es z.B. bei Langzeit-EKG-Befundungen der

Fall ist. Der supraventrikuläre Ursprung der Erregung ist eindeutig, wenn dem verbreiterten QRS-Komplex eine vorangehende P-Welle eindeutig zugeordnet werden kann (Abb. B.4.1). Dieses Kriterium kann selbstverständlich nicht herangezogen werden, wenn P-Wellen – z.B. bei Vorhofflimmern – fehlen.

Bei der Unterscheidung zwischen Kammer-Extrasystolen und aberranten supraventrikuläre Extrasystolen helfende folgende, leider nicht sehr spezifische Formeigenschaften:

1. Aberration kommt in 85 % mit einem RSB-Bild vor (Abb. B.1.9).
2. In 70 % der aberranten Extrasystolen findet man einen triphasischen QRS-Komplex in VI gegenüber der 6 %igen Häufigkeit dieses Bildes bei Kammerextrasystolen (Abb. B.1.9).
3. In 44 % der aberranten supraventrikulären Schläge ist der Initialvektor dem der Normalschläge ähnlich.

Im intrakardialen Elektrogramm gehen supraventrikuläre Schläge mit einem H-Potential, ventrikuläre Schläge demgegenüber ohne H-Potential einher.

Ventrikuläre Extrasystolen induzieren Umkehrsystolen (Echoschläge), wenn im AV-Knoten eine partielle retrograde Blockierung stattfindet: durch die retrograd leitungsfähigen Fasern läuft die Kammererregung in Richtung Vorhof und kehrt in Richtung Kammer durch die nur anterograd leitenden Fasern zurück. Die Umkehrsystole (Echoschlag) kann mit einem normalen oder einem aberranten QRS-Komplex erscheinen.

Literatur

BETHGE KP (1982): Langzeit-Elektrokardiographie bei Gesunden und bei Patienten mit koronarer Herzerkrankung.
Springer, Berlin/Heidelberg/New York
BETHGE KP, GONSKA BD (HRSG.) (1996): Langzeit-Elektrokardiographie. Blutdruck-Langzeitmessung, Belastungs-EKG.
Springer, Berlin/Heidelberg/New York
CAMPBELL RWF, MURRAY A (EDS.) (1985): Dynamic electrocardiography.
Churchill Livingstone, Edinburgh/London/New York
COHEN HC, SINGER DH (1995): Bundle branch block and other forms of aberrant intraventricular conduction: Clinical aspects. In: Mandel W. J. (Ed.): Cardiac arrhythmias.
JB Lippincott, Philadelphia S. 513
CSAPO G (1971): Role of ventricular premature beats in initiation and termination of atrial arrhythmias.
Brit Heart J 33:105
ENGELMANN TW (1894): Beobachtungen und Versuche am suspendierten Herzen. II. Über die Leitung der Bewegungsreize im Herzen.
Arch ges Physiol 56:149
ENGELMANN TW (1895): Beobachtungen und Versuche am suspendierten Herzen. III. Refractäre Phase und compensatorische Ruhe in ihrer Bedeutung für den Herzrhythmus.
Arch ges Physiol 59: 309
GALLAVARDIN L (1922): Extra-systolie ventriculaire à paroxysmes tachycardiques prolongés.
Arch Mal Coeur 15:298
GALLAVARDIN L (1946): L'extrasystolie auriculaire.
Doin, Deren et Cie, Paris
HÖPP HW, OSTERSPEY A (1984): Langzeitelektrokardiographie. Grundlagen und praktische Bedeutung. Kardiologische Diagnostik.
Boehringer GmbH, Mannheim
JOSEPHSON ME, WAXMANN HL, MARCHLINSKI FE, HOROWITZ LN, S. R. SPIELMAN SR (1981): Relation between sight of origin and QRS-configuration in ventricular rhythms. In: Wellens H. J. J., Kulbertus H. E. (Eds.): What's new in electrocardiography?

Martinus Nijhoff Publ., Amsterdam S. 200

JOSEPHSON ME, HOROWITZ LN, FARSHIDI A, SPEAR JF, KASTOR JA, MOORE EN (1978): Recurrent sustained ventricular tachycardia. 2. Endocardial mapping.
Circ 57:440

LANGENDORF R, PICK A (1956): Concealed conduction. Further evaluation of a fundamental aspect of propagation of the cardiac impulse.
Circ 13:381

LANGENDORF R, MINTZ SS (1946): Premature systoles originating in the sino-auricular node.
Brit Heart J 8:178

LEWIS S, KANAKIS C, ROSEN KM, DENES P (1979): Significance of site of origin premature ventricular contractions.
Amer Heart J 97:159

MARRIOTT HJL, SCHWARZ NL, BIX HH (1962): Ventricular fusion beats.
Circ 26:880

MARRIOTT HJL, Myerburg RJ (1986): Recognition of arrhythmias and conduction abnormalities. In: Hurst J. W. (Ed.): The heart
McGraw-Hill, New York S. 431

MASSUMI RA, MASON DT, FABREGAS RA, VISMARA LA, MILLER RR, AMSTERDAM EA, VERA Z (1972): Intraventricular aberrancy versus ventricular ectopy. In: Brest A. N.: Complex electrocardiography 1.
FA Davis Co, Philadelphia S. 35

MASSUMI RA, ERTEM GE, VERA Z (1972): Aberrancy of junctional escape beats. Evidence for origin in the fasciles of the left bundle branch.
Am J Cardiol 29:351

MEINERTZ T, KASPER W, MATTHIESEN P (1983): Ätiologie kardialer Rhythmusstörungen. In: Lüderitz B. (Hrsg.): Herzrhythmusstörungen. Handbuch der Inneren Medizin IX/1.
Springer, Berlin/Heidelberg/New York S. 272

ROTHBERGER CJ, SCHERF D (1927): Zur Kenntnis der Erregungsausbreitung vom Sinusknoten auf den Vorhof.
Z ges exp Med 53:792

SANDLER IA, MARRIOTT HJL (1965): The differential morphology of anomalous ventricular complexes of RBBB-type in lead VI: Ventricular. ectopy versus aberration.
Circ 31:551

SANDOE E, SIGURD B (1984): Arrhythmia: Diagnosis and management.
Fachmed. St. Gallen

STEINBECK G (1983): Differentialdiagnose der Herzrhythmusstörungen. Tachykarde Rhythmusstörungen. In: Lüderitz B. (Hrsg.): Herzrhythmusstörungen. Handbuch für Innere Medizin, Band IX/1.
Springer, Berlin/Heidelberg/New York S. 617

STEINBECK G (1983): Differentialdiagnose der Herzrhythmusstörungen. Invasive Verfahren. In: Lüderitz B. (Hrsg.): Herzrhythmusstörungen. Handbuch für Innere Medizin, Band IX/1.
Springer, Berlin/Heidelberg/New York S. 485

SURAWICZ B, MACDONALD MG (1964): Ventricular ectopic beats with fixed variable coupling: Incidence, clinical significance and factors influencing the coupling interval.
Am J Cardiol 13:198

SURAWICZ B, UHLEY H, BROWN R, LAKS M, CREVASSE L, ROSEN K, NELSON W, MANDEL W, LAWRENCE P, JACKSON L, FLOWERS N, CLIFTON J, GREENFIELD J, ROBLES DE MEDINA EO (1978): Task force I: Standardization of terminology and interpretation.
Am J Cardiol 41:130

WATANABE Y, DREIFUS LS (1968): Sites of impulse formation within the atrioventricular junction of the rabbit.
Circ Res 22:717

WATANABE Y (1978): Terminology and electrophysiologic concepts in cardiac arrhythmias, II. Concealed conduction.
Pace 1:345

WHO/ISFC-TASKFORCE, ROBELS DE MEDINA EO (ED.) (1978): Defination of terms related to cardiac rhythm.
Eur J Cardiol 8:127

WHO/ISFC TASK FORCE (1979): Classification of cardiac arrhythmias and conduction disturbances.
Am Heart J Vol. 98:263

5 Supraventrikuläre Tachykardien

5.1 Begriffsbestimmungen

Eine **Tachykardie** wird definiert als eine Serie von drei oder mehr konsekutiven Schlägen mit einer Zykluslänge ≤ 600 ms (entsprechend einer Frequenz von 100/min oder mehr), wobei die schnellen Impulse aus derselben Herzkammer stammen. Bei Kindern wird je nach Alter die obere Grenze weit höher angesetzt (130–150/min.), bevor von einer Tachykardie gesprochen wird. Die meisten Tachykardien sind **paroxysmal**, Ende und Anfang sind plötzlich (Abb. B.5.1). Häufig werden »Warming-up-Phänomene« in den ersten Sekunden der Tachykardie beobachtet: es kommt zu einer kontinuierlichen Verkürzung der Zykluslänge während der ersten 10–20 Komplexe. **Von anhaltenden (engl.: sustained)** Tachykardien spricht man, wenn sie über 30 Sekunden anhalten; ist die Dauer kürzer als 30 s, wird von nicht-anhaltenden (**»non-sustained«**) Tachykardien gesprochen. Tachykardien können Tage, Wochen oder sogar auch Jahre anhalten (engl.: incessant). Als **repetitive** Tachykardien bezeichnet man Rhythmen, bei denen zwischen den einzelnen paroxysmalen Tachykardien immer nur wenige Aktionen von Sinusrhythmus erkennbar sind. Tachykardien können im Sinusknoten bzw. in der Sinusknotenregion entstehen, sie können ihren Ursprung jedoch auch in den Vorhöfen, den Kammern oder dem AV-Knoten haben, wobei der letztere auch häufig nur Teil eines größeren Erregungskreises unter Einschluß einer zusätzlichen akzessorischen Leitungsbahn ist. Wir sprechen dann von atrioventrikulären Tachykardien.

Die meisten Tachykardien entstehen durch kreisende Erregungen (Re-entry), seltener sind beschleunigte diastolische Spontandepotarisationen eines ektopen Schrittmachers oder Tachykardien durch getriggerte Aktivität (siehe Kapitel B.1). Die Frequenz einer Re-entry-Tachykardie wird zum einen durch die Länge des Erregungskreises als auch durch die Geschwindigkeit des Erregungsablaufes bestimmt. Typisch für Re-entry-Tachykardien ist ihre Auslösbarkeit durch eine Extrasystole oder – während einer elektrophysiologischen Untersuchung – durch eine vorzeitige Schrittmacherstimulation. Auf der anderen Seite läßt sich durch kritisch getimete Stimuli eine Re-entry-Tachykardie auch wieder terminieren. Ein hundertprozentiger Beweis für das Vorliegen von Re-entry ist dies jedoch nicht, da auch getriggerte Aktivität auf dem Boden später Nachpotentiale durch Extrastimuli ausgelöst werden kann.

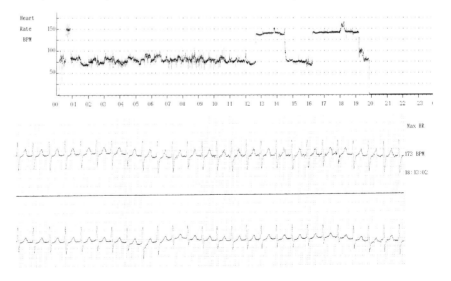

Abb. B.5.1 Paroxysmale supraventrikuläre Tachykardien.
Ausschnitt aus einer Langzeit-EKG-Registrierung.
a) Darstellung des Herzfrequenzprofils über den Registrierzeitraum von 20 Stunden. Gut zu erkennen ist der dreimalige plötzliche Herzfrequenzanstieg auf 140 bis 170/min., wobei die einzelnen Anfälle zwischen 15 und ca. 160 min. dauerten. Anfang und Ende sind plötzlich.
b) EKG-Ausschnitt während einer Tachykardie: Es handelt sich um eine supraventrikuläre Tachykardie.
(Registriergeschwindigkeit 25 mm/sec.)

325

Flimmern – dies bezieht sich sowohl auf Vorhof- wie auch auf Kammerflimmern – ist nach heutiger Auffassung ebenfalls eine besondere Form von Re-entry, obwohl im Oberflächen-EKG eine vollkommen irreguläre elektrische Aktivität abgeleitet wird. Flimmern bedeutet hämodynamischer Stillstand der betroffenen Kammern (Vorhöfe, Ventrikel). Wie im Falle von Tachykardien wird auch Flimmern durch Extrasystolen ausgelöst, häufig kommt es auch zu einem Übergang von schneller Tachykardie in Flimmern. Flimmern ist durch Extrastimuli nicht mehr terminierbar. Spontanes Ende ist bei Vorhofflimmern häufig, bei Kammerflimmern selten.

Die **hämodynamischen Folgen** einer Tachykardie sind von Fall zu Fall sehr unterschiedlich, wobei folgende Faktoren eine Rolle spielen: Tachykardieursprung, Tachykardiefrequenz, Myokardzustand, Vorhandensein gleichzeitiger Klappenveränderungen, insbesondere von Stenosierungen der Aorten- und Mitralklappe, begleitende Koronararteriosklerose, Funktionszustand des zerebrovaskulären Systems. Diese Faktoren bedingen, daß z.B. eine Tachykardie von nur 160–180/min bei einem Patienten mit dilatativer Kardiomyopathie ein schweres Schockbild hervorrufen kann, während bei einem anderen Frequenzen von über 200/min. über Stunden toleriert werden.

Im Anschluß an eine Tachykardie finden sich im EKG häufig Repolarisationsstörungen wie ST-Streckensenkung und T-Negativierung, die von wenigen Sekunden bis zu Tagen anhalten können (**Posttachykardiesyndrom**). Für das elektrokardiographische Bild des Posttachykardiesyndroms ist nur zum Teil eine echte koronare Minderdurchblutung (Koronarinsuffizienz) verantwortlich. Solche EKG-Veränderungen sind auch bei sonst völlig herzgesunden jugendlichen Patienten nachweisbar (Abb. B.5.2).

Definitionsgemäß spricht man von supraventrikulären Tachykardien, wenn der Ursprungsort oberhalb der His-Bündel-Bifurkation liegt oder – wie im Falle des WPW-Syndroms – Vorhof und AV-Knoten Teile des Erregungskreises darstellen. Supraventrikuläre Tachykardien gehen in den meisten Fällen mit Kammerkomplexen einher, die denen bei Sinusrhythmus gleichen. Nicht selten jedoch kommt es – überwiegend frequenzabhängig – zu aberranter Leitung, und es finden sich zum Teil typische Schenkelblockbilder, wobei eine Rechtsschenkelblockmorphologie überwiegt. Die Differentialdiagnose zur Kammertachykardie kann im Einzelfall dann schwierig sein (s. Kap. B.7.7).
Da die meisten supraventrikulären Tachykardien Re-entry-Tachykardien sind, ist fast immer eine Auslösung und Terminierung durch programmierte Vorhofstimulation möglich. Das Intervall zwischen der frühesten und der spätesten vorzeitigen Stimulation, durch die eine Tachykardie auslösbar ist, wird als **Tachykardiefenster** (tachycardia window) oder auch **Echozone** bezeichnet.

5.2 Paroxysmale Sinustachykardien (Sinusknoten-Re-entry)

Paroxysmale Sinusknoten-Re-entry-Tachykardien sind relativ selten. Sie lassen sich von den »normalen« Sinustachykardien, die z.B. bei emotionaler oder körperlicher Belastung auftreten, dadurch abgrenzen, daß sie erstens abrupt beginnen und auch plötzlich wieder enden und zweitens das PQ-Intervall während der Tachykardie verlängert und nicht – wie bei körperlicher Aktivität – verkürzt ist. Die intrakardialen Leitungszeiten zeigen entsprechend eine AH-Intervall-Zunahme während der Tachykardie (Abb. B.5.3). Die P-Wellen-Morphologie während der Tachykardie entspricht weitgehend der bei Sinusrhythmus, wobei jedoch unspezifische Kerbungen der P-Welle als Hinweis auf intraatriale Leitungsstörungen vorkommen können. Die Frequenz der Sinusknoten-Re-entry-Tachykardie beträgt meistens nur 100–130/min., seltener bis 150/min. Die betroffenen Patienten sind überwiegend asymptomatisch, die Tachykardien werden häufig zufällig, z.B. im Rahmen einer Langzeit-EKG-Registrierung, entdeckt. Eine Therapie ist dann nicht erforderlich.

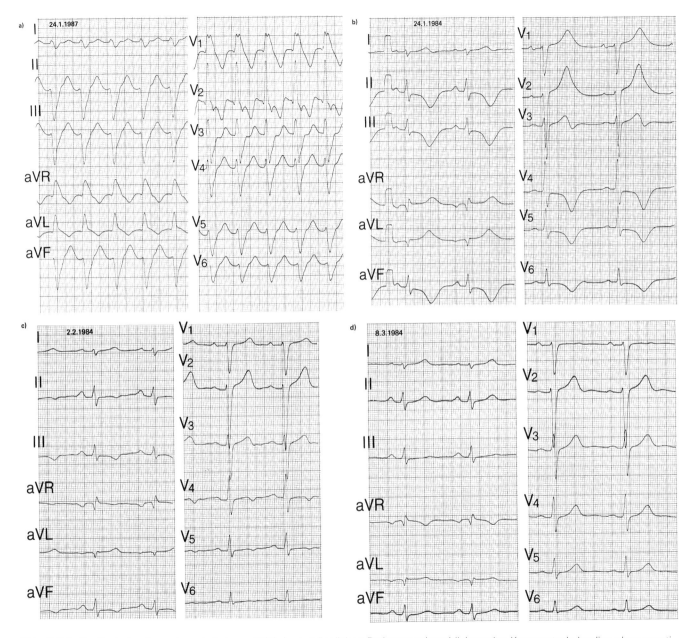

Abb. B.5.2 Posttachykardiesyndrom bei einem 17jährigen männlichen Patienten mit rezidivierenden Kammertachykardien ohne sonstigen Hinweis auf Herzerkrankung.
a) Kammertachykardie mit einer ZL von 350 ms (ca. 170/min); b) ausgeprägte Repolarisationsstörungen i. S. terminal negativer T mit vergrößerter T-Wellen-Amplitude und ST-Streckensenkung sofort nach Terminierung der Rhythmusstörungen. c) Geringgradige Repolarisationsstörungen noch 8 Tage nach der Kammertachykardie; d) vollständige Normalisierung der Erregungsrückbildungsstörungen.

327

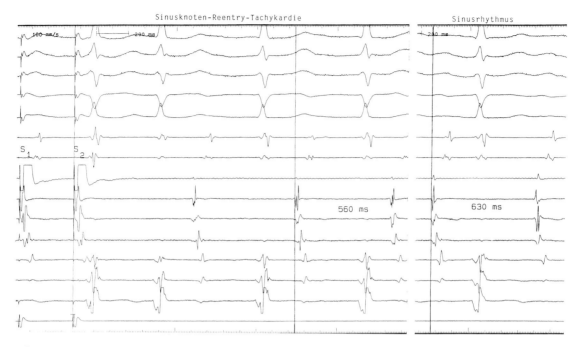

Abb. B.5.3 Durch programmierte Vorhofstimulation ausgelöste Sinusknoten-Re-entry-Tachykardie. Dargestellt sind die Extremitäten-Ableitungen I, II, III sowie V_1 und V_6, die intrakardialen Ableitungen stammen aus dem proximalen Sinus coronarius (1,2), dem re. Vorhof (3 bis 6) und der His-Bündel-Region (7 bis 9). Durch den Extrastimulus (S2)ist eine Vorhof-Tachykardie mit einer Zykluslänge von 560 ms ausgelöst. Der Vergleich des Erregungsablaufs während der Tachykardie mit dem Erregungsablauf während Sinusrhythmus (ZL 630 ms) zeigt ein absolut identisches atriales Map (»Sinusknoten-Re-entry«). Als Folge der Frequenzerhöhung kommt es zu einem funktionellen AV-Block I°. Im Oberflächen-EKG sind die P-Wellen während der Sinusknoten-Re-entry-Tachykardie durch Überlagerung mit der T-Welle praktisch nicht auszumachen.

5.3 Vorhoftachykardien

Vorhoftachykardien können ihren Ursprung sowohl im rechten als auch im linken Vorhof haben, wobei der re.-atriale Ursprung entlang der Crista terminalis überwiegt. Der Mechanismus ist überwiegend intraatrialer Re-entry, weshalb solche Tachykardien auch durch Stimulationsverfahren während einer elektrophysiologischen Untersuchung induziert und terminiert werden können. Vorhof-Re-entry-Tachykardien unterscheiden sich von den oben erwähnten Sinusknoten-Re-entry-Tachykardien durch die Form der P-Welle im Oberflächen-EKG und der anderen atrialen Erregungssequenz, wie sie durch intrakardiale Ableitungen bestimmt werden kann. Die Frequenz von Vorhof-Re-entry-Tachykardien liegt meistens zwischen 100 und 220/min., Übergänge zu Vorhofflattern mit Frequenzen über 220/min. sind jedoch möglich. Je nach Frequenz der Vorhoferregungen besteht ein AV-Block I° bis II° (Abb. B.5.4 und B.5.5). Bei relativ niedriger Vorhoffrequenz ist die P-Welle aufgrund der verlängerten Überleitungszeit häufig nicht von der T-Welle des vorhergehenden Schlages abgrenzbar. Die Differentialdiagnose zur AV-junktionalen Tachykardie (AV-Knoten-Tachykardie) kann dann schwierig sein. Das gleiche gilt auch, wenn bei konstanter 2:1-Überleitung eine P-Welle im QRS-Komplex, eine weitere in der T-Welle versteckt ist. Differentialdiagnostisch hilft dann der

Abb. B.5.4 Vorhof-Tachykardie. Die 12-Kanal-EKG-Darstellung zeigt eine etwas unregelmäßige supraventrikuläre Tachykardie. Es lassen sich P-Wellen mit einer Frequenz von etwa 210/min. erkennen, in Richtung auf die Kammer besteht ein AV-Block II° Typ I mit 3:2-WENCKEBACH-Periodizität oder auch Übergang in 2:1-Block. Die P-Wellen sind in den Extremitätenableitungen in I und aVL negativ, so daß ein linksatrialer Ursprung wahrscheinlich ist. Bei 1:1-Überleitung (unterer Teil der Abb.) besteht nun auch eine Kammerfrequenz von 217/min. Anhand eines solchen EKG-Streifens ist die Differentialdiagnose zur AV-Knoten-Re-entry-Tachykardie nicht zu stellen.

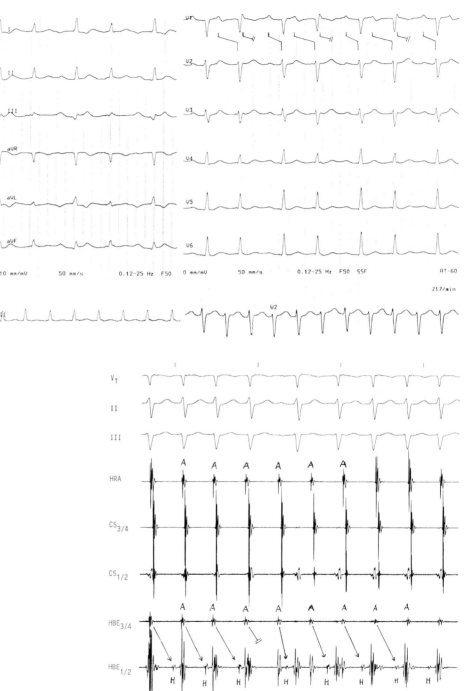

Abb. B.5.5 Vorhof-Tachykardie mit intermittierender AV-Blockierung Typ I. Die P-Wellen-Morphologie und auch der intraatriale Erregungsablauf ist am besten im Anschluß an eine nicht übergeleitete Vorhoferregung zu studieren.

329

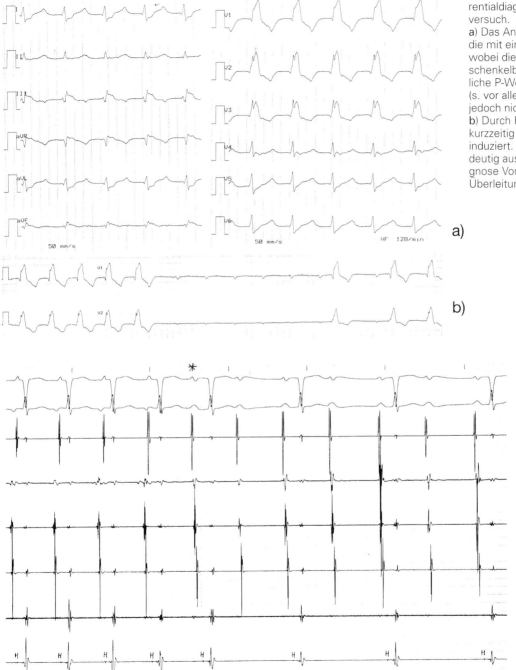

Abb. B.5.6 Vorhof-Tachykardie, Differentialdiagnose mittels Karotisdruckversuch.
a) Das Anfalls-EKG zeigt eine Tachykardie mit einer Frequenz von 128/min., wobei die QRS-Komplexe eine Rechtsschenkelblock-Aberration zeigen. Fragliche P-Wellen deformieren die T-Welle (s. vor allem I, III und auch V₁), sind jedoch nicht eindeutig auszumachen.
b) Durch Karotis-Sinus-Massage wird kurzzeitig ein hochgradiger AV-Block induziert. Die P-Wellen sind jetzt eindeutig auszumachen, so daß die Diagnose Vorhof-Tachykardie mit 1:1-Überleitung gestellt werden kann.

Abb. B.5.7 Adenosin-sensitive Vorhof-Tachykardie. Dargestellt sind die Ableitungen V₁ und II. Es folgen 4 Ableitungen aus dem re. Vorhof sowie ein proximales und distales His-Bündel-Elektrogramm. Im li. Teil der Abbildung besteht eine ektope Vorhof-Tachykardie, die P-Welle ist negativ in II und atypisch konfiguriert in V₁. Nach Injektion von 6 mg Adenosin kommt es zu einer Morphologieänderung der P-Welle, die jetzt biphasisch in V₁ und positiv in II ist (*). Es ist zu einer abrupten Beendigung der Vorhof-Tachykardie gekommen. Es besteht jetzt Sinusrhythmus mit AV-Block II° Typ 2:1 als Ausdruck der gleichzeitig bestehenden Adenosin-Wirkung am AV-Knoten. Der Sinusknoten war offensichtlich schutzblockiert (entranceblock), denn er zeigt keinerlei »Warming-up«-Phänomene.

330

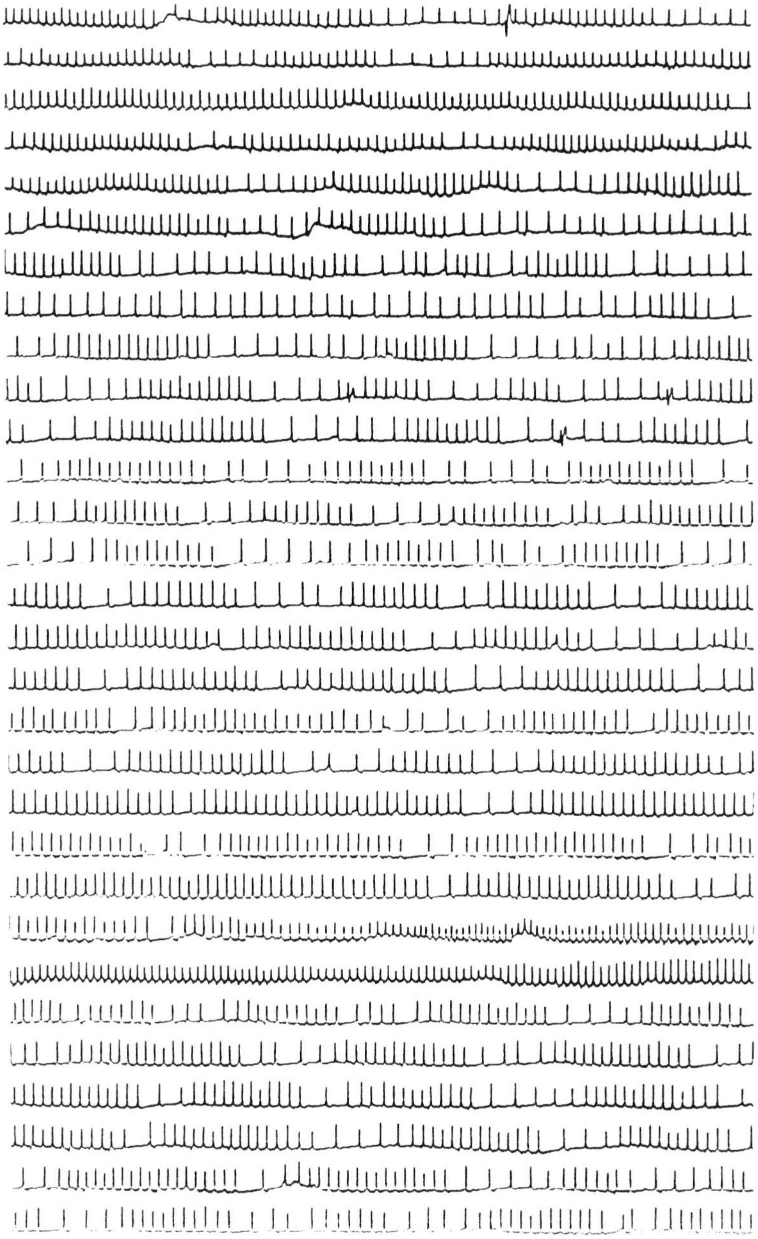

Karotisdruckversuch weiter, durch den es kurzzeitig zu einem höhergradigen Blockierungsverhältnis im AV-Knoten kommt und die Vorhoferregungen sichtbar werden (Abb. B.5.6). In jüngster Zeit wird auch gern Adenosin zur Differentialdiagnostik tachykarder Herzrhythmusstörungen eingesetzt. Adenosin wirkt fast ausschließlich am AV-Knoten, so daß es bei Vorhoftachykardien kurzzeitig zu einem hochgradigen AV-Block kommt und so eine Diagnose möglich ist. Es muß jedoch kritisch angemerkt werden, daß ein Teil der Vorhoftachykardien adenosinsensitiv ist und durch die Injektion dann eine Terminierung erfolgt (Abb. B.5.7).

Insbesondere bei Kindern und Jugendlichen bzw. jungen Erwachsenen, in der Regel im Zusammenhang mit einer bedeutsamen organischen Herzerkrankung, kann es zu Vorhoftachykardien auf dem Boden abnormer Automatie kommen. Nicht selten bestehen solche Vorhoftachykardien dann ständig und können Ursache für anhaltend hohe Kammerfrequenzen sein (»incessant atrial tachycardia«). Da der ektope Fokus in den meisten Fällen abhängig vom adrenergen Tonus ist, ist die Frequenz der Tachykardie im 24-Stunden-Rhythmus sehr unterschiedlich Abb. B.5.8). Entscheidend ist jedoch, daß die P-Wellen-Morphologie unabhängig von der Zykluslänge identisch bleibt. Da derselbe vegetative Einfluß, der zur Verkürzung der Zykluslänge führt (z.B. Katecholamine) auch die AV-Leitung verbessert, ist 1:1-Überleitung selbst bei hohen Frequenzen die Regel. Häufigster Ursprungsort für Vorhoftachykardien auf dem Boden pathologischer Automatie ist das posteriore interatriale Septum bis hin zur Mündung des Sinus coronarius. Die P-Wellen sind dann stark negativ in II, III und aVF, in I isoelektrisch oder gering positiv (Abb. B.5.9).

Während einer elektrophysiologischen Untersuchung wird der intraatriale Erregungsablauf

Abb. B.5.8 Unaufhörliche atriale Tachykardie (incessant atrial tachycardia). Ausschnitte aus einer Langzeit-EKG-Registrierung.
a) Im komprimierten Totalausschrieb sind extrem wechselnde Herzfrequenzen erkennbar.

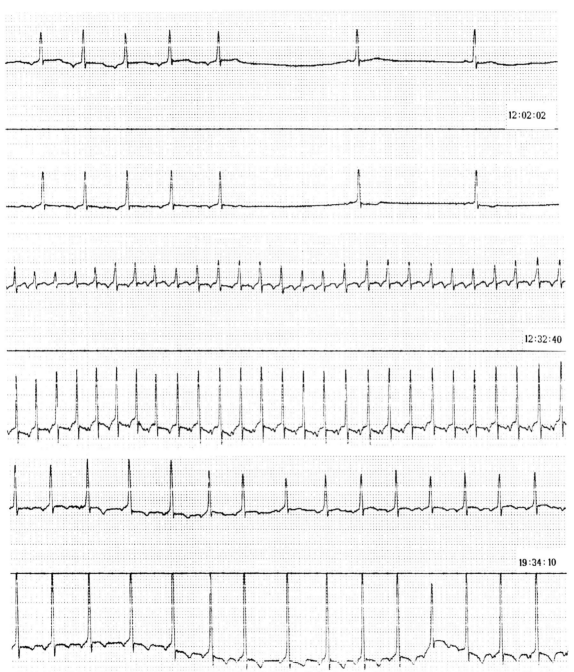

12:02:02

12:32:40

19:34:10

Abb. B.5.8
Unaufhörliche atriale Tachykardie (incessant atrial tachycardia). Ausschnitte aus einer Langzeit-EKG-Registrierung.
b) Um 12.02 Uhr findet sich zu Beginn ein ektoper Vorhof-Rhythmus mit einer Frequenz um 90/min., der abrupt endet und von bradykarden Sinusschlägen abgelöst wird. Um 12.32 Uhr wieder ektope Vorhof-Tachykardie, jetzt mit einer Frequenz von etwa 190/min. (beim Treppensteigen). Um 19.34 Uhr Vorhof-Tachykardie um 120/min.

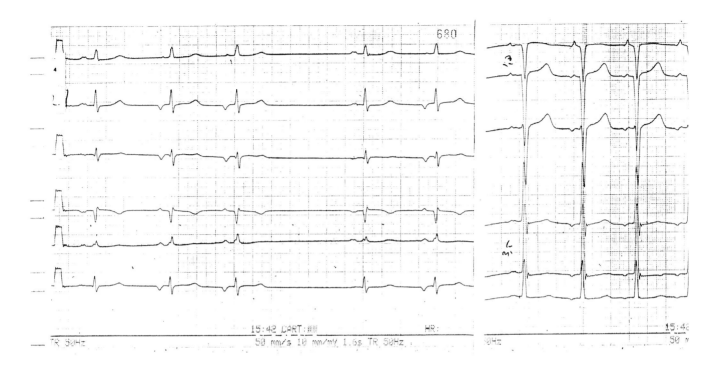

Abb. B.5.9 Sinusrhythmus im Wechsel mit ektopem Vorhofrhythmus aus der Gegend der CS-Mündung.
(Gleicher Patient wie in Abb. B.5.8)

untersucht. Der Ursprung der Tachykardie wird dort angenommen, wo Lokalpotentiale ableitbar sind, die deutlich (meistens 20 bis 40 ms) vor der P-Welle im Oberflächen-EKG beginnen. Werden von der Katheterspitze auch unipolare EKGs gewonnen, so leitet man an dieser Stelle in der Regel einen ausschließlich negativen Komplex (QS) ab (Abb. B.5.10). Hochfrequenz-Energieabgabe über die Katheterspitze an einer so identifizierten Stelle vermag den Tachykardiefokus zu zerstören und so das Wiederauftreten von Tachykardien zu verhindern.

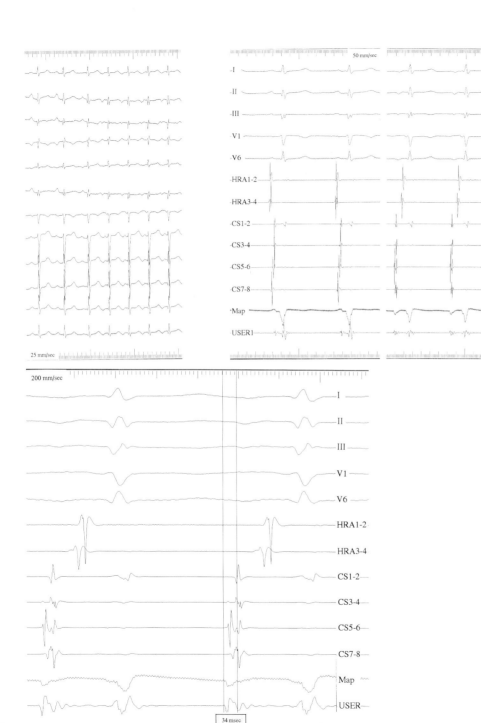

Abb. B.5.10 Katheterablationsbehandlung bei Vorhof-Tachykardie.

a) Der linke Teil der Abbildung zeigt die 12-Kanal-EKG-Registrierung einer Patientin mit ständigem Wechsel zwischen Sinusrhythmus (die ersten 2 Aktionen) und ektopen Vorhof-Tachykardien (die letzten 4 Aktionen). Der dritte Schlag ist als atrialer Fusionskomplex (Sinusrhythmus und ektoper Fokus) zu interpretieren. Der rechte Teil der Abbildung zeigt den intraatrialen Erregungsablauf bei Sinusrhythmus und ektopem Vorhofrhythmus. Die mit Map bzw. User 1 bezeichneten EKG-Kurven stammen vom Ablations-Katheter im linken Vorhof, wobei Map ein unipolares, User 1 ein bipolares EKG darstellen.

b) Atriales Mapping vor erfolgreicher Hochfrequenz-Katheterablationsbehandlung: Das Lokalpotential geht der P-Welle im Oberflächen-EKG um 34 ms voraus, die unipolare Ableitung zeigt einen QS-Komplex.

Vorhoftachykardie mit Block. Die Vorhoftachykardie mit gleichzeitig bestehendem höhergradigen AV-Block wurde als solche auch eigenständig bezeichnet (paroxysmale atriale Tachykardie mit Block: PAT; **Lown** et al. 1959). Sie wird häufig bei Digitalis-Überdosierung gefunden und beruht dann nach heutigen Vorstellungen auf getriggerter Aktivität durch späte Nachdepolarisationen (s. auch Abschn. B.1.2, S. 286). Atriale Tachykardien mit Block kommen jedoch auch ohne Digitalis-Einfluß vor. Sie sind dann Ausdruck einer gleichzeitig bestehenden AV-Knoten-Erkrankung.
Eine Sonderform stellt auch die **repetitive Vorhoftachykardie** dar, bei der nach wenigen Sinusaktionen salvenartige Vorhoftachykardien auftreten (Abb. B.5.11).

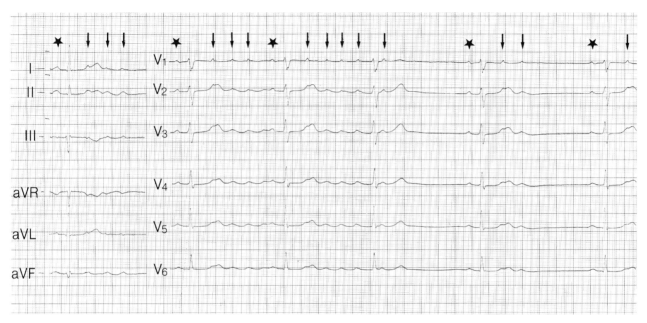

Abb. B.5.11 Repetitive Vorhoftachykardien: Nach einer Sinusaktion (*) fallen salvenartig Vorhofextrasystolen ein. Durch funktionellen AV-Block bleibt die Kammerfrequenz normal.

5.4 Vorhofflattern

Beträgt die Vorhoffrequenz über 250/min. und ist die Zykluslänge dabei regelmäßig, so wird vereinbarungsgemäß von Vorhofflattern gesprochen. Die Frequenzbegrenzung nach unten ist jedoch nicht scharf, und so halten viele Autoren auch Vorhoffrequenzen von 200–230/min. mit der Diagnose Vorhofflattern vereinbar, insbesondere wenn der Patient bereits unter einer antiarrhythmischen Therapie steht. Wie schon bei der langsameren Vorhoftachykardie besteht in Richtung auf die Kammer ein funktioneller, meist höhergradiger AV-Block II. Grades, so daß die Kammerfrequenz in Ruhe normal oder nur mäßig erhöht ist. Bei Belastung oder unter dem Einfluß vagolytischer Medikamente kann es durch Verbesserung der AV-Knotenleitung zu einer 1:1-Überleitung kommen, wodurch eine entsprechend hohe Kammerfrequenz mit lebensbedrohlicher Situation für den Patienten resultiert.
Das elektokardiographische Erscheinungsbild von Vorhofflattern ist sehr variabel, es ist auch sehr wahrscheinlich, daß unterschiedliche elektrophysiologische Mechanismen den verschiedenen Erscheinungsformen zugrunde liegen,

was von therapeutischer Konsequenz ist. Eine auch sprachliche Differenzierung der unterschiedlichen Typen ist deshalb wichtig. Eine erste Einteilung wurde 1979 von WELLS und WALDO vorgeschlagen. Allein auf dem Boden der Vorhoffrequenz grenzten sie 2 Typen des Vorhofflatterns voneinander ab:

Typ I: Die Vorhoffrequenz beträgt 240 bis 340/min., wobei die Zykluslänge der Flatterwellen im Einzelfall sehr konstant ist (Abb. B.5.12 a).

Typ II: Die Vorhoffrequenz beträgt 340 bis 430/min. Auch diese hochfrequente Vorhofaktivität zeigt nur eine minimale Variabilität der Zykluslänge (Abb. B.5.12 b).

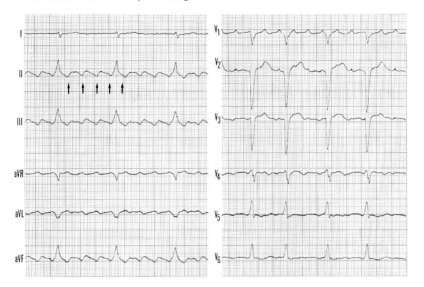

Abb. B.5.12 a Vorhofflattern: Einteilung nach WELLS UND WALDO
a) (Typ I): Die Vorhoffrequenz beträgt 280/min.

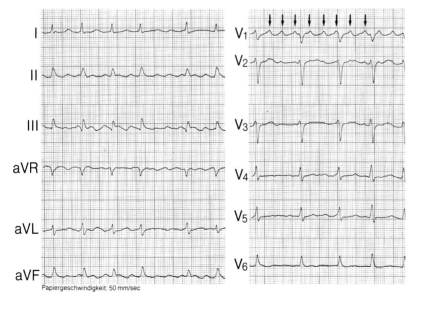

Papiergeschwindigkeit: 50 mm/sec

Abb. B.5.12 b Vorhofflattern: Einteilung nach WELLS UND WALDO
b) Typ II: Die Zykluslänge beträgt 160–180 ms, so daß eine Vorhoffrequenz von etwa 380/min resultiert.

Die Unterscheidung in Typ I und Typ II des Vorhofflatterns ist von therapeutischer Konsequenz: Durch Vorhofstimulation (programmiert, hochfrequent) läßt sich der Typ I praktisch immer beeinflussen, wobei meistens eine Überführung in Sinusrhythmus gelingt (Abb. B.5.13). Beim Typ II hingegen gelingt eine Einstellung durch Elektrostimulation nur sehr selten.

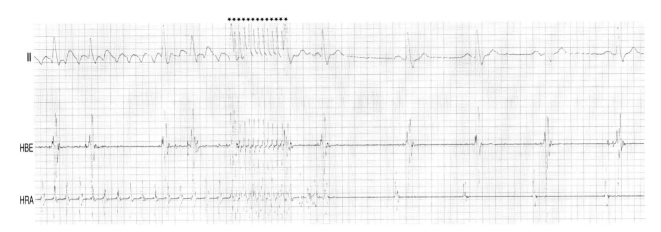

Abb. B.5.13 Vorhofflattern (Typ I): Terminierung durch hochfrequente Bruststimulation.

Neben der Einteilung auf dem Boden der Vorhoffrequenz wird aufgrund der Morphologie der P- bzw. Flatter-Wellen »klassisches« (»classical«) von »nicht-klassischem« (»non-classical«) bzw. »gewöhnliches« (»common type«) von »ungewöhnlichem« (»uncommon type« of atrial flutter) Vorhofflattern abgegrenzt.

Klassisches (common type) Vorhofflattern: Die Flatterwellen sind sägezahnartig negativ in den inferioren Ableitungen II, III und aVF, eine isoelektrische Linie ist in diesen Ableitungen nicht erkennbar (Abb. B.5.14). Die Vorhoffrequenz liegt fast immer zwischen 240 und 300/min., unter antiarrhythmischer Therapie kann die Frequenz jedoch auch um 200/min. oder gering darunter liegen, ohne daß sich die Morphologie der Flatterwellen verändert. Es darf heute als gesichert gelten, daß dem typischen Vorhofflattern ein Makro-Re-entry-Kreis im rechten Vorhof zugrunde liegt: Eine aufsteigende Erregungsfront zieht das intraatriale Septum hoch, um an der freien Wand des rechten Vorhofs wieder abzusteigen (counter-clock-wise). Anschließend läuft die Erregung durch den sog. Isthmus (Abb. B.5.15), wo auch eine Verzögerung der Erregungsausbreitung nachweisbar ist. Als Isthmus wird die Region zwischen Trikuspidalklappenanulus, Koronarsinusmündung und Vena cava inferior bezeichnet. Mittels Hochfrequenzkathetertechnik läßt sich ein Isthmusblock erzeugen, wodurch dieser Makro-Re-entry-Kreis unterbrochen ist (Abb. B.5.12 b).

Ungewöhnliches (uncommon type) Vorhofflattern: Die oben beschriebenen negativen Flatternwellen fehlen. Statt dessen finden sich häufiger hochfrequente positive P-Wellen in den inferioren Ableitungen, die sich aufgrund isoelektrischer Intervalle gut abgrenzen lassen (Abb. B.5.11). Die Vorhoffrequenz ist viel variabler als beim gewöhnlichen Vorhofflattern und beträgt häufig über 300/min. Nur im Ausnahmefall liegt dem ungewöhnlichen Vorhofflattern der gleiche Makro-Re-entry-Kreis wie beim gewöhnlichen Vorhofflattern zugrunde, wobei der Erregungsablauf dann im Uhrzeigersinn (»clock-wise«) erfolgt: Die freie Wand des rechten Vorhofs wird in kaudokranialer Richtung erregt, das Septum hingegen absteigend.

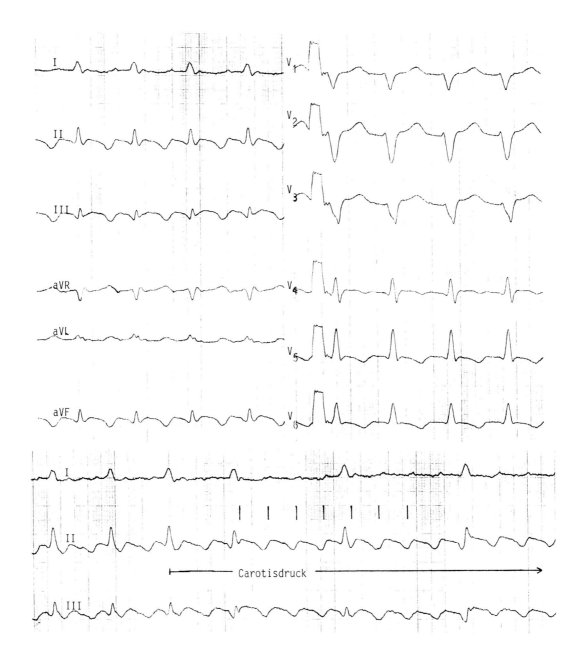

Abb. B.5.14 Klassisches (common type) Vorhofflattern.
Der obere Teil der Abbildung zeigt eine supraventrikuläre Tachykardie, die Kammerfrequenz beträgt 130/min. Zwischen 2 R-Zacken ist in den Extremitäten-Ableitungen eine negative P-Welle erkennbar.
Unter Vagus-Einfluß (Karotisdruck) kommt es kurzzeitig zu einem höhergradigen AV-Block, und die typischen negativen Flatterwellen sind nun in den inferioren Ableitungen eindeutig identifizierbar.

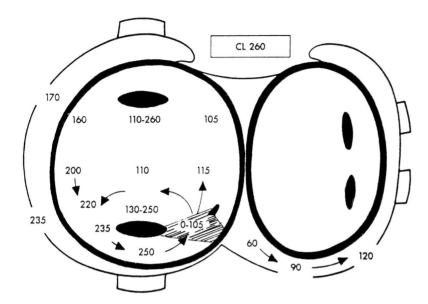

CL 260

Abb. B.5.15 Makro-Re-entry-Kreis beim klassischen Vorhofflattern
Die Erregung steigt am interatrialen Septum auf und an der Seitenwand herab, bevor sie wieder durch den »Isthmus« (schraffierte Fläche) läuft. Der linke Vorhof ist kein essentieller Bestandteil des Re-entry-Kreises.
(Abb. modifiziert nach Cosio F. G. et al. 1993)

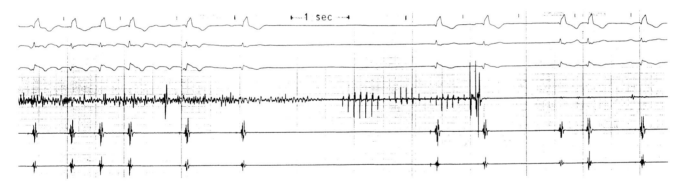

Abb. B.5.16 Hochfrequenz-Katheterablationsbehandlung bei klassischem (common type) Vorhofflattern: Induktion eines Isthmus-Blocks.

Dargestellt sind die Ableitungen V₁, II und III. Die obere intrakardiale Ableitung stammt vom Ablationskatheter, die unteren beiden sind His-Bündel-Ableitungen. Zu Beginn besteht typisches Vorhofflattern, nebenbefundlich ein kompletter Rechtsschenkelblock.
Während Applikation von Hochfrequenz-Energie im Bereich des Isthmus kommt es zur Terminierung des zuvor permanent vorhandenen Vorhofflatterns. Nach einem ektopen Vorhofschlag kommt es zu einer Asystolie, weshalb die HF-Abgabe auch terminiert wird. Der erste Schlag im Anschluß an die Pause ist ein junktionaler Ersatzschlag, bevor ein erster Sinuschlag erkennbar ist.

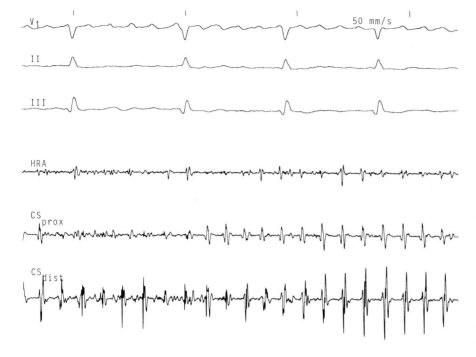

Abb. B.5.17 Vorhofflimmerflattern. In den Oberflächen-EKG's ist noch eine regelmäßige Vorhofaktivität mit einer Frequenz um 310/min. erkennbar. Die Form der »Flatterwellen« ist jedoch variabel. Die intrakardialen Ableitungen zeigen den Wechsel zwischen sehr hochfrequenter Flimmeraktivität, insbesondere im rechten Vorhof, bei gleichzeitig bestehendem Typ II-Flattern in der distalen Koronarsinusableitung.

Gerade beim ungewöhnlichen Vorhofflattern mit sehr hoher Vorhoffrequenz (über 350/min.) ändern sich häufig Form und Größe der Vorhoferregungen, das Vorhofflattern geht intermittierend in Vorhofflimmern über. Solche unreinen Formen des Vorhofflatterns werden auch als **Flimmerflattern** bezeichnet. Flimmerflattern läßt sich Vorhofstimulation nicht mehr beeinflussen Abb. B.5.17 und B.5.18).

In den meisten Fällen findet sich bei Vorhofflattern eine regelmäßige 2:1- bis 4:1-Überleitung (Abb. B.5.18); von einem hochgradigen AV-Block sollte in diesem Zusammenhang nicht gesprochen werden, da die Blockierung der hochfrequenten Vorhoftätigkeit ein physiologischer Prozeß ist. Bei gleichzeitig bestehender AV-Knotenerkrankung kann es jedoch auch zu hochgradigem Bock kommen (z. B. 8:1 bis 10:1), woraus dann eine erniedrigte Kammerfrequenz resultiert, die unter Umständen zu Symptomen führt. Totale AV-Blockierungen mit junktionalem oder tertiärem Ersatzrhythmus können ebenfalls vorkommen. Bei einem Teil der Patienten wechselt das Überleitungsverhältnis regelmäßig zwischen 2:1- und 3:1-Überleitung, wodurch ein bigeminiformes Bild resultiert.
Tritt eine Vorhoftachykardie oder auch Vorhofflattern in Gegenwart eines antegrad leitenden, akzessorischen Bündels auf, so können je nach Leitungseigenschaften der akzessorischen Bahn extrem hohe Kammerfrequenzen resultieren, die zu Synkopen führen können (siehe unten).

Vorhofflattern sollte nach Möglichkeit beseitigt werden, es sei denn, es besteht dokumentierterweise seit langer Zeit und geht ohne Symptome für den Patienten einher. Die Therapie der Wahl ist unserer Meinung nach die programmierte oder Overdrive-Stimulation, wenn es sich um den Typ I nach Waldo handelt. Kommt es zu einem symptomatischen Rezidiv, so kann dem Patienten eine Isthmusablation angeboten werden (s.o.).

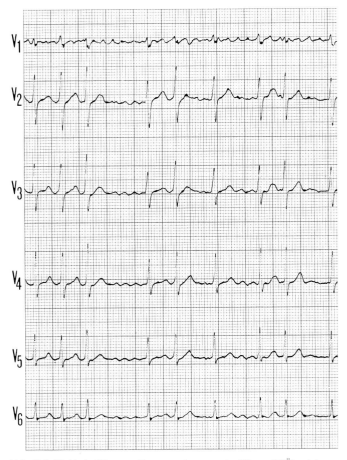

Abb. B.5.18 Vorhofflimmer-Flattern mit unregelmäßiger AV-Überleitung.

Vorkommen von Vorhofflattern

Fast immer liegt dieser Rhythmusstörung eine bedeutsame kardiale Grunderkrankung zugrunde, nur selten kommt es als idiopathische, dann meistens paroxysmale Form vor (lone atrial flutter). An Grund- bzw. Begleiterkrankungen sind insbesonder Kardiomyopathien, Aorten- und Mitralvitien mit myokardialer Schädigung, koronare Herzerkrankung mit Zustand nach Infarkt sowie chronisch obstruktive Lungenerkrankung zu erwähnen. Vorhofflattern ist auch eine häufige, dann meistens nur passager auftretende Rhythmusstörung im Anschluß an einen herzchirurgischen Eingriff. In den meisten Fällen ist das Vorhofflattern eine »instabile« Rhythmusstörung, die dazu tendiert, entweder in Vorhofflimmern überzugehen oder spontan in Sinusrhythmus zu konvertieren (Abb. B.5.19). In seltenen Fällen kann jedoch Vorhofflattern auch für Monate oder gar Jahre bestehen bleiben. Trotz der hohen Vorhoffrequenz sind die Vorhöfe noch zu einem gewissen Grad mechanisch aktiv, so daß im Vergleich zu Vorhofflimmern seltener systemische Embolien auftreten. Die Indikation zur Antikoagulation sollte jedoch dann gestellt werden, wenn Vorhofflattern mit einer bedeutsamen organischen Herzerkrankung einhergeht oder eine Dilatation der Vorhöfe (z.B. bei Vorhofseptumdefekt) anzunehmen ist.

5.5 Vorhofflimmern

Eine regelmäßige Vorhofaktivität ist bei Vorhofflimmern weder im Oberflächen-EKG noch durch eine intrakardiale Ableitung erkennbar (Abb. B.5.20). Die Frequenz beträgt 350–600/min, meistens über 400/min. Die Flimmerwellen unterscheiden sich in ihrer Form, Amplitude und Richtung. Am besten sind sie in der Regel in V_1 zu erkennen. Grobes Flimmern mit einer Amplitude der Flimmerwellen von mehr als 2 mm in V_1 wird gelegentlich von feinem Flimmern abgegrenzt. Umstritten ist, ob die Amplitude der Flimmerwellen mit der zugrunde liegenden Ätiologie korreliert.

Die Überleitung der Vorhoferregungen auf die Kammern erfolgt irregulär, es entsteht eine absolute Arrhythmie. Die Kammerfrequenz ist dabei abhängig von der Leitungskapazität des AV-Knotens. Resultieren mehr als 100 Kammeraktionen/min. – und das ist in den meisten unbehandelten Fällen der Fall – spricht man von einer Tachyarrhythmia

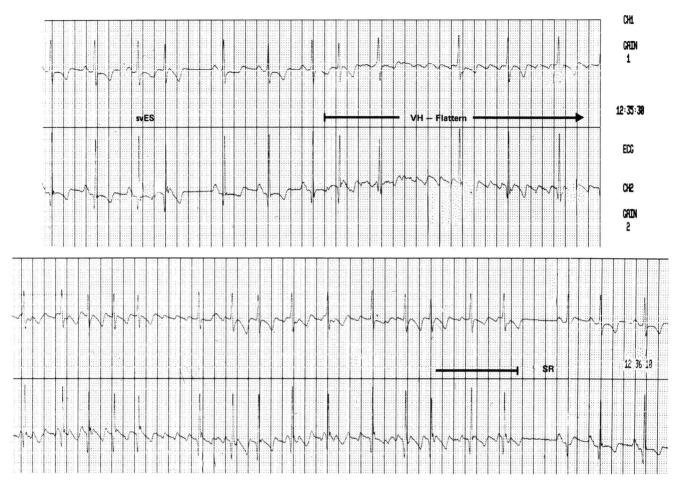

Abb. B.5.19 Kurze Episode von Vorhofflattern (Ausschnitt aus einer 2-Kanal-Langzeit-EKG-Registrierung; Papiergeschwindigkeit 25 mm/s). Dem Vorhofflattern gingen gehäufte supraventrikuläre Extrasystolen (svES) voraus (SR = Sinusrhythmus).

absoluta, bei Kammerfrequenz unter 60/min. von einer Bradyarrhythmie. Bei Tachyarrhythmie ist die Diastolendauer z. T. so kurz, daß die Ventrikelfüllung unzureichend und das Schlagvolumen entsprechend niedrig ist, so daß keine Pulswelle zustande kommt. Es entsteht das typische Bild des peripheren Pulsdefizites.

Entsprechend dem supraventrikulären Ursprung der Tachykardie und der Erregungsausbreitung über das normale Erregungsleitungssystem sind die Kammerkomplexe schmal oder zeigen das gleiche Blockbild wie bei Sinusrhythmus. Häufig kommt es jedoch zu aberranter Leitung, von der ein oder mehrere QRS-Komplexe betroffen sein können (Abb. B.5.21). Die Differentialdiagnose zu ventrikulären Rhythmusstörungen kann schwierig sein. Aberrant übergeleitete Vorhoferregungen haben in der Mehrzahl Rechtsschenkelblockkonfiguration. Eine besondere Form der Aberration stellt das ASHMAN-Phänomen dar, wobei der aberrant geleitete Schlag ein kurzes Kopplungsintervall zum vorherigen QRS-Komplex hat und dieser jedoch nach einer langen Zykluslänge auftrat (»long cycle-short cycle-

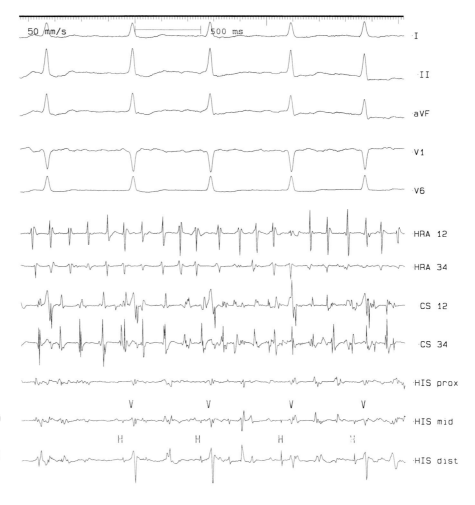

Abb. B.5.20 Vorhofflimmern.
In den verschiedenen atrialen Ableitungen (HRA, CS) sind Vorhofpotentiale mit stark wechselnder Zykluslänge zwischen 70 und etwa 150 ms zu erkennen; z.T. sind die Potentiale stark aufgesplittert. In der distalen His-Bündel-Ableitung sind scharfe His-Potentiale vor jedem Kammerkomplex erkennbar.

sequence« (Abb. B.1.9). Für aberrante Leitung und gegen ventrikuläre Extrasystolie spricht ebenfalls, wenn bei im Prinzip gleicher QRS-Konfiguration die QRS-Breite wechselnd ist, also ein verschiedenes Ausmaß an Aberration beobachtet wird (Abb.B.5.21). Auch das Fehlen einer kompensatorischen Pause im Anschluß an den deformierten QRS-Komplex weist in Richtung Aberration.
Vorhofflimmern mit regelmäßiger Kammertätigkeit kann vorkommen, was dann für einen totalen AV-Block mit AV-junktionaler oder tertiärer Ersatztätigkeit spricht (Abb. B.5.22).

Hämodynamisch gesehen bedeutet Vorhofflimmern Vorhofstillstand, die Pumpfunktion der Vorhöfe fällt aus. Während das Herzminutenvolumen bei Herzgesunden dadurch nur wenig beeinträchtigt wird, macht sich der Verlust der atrialen Transportfunktion bei Patienten mit myokardialer Schädigung, z. B. im Rahmen einer Kardiomyopathie sehr negativ bemerkbar, das Herzzeitvolumen fällt ab. Die hämodynamischen Auswirkungen sind um so ausgeprägter, je tachyarrhythmischer die Kammeraktion ist.

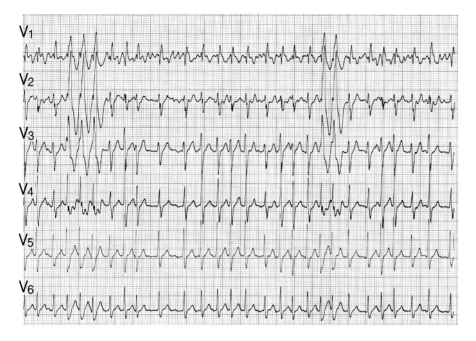

Abb. B.5.21 Unterschiedlich ausgeprägte aberrante Leitung (Rechtsschenkelblock) bei einem Patienten mit Tachyarrhythmia absoluta und Vorhofseptumdefekt (Papiergeschwindigkeit 25 mm/s).

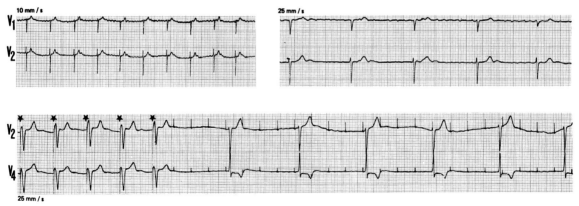

Abb. B.5.22 oben: Vorhofflimmern mit regelmäßiger Kammertätigkeit: AV-Block II. Grades mit junktionalem Ersatzrhythmus (Frequenz 36/min); unten: Dem Patienten wurde ein Schrittmacher implantiert; bei Ausschalten der Schrittmachertätigkeit mit externer Stimulation kehrt die junktionale Tätigkeit mit einem Warming-up-phenomenon zurück. RR-Intervalle während warming up: 1960 ms (escape intervall), 1810 ms, 1760 ms, 1720 ms, 1680 ms, 1660 ms.

Vorhofflimmern begünstigt Thrombenbildung in den Vorhöfen, was zu Embolien führen kann, wobei diese fast immer vom linken Vorhof ausgehen und vor allem das Gehirn betreffen. Etwa 20–30 % aller Patienten mit Vorhofflimmern machen ein Embolieereignis durch.

Vorhofflimmern kann paroxysmal auftreten oder beständig bestehen (Abb. B.5.23). Zum Teil geht anhaltendem Vorhofflimmern auch eine lange Anamnese von paroxysmalem Vorhofflimmern voraus. Aufgrund anamnestischer Angaben läßt sich bei einem Teil der Patienten mit paroxysmalem Vorhofflimmern eine vagal induzierte von einer adrenerg ausgelösten Form unterscheiden: Beim vagalen Typ geht der Induktion von Vorhofflimmern typischerweise eine zunehmende Verlängerung der Zykluslänge des Sinusrhythmus voraus (Abb.B.5.24), es tritt also aus einer relativen Bradykardie heraus auf. Entsprechend dem erhöhten Vagotonus während Ruhephasen kommt es zu Anfällen häufiger nachts oder tagsüber postprandial. Demgegenüber steht adrenerg induziertes Vorhofflimmern, welches unter Belastung bzw. nach kurzen Zykluslängen auftritt (Abb. B.5.25). Diese Beobachtungen haben differentialtherapeutische Konsequenzen: während vagal induziertes Vorhofflimmern gut auf Chinidin, Disopyramid und Flecainid anspricht, sollte adrenerg induziertes Vorhofflimmern mit einem Betarezeptorenblocker, Propafenon oder auch Sotalol behandelt werden behandelt werden.

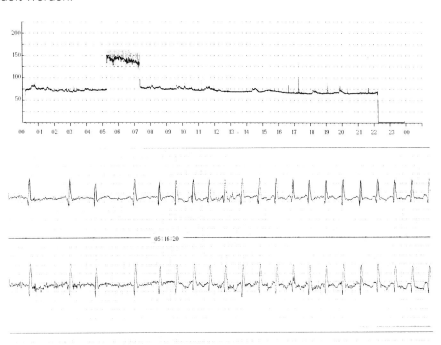

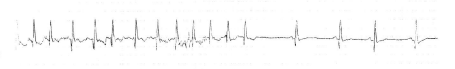

Abb. B.5.23 Paroxysmales Vorhofflimmern: Ausschnitte aus einer Langzeit-EKG-Registrierung.
Die obere graphische Darstellung zeigt das Herzfrequenzprofil über 24 Stunden. Ca. 5 Stunden nach Anlegen des Langzeit-EKG's kommt es zu einem abrupten Herzfrequenz-Anstieg von 75 auf etwa 150/min. Das EKG zum Zeitpunkt 05:16:20 zeigt, daß Vorhofextrasystolen eine Tachyarrhythmie auslösen, wobei es sich zu Beginn möglicherweise um Typ II-Flattern handelt. Zum Zeitpunkt 07:20:20 abruptes Ende der Tachyarrhythmia absoluta, nachdem die Kammerfrequenz geringfügig auf etwa 130/min. zurückgegangen war. Der Sinusrhythmus kehrt ohne längere posttachykarde Pause zurück (kein Hinweis auf Sinusknotenerkrankung).

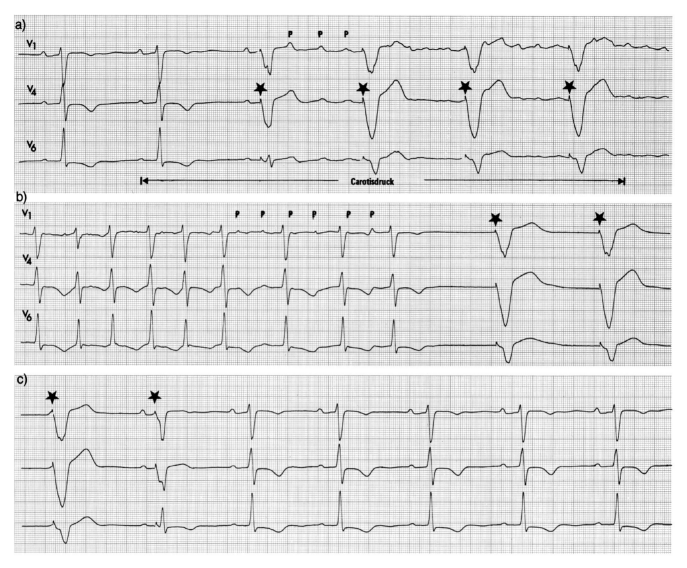

Abb. B.5.24 Vagal induzierte Vorhofrhythmusstörungen bei einem Patienten mit Sinusknotenerkrankung und Zustand nach Schrittmacherimplantation. Sofort nach Beginn des Karotisdruckes kommt es zur Abnahme der Sinusknotenfrequenz und Auftreten von Vorhofextrasystolen, dann rasch Übergang in Vorhofflimmern. Bei gleichzeitig beeinträchtigter AV-Knotenleitung während des Karotisdruckes besteht Elektrosystolie (a). Nach Beendigung der Karotissinusmassage wieder Zunahme der ZL der Vorhofaktivität und Entstehen einer Vorhoftachykardie, welche spontan endet. Da die leitungsverzögernde Wirkung des Vagusreizes nicht mehr besteht, ist die Kammeraktion eher tachykard. Mit Beendigung der Rhythmusstörung jedoch Vorhofstillstand wegen posttachykardem Sinusarrest, der durch den Kammerbedarfs-Schrittmacher überbrückt wird (b); Übergang der Elektrosystolie in Sinusrhythmus wenige Sekunden nach Bendigung des Karotisdruckversuches (c).

346

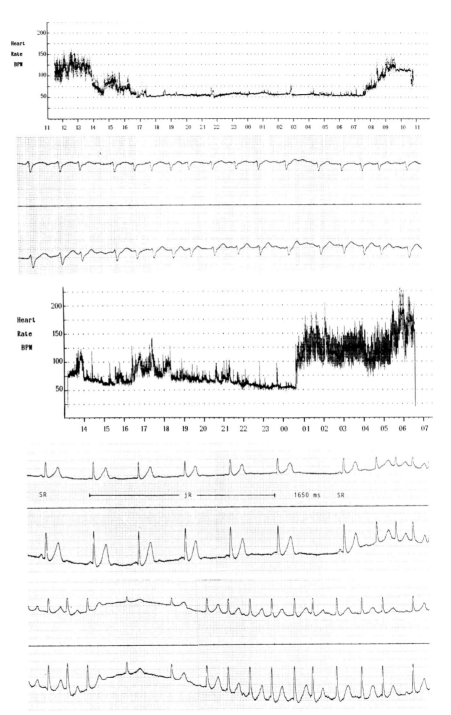

Abb. B.5.25 Adrenerg- und vagal-induziertes paroxysmales Vorhofflimmern.

a) Adrenerges Vorhofflimmern: Der Herzfrequenztrend zeigt tachykarde Herzfrequenzen zwischen 11 und 16 Uhr sowie morgens ab 8.30 Uhr. Während der Nacht hingegen ruhiges Herzfrequenzspektrum zwischen 50 und 70/min. Tagsüber besteht Vorhofflimmern, nachts Sinusrhythmus.

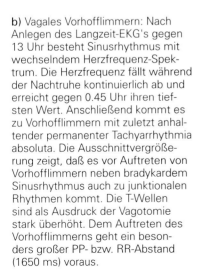

b) Vagales Vorhofflimmern: Nach Anlegen des Langzeit-EKG's gegen 13 Uhr besteht Sinusrhythmus mit wechselndem Herzfrequenz-Spektrum. Die Herzfrequenz fällt während der Nachtruhe kontinuierlich ab und erreicht gegen 0.45 Uhr ihren tiefsten Wert. Anschließend kommt es zu Vorhofflimmern mit zuletzt anhaltender permanenter Tachyarrhythmia absoluta. Die Ausschnittvergröße-rung zeigt, daß es vor Auftreten von Vorhofflimmern neben bradykardem Sinusrhythmus auch zu junktionalen Rhythmen kommt. Die T-Wellen sind als Ausdruck der Vagotomie stark überhöht. Dem Auftreten des Vorhofflimmerns geht ein besonders großer PP- bzw. RR-Abstand (1650 ms) voraus.

347

Während früher die rheumatische Herzerkrankung, insbesondere die rheumatische Mitralstenose, die häufigste Ursache für chronisches Vorhofflimmern darstellte, ist die Arrhythmie heute mehr mit anderen Erkrankungen, insbesondere mit myokardialer Schädigung jeglicher Ätiologie assoziiert.

Zu erwähnen sind hier besonders die langjährige Hypertonie, die koronare Herzerkrankung sowie Kardiomyopathien. Vorhofflimmern ist auch eine typische Komplikation der Hyperthyreose, wobei gelegentlich die Rhythmusstörung das einzige Symptom für die Stoffwechselstörung darstellt. Ist keine kardiale oder extrakardiale Grunderkrankung eruierbar, spricht man von idiopathischem Vorhofflimmern (»lone atrial fibrillation«).

5.6 AV-junktionale Tachykardien (»AV-Knoten-Tachykardien«)

Bei etwa 40 % aller Patienten, die sich unter dem klinischen Bild paroxysmaler Tachykardien vorstellen, wird als zugrunde liegender Mechanismus während einer elektrophysiologischen Untersuchung eine AV-Knoten-Tachykardie gefunden.

Paroxysmale AV-junktionale Tachykardien entstehen fast immer auf dem Boden von Re-entry-Mechanismen, wobei es seit Erstbeschreibung der Tachykardie durch MOE et al. (1963) strittig war, wo genau der Re-entrykreis lokalisiert ist (s. u.). Sehr früh ließ sich eine longitudinale Dissoziation der antegraden AV-Leitung nachweisen. Die effektive Refraktärperiode der langsam leitenden Bahn ist in der Regel kürzer als die ERP der schnell leitenden Bahn: Bei vorzeitiger Vorhofstimulation läuft die Erregung anfangs über die schneller leitende Bahn mit langer Refraktärperiode. Bei einer bestimmten Vorzeitigkeit (effektive Refraktärzeit der schnell leitenden Bahn) kommt es zu einer sprunghaften Zunahme des AH-Intervalls, und die Leitungskurve läuft auf einer höheren Ebene weiter (»Break«- oder »Jump«-Phänomen; Abb. B.5.26). Das Break-Phänomen kennzeichnet den Beginn der Echozone: Nach antegrader Erregungsausbreitung über die langsam leitende Bahn mit kurzer Refraktärperiode kann der Impuls über die schnellleitende Bahn zurücklaufen und so eine anhaltende AV-Knoten-Re-entry-Tachykardie vom gewöhnlichen Typ induzieren (Abb B.5.27).

Abb. B 5.26 AV-Knoten-Leitungskurve bei Patienten mit AV-Knoten-Re-entry-Tachykardien.

Die AV-Knoten-Leitungskurve kann unterschiedlich dargestellt werden.

a) Dargestellt ist das A_1-A_2-Intervall (Kopplungsintervall des Extrastimulus) gegenüber den konsekutiven H_1-H_2-Intervallen. Liegen die Punkte auf der 45°-Linie, so findet keine Leitungsverzögerung im AV-Knoten statt. Beginnend mit einer Vorzeitigkeit von etwa 450 ms weichen die Punkte durch Verzögerung der Überleitung im AV-Knoten von der 45°-Linie ab. Bei 300 ms Vorzeitigkeit abrupter Übergang auf eine Leitungsbahn mit deutlich langsamerer Erregungsausbreitung (»break«- oder »jump«-Phänomen). Der Übergang auf die Slow-pathway-Leitung kennzeichnet die effektive Refraktärperiode des Fastpathway, dessen funktionelle Refraktärperiode jedoch kürzer als die des Slowpathway ist (360 vs. 390 ms).

b) Das Auftragen des AH-Intervalls (A_2-H_2) in Abhängigkeit vom Kopplungsintervall macht den »jump« der AH-Zeit besonders deutlich.

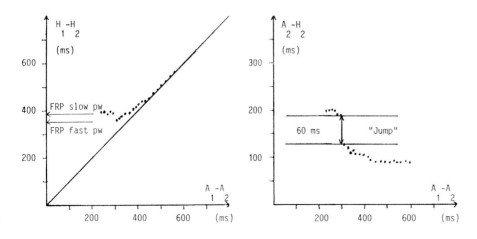

348

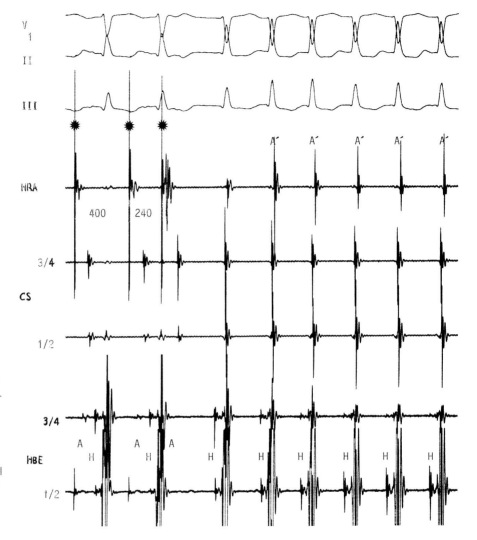

Abb. B.5.27 AV-Knoten-Tachykardie, Induktion durch programmierte Vorhofstimulation.

Im Anschluß an eine Basis-Stimulation mit einer Zykluslänge von 400 ms wird ein Extrastimulus mit einem Kopplungsintervall von 240 ms appliziert. Während der Basisstimulation kurze AH-Zeit als Ausdruck der Fast-pathway-Leitung. Die durch den gekoppelten Extrastimulus induzierte Vorhoferregung wird dann mit langem AH-Intervall übergeleitet als Ausdruck der Slow-pathway-Leitung. Die Erregung erreicht den Vorhof retrograd über den Fast-pathway. Eine anhaltende AV-Knoten-Tachykardie ist induziert.

(Dargestellt sind die Ableitungen V₁, II, III sowie intrakardiale Ableitungen aus dem hohen re. Vorhof, Koronarsinus und der His-Bündel-Region; Registriergeschwindigkeit 50 mm/sec.)

In der Regel werden die Vorhöfe retrograd 1:1 erregt, die P-Wellen sind jedoch im typischen Fall nicht oder nur sehr schwierig im Oberflächen-EKG zu erkennen, da sie vom QRS-Komplex überlagert werden. Am häufigsten lassen sich noch kleine Deformierungen in den terminalen Anteilen des QRS-Komplexes nachweisen (Abb. B.5.28, B.5.29). Insbesondere zu Beginn einer AV-Knoten-Tachykardie kann diese antegrad in Richtung auf die Kammern höhergradig blockiert sein. Am häufigsten sind 2:1-Blockierungen noch im AV-Knoten selbst (Abb. B.5.30) oder im His-Purkinje-System (Abb. B.5.31).

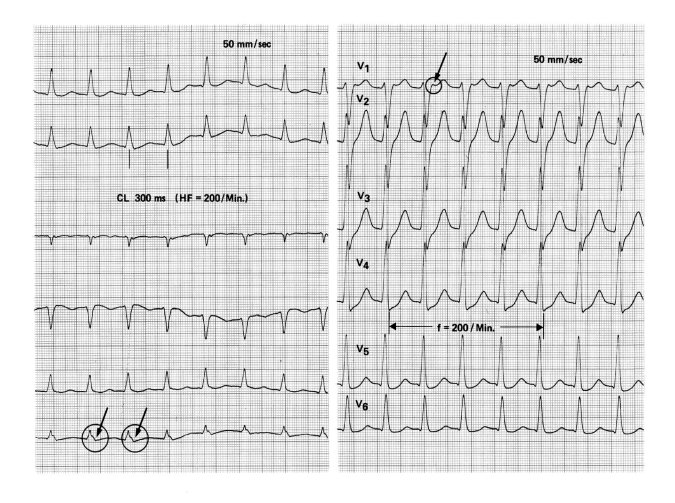

Abb B.5.28 Typische AV-Knoten-Tachykardie: Die retrograden P-Wellen sind als kleine Deformierung im terminalen QRS-Komplex erkennbar.

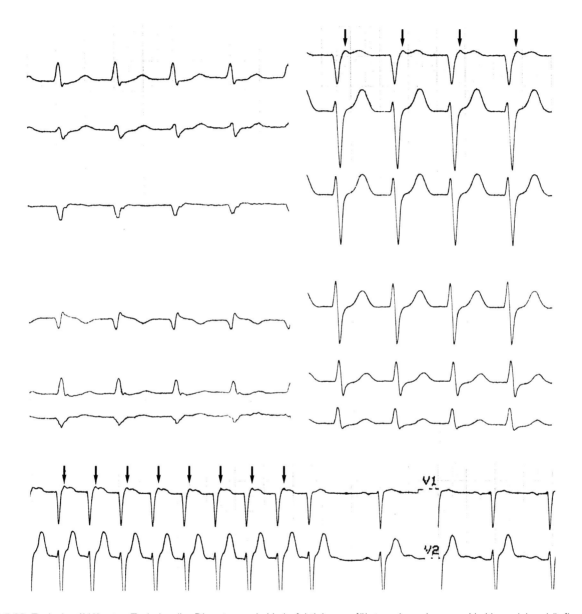

Abb. B.5.29 Typische AV-Knoten-Tachykardie: Die retrograde Vorhofaktivierung führt zu dem plumpen r' in V₁, welches häufig als inkompletter Rechtsschenkelblock fehlinterpretiert wird, (↓).
Der untere Teil der Abbildung belegt, daß es sich bei der Deformierung in V₁ um die retrograde P-Welle handelt: Unter dem Einfluß von Ajmalin kommt es zur Terminierung der Tachykardie durch Block im Fast-pathway, so daß die retrograde Vorhofdepolarisation bei Tachykardieende fehlt.

351

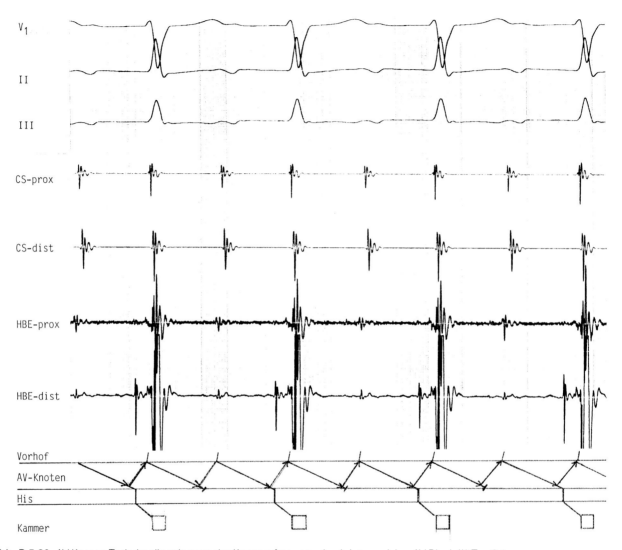

Abb. B.5.30 AV-Knoten-Tachykardie mit normaler Kammerfrequenz durch intranodalen AV-Block II° Typ 2:1.

Neben dem Nachweis einer longitudinalen Dissoziation der antegraden AV-Knotenleitung (»dual AV-nodal pathways«) spricht die rasche 1:1-Rückleitung in den Vorhof für eine AV-Knoten-Re-entry-Tachykardie, wobei die A-Welle in der HBE-Ableitung als erste retrograde Vorhofdepolarisation – also vor der Erregung in der Mündung des Sinus coronarius und der des hohen rechten Vorhofs – zu identifizieren ist. Dabei kann die retrograde Vorhoferregung kurz vor, simultan oder kurz nach der V-Welle erscheinen.

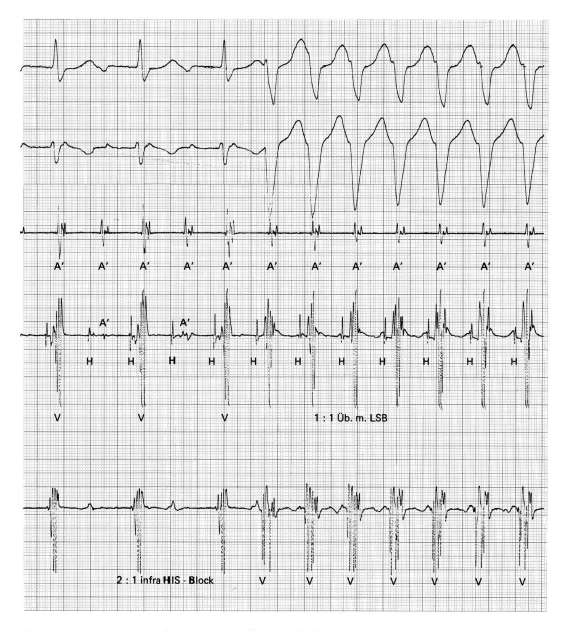

Abb. B.5.31 AV-Knoten-Re-entry-Tachykardie: In der ersten Hälfte der Abbildung besteht ein funktioneller Infra-His-Block II. Grades (Typ 2:1), während die Vorhöfe retrograd 1:1 erregt werden. Mit Übergang in antegrade 1:1-Leitung entsteht im Oberflächen-EKG das Bild eines kompletten Linksschenkelblockes.
(Dargestellt sind die Ableitungen II und V$_1$ sowie die intrakardialen Ableitungen aus dem hohen rechten Vorhof, der His-Bündel-Region und dem rechten Ventrikel.)

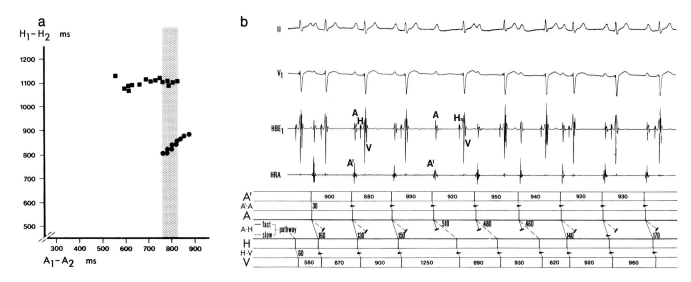

Abb. B.5.32 **a)** Typische AV-Knoten-Leistungskurve bei longitudinaler Dissozation des AV-Knotens: Bei Vorhofstimulation mit progressiver Vorzeigbarkeit verzögert sich plötzlich das H_1–H_2- (damit auch das A_2–H_2- und PQ-)Intervall »break-phenomenon«; in der Regel findet man einen Vorzeitigsbereich, in dem auf die Stimulation Schläge sowohl mit kürzerem als auch mit längerem H_1–H_2-Intervall vorkommen (»overlapping«). **b)** Der AV-Knoten-Leistungskurve entsprechende spontane, plötzliche Änderung des A-H- (PQ-)und des H-H-Intervalls bei longitudinaler Dissozation des AV-Knotens durch Umschalten von der schnellen Leitungsbahn (»fast pathway«) auf die langsame Leitungsbahn (»slow pathway«) im AV-Knoten beim gleichen Patienten.

Das Ausmaß der longitudinalen Dissoziation der AV-Leitung ist sehr unterschiedlich wie die AV-Knoten-Leitungskurven der Abb. B.5.26 und B.5.32 zeigen. Folge der funktionellen Längsdissoziation ist auch das Concertina-Phänomen: Bei hochfrequenter Vorhof-Stimulation kommt es zu progressiver Zunahme des AH-(und PQ-)Intervalls, das sich anschließend wieder verkürzt, ohne daß es zwischenzeitlich zu einem WENCKEBACH-Block gekommen ist (Abb. B.5.33). Es kann vorkommen, daß der dissoziierte AV-Knoten eine Vorhoferregung zweimal auf die Kammer überträgt, wodurch chaotische, nur mit Hilfe intrakardialer Ableitungen erklärbare Herzrhythmusstörungen auftreten können.

Ungewöhnliche AV-Knoten-Tachykardien: Die bisher besprochene AV-Knoten-Tachykardie mit langsamer antegrader und schneller retrograder Leitung wird als die »gewöhnliche« AV-Knotentachykardie bezeichnet (**»common type of AV-nodal re-entry«**). Daneben gibt es auch eine »ungewöhnliche Form« der AV-Knotentachykardie (**»uncommon type of AV-nodal re-entry«**), bei der die antegrade Leitung über die schnell leitende und die retrograde Leitung über die langsam leitende Bahn erfolgt. Entsprechend ist das AH- bzw. PR-Intervall kurz und das HA- bzw. RP-Intervall lang (Abb. B.5.34 und B.5.35). AV-Knotentachykardien vom ungewöhnlichen Typ werden – im Gegensatz zu typischen AV-Knoten-Tachykardien – häufig durch ventrikuläre Extrasystolen ausgelöst (Abb. B.5.36).

354

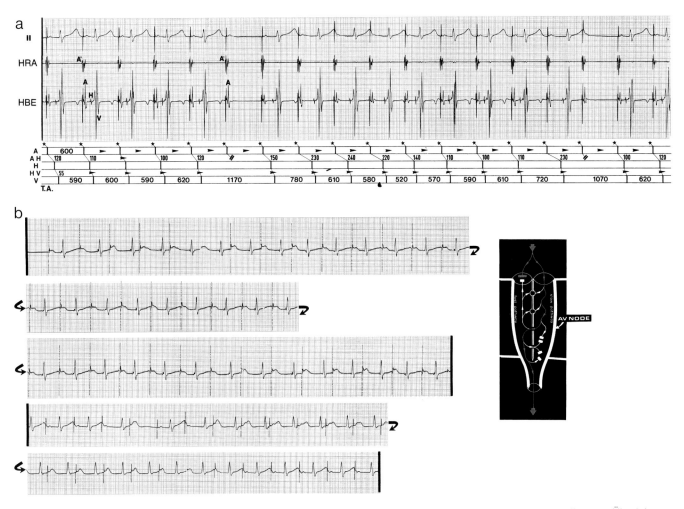

Abb. B.5.33 **a** und **b** Longitudinale Dissoziation während Vorhofstimulation mit AV-Leitungsausfällen und mit ständiger 1:1-Überleitung (b); sogenanntes Concertina-Phänomen.

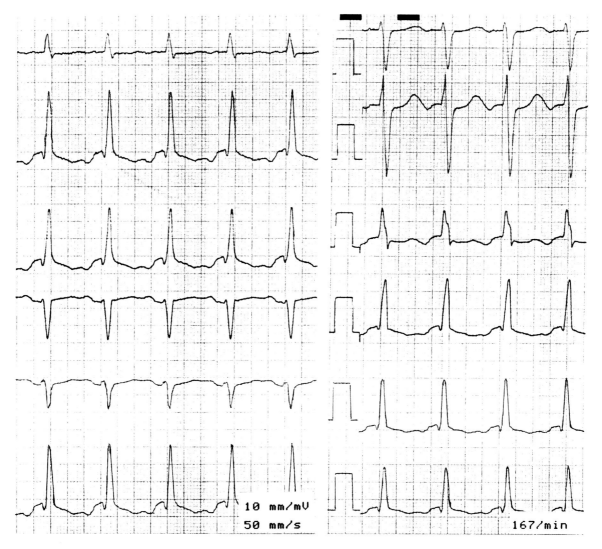

Abb. B.5.34 AV-Knoten-Tachykardie, ungewöhnliche Form (»uncommon type of AV-nodal re-entry«).
Das Anfalls-EKG zeigt eine supraventrikuläre Tachykardie mit einer Frequenz von 167/min.. Negative P-Wellen sind vor allen in den inferioren Ableitungen erkennbar, die Überleitungszeit auf die Kammern ist normal. Es stellt sich die Differentialdiagnose zur Vorhoftachykardie.

356

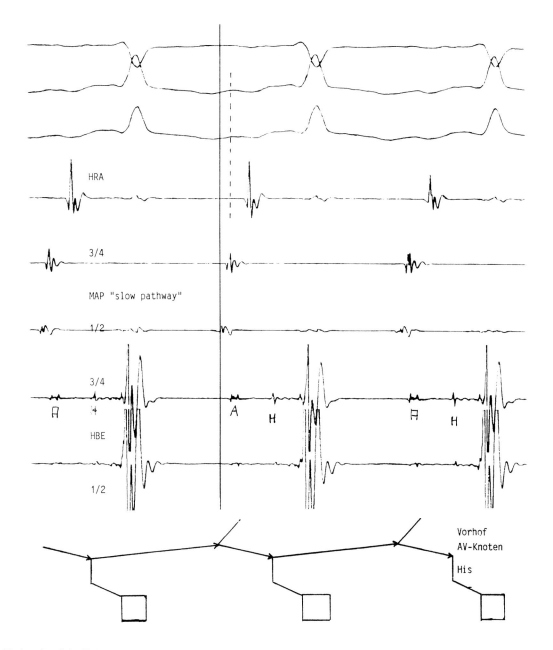

Abb. B.5.35 Intrakardiale Ableitungen bei ungewöhnlicher AV-Knoten-Tachykardie.
Die antegrade Leitung geht über den Fast-pathway, das AH-Intervall ist normal. Die früheste retrograde Erregung wird mit dem Mapping-Katheter im Bereich des Slow-pathway identifiziert.
Die gestrichelte Linie markiert den Beginn der Vorhoferregung im Oberflächen-EKG (II).

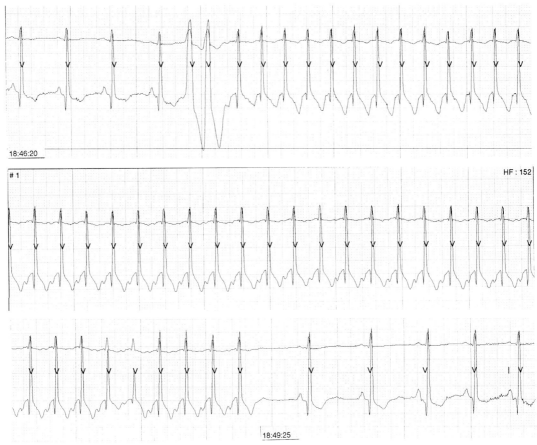

Abb. B.5.36 Atypische AV-Knoten-Re-entry-Tachykardie. Induktion durch ventrikuläre Extrasystolen.
Zu Beginn besteht Sinusrhythmus. Eine ventrikuläre 2er-Kette induziert eine supraventrikuläre Tachykardie mit einer Herzfrequenz um 150/min..Es ist gut erkennbar, wie die zweite ventrikuläre Erregung sehr langsam zum Vorhof zurückgeleitet wird und so die Tachykardie induziert werden kann.
Die Tachykardie endet ca. 3 Minuten später durch retrograden Block im Slow-pathway.
(Auszüge aus einer Langzeit-EKG-Registrierung, Papiergeschwindigkeit 25 mm/sec.)

Re-entry-Kreis bei AV-Knoten-Tachykardie

In den vergangenen Jahren wurde wiederholt diskutiert, ob der Re-entry-Kreis bei AV-junktionalen Tachykardien wirklich auf den AV-Knoten begrenzt ist, oder ob Teile des Vorhofmyokards Bestandteil des Re-entry-Kreises darstellen. Die lange Zeit vorherrschender Meinung über die Beschränkung auf den AV-Knoten (»AV-Knoten-Tachykardie«) ist insbesondere seit Einführung der Hochfrequenzkatheter-Ablationstechnik ins Wanken geraten. Zumindest bedarf die Definition der AV-Knoten-Region einer Modifizierung. Es ist sicher, daß die zwei in den Erregungskreis einbezogenen »Bahnen« (»slow pathway«, »fast pathway«) nicht nur funktionell, sondern auch anatomisch deutlich getrennt sind: so liegt die schnelle Bahn weit anterior und superior im Bereich der AV-Junktion, während die langsame Leitungsbahn inferior und posterior, etwas anterior der Mündung des Sinus coronarius lokalisiert ist (Abb. B.5.37). Entsprechend unterschiedlich sind die Ablationsorte, wenn man die langsame oder respektive die schnelle Bahn selektiv modifizieren möchte. Trotzdem ist es sicher nach wie vor richtig, daß die großen Anteile des Vorhofmyokards als auch das His-Purkinje-System und die Kammermuskulatur kein essentieller Bestandteil des Re-entry-Kreises bei AV-Knoten-Tachykardien sind. Während der elektrophysiologischen Untersuchung kann durch Vorhof- bzw. Kammerstimulationsverfahren die Beschränkung des Re-entry-Kreises auf die AV-Junktion nachgewiesen werden (Abb. B.5.38).

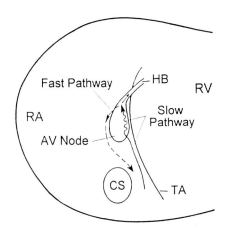

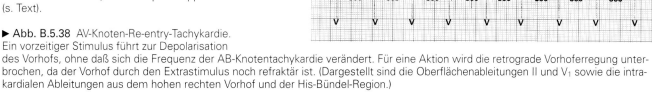

▲ Abb. B.5.37 AV-Knoten-Tachykardie, heutige Vorstellung über den Re-entry-Kreis (modifiziert nach Jackman et al. 1995)
RA: re. Vorhof, RV: re. Ventrikel, HB: His-Bündel, CS: Sinus coronarius, TA: Trikuspidalklappenanulus (s. Text).

▶ Abb. B.5.38 AV-Knoten-Re-entry-Tachykardie. Ein vorzeitiger Stimulus führt zur Depolarisation des Vorhofs, ohne daß sich die Frequenz der AB-Knotentachykardie verändert. Für eine Aktion wird die retrograde Vorhoferregung unterbrochen, da der Vorhof durch den Extrastimulus noch refraktär ist. (Dargestellt sind die Oberflächenableitungen II und V$_1$ sowie die intrakardialen Ableitungen aus dem hohen rechten Vorhof und der His-Bündel-Region.)

Therapie bei AV-Knoten-Re-entry vom gewöhnlichen und ungewöhnlichen Typ: Im akuten Anfall ist Verapamil (5–10 mg i.v.) oder auch Adenosin (6–18 mg i.v.) zuverlässig wirksam (Abb. B.5.39). Die Terminierung der Tachykardie erfolgt durch Block im Slow-pathway.
Eine langjährige prophylaktische Dauertherapie ist heute abzulehnen. Mittels Hochfrequenz-Katheterablation gelingt heute fast immer eine Modulation der AV-Leitung, so daß weitere Anfälle verhindert werden. Methode der Wahl ist die Slow-pathway-Ablation. Bei einem Teil der Fälle läßt sich bei Sinusrhythmus von der langsamen Leitungsbahn ein spezifisches Potential ableiten (Abb. B.5.40).
Als mögliche, jedoch seltene Komplikation (< 2 %) ist die Induktion eines höhergradigen AV-Blocks zu erwähnen. Tachykardie-Rezidive treten nach primär erfolgreicher Ablationsbehandlung nur noch in 3 bis 5 % der Fälle auf. Eine zweite Ablationssitzung ist dann indiziert.

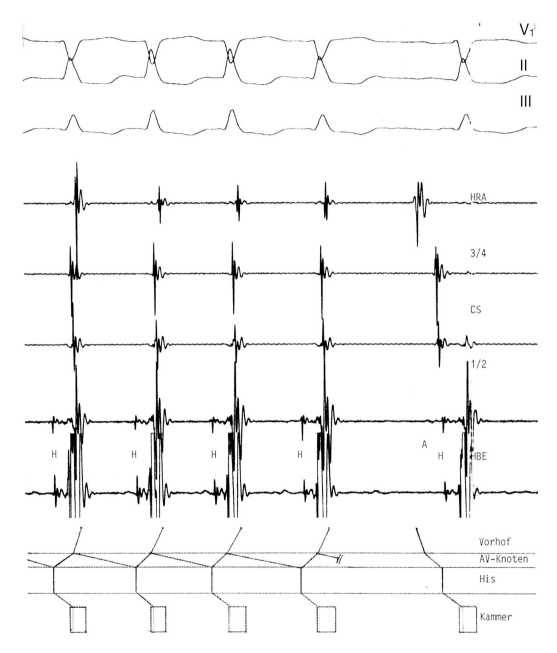

Abb. B.5.39 Terminierung einer AV-Knoten-Re-entry-Tachykardie durch Injektion von Verapamil.
Die ersten 4 Aktionen zeigen den typischen Erregungsablauf bei AV-Knoten-Re-entry vom gewöhnlichen Typ. Die Tachykardie endet mit einer retrograden Vorhoferregung, d.h. die Verapamil-Injektion hat zum Block im antegraden Teil des Erregungskreises, dem Slow-pathway, geführt. Es kommt prompt zu Sinusrhythmus.

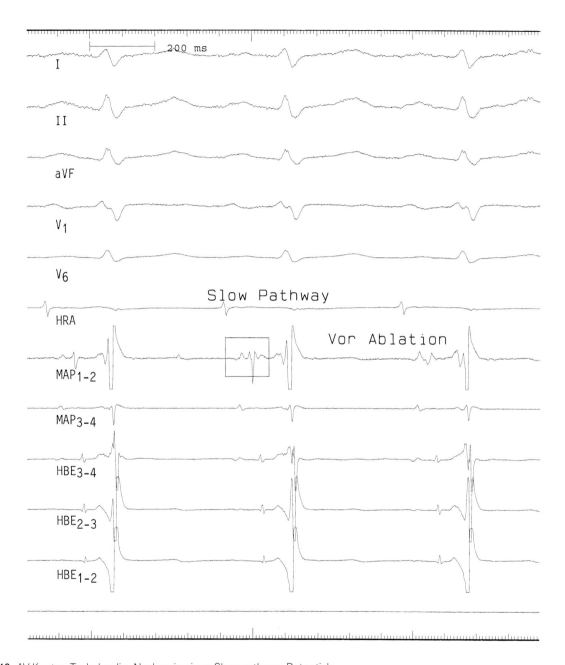

Abb. B.5.40 AV-Knoten-Tachykardie, Nachweis eines Slow-pathway-Potentials.
Vom Mapping-Katheter kann im Bereich der posterioren AV-Junktion ein stark verbreitetes Potential mit stumpfen und scharfen Anteilen abgeleitet werden (Bump- and Spike-Morphologie).

Junktionale Tachykardie durch gesteigerte Automatie

Neben den oben geschilderten, häufig vorkommenden AV-Knoten-Re-entry-Tachykardien gibt es seltenere AV-junktionale Tachykardien, die nicht durch Re-entry, sondern durch gesteigerte Automatie entstehen. Es handelt sich dabei um beschleunigte AV-junktionale Rhythmen, überwiegend aus der His-Bündel-Region, die als typische Komplikation einer Digitalisüberdosierung gelten, jedoch auch im Rahmen eines akuten rheumatischen Fiebers, beim akuten Myokardinfarkt, bei Hypokaliämie oder auch nach Herzinfarkt vorkommen können (Abb. B.5.41). Fehlt eine akute auslösende Ursache, können sie Anlaß zu permanenten Tachykardien sein, die medikamentöse Beeinflussung ist schwierig. Im englischen Schrifttum werden solche Tachykardien als »junctional ectopic tachycardia« (JET) bezeichnet.
Bei Erwachsenen ist die Frequenz solcher Tachykardien in der Regel relativ langsam (130–140/min.). Beruht die AV-junktionale Tachykardie auf gesteigerter Automatie, läßt sich meistens eine AV-Dissoziation nachweisen (Abb. B.5.42).

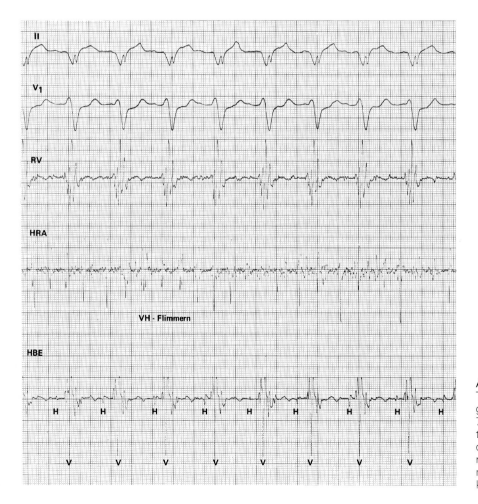

Abb. B.5.41 Anhaltende junktionale Tachykardie am ehesten auf dem Boden gesteigerter Automatie bei einem 74jährigen Patienten vier Tage nach akutem Myokardinfarkt: Die Ableitung aus dem Vorhof (HRA) weist Vorhofflimmern nach, welches jedoch nicht auf die Kammern übergeleitet wird. Es besteht eine komplette atrioventrikuläre Dissoziation.

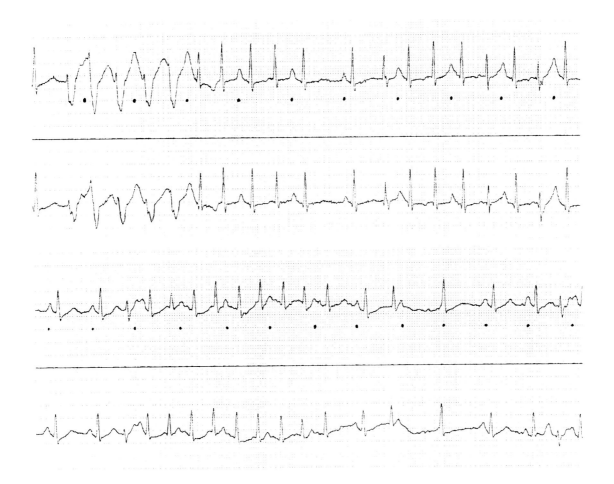

Abb. B.5.42 Junctional ectopic tachycardia (JET):
Man erkennt einen unregelmäßigen Herzrhythmus. Der Grundrhythmus ist ein Sinusrhythmus mit einer Zykluslänge von 800 ms. Salvenartig kommt es zu Tachykardien, wobei die Zykluslänge dann um 400 ms beträgt. Die Tachykardien gehen überwiegend mit schlankem QRS-Komplex einher, nur die ersten 5 Aktionen zeigen eine schenkelblockartige Deformierung. Bei genauer Betrachtung lassen sich die P-Wellen als Folge des Sinusrhythmus während des gesamten Streifens identifizieren. Somit besteht während der Tachykardien eine komplette AV-Dissoziation, womit der Ursprung der supraventrikulären Tachykardie eindeutig dem His-Bündel zugeordnet werden kann. (Ausschnitt aus einer Langzeit-EKG-Registrierung; 25 mm/s.)

Literatur

AKHTAR M, JAZAYERI MR, SRA J, BLANCK Z,DESHPANDE S, DHALA A (1993): Atrioventricular nodal reentry.
Circ 88:282

AKHTAR M (1984): Supraventricular tachycardias. Electrophysiologic mechanisms,
diagnosis, and pharmacologic therapy. In: Josephson M. E., Wellens H. J. J. (Eds.): Tachycardias: mechanisms, diagnosis, treatment.
Lea & Febiger, Philadelphia S. 137

ALLESSIE MA, BONKE FIM (1995): Atrial Arrhythmias: Basic Concepts. In: Mandel W. J.:
Cardiac Arrhythmias 3rd edition.
JB Lippincott Philadelphia

BENCHIMOL A, ELLIS JG, DIMOND EG, WU T (1965): Hemodynamic consequences of atrial and ventricular arrhythmias in man.
Am Heart J 70:775

BRAND FN, ABBOTT RD, KANNEL WD, WOLFF PA (1985): Characteristics and prognosis of lone atrial fibrillation. 30-year follow up in the Framingham-study.
J Am med Assoc 254:349

COHEN HC, SINGER DH (1995): Bundle branch block and other forms of aberrant intraventricular conduction: Clinical aspects.
In: Mandel W. J. (Ed.): Cardiac arrhythmias.
J. B. Lippincott, Philadelphia S. 513

COSIO FG, LOPEZ-GIL M, GOICOLEA A, ARRIBAS F, BARROSO JL (1993): Radiofrequency ablation of the inferior vena cava – tricuspid – isthmus in common atrial flutter.
Am J Cardiol 71:705:70

COUMEL PH, LECLERCQ JF, ATTUEL P, LAVALLE JP, FLAMMANG D (1979): Autonomic influences in the genesis of atrial arrhythmias: Atrial flutter and fibrillation of vagal origin. In: Narula O. S. (Ed.): Cardiac arrhythmias: Electrophysiology, diagnosis and management.
Williams & Witkins, Baltimore/London S. 243

COUMEL PH, LECLERCQ JF, ATTUEL P (1982): Paroxysmal atrial fibrillation. In: Kulbertus H. E., Olsson S. B., Schlepper M. (Eds.): Atrial fibrillation.
Mölndal, Hässle/Schweden S. 158

CSAPO G (1979): Paroxysmal non-reentrant tachycardias due to simultaneous conduction in dual av-nodal pathways.
Am J Cardiol 43:1033

DREIFUS LS, NAITO M, DAVID D, MICHELSON EL (1982): Atrial fibrillation: Symptoms and hemodynamics In: Kulbertus H. E., Olsson S. B., Schlepper M. (Eds.): Atrial fibrillation
Mölndal, Hässle/Schweden S. 122

EVANS W, SWANN P (1954): Lone auricular fibrillation
Brit Heart J 16:189

FERRER MI (1968): The sick sinus syndrome in atrial disease.
J Am med Assoc 206:645

GARSON A, GILLETTE PC (1979): Junctional ectopic tachycardia in children: electrocardiography, electrophysiology and pharmacologic response.
Am J Cardiol 44:298

GODTFREDSEN J (1982): Atrial fibrillation: Course and prognosis. A follow-up study of 1212 cases. In: Kulbertus H. E., Olsson S. B., Schlepper M. (Eds.): Atrial fibrillation
Mölndal, Hässle/Schweden S. 134

GONZALES RP, SCHEINMAN MM (1995): Paroxysmal Junctional and Fascicular Tachycardia in Adults: Clinical Presentation, Course, and Therapy. In: Zipes D. P., Jalife J (Eds.) Cardiac Electrophysiology – From Cell to Bedside –
WB Saunders Philadelphia, London, S. 691

GOUAUX JL, ASHMAN B (1947): Auricular fibrillation with aberration simulating ventricular paroxysmal tachycardia.
Am Heart J 34:366

GREENBERG ML, KELLY TA, LERMAN BB, DIMARCO JP (1986): Atrial pacing for conversion of atrial flutter.
Am J Cardiol 58:95

HAISSAGUERRE M, FISCHER B, MARCUS F, CLEMENTY J (1995): Role of Catheter Ablation for Treatment of Supraventricular Tachyarrhythmias. In: WJ Mandel: Cardiac Arrhythmias, 3rd edition.
JB Lippincott Philadelphia S. 939

JACKMAN, WM, BECKMAN KJ, McCLELLAND JH, WANG X, FRIDAY KJ, ROMAN CA, MOULTON KP, TWIDALE N, HAZLITT HA, PRI-OR MI, OREN J, OVERHOLT ED, LAZZARA R (1992): Treatment of supraventricular tachycardia due to atrioventricular nodal reentry by radiofrequency catheter ablation of slow-pathway conduction.
N Engl J Med 327:313

JACKMAN WM, NAKAGAWA H, HEIDBÜCHEL H, BECKMAN K, McCLELLAND J, LAZZARA R (1995): Three Forms of Atrioventricular Nodal (Junctional) Reentrant Tachycardia: Differential Diagnosis, Electrophysiological Characteristics, and Implications for Anatomy of the Reentrant Circuit. In: Zipes DP, Jalife J (Eds.): Cardiac Electrophysiology – From Cell to Bedside –
WB Saunders, Philadelphia, London S. 620

JANSE MJ, ANDERSON RH, MCGUIRE MA, HO SY (1993): AV-Nodal Reentry: Part I: AV Nodal Reentry Revisited.
J Cardivasc Electrophysiol Vol. 4:561

JAZAYERI MR, SRA JS, AKHTAR M (1993): Atrioventricular nodal reentrant tachycardia. In: Akhtar M. (Ed.): Cardilogy clinics, cardiac arrhythmias and related syndroms: current diagnosis and managemant.
Saunders WB, Philadelphia 11:151

JOSEPHSON ME, KASTOR JA (1976): Paroxysmal supraventricular tachycardia. Is the atrium an necessary link?
Circ 54:430

JOSEPHSON ME (1993): Clinical Cardiac Electrophysiology: Techniques and Interpretations.
Lea und Febiger Piladelphia/London

KADISH A, GOLDBERGER J (1995): Ablative Therapy for Atrioventricular Nodal Re-entry Arrhythmias.
Progr Cardiovsc Dis Vo XXXVII No. 5:273

KIRKORIAN G, MONCADA E, CHEVALIER P, CANU G, CLAUDEL JP, BELLON C, LYON L, TOUBOUL P (1994): Radiofrequency Ablation of atrial flutter. Efficacy of an anatomically guided approach.
Circ 90:2804

LOWN B, MARCUS F, LEVINE AD (1959): Digitalis and atrial tachycardia with block. A year's experience.
N Engl J Med 260:301

MAN KC, BRINKMAN K, BOGUN F, KNIGHT B, BAHU M, WEISS R, GOYAL R, HARVEY M, DAOUD EG, STRICKBERGER SA, MORADY F (1996): 2:1 atrioventricular block during atrioventricular node reentrant tachycardia.
JACC 28:1770

McGUIRE MA, JANSE MJ, ROSS DL (1993): AV Nodal Reentry: Part II: AV Nodal, AV Junctional, or Atrionodal Reentry?
J. Cardiovasc. Electrophysiol. 4:573

MORGANROTH J, HOROWITZ LN, JOSEPHSON ME, KASTOR JA (1979): Relationship of atrial fibrillatory wave amplitude to left atrial size and etiology of heart disease. An old generalisation reexamined.
Am Heart J 97:194

NACCARELLI GV, SHIH HT, JALAL S (1995): Sinus Node Reentry and Atrial Tachycardias. In: Zipes D. P., Jalife J. (Eds.): Cardiac Electro-physiology – From Cell to Bedside.
W. B. Saunders, Philadelphia, London, S. 607

PFEIFFER D, TEBBENJOHANNS J, SCHUMACHER B, JUNG W, LÜDERITZ B (1994): Methoden, Topographie und Mechanismen der Radiofrequenzablation von AV-Knoten-Re-entry-Tachykardien
Z. Kardiol. 83:877

PICK A, DOMINGUEZ P (1957): Nonparoxysmal A-V nodal tachycardia.
Circ 16:1022

POTY H, SAOUDI N, ABDEL AZIZ A, NAIR M, LETAC B (1995): Radiofrequency catheter ablation of type 1 atrial flutter: Prediction of late success by electrophysiological criteria.
Circ 92:1389

REDDY CP (1984): Supraventricular ectopic tachycardias ue to mechanisms other than re-entry. In: Surawicz B., Reddy C. P., Prystow-sky EN (Eds.): Tachycardias
Martinus Nijhoff, Boston S. 173

REDDY CP, SURAWICZ B (1984): Historical background and evolution of estabilished and obsolate terms used to characterize tachy-cardia. In: Surawicz B., Reddy C. P., Prystowsky E. N. (Eds.): Tachycardias.
Martinus Nijhoff, Boston S. 103

ROBLES DE MEDINA EO (ED.) (1978): Definition of terms related to cardiac rhythm. WHO/ISFC Task Force.
Europ J Cardiol 8/2:127

RUDER MA, DAVIES JC, ELDAR M, ABBOTT JA, GRIFFIN JC, SEGER JJ, SCHEIMAN MM (1986): Clinical and electrophysiologic cha-racterisation of automatic junctional tachycardia in adults.
Circ 73:930

SAMET P (1973): Hemodynamic sequelae of cardiac arrhythmias.
Circ 47:399

SANDØE E, SIGURD B (1984): Arrhythmia. Diagnosis and management.
Fachmed. AG, St. Gallen

SHENASA H, CURRY PVL, SHENASA M (1995): Atrial Arrhythmias: Clinical Concepts and Advances in Mechanism and Management. In: Mandel W. J.: Cardiac Arrhythmias, 3rd edition.
JB Lippincott Philadelphia S. 327

SINGER DH, COHEN HC (1995): Aberrancy: Electrophysiologic mechanisms and electrocardiographic correlates. In: Mandel W. J. (Ed.): Cardiac arrhythmias: mechanisms, diagnosis and management.
JB Lippincott, Philadelphia S. 461

SKOULUS A, HORLICK L (1964): The atrial F-wave in various types of heart disease and its response to treatment.
Am J Cardiol 14:174

STEINBECK G (1983): Differentialdiagnose der Herzrhythmusstörungen. Tachykarde Rhythmusstörungen. In: Lüderitz B. (Hrsg.): Herzrhythmusstörungen. Handbuch für Innere Medizin, Band IX/1.
Springer, Berlin/Heidelberg/New York S. 617

STEINBECK G (1983): Differentialdiagnose der Herzrhythmusstörungen. Invasive Verfahren. In: Lüderitz B (Hrsg.): Herzrhythmusstörungen. Handbuch für Innere Medizin, Band IX/1.
Springer, Berlin/Heidelberg/New York S. 485

STORSTEIN O, RASMUSSEN K (1974): Digitalis and atrial tachycardia with block.
Brit Heart J 36:171

SURAWICZ B, UHLEY H, BORUN R, LAKS M, CREVASSE L, ROSEN K, NELSON W, MANDEL W, LAWRENCE P, JACKSON L, FLOWERS N, CLIFTON J, GREENFIELD J, ROBLES DE MEDINA EO (1978): Task Force I: Standardization of Terminology and Interpretation.
Am J Cardiol 41:130

THORMANN J, SCHLEPPER M (1983): Hämodynamische Auswirkungen kardialer Arrhythmien. In: Lüderitz B. (Hrsg.): Herzrhythmusstörungen. Handbuch für Innere Medizin, Band IX/1.
Springer, Berlin/Heidelberg/New York S. 355

VANAGT EJ, WELLENS HJJ (1981): The electrocardiogram in digitalis intoxication. In: Wellens H. J. J., Kulbertus H. E. (Eds.): What's new in electrocardiography?
Martinus Nijhoff Medical Division, The Hague S. 143

WALDO AL, HENTHORN RW, PLUMB VJ (1984): Atrial flutter-recent observations in men. In: Josephson M. E., Wellens H. J. J. (Eds.): Tachycardias: mechanisms, diagnosis, treatment.
Lea & Febiger, Philadelphia S. 113

WALDO AL (1995): Atrial Flutter: Mechanisms, Clinical Features, and Management. In: Zipes D. P., Jalife J. (Eds.): Cardiac Electrophysiology – From Cell to Bedside –
WB Saunders, Philadelphia, London

WELLENS HJJ (1987): Value and limitations of programmed electrical stimulation of the heart in the study and treatment of tachycardias.
Circ 57:845

WELLENS HJJ, BÄR FW, LIE KI (1978): Value of the electrocardiogram in the differential diagnosis of a tachycardia with a widend QRS-complex.
Am J Med 64:2l

WELLS JL, McLEAN BAH, JAMES TN, WALDO AL (1979): Characterisation of atrial flutter. Studies in men after open heart surgery using fixed atrial electrodes.
Circ 50:565

WHO/ISFC-TASKFORCE, ROBELS DE MEDINA EO (ED.) (1978): Definition of terms related to cardiac rhythm.
Eur J Cardiol 8:127

WHO/ISFC Task Force (1979): Classification of cardiac arrhythmias and conduction disturbances.
Am Heart J Vol 98:263

WU D, DENES P, WYNDHAM CH, AMAT-LEON F, DHINGRA RC, ROSEN KM (1975): Demonstration of dual atrioventricular nodal pathways utilizing a ventricular extrastimulus in patients with atrioventricular nodal re-entrant paroxysmal supraventricular tachycardia.
Circ 52:789

6 Präexzitationssyndrome

6.1 Begriffsbestimmung

Eine Präexzitation liegt vor, wenn das gesamte Ventrikel- oder Vorhofmyokard oder auch nur ein Teil der Myokardfasern von Vorhof oder Kammer früher aktiviert wird, als es der Fall wäre, wenn ein Impuls sich über das normale Erregungsleitungssystem in atrioventrikulärer oder ventrikuloatrialer Richtung mit entsprechender Verzögerung im AV-Knoten ausgebreitet hätte. Dabei läßt sich eine ventrikuläre Präexzitation, bei der Teile des Kammermyokards abnormal frühzeitig durch einen Impuls, der aus den Vorhöfen stammt, depolarisiert werden, von einer atrialen Präexzitation abgrenzen, die dadurch charakterisiert ist, daß Teile eines Vorhofs oder auch die gesamten Vorhöfe abnormal schnell von einem Impuls depolarisiert werden, der seinen Ursprung in den Ventrikeln hat. Von einem Präexzitationssyndrom sollte dann gesprochen werden, wenn eine antegrade oder retrograde Präexzitation mit anfallsartigen oder anhaltenden tachykarden Herzrhythmusstörungen verbunden ist.

Der morphologische Nachweis akzessorischer Leitungswege, ihres Ursprungs und ihrer Mündung (atriale bzw. ventrikuläre Insertion) ist selten, wofür jedoch in erster Linie methodische Probleme verantwortlich sein dürften. Insbesondere für Fälle mit WPW-Syndrom darf als gesichert gelten, daß morphologisch eindeutig zu identifizierende, zusätzliche atrioventrikuläre Verbindungen, bestehend aus Arbeitsmuskulatur, vorhandend sind. Erstmals gelang ÖHNELL (1944) der Nachweis solcher morphologischen Substrate. Schwieriger noch als die Identifizierung akzessorischer atrioventrikulärer Verbindungen ist die Auffindung solcher Bahnen zwischen Vorhof und His-Bündel oder paranodal. Folgende pathologisch anatomische Einteilung wurde vorgeschlagen:

1. Atrioventrikuläre Verbindungen, »Kent-Bündel«: hierbei bestehen direkte Verbindungen aus Arbeitsmyokard zwischen Vorhof und Kammer. Diese Muskelbündel können den AV-Ring an jeder Stelle, also im Bereich der freien Wand rechts- oder linksseitig, vor allem aber auch septal überbrücken. Am häufigsten sind Kent-Bündel im Bereich der linken freien Wand, gefolgt von der septalen Lokalisation.

2. Akzessorische nodoventrikuläre Bündel: Hierbei besteht eine Brücke vom AV-Knoten zur Kammermuskulatur, wobei histologisch meistens spezielles Leitungsgewebe gefunden wird.

3. Atrionodale, Atrio-His-Bahnen: Solche Verbindungen umgehen den die Erregungsleitung verzögernden AV-Knoten und führen damit zu einem kurzen PQ-Intervall. Zusammen mit intranodalen Umgehungsbahnen werden atrionodale und Atrio-His-Verbindungen auch als James-Bündel bezeichnet.

4. Atriofaszikuläre Verbindungen, **Mahaim-Fasern:** In den ursprünglichen Beschreibungen wurde von nodofaszikulären und nodoventrikulären Bypass-Trakts ausgegangen (**MAHAIM und WINSTON,** 1941). Erst in jüngster Zeit konnte gezeigt werden, daß solche akzessorischen Bahnen, die im EKG eine Mahaim-Präexzitation (s.u.) hervorrufen, ihren Ursprung in der freien Wand des re. Vorhofes haben und entweder zu Teilen des re.-seitigen spezifischen Erregungsleitungssystems oder direkt zur Kammermuskulatur ziehen. Es handelt sich also um atriofaszikuläre oder atrioventrikuläre Verbindungen. Auf die im Vergleich zu Kent-Fasern besonderen elektrophysiologischen Eigenschaften der Mahaim-Fasern wird später eingegangen.

6.2 WOLFF-PARKINSON-WHITE-(WPW-)Syndrom

6.2.1 Elektrokardiogramm bei WPW-Syndrom

Bei der klassischen Form des WOLFF-PARKINSON-WHITE-Syndroms werden Teile der Ventrikelmuskulatur durch eine akzessorische atrioventrikuläre Leitungsbahn (KENT-Bündel) vorzeitig erregt. Es kommt zur Präexzitation des Ventrikels, auf dessen Seite die akzessorische Bahn lokalisiert ist. Die typischen EKG-Veränderungen bestehen in (Abb. B.6.1 und B.6.2 b):

1. einer auf 120 ms oder weniger verkürzten PQ- bzw. PR-Zeit während Sinusrhythmus,
2. dem Vorhandensein einer initialen Delta-Welle,
3. einer QRS-Verbreiterung auf 120 ms oder mehr und
4. sekundären ST-Strecken- und T-Wellenveränderungen.

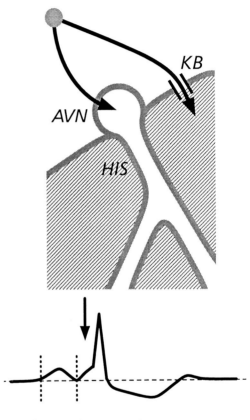

EKG bei SR

Abb. B 6.1 EKG bei WPW-Syndrom: Die vom Sinusknoten ausgehende Erregungswelle erreicht die Kammermuskulatur zum einen über das spezifische Reizleitungssystem (AV-Knoten, His-Purkinje-System), zum anderen über die akzessorische Leitungsbahn (Kentbündel). Der im Oberflächen-EKG sichtbare QRS-Komplex ist als Fusionskomplex zu interpretieren. Je mehr Ventrikelmuskulatur über das Kentbündel erregt wird, umso ausgeprägter ist die Deformierung des QRS-Komplexes. Die Deltawelle ist Ausdruck der lokalen Präexzitation.

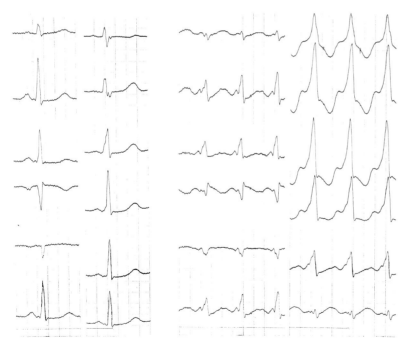

Abb. B 6.2 WPW-Syndrom: Wechselndes Ausmaß der Präexzitation.
a) EKG bei Sinusrhythmus. Nur bei genauer Analyse lassen sich kleine positive Deltawellen in den inferioren Ableitungen identifizieren, ferner auffallend die breite R-Zacke in V_2 und V_3 sowie eine Deltawelle in V_4.
b) Bei Vorhofstimulation jetzt typisches Bild eines sternal positiven WPW-Syndroms.

Wie schon erwähnt, soll von einem WPW-**Syndrom** erst gesprochen werden, wenn diese EKG-Abnormalitäten mit paroxysmalen Tachykardien verbunden sind.

Das Ausmaß dieser genannten EKG-Veränderungen ist jedoch keineswegs konstant, sondern sogar beim selben Patienten sehr variabel. Entscheidend ist hierbei, in welchem Verhältnis die Ventrikel durch den Impuls über das akzessorische Bündel und die Erregungsausbreitungsfront über das spezifische Reizleitungssystem depolarisiert werden. Bei Sinusrhythmus wird man selten das volle Ausmaß einer Präexzitation sehen. Dies gilt vor allem für links-laterale akzessorische Leitungsbahnen. Die Präexzitation wird deutlicher, wenn durch AV-Knoten-wirksame Medikamente, VALSALVA-Manöver oder auch nachts (Vagotonie) die AV-Knotenleitung schlechter wird, was zu einer Bevorzugung der akzessorischen Leitungsbahn führt (intermittierende Präexzitation). Während einer elektrophysiologischen Untersuchung kann die Präexzitation sichtbar oder deutlicher gemacht werden, indem man in der Nähe der atrialen Insertion der akzessorischen Bahn eine Schrittmacher-Stimulation durchführt Abb. B.6.2b). Auf der anderen Seite kann bei körperlicher Belastung, die zu einer Verbesserung der AV-Knotenleitung führt (adrenerger Drive, Vagolyse), die Präexzitation im EKG vollkommen verschwinden (Abb. B.6.3).

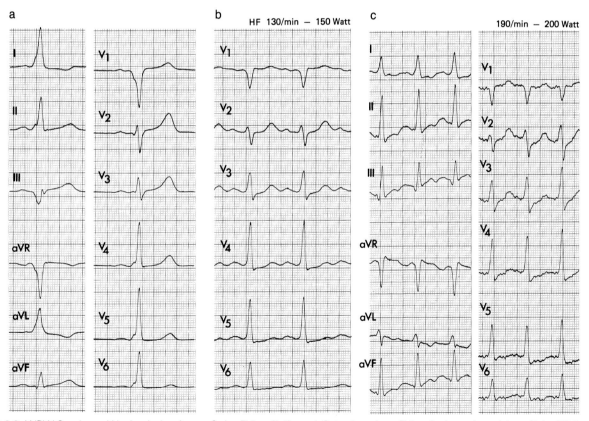

Abb. B 6.3 WPW-Syndrom: Wechselndes Ausmaß der Präexzitation. **a)** Gut erkennbare Präexzitation mit positiven Delta-Wellen in I, II, aVL sowie V4 und V6 und negativen Delta-Wellen in III, V1 und V2 (Typ B nach Rosenbaum); **b)** bei Belastung mit 150 Watt und Anstieg der Sinusknotenfrequenz auf 130/min ist die Präexzitation in den BWA kaum noch erkennbar; **c)** 12-Kanal-EKG-Registrierung zum Zeitpunkt des Abbruchs (200 Watt, Frequenz 190/min). Eine Präexzitation ist nicht mehr nachweisbar.

Seit der ersten Beschreibung des WOLFF-PARKINSON-WHITE-Syndroms 1930 wurden verschiedene Versuche unternommen, aufgrund des Oberflächen-EKG möglichst genau die Lokalisation der akzessorischen Bahn zu bestimmen. Die am weitesten verbreitete Einteilung geht auf ROSENBAUM et al. (1945) zurück, die einen Typ A mit positiver Delta-Welle und einer entsprechend positiven Haupt-QRS-Ausschlagsrichtung in den rechtspräkordialen Ableitungen einem Typ B mit dominierend negativen QRS-Komplexen in V_1 und V_2 gegenüberstellten (Abb. B.6.4). Es wurde angenommen, daß das Typ-A-EKG durch einen linksseitigen akzessorischen, atrioventrikulären Bypass-Trakt zustande kommt, während der Typ B auf ein rechtsseitig lokalisiertes, akzessorisches Bündel zurückzuführen ist. Aufgrund der Erfahrungen und Kenntnisse, die im Zusammenhang sowohl mit elektrophysiologischen Untersuchungen als auch durch intraoperative Mapping-Untersuchungen gewonnen wurden, ist festzustellen, daß diese Einteilung in Typ A und Typ B (sternal positiv, sternal negativ) doch sehr ungenau ist Abb. B.6.5).

Akzessorische atrioventrikuläre Verbindungen können den links- und rechtsseitigen AV-Ring praktisch an jeder Stelle überqueren und liegen vor allen Dingen auch sehr häufig septal. Durchgesetzt hat sich eine Einteilung der freien Wand in anterior, lateral und posterior (rechts und links) sowie die Unterscheidung in anteroseptale, mittseptale und posteroseptale akzessorische Leitungsbahnen. Es wurden Algorithmen entwickelt, die aufgrund der Delta-Wellen-Morphologie bei Sinusrhythmus den erfolgreichen Ablationsort voraussagen können. Die elektrophysiologische Untersuchung dient heute nicht nur dazu, den Ort der akzessorischen Leitung eindeutig zu identifizieren, sondern ist fast immer mit der Hochfrequenz-Katheterablationsbehandlung verbunden. Der Ablationskatheter wird am

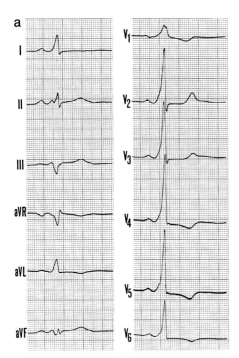

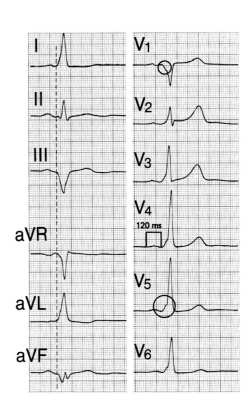

Abb. B 6.4 WPW-Syndrom: Typisierung nach Rosenbaum.
a) Typ A, sternalpositiv: Positive Deltawelle und positiver Haupt-QRS-Ausschlag in den re.-präkordialen Ableitungen V_1 und V_2.
b) Typ B, sternalnegativ: Die Deltawelle in V_1 ist negativ wie auch die Hauptausschlagsrichtung des QRS-Komplexes.

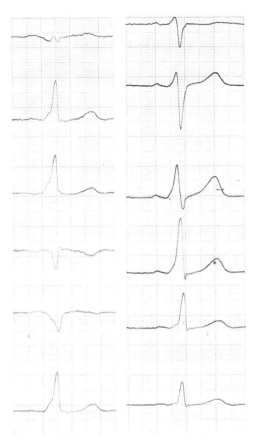

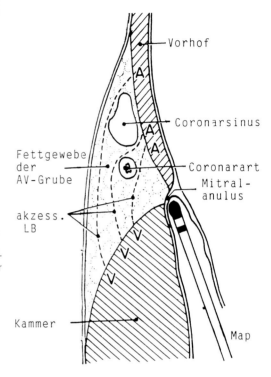

◄ **Abb. B 6.5** Das EKG zeigt ein typisches Präexzitationssyndrom mit auf 100 ms verkürzter PQ-Zeit, Nachweis von Deltawellen mit einer Verbreiterung des QRS-Komplexes auf 120 ms. Nach der Klassifizierung von Rosenbaum wäre das EKG-Bild als Typ B einzustufen, was für eine rechtsseitig lokalisierte akzessorische Leitungsbahn sprechen würde. Die negativen Deltawellen in I und aVL weisen jedoch eher auf eine linkslateral lokalisierte akzessorische Leitungsbahn hin. Die linkslaterale Lokalisation wird durch elektrophysiologische Diagnostik bestätigt, das Kentbündel wurde dort auch erfolgreich abladiert.

► **Abb. B 6.6** Schematischer Längsschnitt durch die AV-Grube in Höhe des Mitralklappenanulus. Die meisten akzessorischen Leitungsbahnen durchqueren die AV-Grube subendokardial, ein Teil der Bahnen zieht jedoch auch mehr epikardial von der Vorhof- zur Kammermuskulatur. Mit Map ist der Untersuchungs- bzw. Ablationskatheter gekennzeichnet. (Modifiziert nach COX und FERGUSON 1989)

Trikuspidal- oder Mitralklappenring so plaziert, daß seine Spitze in der Nähe der atrialen oder ventrikulären Insertion des akzessorischen Bündels liegt (Abb. B.6.6). In der Nähe der akzessorischen Leitungsbahn verschwindet das isoelektrische Intervall zwischen Vorhof- und Kammererregung, es kommt quasi zu einer Fusion (Abb. B.6.7 und B.6.8). Häufig läßt sich ein diskretes Potential von der akzessorischen Leitungsbahn selbst ableiten (**Kent-Bündel-Potential**). Hat man eine optimale Ablationsposition gefunden, so kommt es in aller Regel innerhalb von wenigen Sekunden zu einem Verschwinden der Deltawelle im EKG, im intrakardialen EKG rücken A- und V-Welle ebenfalls sichtbar auseinander (Abb. B.6.9).

Die wahre Prävalenz von WPW-typischen EKG in der Bevölkerung ist nicht bekannt, da naturgemäß fast nur solche Patienten untersucht werden, die durch Symptome, in erster Linie tachykarde Herzrhythmusstörungen, auffällig geworden sind. Man kann eine Häufigkeit von 0,1 bis 0,3‰ annehmen, wobei Männer häufiger betroffen sind als Frauen. Die funktionellen Leitungseigenschaften akzessorischer Leitungsbahnen können sich auch im Verlauf des Lebens ändern: So verlieren Kinder nicht selten ihre antegrade Präexzitation im EKG, was jedoch nicht Anfallsfreiheit bedeutet, da die akzessorische Leitungsbahn während einer typischen Re-entry-Tachykardie ja ausschließlich retrograd genutzt wird (s.u.). Haben Patienten paroxysmale Tachykardien in Gegenwart eines nur retrograd leitenden akzessorischen Bündels, so spricht man von einem verborgenen (concealed) WPW-Syndrom.

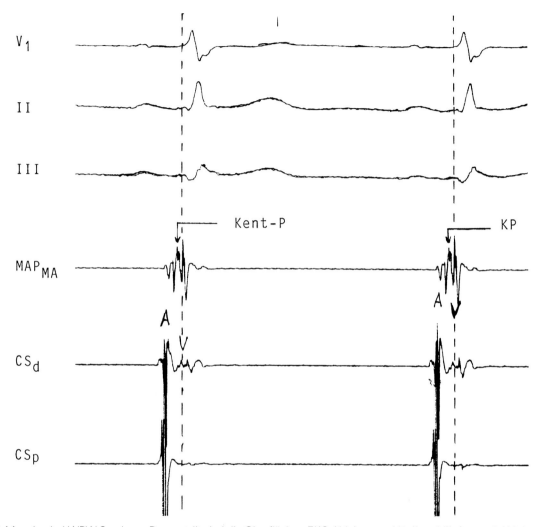

Abb. B.6.7 Mapping bei WPW-Syndrom. Dargestellt sind die Oberflächen-EKG-Ableitungen V1, II und III, ferner 2 Ableitungen aus dem Sinus coronarius (distal und proximal), der Mapping-Katheter (Map) wurde transaortal in den li. Ventrikel vorgeschoben und am Mitralklappenanulus im Bereich der ventrikulären Insertion des Kentbündels stabilisiert.
Die Präexzitation ist im Oberflächen-EKG nur gering ausgeprägt. Im Bereich der Lokalisation des Kentbündels fusionieren jedoch Vorhof- und Kammerpotentiale (A- bzw. V-Welle). Es ist ein diskretes Kentpotential (KP) vor dem Beginn der Deltawelle bzw. der V-Welle zu erkennen.

6.2.2 Rhythmusstörungen bei WPW-Syndrom

Abzugrenzen sind Re-entry-Tachykardien unter Einbeziehung der akzessorischen Leitungsbahn von Vorhofarrhythmien, die im Falle einer offenen Präexzitation entsprechend den funktionellen Leitungseigenschaften der Bahn auf die Kammer übertragen werden.

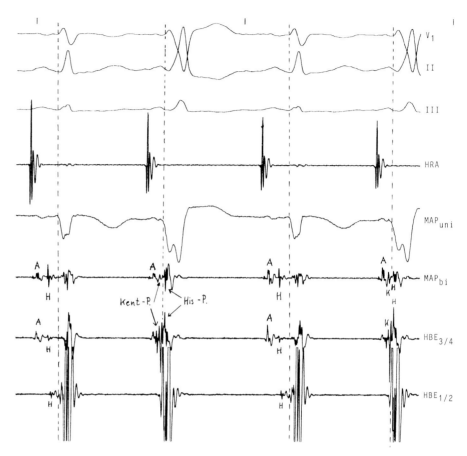

Abb. B.6.8 Mapping bei WPW-Syndrom. Dargestellt ist das Beispiel einer para-His'schen akzessorischen Leitungsbahn. Die vom Sinusknoten ausgehenden Vorhoferregungen werden wechselhaft über das normale AV-Knoten-His-Purkinje-Leitungssystem und über die akzessorische Leitungsbahn geleitet. Im Falle der Präexzitation erkennt man Kent-Potentiale vor Beginn des QRS-Komplexes, die His-Potentiale sind als scharfe Spikes während der V-Welle identifizierbar. Die gestrichelte Linie kennzeichnet den Beginn der Kammererregung (Registriergeschwindigkeit 100 ms/s)

Re-entry-Tachykardien

Die akzessorische atrioventrikuläre Leitungsbahn auf der einen, das normale Erregungsleitungssystem auf der anderen Seite stellen zwei parallel liegende Bahnen dar, die durch die Vorhofmuskulatur und die Kammermuskulatur verbunden werden. Von einer orthodromen Re-entry-Tachykardie spricht man, wenn das normale Erregungsleitungssystem den antegraden Teil des Re-entry-Kreises, die akzessorische Bahn, den retrograden Schenkel während der Tachykardie darstellt (Typ 1 a nach WELLENS). Dieses ist nach einer Untersuchung von WELLENS bei über 80 % der WPW-Tachykardien der Fall. Entsprechend selten sind antidrome Re-entry-Tachykardien (Typ 1 b), bei denen die akzessorische Bahn in antegrader Richtung, das Erregungsleitungssystem in retrograder Richtung durchlaufen wird (Abb. B.6.10). Dies bedeutet, daß bei den meisten Fällen von Re-entry-Tachykardien bei WPW-Syndrom der QRS-Komplex sich während der Tachykardie normalisiert, die Delta-Welle und QRS-Verbreiterung also verschwinden (Abb. B.6.11). Kompliziert wird das EKG-Bild in einer Reihe von Fällen dadurch, daß während der Tachykardie zusätzliche, überwiegend frequenzabhängige, aberrante Leitungen (Schenkelblockbilder) auftreten können (Abb. B.6.12). Das Verhalten der Zykluslänge (Tachykardiefrequenz) beim Auftreten eines Blockbildes ergibt einen Hinweis auf die Lokalisation der akzessorischen Leitungsbahn: Nimmt bei Auftreten eines Linksschenkel-

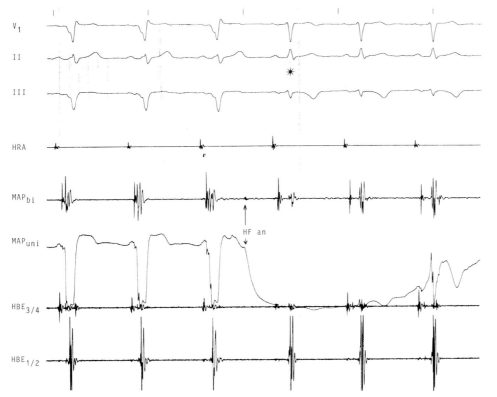

Abb. B.6.9 Mapping und Ablationsbehandlung bei WPW-Syndrom.
Es handelt sich um das Beispiel einer rechts mittseptal abladierten akzessorischen Leitungsbahn. Das bipolare Map zeigt eine Fusion zwischen A- und V-Welle an, im unipolaren Map folgt der P-Welle ein steil abfallender QS-Komplex. Schon der erste QRS-Komplex (*) im Oberflächen-EKG nach Beginn der HF-Energie-Abgabe zeigt eine normale Morphologie, die Präexzitation ist verschwunden. Im bipolaren Map sind A- und V-Welle durch ein isoelektrisches Intervall getrennt. (Registriergeschwindigkeit 50 mm/s).

" Orthodrome" RT

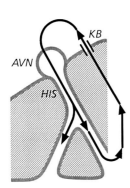

Antegrad : AVN - HPS
Retrograd : Kent - Bündel

" Antidrome" RT

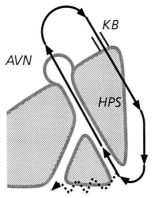

Antegrad : Kent - Bündel
Retrograd : P – AVN

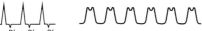

Abb. B.6.10 Orthodrome vs. antidrome atrioventrikuläre Re-entry-Tachykardie (s. Text).

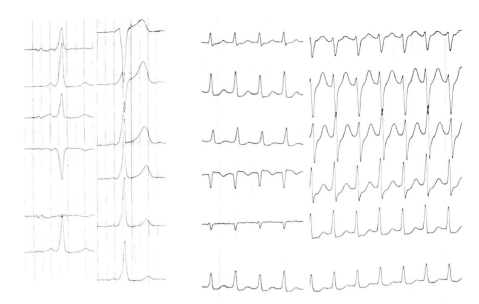

Abb. B.6.11 WPW-Syndrom, orthodrome Re-entry-Tachykardie.
a) Ekg bei Sinusrhythmus. Die Deltawellen sind positiv in allen Ableitungen außer aVR, die PQ-Zeit ist verkürzt, der QRS-Komplex verbreitert.
b) Anfalls-EKG des gleichen Patienten: Der QRS-Komplex ist schlank, es handelt sich also eindeutig um eine supraventrikuläre Tachykardie mit einer Frequenz von 195/min.
Retrograde P-Wellen sind nicht sicher zu differenzieren.
(Registriergeschwindigkeit 50 mm/s)

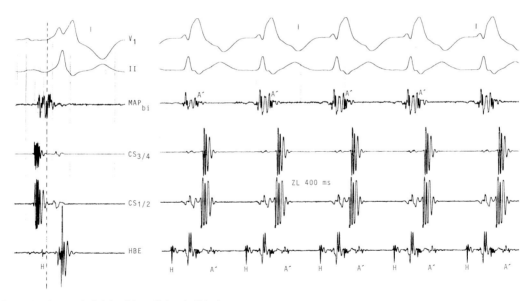

Abb. B.6.12 Präexzitation und gleichzeitiger Schenkelblock.
a) Das Oberflächen-EKG bei Sinusrhythmus zeigt Rechtsschenkelblock-Morphologie (s. Ableitung V₁), wobei der initiale Anteil des QRS-Komplexes auffallend flach, entsprechend einer Deltawelle verläuft. Am Mitralklappenanulus im Bereich des anterolateralen Segmentes (s. MAP bi) findet sich eine Fusion zwischen A- und V-Welle als Ausdruck der lokalen Präexzitation.
b) Während atrioventrikulärer Re-entry-Tachykardie mit relativ niedriger Frequenz geht die antegrade Leitung über den AV-Knoten und das His-PURKINJE-System, jedem QRS-Komplex geht ein His-Potential voraus. Die früheste retrograde Erregung ist wiederum im Mapping-Katheter identifizierbar. Der QRS-Komplex zeigt unverändert Rechtsschenkelblock-Morphologie, die initiale Deltawelle ist jedoch verschwunden. (Registriergeschwindigkeit 100 mm/s)

375

blocks die Zykluslänge zu (d.h. die Herzfrequenz ab), so ist es sicher, daß das Kent-Bündel linksseitig lokalisiert ist. Bei Auftreten eines Rechtsschenkelblocks und Vorhandensein einer linksseitigen Bahn ändert sich die Zykluslänge nicht. Umgekehrt verhält es sich im Fall einer rechtsseitig lokalisierten akzessorischen Leitungsbahn.

Nicht selten zeigt der QRS-Komplex während der Tachykardie einen elektrischen Alternans (Abb. B.6.13). Ein spezifisches Zeichen für das Vorliegen einer retrograd leitenden akzessorischen Bahn stellt das Alternans-Phänomen jedoch nicht dar, es ist auch bei AV-Knoten-Re-entry-Tachykardien zu beobachten (Abb. A.9.12, S. 123).

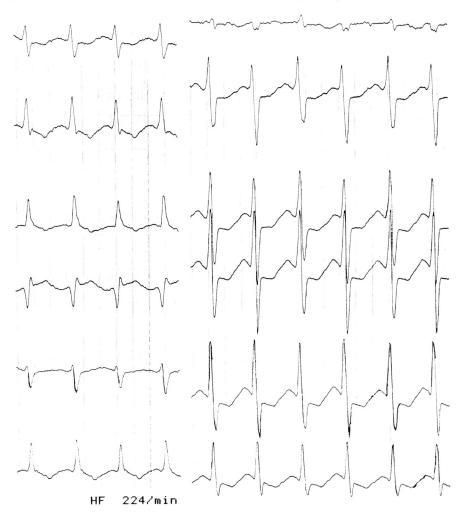

HF 224/min

Abb. B.6.13 Orthodrome Re-entry-Tachykardie bei WPW-Syndrom: Alternans-Phänomen.
Dargestellt ist eine supraventrikuläre Tachykardie mit einer Frequenz von 224/min. Vor allem in den Extremitäten-Ableitungen sind gut retrograde P-Wellen mit einem Abstand von ca. 150 ms vom Beginn des QRS-Komplexes auszumachen; in den Brustwandableitungen ausgeprägtes Alternans-Phänomen des QRS-Komplexes (s. V_1 und V_2).

(Dargestellt sind die Standard-Extremitäten und Brustwandableitungen, Registriergeschwindigkeit 50 mm/sec.)

Die Herzfrequenz der Re-entry-Tachykardien bei WPW-Syndrom beträgt in der Regel (150) 180–250/min und ist abhängig von den Leitungseigenschaften aller am Re-entry-Kreis beteiligten Strukturen (Vorhofmyokard, spezifisches Erregungsleitungssystem, Ventrikelmyokard, akzessorischer Bypass). Da die Vorhöfe während orthodromer Re-entry-Tachykardie retrograd vom akzessorischen Bündel aus depolarisiert werden, sind sie regelhaft negativ in II,

III und aVF, bei linksseitig lokalisiertem Bündel auch in I und aVL (Abb. B.6.13). Die Abgrenzung der P-Wellen ist jedoch durch Überlagerung durch den ST-Abschnitt und die T-Welle, selten auch durch die terminalen Teile des QRS-Komplexes im Oberflächen-EKG manchmal schwierig.

Im Falle antidromer Re-entry-Tachykardien ist die retrograde P-Welle selten zu identifizieren. Aufgrund der maximalen Präexzitation ist der QRS-Komplex stark verbreitert, das EKG-Bild ist von einer Kammertachykardie praktisch nicht zu differenzieren (Abb. B.6.14).

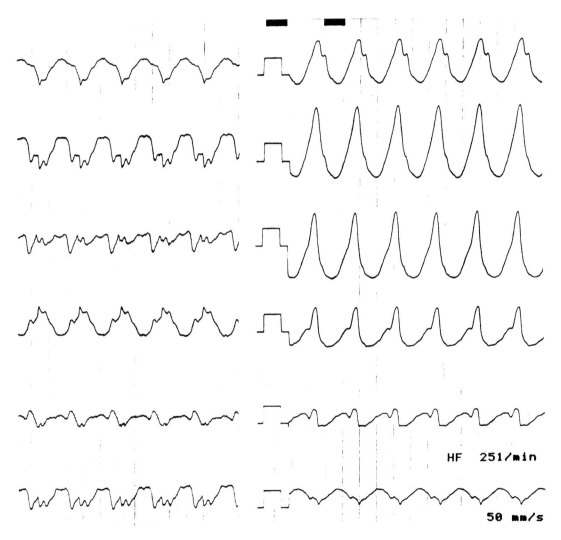

Abb. B.6.14 Antidrome Re-entry-Tachykardie bei WPW-Syndrom:
Man sieht eine Tachykardie mit breitem QRS-Komplex, P-Wellen sind nicht differenzierbar. Ohne Kenntnis des EKGs bei Sinusrhythmus kann das Bild von einer Kammertachykardie nicht unterschieden werden.
(Dargestellt sind die Standard-Extremitäten-Ableitungen (links) sowie die Brustwand-Ableitungen V_1–V_6. Beachte die 1/2-Eichung.)

377

Vorhofflimmern/Vorhofflattern

20–30 % der Patienten mit symptomatischem WPW-Syndrom neigen zu Vorhofflimmern, wobei dieses alleine oder auch neben Re-entry-Tachykardien auftreten kann. Bei einem Teil der Patienten dürfte sich das Vorhofflimmern aus laufenden Re-entry-Tachykardien heraus entwickeln. Vorhofflimmern mit schneller Leitung über die akzessorische Leitungsbahn kann zu Synkope oder auch dem plötzlichen Herztod führen (Abb. B.6.15). Es kann sich um die erste Manifestation eines WPW-Syndroms handeln.

Die Kammerfrequenz ist im Falle des Auftretens von Vorhofflimmern in erster Linie abhängig von der effektiven antegraden Refraktärperiode des akzessorischen Bündels: je kürzer diese Refraktärzeit ist, um so höher wird die

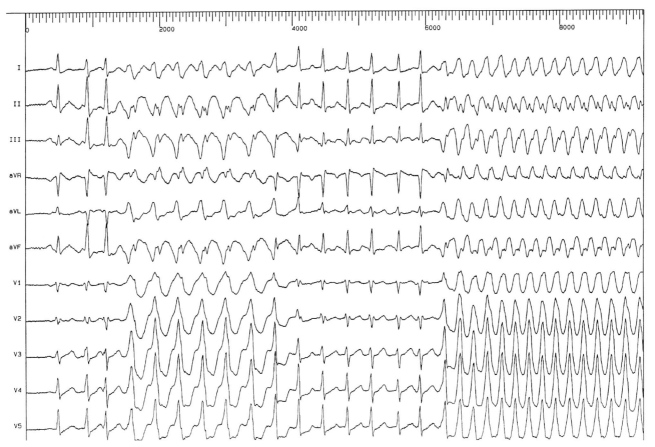

Abb. B.6.15 Vorhofflattern mit antegrader Kentbündel-Leitung.
Der erste Schlag zeigt noch Sinusrhythmus, dann kommt es im Anschluß an eine Vorhof-Extrasystole zu Vorhofflattern. Zu Beginn stets 2:1-Überleitung auf die Kammer, wobei die Leitung anfangs über den AV-Knoten, dann über das Kent'sche Bündel und schließlich wieder über den AV-Knoten läuft. Im letzten Teil der Abbildung plötzlich Frequenz-Anstieg durch Eintreten einer 1:1-Leitung über das Kentbündel. (Die Vorhofarrhythmie wurde durch Kathetermanipulation zu Beginn einer elektrophysiologischen Untersuchung ausgelöst; es fand sich ein linksposteroseptales Kentbündel, welches erfolgreich abladiert wurde).

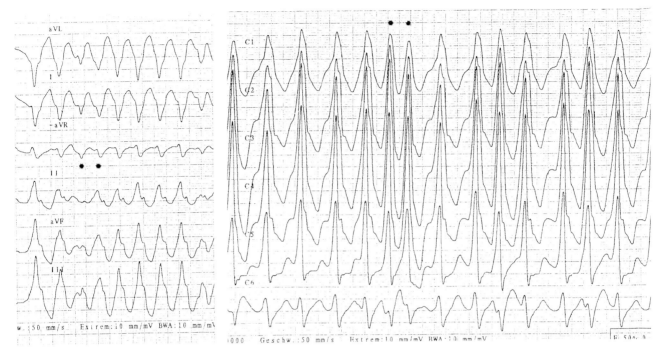

Abb. B.6.16 Vorhofflimmern bei WPW-Syndrom, Zustand nach kardiopulmonaler Reanimation.
Das Aufnahme-EKG eines bis dahin asymptomatischen Patienten zeigt eine Tachykardie mit breitem QRS-Komplex, wobei die RR-Abstände ständig wechseln, so daß die Differentialdiagnose zur Kammertachykardie einfach ist. Es handelt sich um Vorhofflimmern mit ausschließlicher Kentbündel-Leitung. Die kürzesten RR-Abstände (**) liegen um 160 ms, so daß eine kurze effektive Refraktärperiode der akzessorischen Leitungsbahn vorliegen muß.

resultierende Kammerfrequenz sein. Im Extremfall kann bei Vorhofflimmern durch schnelle Propagation der Impulse auf die Kammern Kammerflimmern entstehen. Es besteht eine relative enge Korrelation zwischen dem kleinsten RR-Intervall mit präexzitiertem QRS-Komplex bei Vorhofflimmern und der antegraden effektiven Refraktärperiode (Abb. B.6.16). Patienten mit einer effektiven antegraden Refraktärperiode < 250 ms müssen als gefährdet eingestuft werden. Obwohl eine grobe Einschätzung der ERP der akzessorischen Bahn auch durch den Ajmalin-Test möglich ist – das Verschwinden der Deltawelle nach der Injektion von 50 mg Ajmalin spricht für eine ERP über 270 ms – wird dieser Test zur individuellen Risikostratefizierung bei asymptomatischen Patienten mit offener Präexzitation heute abgelehnt. Das gleiche gilt für das Verschwinden der Präexzitation (Deltawelle) während eines Belastungstestes: Auch dadurch ist keine im Einzelfall aussagekräftige Abschätzung der Kammerfrequenz im Falle des Auftretens von Vorhofflimmern möglich.

6.2.3 »Verborgenes WPW-Syndrom« (»concealed accessory AV-connection«)

Von einem verborgenen WPW -Syndrom spricht man, wenn das akzessorische Bündel grundsätzlich nur in retrograder Richtung leitfähig ist. Dies bedeutet, daß ein WPW-Stromkurvenverlauf im Oberflächen-EKG nie zu sehen sein wird. Die Diagnose kann bei paroxysmalen supraventrikulären Tachykardien dann vermutet werden, wenn sich

379

im Anfalls-EKG retrograde negative P-Wellen im ST-Segment identifizieren lassen (Abb. B.6.13). Die Differentialdiagnose zur AV-Knoten-Re-entry-Tachykardie ist jedoch häufig nur durch elektrophysiologische Untersuchung möglich (Abb. B.6.17). Tritt bei Patienten mit einem verborgenen WPW-Syndrom Vorhofflimmern auf, so ist die resultieren-

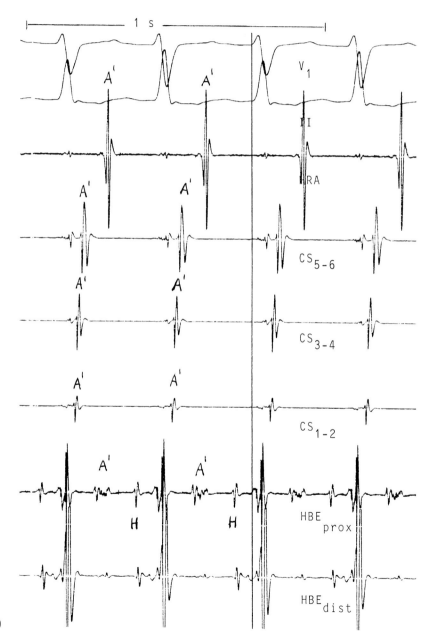

Abb. B.6.17 Verborgenes WPW-Syndrom, retrogrades Aktivierungs-Mapping während laufender Re-entry-Tachykardie.
Dargestellt ist ein Ausschnitt einer supraventrikulären Tachykardie mit einer Zykluslänge von 330 ms entsprechend einer Frequenz von 180/min. Die antegrade Leitung geht über den AV-Knoten und das His-Purkinje-System, jedem schlanken QRS-Komplex geht ein H-Potential voraus. Die früheste Rückleitung in den Vorhof (A') ist in der distalen Koronarsinusableitung (CS 1–2) zu identifizieren. Es folgen die übrigen Koronarsinusableitungen, bevor zuletzt der rechte Vorhof depolarisiert wird (s. A' in HRA und HBE). Diese retrograde Aktivierungssequenz spricht für das Vorliegen eines linkslateral lokalisierten akzessorischen Bündels.

de Kammerfrequenz alleine von der AV-Knoten-Leitungsfähigkeit abhängig und damit in der Regel viel niedriger als mögliche Kammerfrequenzen bei Patienten mit »offenem WPW-Syndrom«.

Eine besondere Untergruppe stellen akzessorische ventrikulo-atriale Verbindungen mit dekrementalen Erregungsleitungseigenschaften dar. Aufgrund der langsamen Erregungsausbreitung im akzessorischen Bypass erscheint die retrograde P-Welle vor dem nächsten QRS-Komplex (Abb. B.6.18). Das RP-Intervall ist also erheblich länger als das PR-Intervall, so daß sich elektrokardiographisch die Differentialdiagnose zur ungewöhnlichen Form der AV-Knoten-Re-entry-Tachykardie (»fast-slow«-Tachykardie) und zur ektopen Vorhof-Tachykardie stellt. Aufgrund der Erstbeschreibungen (COUMEL 1975) wurde lange Zeit angenommen, daß solche akzessorischen atrioventrikulären Verbindungen ausschließlich im posteroseptalen Bereich lokalisiert sein können. In den letzten Jahren konnte gezeigt werden, daß dies zwar die bevorzugte Lokalisation ist, sie jedoch auch an jeder anderen Stelle des links-seitigen oder – ganz selten – rechts-seitigen AV-Rings lokalisiert sein können. Verborgene ventrikulo-atriale Verbindungen mit dekrementalen Leitungseigenschaften können Ursache für unaufhörliche (»incessant«) supraventrikuläre Tachykardien schon bei Kindern sein (Abb. B.6.19). Im angloamerikanischen Schrifttum wird diese Form der Reentry-Tachykardie als **»permanent junctional reciprocating tachycardia«** (PJRT) bezeichnet.
Die Entwicklung einer myokardialen Schädigung ist im Zusammenhang mit einer PJRT häufig (»Tachymyopathie«).

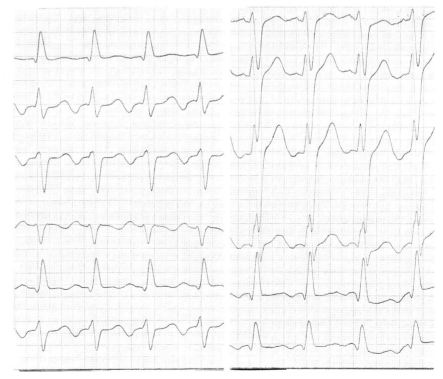

Abb. B.6.18 Permanente atrioventrikuläre Re-entry-Tachykardie in Gegenwart einer verborgenen akzessorischen Leitungsbahn mit dekrementalen Leitungseigenschaften (»permanent junctional reciprocating tachycardia«, PJRT).
Dargestellt ist das EKG eines 30-jährigen Patienten mit dem echokardiographischen Bild einer dilatativen Kardiomyopathie. Ein schneller Puls ist seit der Jugendzeit bekannt. Eine typische Anamnese paroxysmaler Tachykardien besteht jedoch nicht. Das EKG zeigt eine supraventrikuläre Tachykardie (f = 135/min) mit einem geringgradig verbreiterten QRS-Komplex (110 ms) und einen für das Alter ungewöhnlichen Linkslagetyp. Die P-Wellen sind in den inferioren Ableitungen negativ, in I isoelektrisch, positiv in aVL. Die Differentialdiagnose lautet PJRT, AV-Knoten-Re-entry vom ungewöhnlichen Typ oder ektope Vorhoftachykardie. (Registriergeschwindigkeit 50 mm/s)

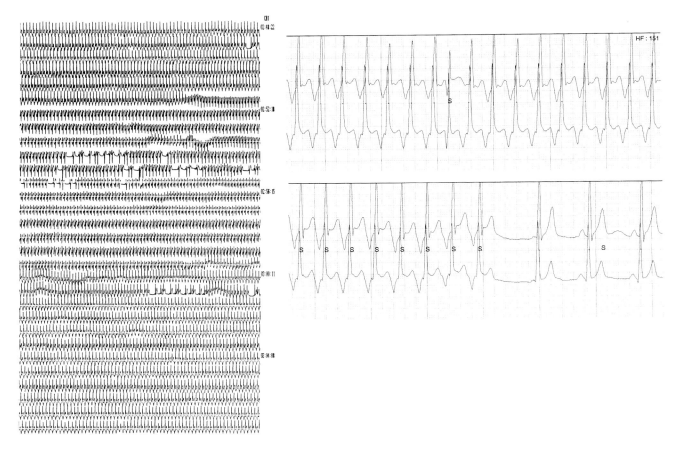

Abb. B.6.19 PJRT, Ausschnitte aus einer Langzeit-EKG-Registrierung.
Es handelt sich um den gleichen Patienten wie bei der Abb. B.6.18. Der unaufhörliche Charakter der Tachykardie ist gut zu erkennen. Nur gelegentlich kommt es zu spontanem retrograden Block im akzessorischen Bypass, so daß für wenige Aktionen Sinusrhythmus besteht. (Bei dem Patienten wurde ein posteroseptal lokalsiertes Kentbündel im Bereich der Mündung der mittleren Herzvene abladiert).

6.2.4 Differentialdiagnose, diagnostische Schwierigkeiten

Das Auftreten von Delta-Wellen in den Extremitätenableitungen kann diagnostische Schwierigkeiten bereiten. Negative Delta-Wellen vor allem in III und aVF können einen inferioren Myokardinfarkt imitieren (Abb. A.10.6); die verbreiterten und zum Teil gesplitterten QRS-Komplexe können Ähnlichkeit mit Schenkelblockbildern haben; die Repolarisationsstörungen mit ST-Streckensenkung und T-Inversion dürfen nicht als Hinweis auf Myokardischämie fehlinterpretiert werden, auch nicht, wenn sie sich unter Belastung verstärken.

6.3 LOWN-GANONG-LEVINE-(LGL-)Syndrom (»short PR-syndrome«)

Der Begriff LGL-Syndrom geht auf die Autoren LOWN, GANONG und LEVINE zurück, die 1952 eine Gruppe von Patienten mit kurzer PQ-Zeit, normalen Kammerkomplexen und paroxysmalen Tachykardien beschrieben. Die Erstbeschreiber dieser Befundkonstellation waren jedoch CLERC et al. bereits 1938. Nach den Empfehlungen der WHO/ISFC task force soll der Begriff LGL-Syndrom nach Möglichkeit nicht benutzt werden, die Bezeichnung »**short PR-interval syndrome**« wird vorgeschlagen. Er wird dann verwendet, wenn neben dem elektrokardiographischen Befund einer kurzen PQ-Zeit mit normalem QRS-Komplex auch eine Klinik paroxysmaler Tachykardien besteht. Das PQ/PR-Intervall muß bei Erwachsenen < 120 ms sein. Als Ursache für die verkürzte AV-Überleitung sind Bypass-Trakts angenommen, die den oberen Teil des AV-Knotens, in dem die physiologische Leitungsverzögerung stattfindet, umgehen (»James-Bündel«). Dabei kann es sich prinzipiell um atrionodale oder atrio-His-Fasern oder auch um intra- bzw. paranodale »Bündel« handeln. Die Existenz bzw. funktionelle Bedeutung solcher zusätzlichen Fasern ist jedoch umstritten, und es ist durchaus denkbar, daß es sich ausschließlich um eine funktionelle Normvariante der AV-Knoten-Leitung handelt. Bei der elektrophysiologischen Untersuchung entspricht der verkürzten PQ-Zeit ein kurzes AH-Intervall (< 60 ms). Neben der Verkürzung des AH-Intervalls findet sich darüber hinaus im typischen Fall eine fehlende oder nur geringfügige AH-Verlängerung bei Frequenzbelastung durch Vorhofstimulation. Der Wenckebach-Punkt der AV-Leitung ist zu hohen Frequenzen hin (200/min. oder mehr) verschoben. Dieses Verhalten der AV-Überleitung wird im amerikanischen Schrifttum auch als »enhanced AV nodal conduction« (EAVNC) bezeichnet.

Herzrhythmusstörungen, die bei Patienten mit verkürzter PQ-Zeit während Sinusrhythmus spontan auftreten bzw. durch programmierte Stimulation provoziert werden können, beruhen auf den verschiedensten elektrophysiologischen Mechanismen: Neben typischen AV-Knoten-Re-entry-Tachykardien können verborgene ventrikulo-atriale Bypass-Trakts oder auch Vorhofarrhythmien vorliegen. Der Begriff LGL-Syndrom beschreibt also lediglich das klinische Bild von paroxysmalen Tachykardien in Gegenwart einer kurzen PQ-Zeit, ohne daß daran ein spezieller elektrophysiologischer Mechanismus gekoppelt ist.

6.4 MAHAIM-Präexzitation

Nach heutiger Vorstellung handelt es sich bei Mahaimfasern um akzessorische Verbindungen zwischen der freien Wand des rechten Vorhofs und Teilen des rechtsseitigen spezifischen Erregungsleitungssystems, ein Teil solcher Verbindungen kann jedoch auch direkt Anschluß an die Kammermuskulatur gewinnen. Im Gegensatz zu akzessorischen Bahnen im Rahmen eines WPW-Syndroms (Kentbündel) leiten Mahaim-Fasern ausschließlich antegrad und zeigen darüber hinaus eine Leitungsverzögerung mit zunehmender Frequenz-Belastung (»dekrementale Leitungseigenschaften«), verhalten sich in dieser Hinsicht also ähnlich wie der AV-Knoten. Aufgrund der ausschließlich antegraden Leitfähigkeit dieser Fasern handelt es sich bei Tachykardien im Zusammenhang mit einer Mahaim-Präexzitation immer um antidrome Re-entry-Tachykardien, bei denen der Bypass also in antegrader, das spezifische Erregungsleitungssystems in retrograder Richtung benutzt werden. Die Tachykardien weisen immer Linksschenkelblock-Morphologie und eine superiore Haupt-QRS-Achse auf (Abb. B.6.20 und B.6.21).

Bei der elektrophysiologischen Untersuchung gelingt es in einem Teil der Fälle, ein spezifisches Potential von der Mahaim-Faser abzuleiten (**Mahaim-Potential**). Hochfrequenz-Energieabgabe an der Stelle des Nachweises eines Mahaim-Potentials vermag die atriale Insertion der Faser zu zerstören, so daß Re-entry-Tachykardien bei nun ausschließlicher AV-Knoten-Leitung nicht mehr entstehen können.

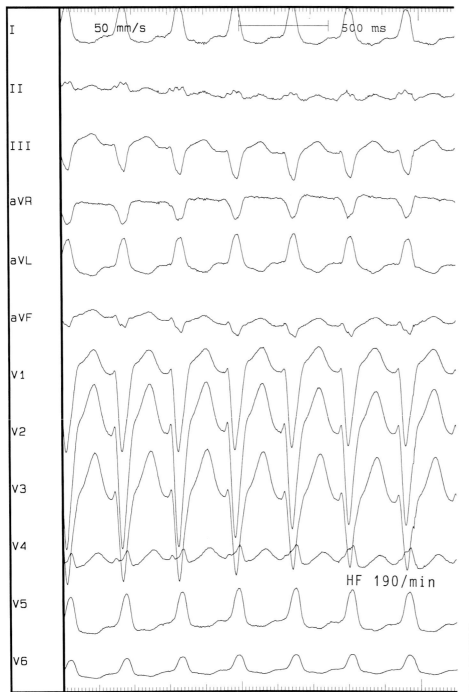

Abb. B.6.20 Antidrome atrioventrikuläre Re-entry-Tachykardie bei Mahaim-Präexzitation.
Das Anfalls-EKG zeigt eine Tachykardie mit Linksschenkelblock-Morphologie und superiorer Haupt-QRS-Achse.

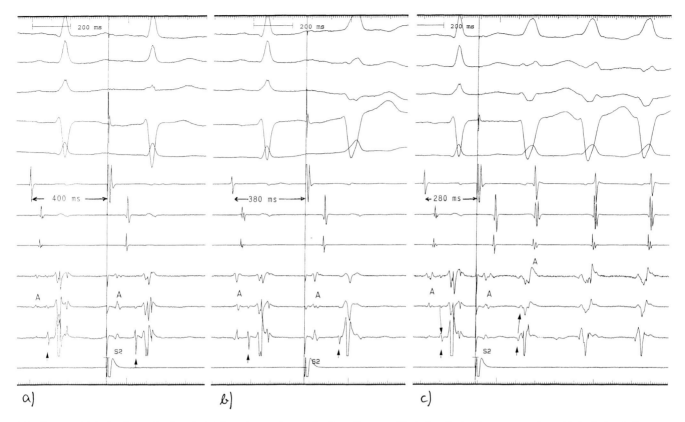

Abb. B.6.21 Mahaim-Präexzitation. Induktion einer atrioventrikulären Re-entry-Tachykardie durch programmierte Vorhofstimulation.
a) Der erste Schlag ist eine Sinusknoten-Erregung, die Überleitung auf die Kammer geht via das spezifische Reizleitungssystem, das His-Bündel wird von proximal nach distal depolarisiert. Ein Extrastimulus mit einer Vorzeitigkeit von 400 ms wird mit der gleichen Aktivierungssequenz auf die Kammer übergeleitet, keine Veränderung des QRS-Komplexes.
b) Bei einer Vorzeitigkeit von 380 ms jetzt Änderung der QRS-Morphologie im Sinne eines Linksschenkelblock-Bildes. Die AH-Zeit hat sich deutlich verlängert, die HV-Zeit hingegen verkürzt. Das distale His-Potential erscheint jetzt zeitgleich mit dem proximalen H-Potential (Fusion).
c) Bei einer Vorzeitigkeit von 280 ms erfolgt die Leitung auf die Kammer jetzt ausschließlich über das Mahaim-Bündel. Die Erregung des His-Bündels erfolgt jetzt von distal nach proximal. Anschließend Wiedererregung des Vorhofs durch AV-Knoten-Rückleitung, wodurch der antidrome Re-entry-Kreis geschlossen ist.

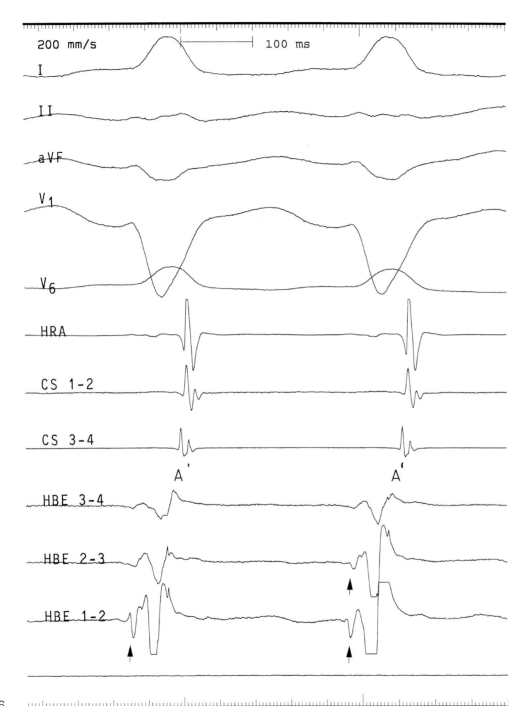

Abb. B.6.21 Mahaim-Präexzitation. Induktion einer atrioventrikulären Re-entry-Tachykardie durch programmierte Vorhofstimulation. **d)** Ausschnittvergrößerung während laufender antidromer Tachykardie bei Mahaim-Präexzitation; Bezeichnung der Ableitungen.

Literatur

D'AVILA A, BRUGADA J, SKEBERIS V, ANDREIS E, SOSA E, BRUGADA P (1995): A fast and reliable algorithm to localize accessory pathways based on the polarity of the QRS complex on the surface ECG during sinus rhythm.
PACE 18:1615

ANDERSON RH, BECKER AE, BRECHENMACHER C, DAVIES MJ, ROSSI L (1975): Ventricular preexcitation. A proposed nomenclature for its substrates.
Europ J Cardiol 3:27

ARRUDA M, WANG X, MCCLELLAND J, BECKMANN K, WIDMAN L, HAZLITT HA, SANTORO I, ABDALLA I, SWEIDAN R, SINGH A, NAKAGAWA H, HIRAO K, LAZZARA R, JACKMAN W (1993) ECG algorithm for predicting sites of successful radiofrequency ablation of accessory pathways.
Pace 16:865 (Abstract)

BENDITT DG, PRITCHETT ELC, SMITH WM, WALLACE AG, GALLAGHER JJ (1978): Characteristics of atrioventricular conduction and the spectrum of arrhythmias in Lown-Ganong-Levine-syndrome.
Circ 57:454

BENDITT DG, KLEIN GJ, KRIETT JM, DUNNIGAN A, BENSON DW (1984): Enhanced atrioventricular nodal conduction in men: electrophysiologic effects of pharmacologic autonomic blockade.
Circ 69:1088

CALKINS H, KIM YN, SCHMALTZ S, SOUSA J, EL-ATASSI R, LEON A, KADISH A, LANGBERG JJ, MORADY F (1992): Electrogram criteria for identification of appropriate target sites for radiofrequency catheter ablation of accessory atrioventricular connections.
Circ 85:565

CASTELLANOS A, ZAHAN L, LUCERI RM, MYERBURG RJ (1984): Arrhythmias in patients with short PR-intervals and narrow QRS-complexes. In: Josephson M. E., Wellens H. J. J. (Eds.): Tachycardias: mechanisms, diagnosis, treatment.
Lea & Febiger, Philadelphia S.170

COX JL, FERGUSON TB JR (1989): Surgery for the Wolff-Parkinson-White syndrome: the endocardial approach.
Semin. Thorac. Cardiovsc. Surg. 1:34

GALLAGHER JJ, PRITCHETT ELC, SEALY WC, KASELL JH, WALLACE AG (1978): The preexcitation syndromes.
Progr cardiovasc dis 20:285

GÜRSOY S, CHILADAKIS I, KUCK KH (1992): Current status of radiofrequency ablation in the preexcitation syndroms.
Herz 17:151

HAISSAGUERRE M, GAITA F, MARCUS FI, CLEMENTY J (1994): Radiofrequency Catheter Ablation of Accessory Pathways: A contemporary Review.
J Cardiovasc Electrophysiol 5:532

HAISSAGUERRE M, WARIN JF, LE METAYER P, MARAUD L, DE ROY L, MONTSERRAT P, MASSIERE JP (1990): Catheter Ablation of Mahaim Fibers with Preservation of Atrioventricular Nodal Conduction.
Circ 82:418

HEALD SC, DAVIES DW, WARD DE, GARRATT CJ, ROWLAND E (1995): Radiofrequency catheter ablation of Mahaim tachyardia by targeting Mahaim potentials at the tricuspid annulus
Br Heart J 73:250

Hindricks G on behalf of the Multicentre European Radiofrequency Survey (MERFS) Investigators of the Working Group on Arrhythmias of the European Society of Cardiology (1993): The Multicentre European Radiofrequency Survey (MERFS): Complications of radiofrequency catheter ablation of arrhythmias.
Eur Heart J 14:1644

JACKMAN WM, FRIDAY KJ, SCHERLAG BJ, DEHNING MM, SCHECHTER E, REYNOLDS DW, OLSON EG, BERBARI EJ, HARRISON LA, LAZZARA R (1983): Direct endocardial recording from an accessory atrioventricular pathway: localization of the site of block, effect of antiarrhythmic drugs, and attempt at nonsurgical ablation.
Circ 68:906

JACKMAN WM, WANG X, FRIDAY KJ, ROMAN CA, MOULTON KP, BECKMAN KJ, MCCLELLAND JH, TWIDALE N, HAZLITT HA, PRIOR MI, MARGOLIS PD, CALAME JD, OVERHOLT ED, LAZZARA R (1991): Catheter ablation of accessory atrioventricular pathways (Wolff-Parkinson-White Syndrome) by radiofrequency current.
N Engl J Med 324:1605

KALUSCHE D, STOCKINGER J, ARENTZ T, BLUM T, BETZ P, ROSKAMM H (1996): Hochfrequenz-Katheterablationsbehandlung bei atrioventrikulären Reentry-Tachykardien: Methode der ersten Wahl?
Herzschr Elektrophys 7: Suppl. 1:27

KLEIN GJ, GUIRAUDON GM, KERR CR, SHARMA AD, YEE R, SZABO T, YEUNG JA (1988): „Nodoventricular" accessory pathway: evidence for a distinct accessory atrioventricular pathway with atrioventricular node-like properties.
J Am Coll Cardiol 11:1035

KUCK KH, SCHLÜTER M, GEIGER M, SIEBELS J, DUCKECK W (1991): Radiofrequency current catheter ablation of accessory atrioventricular pathways.
Lancet 337:1557

LOWN B, GANONG WF, LEVINE SA (1952): The syndrome of short P-R interval, normal QRS complex and paroxysmal rapid heart action.
Circ 5:693

MAHAIM I, WINSTON MR (1941): Recherches d'anatomic comparee et du pathologie experimentale sur les connexions hautes du faisceau de His-Tawara.
Cardiologia 5:189

MILES WM, KLEIN LS, RARDON DP, MITRANI RD, ZIPES DP (1995): Atrioventricular Reentry and Variants: Mechanisms, Clinical Features, and Management. In: Zipes DP, Jalife J. (Eds.): Cardiac Electrophysiology – From Cell to Bedside –
WB Saunders Philadelphia, London, S. 638

MYERBURG RJ, SUNG RJ, CASTELLANOS A (1979): Ventricular tachycardia and ventricular fibrillation in patients with short PR-intervals and narrow QRS-complexes.
Pace 2:568

NEUSS H, NOWAK F, SCHLEPPER M (1975): Analyse der AV-Überleitung bei kurzer PQ-Zeit. In: Seipel L., Loogen F. (Hrsg.): His-Bündel-Elektrographie.
FK Schattauer-Verlag, Stuttgart/New York

ÖHNELL RF (1944): Pre-excitation, a cardiac abnormality.
Acta med. Scand., Suppl. 152:4

ROSENBAUM FF, HECHT HH, WILSON FN, JOHNSTON FD (1945): Potential variations of the thorax and the esophagus in anomalous atrio-ventricular excitation (WPW).
Am Heart J 29:281

SCHEINMAN MM, MORADY F, HESS DS, GONZALES R (1982): Catheter-induced ablation of the atrioventricular junction to control refractory supraventricular arrhythmias.
JAMA 248:881

SCHLEPPER M (1983): Differentialdiagnose der Herzrhythmusstörungen. Spezielle Syndrome. In: Lüderitz B (Hrsg.): Herzrhythmusstörungen. Handbuch der Inneren Medizin, Teil IX/1.
Springer, Berlin/Heidelberg/New York S. 643

TIMMERMANS C, SMEETS LRM, RODRIGUEZ LM, VROUCHOS G, VAN DEN DOOL A, WELLENS HJJ (1995): Abortes sudden death in the Wolff-Parkinson-White-Syndrome.
Am J Cardiol 76:492

TONKIN AM, WAGNER GS, GALLAGHER JJ, WALLACE AG (1975): Initial forces of ventricular depolarisation in the Wolff-Parkinson-White-Syndrome.
Circ 52:1020

WELLENS HJJ, DURRER D (1974): Wolff-Parkinson-White-syndrome and atrial fibrillation: Relation between refactory period of accessory pathway and ventricular rate during atrial fibrillation.
Am J Cardiol 34:777

WELLENS HJJ, BÄR FW, GORGELS AP, VANAGE EF (1980): Use of ajmaline in identifying patients with short refractory period of their accessory pathway in Wolff-Parkinson-White-syndrome.
Am J Cardiol 45:130

WELLENS HJJ, SMEETS LRM, GORGELS AP, FARRÉ J (1995): Wolff-Parkinson-White Syndrome. In: Mandel W. J. (Ed.): Cardiac Arrhythmias. Their Mechanisms, Diagnosis, and Management.
JB Lippincott Philadelphia, S. 389

WHO/ISFC-TASKFORCE, ROBELS DE MEDINA EO (ED.) (1978): Definition of terms related to cardiac rhythm.
Eur J Cardiol 8:127

WHO/ISFC TASK FORCE (1979): Classification of cardiac arrhythmias and conduction disturbances.
Am Heart J Vol. 98:263

Wiener I (1983): Syndromes of Lown-Ganong-Levine and enhanced atrioventricular nodal conduction.
Am J Cardiol 52:637

WOLFF L, PARKINSON J, WHITE PD (1930): Bundle-branch block with short P-R interval in healthy young people prone to paroxysmat tachycardia.
Am Heart J 5:685

7 Kammertachykardien

7.1 Begriffsbestimmung

Der Ursprungsort dieser tachykarden Herzrhythmusstörung liegt distal der Bifurkation des His-Bündels, wobei prinzipiell die Tawara-Schenkel, Purkinje-Fasern oder die Arbeitsmuskulatur in Frage kommen. In den meisten Fällen liegen Re-entry-Mechanismen zugrunde, pathologische Spontandepolarisation durch abnorme Automatie oder auch getriggerte Aktivität können ebenfalls vorkommen.

Definitionsgemäß besteht eine Kammertachykardie aus mindestens drei ventrikulären abnormen Depolarisationen in Reihe mit einer Zykluslänge ≤ 600 ms. Endet die ventrikuläre Tachykardie innerhalb von 30 Sekunden, so ist sie nicht-anhaltend („non-sustained"), bei einer Länge von mehr als 30 Sekunden spricht man von anhaltender Kammertachykardie (»sustained VT«).

Die QRS-Komplexe bei Kammertachykardie sind verbreitert auf mindestens 120, in der Regel 150–200 ms, die Amplitude der QRS-Komplexe ist häufig vergrößert, die Kammerendteile sind diskordant. Sind innerhalb einer Tachykardie die QRS-Komplexe gleich, so spricht man von monomorpher, bei wechselnder Konfiguration von polymorpher ventrikulärer Tachykardie. Sonderformen stellen die bidirektionale Tachykardie sowie die »Torsades-de-pointes-Tachykardie« dar (s.u.).

Eine eindeutige Zuordnung einer Kammertachykardie zu einem bestimmten Ursprungsort im Herzen ist durch das Oberflächen-EKG nur eingeschränkt möglich; insbesondere ist es unzulässig, aufgrund einer linksschenkelblockähnlichen Morphologie in den Brustwandableitungen auf einen Ursprung im rechten Ventrikel zu schließen. Dies gilt vor allem für Patienten mit koronarer Herzerkrankung, wo auch bei Linksschenkelblockmorphologie der ventrikulären Tachykardie der Ursprung fast ausschließlich im linken Ventrikel bzw. Septum zu suchen ist. Eine Sondergruppe stellen Kammertachykardien mit Linksschenkelblockmorphologie und inferiorer Achse dar, bei denen der Ursprung der Tachykardie fast regelhaft im rechtsventrikulären Ausflußtrakt lokalisiert ist und bei denen häufig keine organische Grunderkrankung vorliegt (siehe unten).

Rechtsschenkelblockmorphologie bedeutet fast immer, daß die Tachykardie aus dem linken Ventrikel stammt.

Die Vorhöfe werden während der Kammertachykardie entweder retrograd im Anschluß an die ventrikuläre Depolarisation oder antegrad vom Sinusknoten ausgehend depolarisiert. Besteht eine retrograde VA-Blockierung, so schlagen Vorhöfe und Kammern vollständig unabhängig voneinander, es besteht eine **komplette AV-Dissoziation** (Abb. B.7.1). Dies ist in etwa der Hälfte der Fälle von Kammertachykardien der Fall. Ist die retrograde VA-Leitung intakt, so können insbesondere durch intrakardiale Ableitungen retrograde WENCKEBACH- oder 2:1-Blockierungen nachgewiesen werden (Abb. B.7.2). Eine komplette **AV-Dissoziation** besteht auch, wenn die Kammertachykardie in Gegenwart eines Vorhofflimmerns oder Vorhofflatterns besteht.

Bei AV-Dissoziation und relativ niedriger Frequenz der Kammertachykardie kommt es vor, daß spontane P-Wellen nach normaler Überleitung zu einer Kammerdepolarisation führen, wodurch in der Kammertachykardie einzelne, normal konfigurierte Schläge erscheinen können (ventricular captures), ferner können Misch-QRS-Komplexe **(Fusionsschläge, »fusion beats«)** auftreten (Abb. B.7.3). Der Nachweis solcher normal übergeleiteten Aktionen beweist die Kammertachykardie.

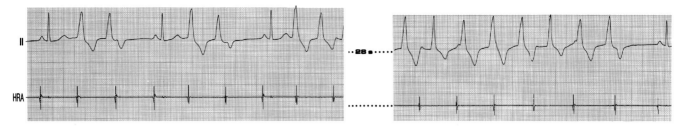

Abb. B.7.1 Repetitive Kammertachykardie bei einem Herzgesunden. Die Vorhöfe werden aufgrund eines retrograden Blockes im AV-Knoten durch den Sinusknoten depolarisiert (siehe Ableitung aus dem re. Vorhof, HRA). Es besteht eine AV-Dissoziation.

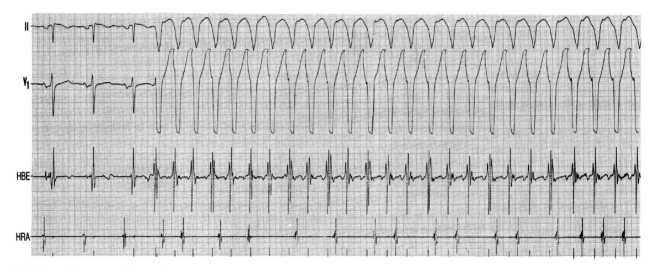

Abb. B.7.2 Spontan auftretende Kammertachykardie zuerst mit Block II. Grades Typ I (WENCKELBACH-Periodizität) in retrograder Leitung, dann mit regelmäßiger 1:1 retrograder Überleitung (Frequenz: 180 min.).

390

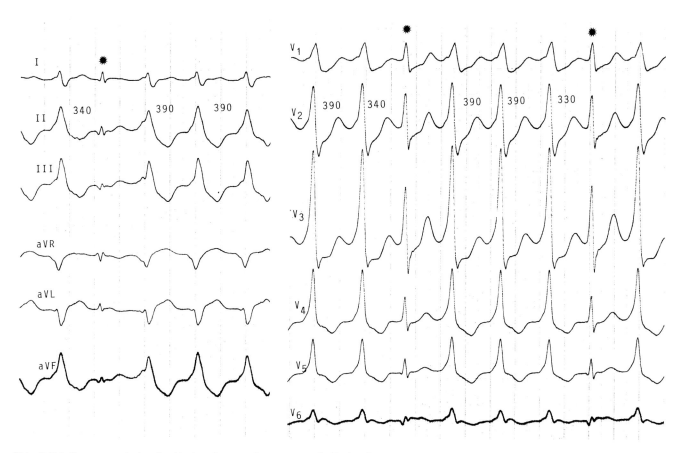

Abb. B.7.3 Kammertachykardie. Nachweis von »Capture«- und »Fusion-Beats«.

Dargestellt ist eine Tachykardie mit breitem QRS-Komplex und einer Zykluslänge von 390 ms. Man erkennt in den Extremitätenablei-tungen eine, in den Brustwandableitungen 2 Aktionen, die frühzeitig einfallen und eine etwas andere QRS-Morphologie aufweisen(*). Es handelt sich um Capture-Beats des Sinusrhythmus. Aufgrund der Q-Zacken in II, III, aVF und V_6 bei einer persistierenden ST-Strek-kenhebung vor allem in V_6 muß es sich um einen subakuten Hinterseitenwandinfarkt handeln, der durch eine ventrikuläre Tachykardie kompliziert ist.

7.2 Kammertachykardien bei chronischer koronarer Herzerkrankung
(Zustand nach Myokardinfarkt)

Nach überstandenem Herzinfarkt lassen sich bei etwa 10–20 % Kammertachykardien im Langzeitspeicher nach-weisen, überwiegend handelt es sich dabei um kurze nicht- anhaltende Tachykardien (Abb. B.7.4 und B.7.5). Sie weisen auf eine beeinträchtigte Prognose hin, insbesondere, wenn gleichzeitig häufige ventrikuläre Extrasystolen bestehen (> 30 pro Stunde). Eine besondere prognostische Bedeutung haben diese Rhythmusstörungen dann, wenn weitere ungünstige Faktoren, insbesondere eine beeinträchtigte linksventrikuläre Funktion, hinzukommen.

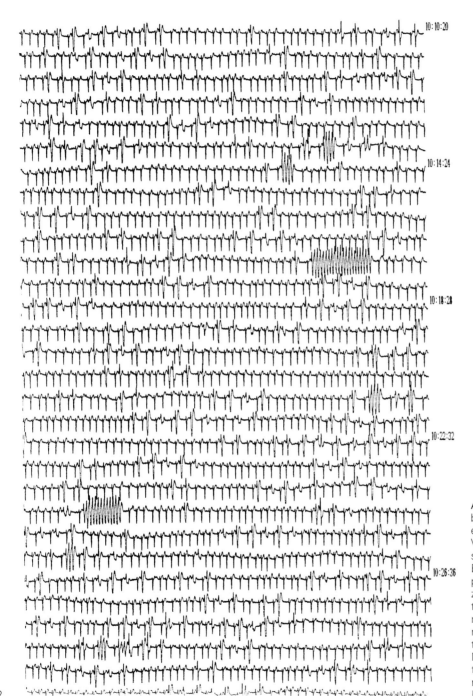

10:10:20

10:14:24

10:18:28

10:22:32

10:26:36

Abb. B.7.4 Langzeit-EKG-Registrierung bei einem Patienten mit koronarer Herzerkrankung und Zustand nach großem Vorderwandinfarkt mit dadurch bedingter schwerer li.-ventrikulärer Schädigung. Bei Sinusrhythmus erkennt man viele polymorphe ventrikuläre Extrasystolen, z.T. als Bigeminus und 2er- und 3er-Ketten. Ferner kommt es zu mehrfachen monomorphen, nicht anhaltenden Kammertachykardien. Die Gesamtkonstellation (schlechter Ventrikelzustand nach Myokardinfarkt, häufige ventrikuläre Extrasystolen und nicht-anhaltende Kammertachykardien) weist auf ein hohes Risiko für den plötzlichen Herztod hin.

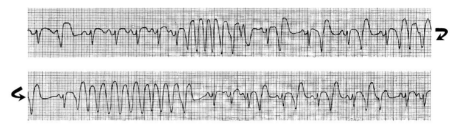

Abb. B.7.5 Häufige Kammerextrasystolen, z. T. als Bigeminus; kurze (»non-sustained«) Kammertachykardien sechs Wochen nach Herzinfarkt.

Bei einem Teil der Patienten kommt es in der chronischen Infarktphase zu anhaltenden Kammertachykardien, die Ursache für Herzinsuffizienz, kardiogenen Schock, Synkopen oder auch den plötzlichen Herztod sein können. Im letzteren Fall degeneriert die Kammertachykardie in der Regel zu Kammerflimmern.

Anhaltende Kammertachykardien nach Myokardinfarkt im Rahmen einer koronaren Herzerkrankung sind in der Regel monomorph, die Frequenz liegt meistens über 150/min. Die Zykluslänge ist in der Regel konstant mit Variationen um maximal 30–40 ms (Abb. B.7.3).

Bei über 90 % der Patienten mit anhaltender Kammertachykardie auf dem Boden einer koronaren Herzerkrankung in der chronischen Infarktphase lassen sich identische Tachykardien im elektrophysiologischen Labor durch programmierte Stimulation induzieren. Die Methodik der programmierten Stimulation wurde oben erklärt (siehe Kapitel A.4.3, Abb. A.4.19). Während der elektrophysiologischen Untersuchung erfolgt nach Auslösung der »klinischen Tachykardie« an vielen Zentren eine i.v.-Testung des Klasse III-Antiarrhythmikums Sotalol. Sind Kammertachykardien danach nicht mehr auslösbar, folgt nach wenigen Tagen einer oralen Therapie unter »steady state-Bedingungen« eine Kontrollstimulation, bevor über ein Umsetzen auf Amiodaron oder auch eine nicht-pharmakologische Therapie (Katheterablation, Implantation eines automatischen Kardioverters/Defibrillators) entschieden wird. Wird Nichtinduzierbarkeit unter antiarrhythmischer Therapie erreicht, so zeigt dies in jedem Fall eine günstigere Prognose an.

7.3 Polymorphe Kammertachykardien

Polymorphe Kammertachykardien ändern ihre QRS-Morphologie in der Regel von Schlag zu Schlag, wobei die Veränderung nicht zwangsläufig in jeder Ableitung zu erkennen ist (Abb. B.7.6). Eine simultane Mehrkanalregistrierung ist deshalb zur Diagnosestellung erforderlich. Die Zykluslänge unterliegt größeren Variationen als im Falle monomorpher Kammertachykardien. Eine Sonderform der polymorphen Kammertachykardie stellt die »Torsades de pointes« dar, die erstmals von Dessertenne (1966) beschrieben wurde (s. unten und Kap. A.20).

Polymorphe Kammertachykardien sind in der Regel selbstlimitierend, sie können jedoch auch in Kammerflimmern übergehen. Die hämodynamischen Auswirkungen hängen ab von der Frequenz, der Dauer der Tachykardie und dem Ausmaß der meistens vorhandenen myokardialen Schädigung. Nicht selten sind hochfrequente polymorphe Kammertachykardien Ursache für Synkopen. Die QT-Zeit ist bei Patienten mit polymorphen Kammertachykardien häufig verlängert, kann jedoch auch normal sein. Dabei muß jedoch berücksichtigt werden, daß die QT-Zeit starken Schwankungen unterliegen kann und die Verlängerung deshalb häufig übersehen wird.

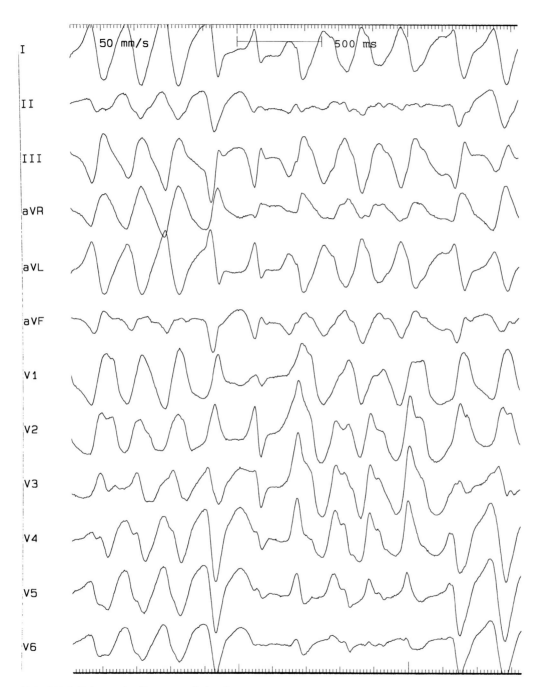

Abb. B 7.6 Polymorphe Kammertachykardie
Die QRS-Morphologie wechselt, die Zykluslänge variiert zwischen 200 und 275 ms.

7.4 Torsades-de-pointes-Tachykardie, »Long-QT-Syndrom«

DESSERTENNE beschrieb 1966 erstmals eine Form der Kammertachykardie, die dadurch charakterisiert ist, daß die QRS-Ausschläge kontinuierlich um die Nullinie herum ihre Richtung wechseln: Nach 5–10 positiven QRS-Komplexen folgen 5–10 negative, die wiederum von positiven QRS-Komplexen abgelöst werden (Abb. B.7.7). Beim Übergang von der einen zur anderen Hauptausschlagsrichtung nehmen die Amplituden häufig kontinuierlich ab und anschließend wieder zu. Die Tachykardiefrequenz beträgt 150–250/min, gelegentlich bis 300/min. Übergänge in Kammerflimmern kommen vor. Torsades-de-pointes-Kammertachykardien beginnen fast immer mit einer spät einfallenden Extrasystole (Kopplungsintervall 500–800 ms), das QT-Intervall ist in der Regel verlängert (»Long-QT-Syndrom«, s. Kapitel A.20). Bei Patienten mit angeborenem long-QT-Syndrom (JERWELL-LANGE-NIELSEN-Syndrom, ROMANO-WARD-Syndrom) treten Torsades-de-pointes-Tachykardien in aller Regel im Anschluß an starke emotionale oder körperliche Belastung auf, dann also, wenn es zu einem starken Sympatikus-Antrieb gekommen ist. Betarezeptorenblocker gelten deshalb bei diesen Patienten auch als Medikamente erster Wahl, wobei z.T. jedoch dann zusätzlich eine Schrittmacher-Therapie zur Verhinderung bradykarder Herzfrequenzen erfolgen muß.

Häufiger als die angeborenen sind die erworbenen Formen des »Long-QT-Syndroms«. Auf die vielfältigen Ursachen wurde in Kapitel A.20 bereits eingegangen.

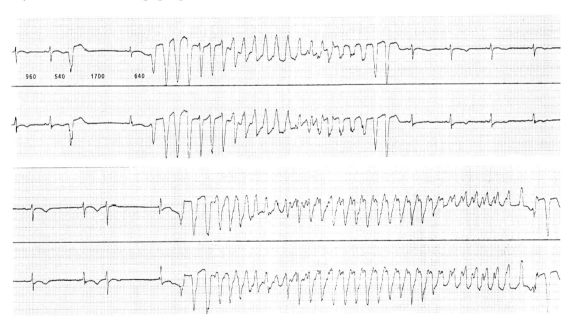

Abb. B 7.7 Torsades-de-pointes-Tachykardie
Auszug aus einer Langzeit-EKG-Registrierung bei einem Patienten, bei dem 2 Stunden zuvor ein chronisches Vorhofflimmern durch Elektrokonversion beseitigt wurde. Zur Rezidiv-Prophylaxe erhielt er 240 mg Sotalol täglich. Es besteht ein Sinusrhythmus mit einer Frequenz um 60/min. Eine Extrasystole mit einem Kopplungsintervall von 540 ms induziert eine lange kompensatorische Pause. Die nächste Extrasystole hat ein Kopplungsintervall von 640 ms, man erkennt postextrasystolisch eine starke QT-Verlängerung. Diese Extrasystole induziert eine typische Torsades-de-pointes-Kammertachykardie. Die nächste Sequenz wird durch eine junktionale Extrasystole ausgelöst.

Polymorphe Kammertachykardien und Torsades-de-pointes können jedoch auch bei Mitralsegelprolaps, im Rahmen einer Myokarditis, bei akuter Myokardischämie und schwerer Herzinsuffizienz ohne zusätzliche prädisponierende Faktoren auftreten. Selten sind polymorphe Kammertachykardien und Torsades-de-pointes ohne Nachweis einer QT-Verlängerung und ohne sonstigen Anhalt für Herzerkrankung. Im Gegensatz zu den »klassischen Torsades-de-pointes« mit QT-Verlängerung werden diese Rhythmusstörungen dann durch kurzgekoppelte Extrasystolen ausgelöst (Abb. B.7.8).

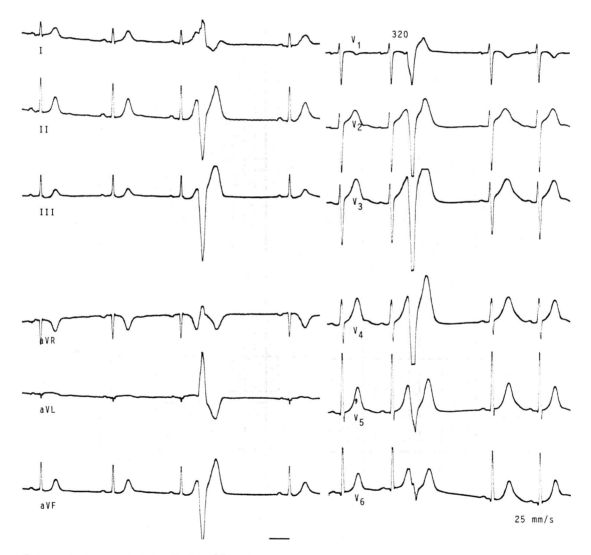

Abb. B.7.8 Polymorphe Kammertachykardie ohne QT-Verlängerung
a) Ruhe-EKG eines 30-jährigen Patienten mit rezidivierenden Synkopen ohne sonstigen Hinweis auf Herzerkrankung. Es finden sich monomorphe ventrikuläre Extrasystolen mit einem Kopplungsintervall von 320 ms.

7.5 Arrhythmogener rechter Ventrikel (»right ventricular dysplasia«)

Der Begriff arrhythmogene, **rechtsventrikuläre Dysplasie** beschreibt eine auf den rechten Ventrikel beschränkte Kardiomyopathie. Bei einem Großteil dieser Patienten ist das Auftreten von paroxysmalen, anhaltenden Kammertachykardien die einzige klinische Manifestation. Im typischen Fall zeigt das Ruhe-EKG betroffener Patienten rechts-präkordiale Repolarisationsstörungen (T-Negativierung) sowie ein »**Epsilon-Potential**« (Abb. B.7.9). Die Diagnose stützt sich dann auf den Nachweis einer rechtsventrikulären Dilatation (z. B. durch 2-D-Echo bei normalem linken Ventrikel), im typischen Fall ist die rechtsventrikuläre Ejektionsfraktion im Vergleich zur linksventrikulären Ejektionsfraktion stark erniedrigt. Eine empfindliche Methode zum Nachweis einer rechtsventrikulären Dysplasie ist auch die Kernspintomographie. Ersatz der normalen Kammermuskulatur durch Fett- und Bindegewebe ist dann nachweisbar, wobei die typischen Prädilektionsstellen die rechtsventrikuläre Spitze, der rechtsventrikuläre Ausflußtrakt und die trikuspidalklappennahe Unterwand darstellen.

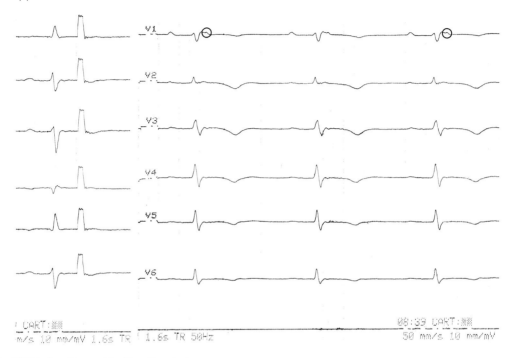

Abb. B.7.9 Ruhe-EKG bei rechtsventrikulärer Dysplasie
EKG einer 60jährigen Patientin mit rezidivierenden Synkopen auf dem Boden von Kammertachykardien. Echokardiographisch fand sich eine isolierte Dilatation des re. Ventrikels bei normaler linksventrikulärer Funktion. Eine koronare Herzerkrankung wurde koronarangiographisch ausgeschlossen. Bei bradykardem Sinusrhythmus erkennt man einen AV-Block I° sowie einen linksanterioren Hemiblock. In den Brustwandableitungen sind ausgeprägte Repolarisationsstörungen im Sinne terminal negativer Ts, vor allem in den rechtspräkordialen Ableitungen, erkennbar. In V$_1$ sieht man ein plumpes Nachpotential: Epsilon-Potential.

Kammertachykardien bei rechtsventrikulärer Dysplasie haben Linksschenkelblock-Morphologie, wobei die Haupt-QRS-Achse in Abhängigkeit vom Ursprungsort im rechten Ventrikel inferior oder superior orientiert sein kann (Abb. B.7.10). Die Erkrankung manifestiert sich in der Regel schon während der Kind- und Jugendzeit durch das Auftreten von Palpitationen, Synkopen oder – selten – den plötzlichen Herztod.

Der rechtsventrikuläre Ausflußtrakt ist jedoch auch die häufigste Lokalisation für ventrikuläre Herzrhythmusstörungen bei Herzgesunden, wobei das Ausmaß der ventrikulären Arrhythmien von Extrasystolen bis hin zu anhaltenden Kammertachykardien reichen kann (s. unten).

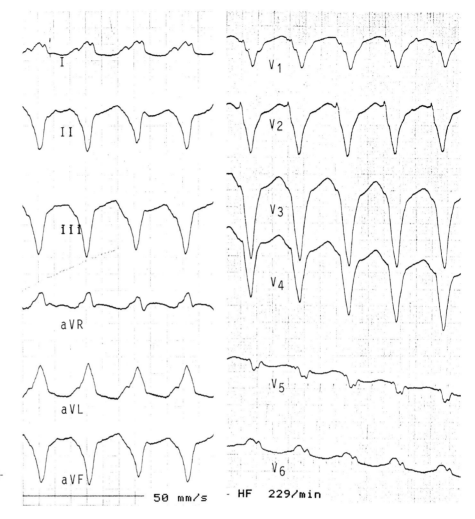

Abb. B.7.10 Kammertachykardie bei rechtsventrikulärer Dysplasie
Die Tachykardie hat Linksschenkelblock-Morphologie und eine superiore li. Haupt-QRS-Achse.

50 mm/s — HF 229/min

7.6 Kammertachykardien ohne Nachweis einer kardialen Grunderkrankung

Ventrikuläre Tachykardien kommen auch bei Herzgesunden vor (idiopathische Kammertachykardie). Der Ursprungsort für diese ventrikulären Herzrhythmusstörungen liegt überwiegend im rechten, seltener im linksventrikulären Ausflußtrakt. Die Haupt-QRS-Achse ist regelhaft inferior, d.h. es finden sich positive Ausschläge in II, III und vor allem auch aVF (Abb. B.7.11 und B.7.14). In den Brustwandableitungen besteht Linksschenkelblock-Morphologie, wobei in den rechtspräkordialen Ableitungen positive Ausschläge dann entstehen, wenn die Rhythmusstörung aus dem linksventrikulären Ausflußtrakt stammt (Abb. B.7.12). Z.T. entspricht das klinische Bild typischen paroxysmalen Tachykardien mit u.U. langen, vollkommen symptomfreien Intervallen. Auf der anderen Seite können

399

Kammertachykardien salvenartig permanent vorhanden sein (Abb. B.7.13). Auch die Herzfrequenz ist sehr variabel und beträgt 120 bis über 200/min.. Repetitive monomorphe Kammertachykardien mit niedriger Frequenz, die häufig nur von wenigen Sinusschlägen unterbrochen werden, verursachen meistens keine Symptome. Diese Form der Kammertachykardie wird auch als »Typ Gallavardin« bezeichnet (extrasystolische Form der Kammertachykardie, »extrasystolie en salves«) (Abb. B.7.1).

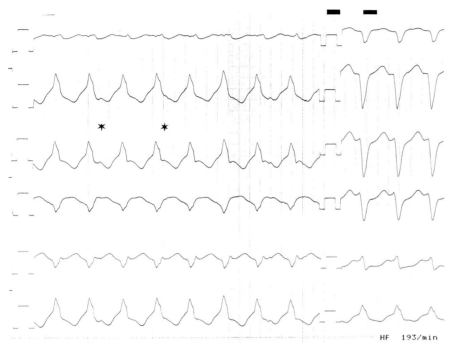

Abb. B.7.11 Kammertachykardie aus dem rechtsventrikulären Ausflußtrakt. Es handelt sich um das Beispiel einer sonst herzgesunden Patientin mit rezidivierenden Kammertachykardien. Man erkennt eine Tachykardie mit inferiorer Haupt-QRS-Achse (positive Ausschläge in II, III und aVF) und Linksschenkelblock-Morphologie, wobei die QRS-Breite gerade einmal 120 ms beträgt. In den Extremitätenableitungen ist eine komplette AV-Dissoziation erkennbar (*).

Bei symptomatischen Patienten mit idiopathischen Kammertachykardien kann als Alternative zur medikamentösen Therapie die Hochfrequenz-Katheterablationsbehandlung angeboten werden. Wird durch intrakardiales Mapping der Ursprungsort der Tachykardie im rechtsventrikulären Ausflußtrakt festgestellt, so ist mit großer Wahrscheinlichkeit eine Zerstörung des arrhythmogenen Substrates durch Hochfrequenz-Katheterablation möglich (Abb. B.7.14). Rezidive sind selten.

Neben den oben beschriebenen Kammertachykardien mit Linksschenkelblock-Morphologie und inferiorer Haupt-QRS-Achse gibt es Kammertachykardien ohne Nachweis einer kardialen Grunderkrankung mit Rechtsschenkelblock-Morphologie und superiorer Achse (überdrehter Linkstyp in den Extremitätenableitungen) (Abb. B.5.2 und B.7.15). Diese Tachykardie hat ihren Ursprung im Bereich des linksposterioren Faszikels und wird deshalb auch auch als faszikuläre Tachykardie bezeichnet. Im Gegensatz zu fast allen anderen Kammertachykardien läßt sie sich durch Verapamil mit großer Sicherheit terminieren, weshalb sie auch »Verapamil-sensitive Kammertachykardie« genannt wird. Auch in solchen Fällen ist nach elektrophysiologischer Untersuchung und genauer Lokalisationsdiagnostik eine Hochfrequenz-Katheterablationsbehandlung möglich (Abb. B.7.16).

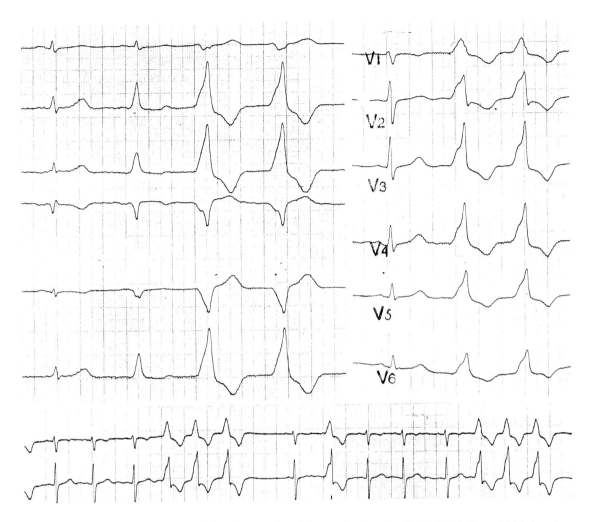

Abb. B 7.12 Langsame salvenartige Kammertachykardien aus dem linksventrikulären Ausflußtrakt bei einem 16-jährigen herzgesunden Mädchen.
(Dargestellt sind die Standard-Extremitäten-Ableitungen und Brustwandableitungen sowie ein »Ryhthmusstreifen« mit den Ableitungen V_1 und V_2)

7.7 Bidirektionale Tachykardie

Eine bidirektionale Tachykardie liegt vor, wenn die Polarität des QRS-Komplexes sich häufig von Schlag zu Schlag ändert. Sie darf nicht mit einer Torsades de pointes verwechselt werden. Bidirektionale Tachykardien sind selten und sollen vor allem im Zusammenhang mit einer Digitalisintoxikationen vorkommen.

401

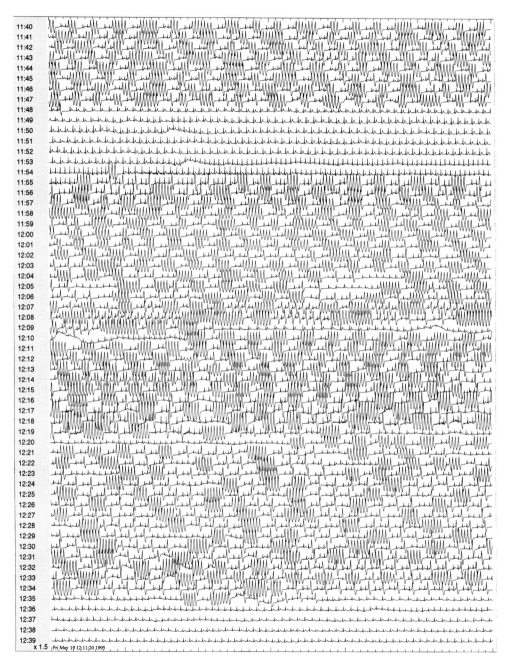

Abb. B.7.13 Permanente salvenartige Kammertachykardien bei einem Patienten ohne sonstigen Hinweis auf Herzerkrankung. Auszug aus einer Langzeit-EKG-Registrierung.

Abb. B 7.14 Hochfrequenz-Katheterablationsbehandlung bei einem Patienten mit stark symptomatischen rezidivierenden Tachykardien aus dem rechtsventrikulären Ausflußtrakt.

a) Anfalls-EKG: Man erkennt eine Tachykardie mit Linksschenkelblock-Morphologie und inferiorer Haupt-QRS-Achse. Die gut erkennbare AV-Dissoziation beweist die Kammertachykardie.

b) Nach Lokalisations-Diagnostik (Mapping) erfolgt Hochfrequenz-Energieabgabe im rechtsventrikulären Ausflußtrakt während induzierter Kammertachykardie. Sie wird nach 4,5 Sekunden terminiert und konnte im weiteren Verlauf nicht mehr induziert werden.

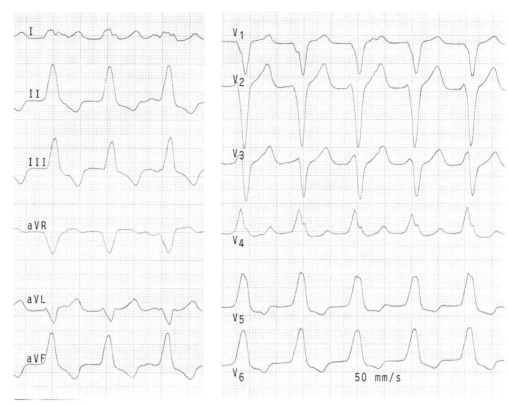

a)

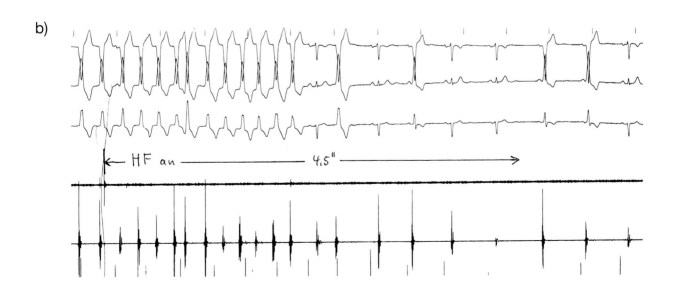

b)

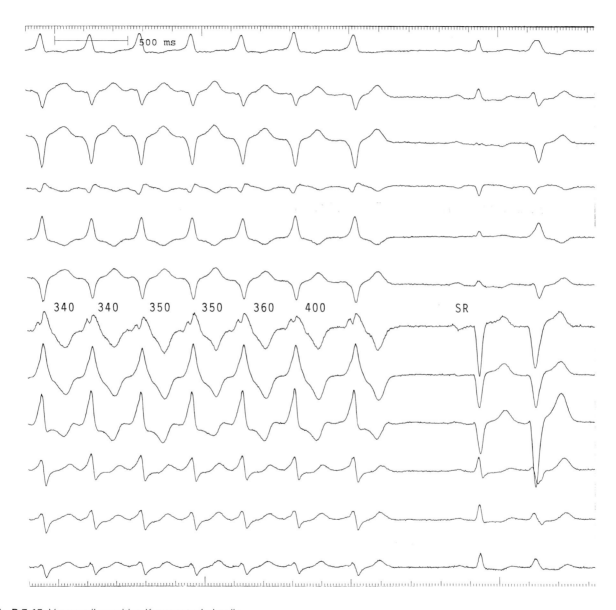

Abb. B.7.15 Verapamil-sensitive Kammertachykardie
Im linken Teil der Abbildung erkennt man eine Tachykardie mit Rechtsschenkelblock-Morphologie und überdrehtem Linkstyp. Die Frequenz beträgt etwa 170/min. Nach Injektion von Verapamil kommt es zu einer Zunahme der Zykluslänge, bevor die Tachykardie stoppt. (Registriergeschwindigkeit 50 mm/sec.; dargestellt sind von oben nach unten die Extremitätenableitungen I, II, III, aVR, aVL und aVF sowie die Brustwandableitungen V_1 bis V_6)

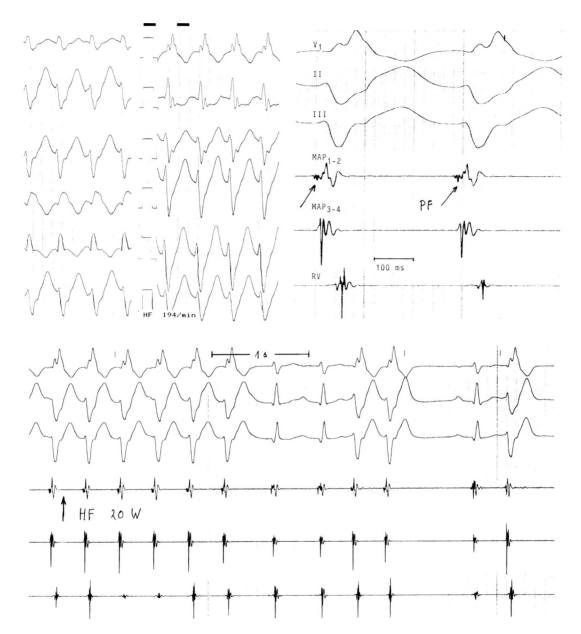

Abb. B.7.16 Mapping und Ablationstherapie bei Kammertachykardie aus dem Bereich des links-posterioren Faszikels.
a) Der li. Teil der Abbildung (Registriergeschwindigkeit 50 mm/sec.) zeigt das Anfalls-EKG mit Rechtsschenkelblock-Morphologie und überdrehtem Linkstyp. Im rechten Abbildungsteil (Registriergeschwindigkeit 200 mm/sec.) sind die Lokalpotentiale (Map) im Bereich des Ursprung der Tachykardie dargestellt: Dem QRS-Komplex vorausgehend lassen sich sog. P-Potentiale nachweisen.
b) Hochfrequenz-Energieabgabe führt zu sofortiger Terminierung der Kammertachykardie, die im weiteren Verlauf auch nicht mehr induzierbar war.

405

7.8 Differentialdiagnose bei monomorphen Tachykardien mit QRS-Verbreiterung

Ist die Zykluslänge während der Tachykardie stark wechselnd, so handelt es sich um Vorhofflimmern mit aberranter Leitung (Linksschenkelblock-, Rechtsschenkelblockaberration oder Kentbündelleitung (s.o.)). Bei regelmäßiger Tachykardie (= konstante Zykluslänge) kann es sich um

a) eine Kammertachykardie (VT)
b) eine supraventrikuläre Tachykardie (orthodrome Re-entry-Tachykardie) mit aberranter Leitung (s. Kap. B.5 u. B.6)
c) eine antidrome Re-entry-Tachykardie bei WPW-Syndrom oder Mahaim-Präexzitation (s. Kap. B.6) oder
d) um eine Vorhoftachykardie bzw. Vorhofflattern in Gegenwart einer akzessorischen atrioventrikulären Verbindung handeln (s. Kap. B.6).

Sowohl antidrome Re-entrytachykardien bei WPW-Syndrom und Mahaim-Präexzitation als auch Vorhoftachyckrdien oder Vorhofflattern in Gegenwart eines WPW-Syndroms sind relativ selten. Bei der Differentialdiagnose Kammertachykardie vs. supraventrikuläre Tachykardie mit aberranter Leitung werden jedoch häufig gravierende Fehler gemacht, die dann auch Ursache für Behandlungsfehler sind. Die Beachtung einfacher klinischer Grundregeln und die Anfertigung eines Tachykardie-EKGs führen bei entsprechenden elektrokardiographischen Kenntnissen zur richtigen Diagnose und Intervention.

Grundregel 1: Ein guter klinischer Zustand (z.B. normaler Blutdruck, Fehlen von Schock- oder Herzinsuffizienzeichen) spricht weder gegen das Vorliegen einer Kammertachykardie noch für eine supraventrikuläre Tachykardie.

Grundregel 2: Ist eine organische Herzerkrankung bekannt, handelt es sich insbesondere um einen Zustand nach Myokardinfarkt, so handelt es sich bei einer Tachykardie mit breitem QRS-Komplex fast immer um eine Kammertachykardie.

Grundregel 3: Im Zweifelsfall immer »breit« therapieren. Es sollte also ein Medikament gewählt werden, welches sowohl bei supraventrikulären und ventrikulären Tachykardien wirksam ist (Gilurytmal®, Rytmonorm®, Tambocor®) und nicht eines mit Wirksamkeit nur bei supraventrikulären Tachykardien (Isoptin®) oder nur Kammertachycardien (Xylocain®, Mexitil®).

Vier einfache Fragen an das Tachykardie-EKG führen darüberhinaus fast immer zur korrekten Diagnose (Brugada et al. 1991) (Abb. B.7.17a-b):

Frage 1: Fehlt ein RS-Komplex in allen Brustwandableitungen? Wenn ja, handelt es sich um eine Kammertachykardie (Abb. B.7.17a). Wenn nein, folgt

Frage 2: Beträgt das RS-Intervall in irgendeiner Brustwandableitung mehr als 100 msec.? (Abb. B.7.17b). Wenn ja, handelt es sich um eine Kammertachykardie. Wenn nein, folgt

Frage 3: Ist im EKG eine AV-Dissoziation nachweisbar? (Abb. B.7.17c). Wenn ja, handelt es sich um eine Kammertachykardie. Falls auch diese Frage verneint wird, folgt

Frage 4: Sind morphologische Kriterien für eine Kammertachykardie sowohl in V_1/V_2 und auch V_6 erfüllt? Wenn ja, so handelt es sich um eine Kammertachykardie.

Wird auch diese letzte Frage mit nein beantwortet, so darf die Diagnose einer supraventrikulären Tachykardie mit aberranter Leitung gestellt werden (Abb. B.7.17d). Über die QRS-morphologischen Kriterien in V_1 und V_6 orientiert Tabelle B.7.1. Bei Anwendung dieses einfachen Algorithmus sind regelmäßige Tachykardien mit QRS-Verbreiterung in etwa 95 % der Fälle korrekt einzuordnen.

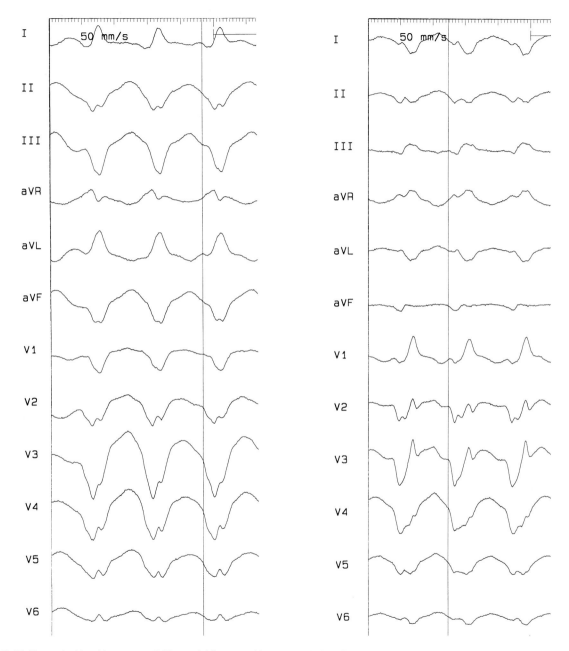

Abb. B.7.17 Brugada-Algorithmen zur Differentialdiagnose Kammertachykardie vs. supraventrikuläre Tachykardie mit aberranter Leitung

a) Fehlen eines RS-Komplexes in allen Brustwandableitungen

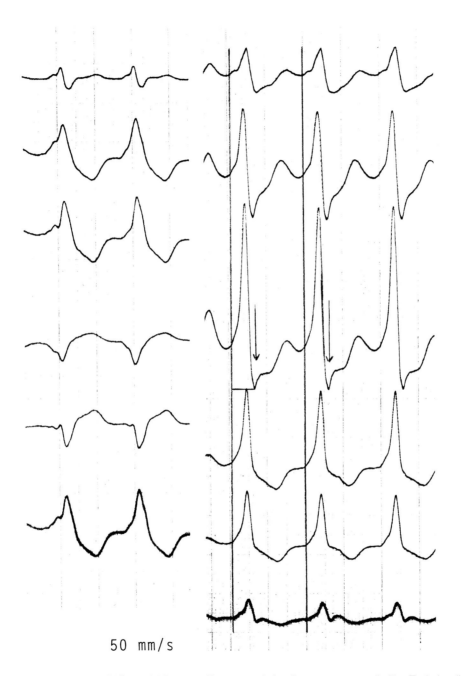

50 mm/s

Abb. B.7.17 Brugada-Algorithmen zur Differentialdiagnose Kammertachykardie vs. supraventrikuläre Tachykardie mit aberranter Leitung

b) Beginn-R- bis Scheitel-S-Intervall in irgendeiner Brustwandableitung > 100 ms

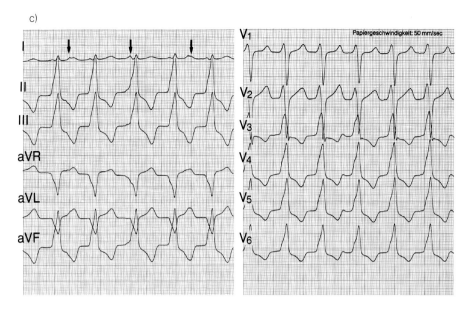

Abb. B.7.17 Brugada-Algorithmen zur Differentialdiagnose Kammertachykardie vs. supraventrikuläre Tachykardie mit aberranter Leitung
c) AV-Dissoziation

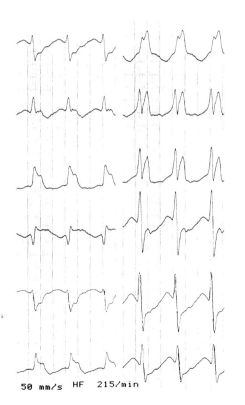
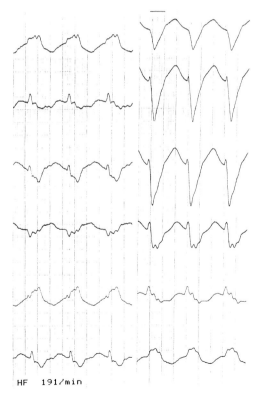

Abb. B.7.17 Brugada-Algorithmen zur Differentialdiagnose Kammertachykardie vs. supraventrikuläre Tachykardie mit aberranter Leitung
d) Supraventrikuläre Tachykardie mit Rechtsschenkelblock- bzw. Linksschenkelblock-Aberration.
Dargestellt sind jeweils die Standard-Extremitätenableitungen links sowie die Brustwandableitungen V_1 bis V_6 rechts. (Die Brustwandableitungen bei der »LSB-Tachykardie« sind mit halber Eichung registriert)

50 mm/s   HF   215/min

HF   191/min

I. »RSB-Tachykardien« (Überwiegend positiver Ausschlag in V_1)
  – positive Konkordanz in allen Brustwandableitunge: VT

V_1/V_2		V_6	
– monophasisches R	:VT	– R/S <1	: VT
– QR oder RS	:VT	– QS oder QR	: VT
– triphasich	:svT	– monophasiches R	: VT
		– triphasisch	: svT

II. »LSB-Tachykardien« (Überwiegend negativer Ausschlag in V_1)
  – negative Konkordanz in allen Brustwandableitungen: VT

V_1/V_2		V_6	
– R < 30 ms	:svT	– QR oder QS	: VT
– Beginn R bis Scheitel S > 60 ms	:VT	– monophasisch	: svT o. VT

VT Kammertachykardie, svT supraventrikuläre Tachykardie mit aberranter Leitung

Tabelle B.7.1 Differentialdiagnose von Tachykardien mit breitem QRS-Komplex: morphologische Kriterien in V_1 und V_6

7.9 Kammerflattern / Kammerflimmern

Die Übergänge zwischen Kammerflattern und Kammertachykardie sind fließend, die Differenzierung ist eigentlich nur eine Frage der Definition. Beträgt die Kammerfrequenz über 250/min bei noch regelmäßig voneinander abgrenzbaren QRS-Komplexen, aber ohne eindeutige isoelektrische Linie, kann man von Kammerflattern sprechen (Abb. B.7.18). Kammerflattern kann primär durch eine einzige Extrasystole ausgelöst werden, es kann sich jedoch auch aus einer zunehmend beschleunigenden Kammertachykardie entwickeln. Aufgrund der hohen Kammerfrequenz und der nur noch ungenügenden diastolischen Füllungszeit geht Kammerflattern immer mit einem raschen Abfall des Herzminutenvolumens einher und führt deshalb fast immer zur Bewußtlosigkeit. Kammerflattern kann Ursache für ADAMS-STOKESsche Anfälle sein, wenn es spontan terminiert. Übergänge in Kammerflimmern mit definitivem Herz/Kreislaufstillstand sind jedoch insbesondere im Zusammenhang mit der koronaren Herzerkrankung oder einer myokardialen Schädigung anderer Ätiologie häufig.

Differentialdiagnostisch muß an ein Vorhofflattern mit 1:1-Überleitung und Schenkelblock gedacht werden, selten können solche EKG-Bilder auch bei Patienten mit WPW-Syndrom und Vorhofflattern bei antegrader Kentbündel-Leitung entstehen.

Beim Kammerflimmern sind regelrechte QRS-Komplexe nicht mehr erkennbar, statt dessen finden sich im Oberflächen-EKG Flimmerwellen mit wechselnder Form und Amplitude. Die Frequenz der Flimmeraktivität liegt über 350/min (Abb. B.7.19). Auch im intrakardialen EKG wechselt die Form und Amplitude der V-Wellen ständig. Kammerflimmern bedeutet immer Herz/Kreislaufstillstand und führt zwangsläufig zum Tod, wenn nicht innerhalb weniger Minuten Reanimationsmaßnahmen eingeleitet werden. Kammerflimmern ist die Ursache bei etwa Dreiviertel der Patienten mit plötzlichem Herztod in der chronischen Infarktphase, ebenso ist es Haupttodesursache während der Prähospitalphase des akuten Myokardinfarktes.

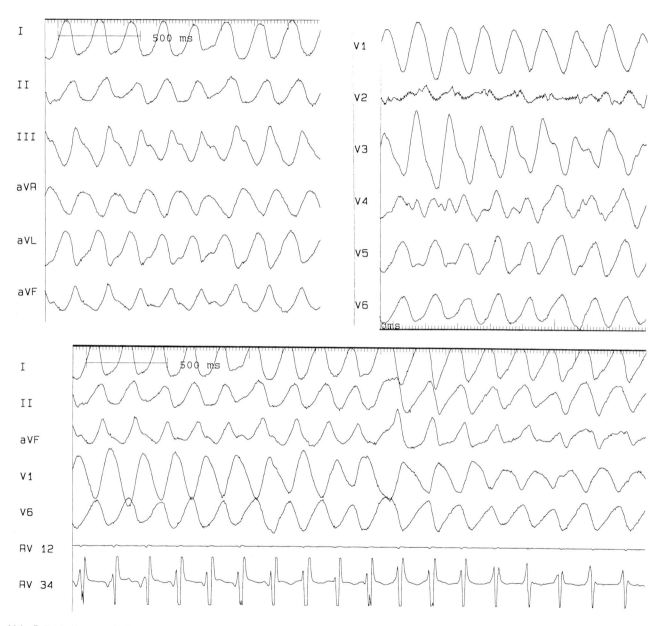

Abb. B.7.18 Kammerflattern

Im 12-Kanal-EKG erkennt man eine fast monomorphe Tachykardie mit einer Frequenz von etwa 300/min. Die Zykluslänge in der intrakardialen Ableitung (RV) variiert nur gering zwischen 190 und 210 ms.

411

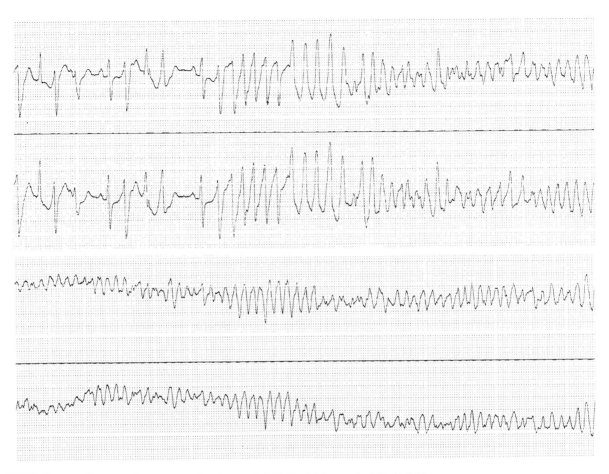

Abb. B.7.19 Kammerflimmern. Auszug aus einer Langzeit-EKG-Registrierung (kontinuierlich).
Zu Beginn des Streifens besteht noch Sinusrhythmus mit polymorpher Extrasystolie. Eine Extrasystolie induziert dann eine sehr hochfrequente polymorphe Kammertachykardie, die rasch in Kammerflimmern degeneriert. (Registriergeschwindigkeit 25 mm/sec.)

Literatur

ANGELINI P, SPRINGER A, SULBARAN T, LIVESAY WR (1981): Right ventricular myopathy with an unusual intraventricular conduction
defect (epsilon potential).
Am Heart J 101:680
BELHASSAN B, HOROWITZ LN (1984): Use of intravenous verapamil for venticular tachycardia.
Am J Cardiol 54:1131
BRUGADA P, WELLENS HJJ (1984): Programmed electrical stimulation of the human heart. General principles. In: Josephson M. E.,
Wellens H. J. J. (Eds.): Tachycardias: mechanisms, diagnosis, treatment.
Lea & Febiger, Philadelphia S. 61

BRUGADA P, GREEN M, ABDOLLAH H, WELLENS HJJ (1984): Significance of ventricular arrhythmias initiated by programmed ventricular stimulation: the importance of the type of ventricular arrhythmia induced and the number of premature stimuli required.
Circ 69:87
BRUGADA P, BRUGADA J, MONT L, SMEETS J, ANDRIES E (1991): A new approach to the differential diagnosis of a regular tachycardia.
Circ 83:1649
BUXTON AE, WAXMAN HL, MARCHLINSKI FE, SIMSON MB, CASSIDY D, JOSEPHSON ME (1983): Right ventricular tachycardia: Clinical and electrophysiologic characteristics.
Circ 68:917
CARLSON MD, WHITE RD, TROHMAN RG, ADLER LP, BIBLO LA, MERKATZ KA (1994): Right ventricular outflow tract ventricular tachycardia: Detection of previously unrecognized anatomic abnormalities using cine magnetic resonance imaging.
J Am Coll Cardiol 24:720
COGGINS DL, LEE RJ, SWEENEY J, CHEIN WW, VAN HARE G, EPSTEIN L, GONZALEZ R, GRIFFIN JC, LESH MD, SCHEINMAN MM (1994): Radiofrequency catheter ablation as a cure for idiopathic tachycardia of both left and right ventricular origin.
JACC 23:1333
COUMEL P (1995): Polymorphous ventricular tachyarrhythmias in the absence of structural heart disease.
PACE 18:633
COUMEL PH, LECLERCQ JF, DESSERTENNE F (1984): Torsades de pointes. In: Josephson M. E., Wellens H. J. J. (Eds.): Tachycardias: mechanisms, diagnosis, treatment.
Lea & Febiger, Philadelphia S. 325
DESSERTENNE F (1966): La tachycardie ventriculaire a deux foyers opposés variables.
Arch Mal Coeur 59:263
ELDAR M, GRIFFIN JC, VAN HARE GF, WITHERELL C, BHANDARI A, BENDITT D, SCHEINMAN MM (1992): Combined use of beta-adrenergic agents and long-term cardiac pacing for patients with the long QT syndrome.
J Am Coll Cardiol 20:830
GALLAVARDIN L (1922): Extrasystolie ventriculaire à paroxysmes tachycardiques prolongés.
Arch Mal Coeur 15:198
GONZALES RP, SCHEINMAN MM, LESH MD, HELMY I, TORRES V, VAN HARE GF (1994): Clinical and electrophysiologic spectrum of fascicular tachycardias.
Am Heart J 128:147
HOLT PM, WAINWRIGHT RJ, CURRY PVL (1986): Right ventricular outflow tract tachycardias in patients without apparent structural heart disease.
Int J Cardiol 10:99
HOROWITZ LN, JOSEPHSON ME, HARKEN AH (1980): Epicardial and endocardial activation during sustained ventricular tachycardia in man.
Circ 61:1227
JERWELL A, LANGE-NIELSEN F (1957): Congenital deaf-mutism, functional heart disease with prolongation auf the Q-T interval and sudden death.
Am Heart J 54:59
JOSEPHSON ME, HOROWITZ LN, FARSHIDI A, KASTOR JA (1978): Recurrent sustained ventricular tachycardia. I. Mechanism.
Circ 57:431
JOSEPHSON ME, WAXMAN HL, MARCHLINSKI FE, HOROWITZ LN, SPIELMAN SR (1981): Relation between sight of origin and QRS-configuration in ventricular rhythms. In: Wellens H. J. J., Kulbertus H. E. (Eds.): What's new in electrocardiography?
Martinus Nijhoff, Amsterdam S. 200
JOSEPHSON ME, MARCHLINSKI FE, BUXTON AE, WAXMAN HL, DOHERTY JU, KINSLE MG, FALCONE R (1984): Electrophysiologic bases for sustained ventricular tachycardia -role of reentry. In: Josephson M. E., Wellens H. J. J. (Eds.): Tachycardias: mechanisms, diagnosis, treatment.
Lea & Febiger, Philadelphia S. 305
LEENHARDT A, GLASER E, BURGUERA M, NÜRNBERG M, MAISON-BLANCHE P, COUMEL P (1993): Short-coupled variant of Torsades de Pointes. A new electrocardiographic entity in the spectrum of idiopathic ventricular tachyarrhythmias.
Circ 89:206
MASON JW, MARCUS FI, BIGGER JT, LAZZARA R, REIFFEL JA, REITER MJ, MANN D (1996): A summary and assessment of the findings and conclusions of the ESVEM trial.
Progr Cardiovsc Dis 5:347
MCKENNA WJ, THIENE G, NAVA A, FONTALIRAN F, BLOMSTROM-LUNDQVIST C, FONTAINE G, CAMERINI F (1994): Diagnosis of arrhythmogenic right ventricular dysplasia/cardiomyopathy.
Br Heart J 71:215

MITCHELL LB, DUFF HJ, GILLIS AM, RAMADAN D, WYSE DG (1996): A randomized clinical trial of the noninvasive and invasive approaches to drug therapy for ventricular tachycardia: Long-term follow-up of the calgary trial.
Progr Cardiovasc Dis 5:377

MOSS AJ, HALL WJ, CANNOM DS, DAUBERT JP, HIGGINS SL, KLEIN H, LEVINE JH, SAKSENA S, WALDO AL, WILBER D, BROWN MW, HEO M (1996): Improved survival with an implanted defibrillator in patients with coronary disease at high risk for ventricular arrhythmia.
N Eng J Med 335:1933

NAKAGAWA H, BECKMAN KJ, MCCLELLAND JH, WANG X, ARRUDA M, SANTORO I, HAZLITT A, ABDALLA I, SINGH A, GOSSINGER H, SWEIDAN R, HIRAO K, WIDMAN L, PITHA JV, LAZZARA R, JACKMAN WM (1993): Radiofrequency catheter ablation of idiopathic left ventricular tachycardia guided by a Purkinje potential.
Circ 88:3607

NAVA A, CANCIANI B, BUJA G, MARTINI B, DALIENTO L, SCOGNAMIGLIO R, THIENE G (1988): Electrovectorcardiographic study of negative T waves on precordial leads in arrhythmogenic right ventricular dysplasia: Relationship with right ventricular volumes.
J Electrocardiol 21 (3):239

NGUYEN PT, SCHEINMAN MM, SEGER J (1986): Polymorphous ventricular tachycardia: clinical characterization, therapy, and the QT interva.l
Circ 74:340

OHE T (1993): Idiopathic Verapamil-sensitive sustained left ventricular tachycardia.
Clin Cardiol 16:139

PARKINSON J, PAPP C (1947): Repetitive paroxysmal tachycardia.
Brit Heart J 8:241

REITER MJ, SMITH WM, GALLAGHER JJ (1983): Clinical spectrum of ventricular tachycardia with left bundle branch morphology.
Am J Cardiol 51:113

ROMANO C, GEMME G, PONGIGLIONE R (1963): Aritmie cardiache rare dell'eta pediatrica.
La Clinica Pediatrica 45:656

ROSENBAUM MB, ELIZARI MV, LAZZARI JO (1969): The mechanism of bidirectional tachycardia.
Am Heart J 78:4

ROWLAND E, MCKENNA WJ, SUGRUE D, BARCLAY R, FOALE RA, KRIKLER DM (1984): Ventricular tachycardia of left bundle branch block configuration in patients with isolated right ventricular dilatation. Clinical and electrophysiological features.
Brit Heart J 51:15

RUDER MA, DAVIS JC, ELDAR M, ABBOTT JA, GRIFFIN JC, SEGER JJ, SCHEINMAN MM (1986): Clinical and electrophysiologic characterization of automatic junctional tachycardia in adults.
Circ 73:930

SANDOE E, SIGURD B (1984): Arrhythmia. Diagnosis and management.
Fachmed AG, St. Gallen

STEINBECK G, MANZ M, LÜDERITZ B (1981): Möglichkeiten und Risiken der programmierten Ventrikelstimulation bei Patienten mit chronisch rezidivierenden Kammertachykardien
Klin Wschr 59:111

WARD OC (1964): A new familial cardiac syndrom in childen.
J Irish Med Ass 54:103

WELLENS HJJ (1978): Value and limitations of programmed electrical stimulation of the heart in the study and treatment of tachycardias.
Circulation 57:845

WELLENS HJJ, LIE KI, JANSE MJ (1978): The conduction system of the heart.
Martinus Nijhoff Medical Division, The Hague.

WELLENS HJJ, BÄR FW, LIE KI (1978): Value of the electrocardiogram in the differential diagnosis of a tachycardia with a widend QRS-complex.
Am J Med 64:27

WELLENS HJJ (1986): The electrocardiogram 80 years after Einthoven.
J Am Coll Cardiol 7:484

WHO/ISFC-TASKFORCE, ROBELS DE MEDINA EO (ED.) (1978): Definition of terms related to cardiac rhythm.
Eur J Cardiol 8:127

WICHTER T, BORGGREFE M, BREITHARDT G (1991): Die arrhythmogene rechtsventrikuläre Erkrankung.
Z Kardiol 80:107

8 Pararrhythmien

Eine Pararrhythmie oder ein Doppelrhythmus mit Interferenz besteht, wenn zwei oder mehrere Erregungsbildungszentren mit oder ohne Verknüpfung ihrer Rhythmen nebeneinander existieren. Der Zustand ist auch als »Wettstreit zweier Automatiezentren« charakterisiert worden.

Aus praktischen Gründen wird die bei AV- und SA-Block zu beobachtende Simultanaktivität zweier Automatiezentren bei den Leitungsstörungen besprochen, obschon sie eigentlich ebenfalls eine Pararrhythmie darstellt.

8.1 Einfache AV-Dissoziation

Sie kommt dadurch zustande, daß während kurzer Zeit die Frequenz des Sinusknotens etwas niedriger ist als diejenige des AV-Knotens. Unter diesen Bedingungen tritt die AV-Junktion als Ersatzschrittmacher der Kammern in Aktion, während die Vorhöfe weiter dem langsameren Sinusrhythmus folgen.

Sobald die Eigenfrequenz des Sinusknotens diejenige der AV-Junktion wieder übertrifft, erscheinen erneut normale P-QRS-Komplexe (Abb. B.8.1). Eine Verknüpfung der beiden Rhythmen tritt also nicht auf (»AV-Dissoziation ohne Rhythmenverknüpfung«). Prinzipielle Unterschiede zwischen AV-junktionalen Ersatzsystolen oder kurzen AV-junktionalen Rhythmen bei der einfachen AV-Dissoziation und einem konstanten AV-junktionalen Rhythmus bestehen nicht. Ein AV-junktionaler Rhythmus tritt auf, wenn die Frequenz des sekundären Zentrums jene des Sinusknotens über längere Zeit deutlich übertrifft. Die einfache AV-Dissoziation dagegen kennzeichnet sich durch einen geringfügigen und kurzdauernden Abfall der Sinusfrequenz unter jene des sekundären Zentrums. Beim trainierten Sportler kann infolge starker Vaguswirkung die Sinusfrequenz unter die AV-Frequenz sinken, so daß eine einfache Dissoziation auftritt. Bei Frequenzanstieg unter Belastung kommt es prompt zum normalen Sinusrhythmus. Das EKG der einfachen Dissoziation läßt eine feste Relation zwischen P und QRS vermissen, d.h., die **Vorhöfe** und **Kammern schlagen dissoziiert** (Abb. B.8.2). Die P-Zacken sind positiv und zeigen eine geringgradig niedrigere Frequenz als die einem etwas schnelleren, meist recht stabilen AV-Ersatzrhythmus folgenden QRS-Komplexe (wechselnde P-P- und größere P-P- als R-R-Intervalle). Die P-Wellen wandern durch QRS hindurch, so daß das Verhältnis von P zu QRS ständig wechselt. Die P-Wellen erscheinen in Abhängigkeit vom Frequenzunterschied vor oder nach QRS oder sind in diesen verborgen. Oft liegt P in so kurzem Abstand vor QRS, daß eine Überleitung ohnehin nicht angenommen werden kann.

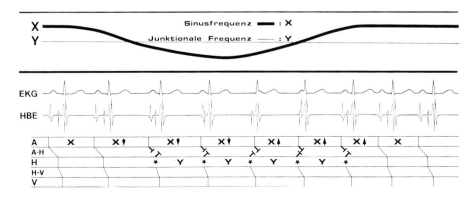

Abb. B.8.1 Schematische Darstellung der einfachen Dissoziation. Bei Abnahme der Sinusfrequenz übernimmt das schnellere sekundäre Zentrum die Führung der Herztätigkeit, bei Wiederbeschleunigung der Sinustätigkeit kehrt der Sinusrhythmus wieder zurück; es existiert kein Schutzblock.

415

Überschreitet der Frequenzunterschied eine gewisse Größe, trifft der sekundäre Reiz nicht mehr auf refraktäre Vorhöfe und kann retrograd zur Vorhoferregung führen, so daß entweder ein ausschließlicher AV-junktionaler Rhythmus oder Kombinationsschläge der Vorhöfe entstehen. Die QRS-Komplexe sind entsprechend dem supraventrikulären Ursprung nicht deformiert, außer wenn eine tertiäre ventrikuläre Automatie der AV-Junktion die Schrittmacherfunktion entreißt oder wenn die Erregungsausbreitung in den Kammern aberrierend ist.

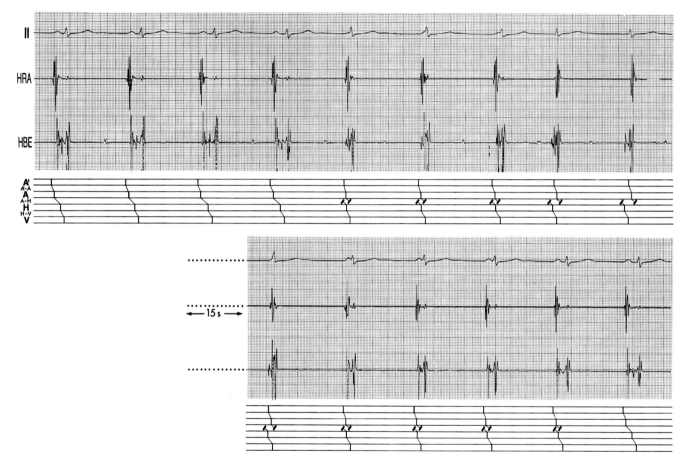

Abb. B.8.2 Intrakardiale Aufzeichnung mit LOUIS-Leiter einer einfachen Dissoziation.

8.2 Komplette AV-Dissoziation

Eine **komplette** oder **isorhythmische AV-Dissoziation** besteht, wenn infolge verschiedener Sinus- und AV-junktionaler oder ventrikulärer Frequenz die Vorhöfe und Kammern über längere Zeit dissoziiert schlagen (Abb. B.8.3).

Gelegentlich gleichen sich Vorhof- und Kammerfrequenz sukzessive stark an (**Synchronisation**). Die P-Zacken erscheinen in wechselnden Abständen dauernd kurz vor, im oder nach dem QRS-Komplex, der eine regelmäßige Schlagfolge aufweist. Überleitungen kommen nicht vor; ante- und retrograde Erregungswellen blockieren sich gegenseitig. Während die einfache AV-Dissoziation (s.o.) vor allem bei starker Vagotonie und wechselnder Sinusbradykardie (z. B. bei Sportlern, bei Karotissinusdruck), seltener bei Herzerkrankungen beobachtet wird, kommt die komplette AV-Dissoziation vor allem bei organischen Herzerkrankungen unterschiedlicher Ätiologie vor.

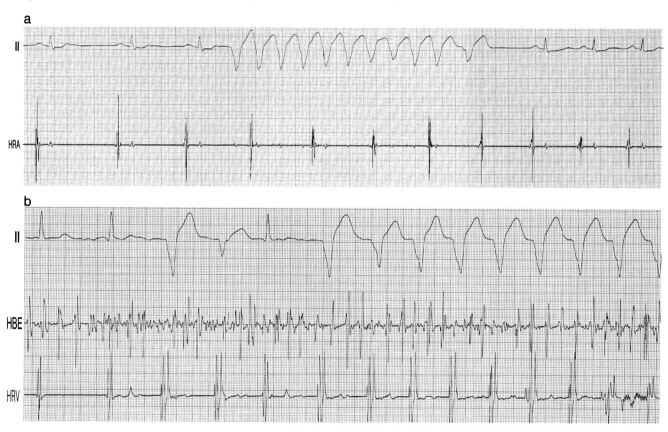

Abb. B.8.3 Intrakardiale Aufzeichnungen einer kompletten AV-Dissoziation bei Sinusrhythmus (**a**) und bzw. Vorhofflimmern (**b**) und Kammertachykardie (HRA: hoher rechter Vorhof; RV: rechter Ventrikel; HBE: His-Bündel-Ableitung).

8.3 Inkomplette AV-Dissoziation (Interferenzdissoziation)

Diese Form der AV-Dissoziation entsteht, wenn ein rascherer AV-junktionaler oder ventrikulärer Rhythmus gelegentlich durch übergeleitete Aktionen eines langsameren Vorhofrhythmus oder Sinusrhythmus unterbrochen wird (AV-Dissoziation mit Rhythmenverknüpfung; Abb. B.8.4b). Voraussetzung ist ein retrograder VA-Block, der die Vorhöfe vor Depolarisation durch das tiefer gelegene Zentrum schützt.

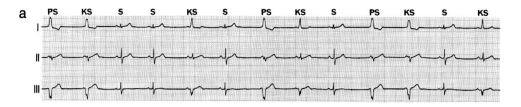

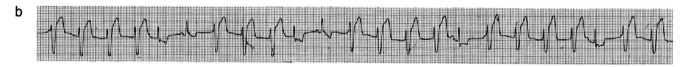

Abb. B.8.4 a) Inkomplette AV-Dissoziation durch Interferenz zwischen einer Sinusbradykardie von 46–48/min und einer ventrikulären parasystolischen Tätigkeit mit einer Frequenz von 47/min; **b)** Interferenzdissoziation zwischen Sinus- und Kammerrhythmus. Die Sinusschläge erscheinen im Rhythmus vorzeitig (extrasystolenmäßig). (S: Sinusschlag; PS: parasystolischer Schlag; KS: Kombinationsschlag; Papiergeschwindigkeit: 25 mm/s.)

Die Sinusknotenerregungen werden in der Regel verzögert und zum Teil auch aberrant übergeleitet (concealed conduction), im Verhältnis zu dem schnelleren junktionalen oder ventrikulären Rhythmus fallen sie »extrasystolenartig« ein. Während dieser »capture beats« ist die Dissoziation also unterbrochen. Der Begriff Interferenzdissoziation wird von einigen Autoren als unscharf bzw. mißverständlich abgelehnt. Synonyme sind AV-Dissoziation mit Interferenz, inkomplette AV-Dissoziation oder auch Doppelrhythmus mit Rhythmenverknüpfung.
Anders als bei der einfachen AV-Dissoziation ist der Frequenzunterschied zwischen dem langsameren Vorhofrhythmus und der rascheren AV-junktionalen oder ventrikulären Tätigkeit bei der Interferenzdissoziation meist deutlich. Die Vorhöfe sind retrograd schutzblockiert, so daß der Sinusrhythmus ungestört bleibt. Die Häufigkeit von Captureschlägen hängt vom Frequenzunterschied der beiden Grundrhythmen ab. Capture beats mit schlanken Kammerkomplexen beweisen im Falle von QRS-Verbreiterung den ventrikulären Ursprung des führenden Rhythmus (Abb. B.8.4b). Interferenzdissoziationen sind meistens nur flüchtige Arrhythmien und können als Extrasystolie fehlgedeutet werden.

Iatrogene Formen der AV-Dissoziation können nach Schrittmacherimplantation entstehen; so führt ein Kammerschrittmacher bei erhaltener retrograder VA-Leitung zum Bild einer typischen einfachen Dissoziation, wenn die Sinusknotenfrequenz etwa der Schrittmacherfrequenz entspricht. Das Bild der Interferenzdissoziation kann durch Kammerstimulation bei erhaltener antegrader, jedoch blockierter retrograder Leitung künstlich dargestellt werden (Abb. B.8.5).

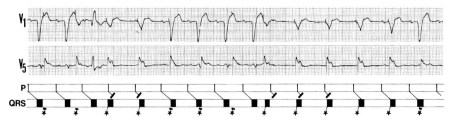

Abb. B.8.5 Künstliche Interferenzdissoziation bei Schrittmachertherapie (Demandfunktion ausprogrammiert).

8.4 Parasystolie

Bei dieser Form der Pararrhythmie wird ein Herzabschnitt gleichzeitig von zwei verschiedenen Erregungsbildungs-zentren beeinflußt. Die Kammern unterstehen den Impulsen einerseits eines Sinusrhythmus oder eines Vorhofflim-merns, andererseits eines zweiten, langsameren parasystolischen Erregungszentrums in den Kammern, welches gegenüber der vom AV-Knoten eintreffenden Erregung im Gegensatz zur Interferenzdissoziation schutzblockiert ist (»Eintrittsblock«) und deshalb ungestört von supraventrikulären Reizen seinen konstanten Eigenrhythmus aufrecht-erhalten kann (Abb. B.8.6 und B.8.7). Es besteht also eine Interferenz, aber keine Verknüpfung beider Rhythmen. Bei Parasystolie und totalem AV-Block folgen die Kammern sowohl einem ventrikulären Ersatzrhythmus als auch einem ventrikulären Parasystoliezentrum. Das Parasystoliezentrum übernimmt immer dann die Schrittmacherfunk-tion, wenn seine Entladung außerhalb der Refraktärphase der Kammern erfolgt. Klinisch imponieren deshalb die Parasystolen als verfrühte Herzschläge, d.h. als »Extrasystolen«.

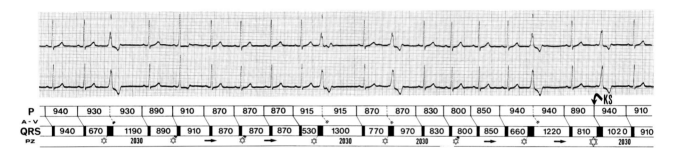

Abb. B.8.6 Kammerparasystolie. Ektopische Schläge mit unterschiedlichen Kopplungsintervallen und einem Kombinationsschlag (KS); das parasystolische Intervall beträgt 2030 ms (Frequenz: 29/min).

Im EKG zeigen die unregelmäßig in die Kurve eingestreuten Parasystolien entsprechend ihrem Erregungsursprung eine identische ventrikuläre Morphologie und stets wechselnde Abstände zu den vorangehenden übergeleiteten Kammerkomplexen (variable Kopplung – eine fixe Kopplung würde für Extrasystolen sprechen). Die spät in die Dia-stole einfallenden parasystolischen Schläge bilden mit den Sinusschlägen Kombinationsschläge (»fusion beats«). Das Intervall zwischen den einzelnen Parasystolien (einschließlich der fusion beats) ist konstant oder wird – wenn der parasystolische Reiz einmal oder mehrmals auf noch refraktäre Kammern oder einen Austrittsblock trifft – auf das Doppelte oder Vielfache verlängert. Es besteht also ein konstanter **Parasystolierhythmus,** der aus dem kürze-sten Intervall zwischen zwei parasystolischen Schlägen bestimmt werden kann und dann latent bleibt, wenn die Kammern vom letzten ventrikulären Impuls her noch refraktär sind. Eine spontane Schwankung in der Frequenz der parasystolischen Tätigkeit wurde von mehreren Autoren beobachtet, die zwischen dem kürzesten und längsten Intervall der parasystolischen Reizbildung beträgt jedoch nicht mehr als 0,25 s, in der Regel 40–120 ms. Größere, plötzlich auftretende Änderungen im parasystolischen Rhythmus können als ein durch Re-entry-Phänomene aus-gelöstes Verschieben (»reset«) der Spontandepolarisation innerhalb des parasystolischen Zentrums interpretiert werden.

419

Die Beispiele in den Abbildungen B.8.6 und B.8.7 entsprechen einer anhaltenden Parasystolie ohne Exitblock. Weitere Formen parasystolischer Tätigkeit sind möglich und werden bei genauer Analyse langer EKG-Streifen beobachtet: So können intermittierende Exitblockierungen auftreten, wobei meistens MOBITZ II-, seltener MOBITZ I- (= WENCKEBACH-)Blockierungen gefunden werden. Ist die Frequenz des parasystolischen Zentrums relativ hoch, so sind regelmäßige Austrittblockierungen im Sinne eines 2:1- oder 3:1-Blockes häufig. Die sichtbare Frequenz des parasystolischen Zentrums ist dann immer niedriger als die des Sinusrhythmus. Kommt es intermittierend jedoch zu 1:1-Leitung aus dem parasystolischen Zentrum heraus, entsteht das elektrokardiographische Bild eines intermittierenden, akzellerierten idioventrikulären Rhythmus.

Ein parasystolisches Zentrum muß keineswegs dauerhaft spontane Depolarisationen hervorbringen. Intermittierende Parasystolie mit periodenhaftem Auf- und Abflackern der Schrittmachertätigkeit kann vorkommen.

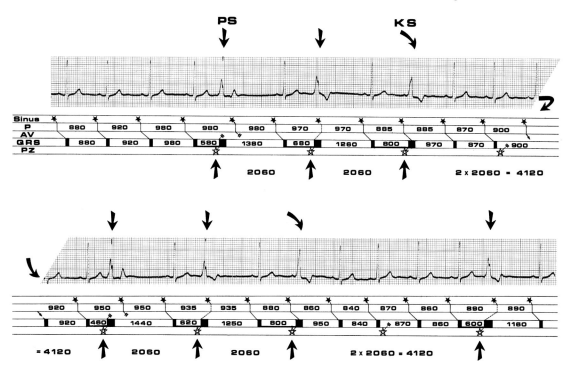

Abb. B.8.7 Parasystolie (PS) mit unterschiedlichen Kopplungsintervallen und Kombinationsschlägen (KS); das parasystolische Intervall beträgt 2060 ms (Frequenz: 29/min).

Eine weitere Form parasystolischer Tätigkeit wird als verborgene Parasystolie, »concealed parasystole«, bezeichnet. Diese Form manifestiert sich in der Regel als Ersatzrhythmus, z.B. bei Asystolie nach Karotisdruck oder auch bei abrupter Beendigung einer Schrittmacherstimulation (Abb. B.8.8). Im Gegensatz zu »normalen« Ersatzrhythmen zeigt eine solche parasystolische Tätigkeit dann kein »Warming up«, das Escape-Intervall – wenn es mehrfach ermittelt wird – ist sehr unterschiedlich, ganz im Gegensatz zu der sekundären oder tertiären »normalen« Ersatztätigkeit.

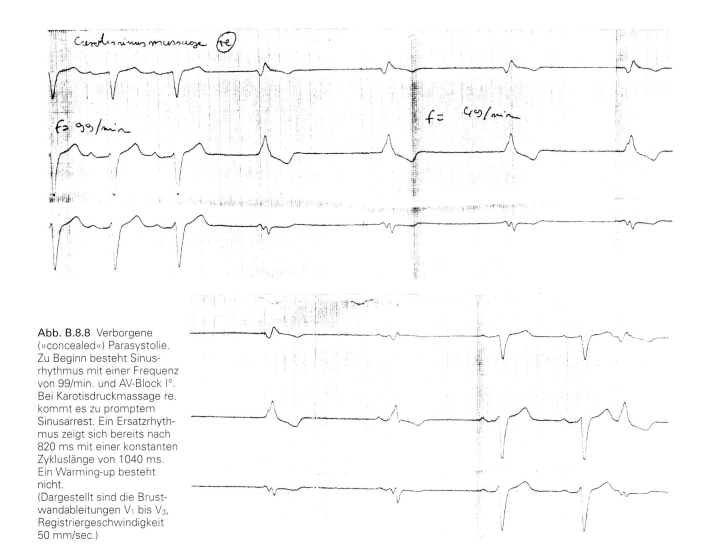

Abb. B.8.8 Verborgene (»concealed«) Parasystolie. Zu Beginn besteht Sinusrhythmus mit einer Frequenz von 99/min. und AV-Block I°. Bei Karotisdruckmassage re. kommt es zu promptem Sinusarrest. Ein Ersatzrhythmus zeigt sich bereits nach 820 ms mit einer konstanten Zykluslänge von 1040 ms. Ein Warming-up besteht nicht.
(Dargestellt sind die Brustwandableitungen V_1 bis V_3, Registriergeschwindigkeit 50 mm/sec.)

Experimentelle Untersuchungen der letzten Jahre haben ferner belegt, daß parasystolische Tätigkeit durch nichtparasystolische Aktionen moduliert werden kann, was zu deutlichen Verschiebungen in der Zykluslänge des Parasystoliezentrums führt. Dabei führen nicht-parasystolische Erregungen, die in die erste Hälfte der Zykluslänge des Parasystoliezentrums einfallen, zu einer Verlängerung der Zykluslänge, während solche Erregungen, die in die zweite Hälfte des Zyklus einfallen, eine Verkürzung bewirken. Diese Form der Parasystolie ist im Oberflächen-EKG zum Teil schwierig zu erkennen und wird als »nichtklassische Parasystolie« bezeichnet.

Früher wurde angenommen, daß parasystolische Tätigkeit überwiegend in myokardial geschädigten Herzen, möglicherweise vor allem unter Digitalisbehandlung, auftritt. Langzeitspeicher-EKG-Untersuchungen verschiedener

Autoren der letzten Jahre zeigten, daß Parasystolie auch bei Herzgesunden vorkommt. Sowohl bei Patienten mit kardialer Grunderkrankung als auch bei Normalpersonen darf die ventrikuläre Parasystolie als eine harmlose Rhythmusstörung mit guter Prognose interpretiert werden.

Literatur

CASTELLANOS A, CASTILLO CA (1982): Concealed ventricular parasystole exposed by abrupt cessation of pacing.
Chest. 82:362
CASTELLANOS A, MOLEIRO F, KAYDEN B, MYERBURG RJ (1984): Evolving concepts in the electrocardiographic diagnosis of ventricular parasystole. In: Josephson M. E., Wellens H. J. J. (Eds.): Tachycardias: mechanisms, diagnosis, treatment.
Lea & Febiger, Philadelphia 287
CHUNG EK (1968): Parasystole.
Progr Cardiovasc Dis I1:64
KAPLINSKY E, ARONSON R, NEUFELD HN (1977): Isorhythmic dissociation. A »physiological« arrhythmia.
J Electrocardiol 10:179
KAUFMANN R, ROTHBERGER CJ (1919): Beiträge zur Entstehungsweise extrasystolischer Allorhythmien.
Z ges exp Med 7:119
LEVY MN, EDELSTEIN J (1970): Mechanism of synchronization in isorhythmic A-V dissociation: II. Clinical studies.
Circ 42:689
MARRIOTT HJL, SCHUBART LF, BRADLEY SM (1958): A-V dissociation: A re-appraisal.
Am J Cardiol 2:86
MYERBURG DP, LEWIS BS (1971): Ventricular parasystole in healthy hearts.
Am Heart J 82:307
NEUSS H (1983): Differentialdiagnose der Herzrhythmusstörungen. Bradykarde Herzrhythmusstörungen. In: Lüderitz B. (Hrsg.): Herzrhythmusstörungen. Handbuch der Inneren Medizin Band IX/1
Springer, Berlin/Heidelberg/New York S. 549
PICK A (1976): The electrophysiologic basis of parasystole and its variants. In Wellens H. J. J., Lie KI, Janse M. J.: The conduction system of the heart.
Martinus Nijhoff Medical Division, The Hague S. 143
SCHAMROTH L (1978): The physiological bases of ectopic ventricular rhythm: A unifying concept. In: Sandoe E., Julian D. G., Bell J. W. (Eds.): Management of ventricular tachycardia; role of mexilitine.
Excerpta Medica, Amsterdam S.83
SCHERF D, SCHOTT A, RIED EC, SCHAMSAL DB (1957): Intermittend parasystole.
Cardiologia 30:16
SINGER DH, PARAMESWARAN R, DRAKE FT, MEYERS SN, DEBOER AA, KRISSBERG A (1974): Ventricular parasystole and re-entry; clinical electrophysiological correlations.
Am Heart J 88:79
STEFFENS TG, GETTES LS (1971): Parasystole. In: Brest AN: Electrocardiography 2.
FA Davis Co, Philadelphia S.99
WATANABE Y (1971): Reassessment of parasystole.
Am Heart J 81:451
WHO/ISFC-TASKFORCE, ROBELS DE MEDINA EO (ED.) (1978): Definition of terms related to cardiac rhythm.
Eur J Cardiol 8:127
WIT AL, ROSEN MR, HOFFMAN BF (1974): Electrophysiology and pharmacology of cardiac arrhythmias. II. Relationship of normal and abnormal automaticity activity of cardiac fibers to the genesis of arrhythmias. A. Automacity.
Am Heart J 88:515

9 Störungen der Erregungsleitung

9.1 Begriffsbestimmung

Eine Verzögerung oder Unterbrechung des normalen Erregungsvorganges in den verschiedenen Herzabschnitten wird als Block bezeichnet. In elektrokardiographischen und kardiologischen Lehrbüchern werden in diesem Kapitel üblicherweise die aufgrund der P-Wellenfolge diagnostizierbaren sinuatrialen und aus dem P-QRS-Verhältnis erkennbaren atrioventrikulären Blöcke besprochen. Aus didaktischen Gründen sollen hier die Leitungsstörungen in den Tawara-Schenkeln (im Kammerleitungssystem) mit den Blöcken zusammen besprochen werden, obwohl sich ihre Darstellung im EKG von diesen wesentlich unterscheidet, da hier der QRS-Komplex verändert wird.

Nach der spontanen Entstehung im Sinusknoten gelangt die Erregung in das Leitungssystem, das anatomisch kontinuierlich, in seiner Aufgabe einheitlich ist; im gesunden Erregungsleitungssystem wird der Sinusimpuls an die Vorhof- und Kammermuskulatur zeitlich und örtlich so übertragen, daß der Ablauf einer Herzaktion sich koordiniert und hämodynamisch optimal abspielt. Um diese wichtige Aufgabe erfüllen zu können, müssen Richtung und momentane Geschwindigkeit des Erregungsvorganges sowie seine zeitliche und örtliche Übertragung zu den Arbeitsmuskelfasern genau koordiniert werden. Um die funktionelle Integrität dieses Systems auszudrücken, werden in diesem Buch – wie schon erwähnt – auch die Schenkelblöcke im Kapitel der Leitungsstörungen besprochen.

Ein Block wird

   a) nach seiner **Lage** und

   b) aufgrund der Abweichung von der normalen Leitung nach seinem **Schweregrad** spezifiziert.

ad a) Je nach Lage handelt es sich um einen Block

1. zwischen Sinusknoten und rechtem Vorhof: **Sinuaurikulärer Block oder sinuatrialer Block** (SA-Block; Abb. B.9.1 a);

2. im rechten Vorhof zwischen Sinusknoten und AV-Knoten und/oder in beiden Vorhöfen: **Internodaler und/oder intraatrialer Bock** (IN-Block und/oder IA-Block; Abb. B.9.1 b);

3. zwischen Vorhof und spezifischem Kammerleitungssystem **(His-Purkinje-System [HPS]) im AV-Knoten: AV-Knoten-Block** (AVK-Block oder AVKB; Abb. B.9.1 c);

4. im ersten Abschnitt des His-Purkinje-Systems, im His-Bündel: **His-Bündel-Block** (HB-Block oder HBB; Abb. B.9.1 d);

5. zwischen dem His-Bündel und der Kammerarbeitsmuskulatur im His-Purkinje-System: der **Infra-His-Block** (IH-Block oder IHB; Abb. B.9.2).

Die Infra-His-Blöcke werden wie folgt unterteilt:

1. **Rechtsschenkelblock** (RSB; Abb. B.9.2a)
2. **Linksanteriorer Hemiblock** (LAH; Abb. B.9.2b)
3. **Linksposteriorer Hemiblock** (LPH; Abb. B.9.2c)
4. **Linksschenkelblock** (LSB; Abb. B.9.3)
5. **Bifaszikuläre Blöcke** (I + 2, 1 + 3, 4; Abb. B.9.3)
6. **Trifaszikuläre Blöcke** (Abb. B.9.4).

ad b) Um den Schweregrad des Blockes zu bestimmen, vergleicht man die gestörte Leitung mit der normalen. Erfolgt die Überleitung verlangsamt oder fällt sie nur gelegentlich aus (z.B. während jeder zweiten, dritten usw. 423

Herzaktion), ist der Block **unvollständig** oder **partiell**. Ein **totaler** Block besteht bei **vollständig** unterbrochener Überleitung. Die Verzögerung der Leitung wird auch als **Block I. Grades,** der zeitweilige Ausfall als **Block II. Grades** und die vollständige Unterbrechung über längere Zeit als **Block III. Grades** bezeichnet. (In den schematischen Abbildungen werden unvollständige Blöcke mit zwei dünnen Strichen, vollständige Blöcke mit einem dicken Strich gekennzeichnet.)

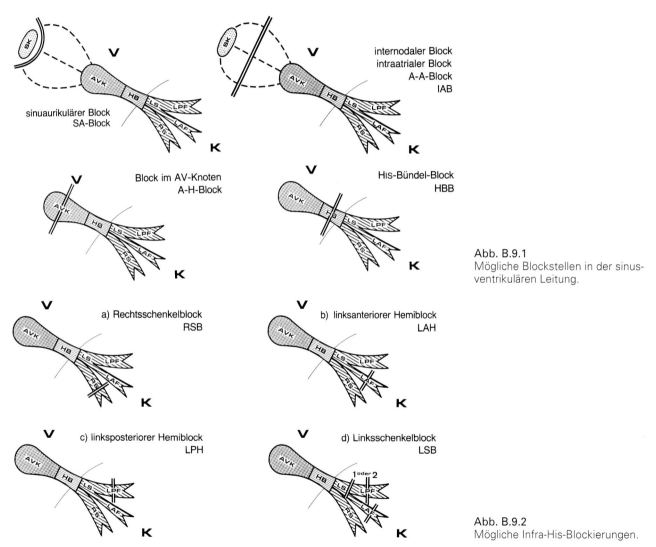

Abb. B.9.1
Mögliche Blockstellen in der sinus-ventrikulären Leitung.

Abb. B.9.2
Mögliche Infra-His-Blockierungen.

Der Block II. Grades wird weiter unterteilt: Der Ausfall nach einer progressiven Abnahme der Leitungsfähigkeit, das heißt mit zunehmender Leitungsverzögerung, wird als **Block II. Grades Typ I** (Wenckebach-Block, Wenckebach-Periodizität, Mobitz-I-Block) bezeichnet.

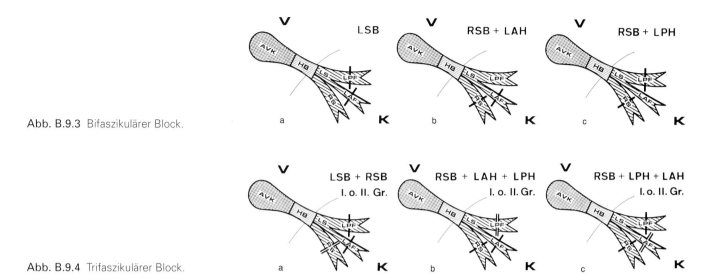

Abb. B.9.3 Bifaszikulärer Block.

Abb. B.9.4 Trifaszikulärer Block.

Erfolgt ein Ausfall ohne vorhergehende zunehmende Leitungsverzögerung, so spricht man von einem **Block II. Grades Typ II** (Mobitz II-Block). Dabei ist die Leitung zuvor normal oder konstant verlängert.

Sowohl beim Typ 1 als auch beim Typ 2 des Blockes II. Grades werden mehr Impulse übergeleitet als blockiert. Die Ausfälle können unregelmäßig (üblich in Typ II) oder regelmäßig (häufig in Typ I) erscheinen (3:2-, 4:3-, 5:4- usw. Block). Wenn die Zahl der blockierten Impulse gleich oder größer als die Zahl der übergeleiteten Impulse ist, zeigt der Block ein regelmäßiges Verhältnis, und man bezeichnet ihn als **höhergradigen** oder 2:1-, 3:1-, 4:1- usw. **Block II. Grades**.

Ein Block kann **funktionell** (Vagotonie oder exzessiver Vagusreiz bei Karotissinus- oder Bulbusdruck; Überbeanspruchung der Leitungsbahnen bei ausgeprägter oder lang dauernder Tachykardie; »concealed conduction«: ungenügende Erholungszeit bei sehr vorzeitig einfallenden supraventrikulären Extrasystolen oder auch nach ventrikulären Extrasystolen [Abb. B.9.5]), **organisch** (kongenitale, entzündliche, ischämische, hypertensive, degenerative usw.

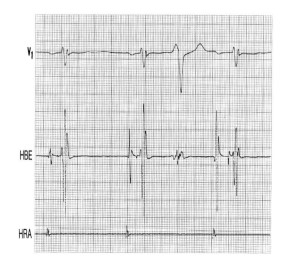

Abb. B.9.5 Funktioneller Block: A-H-(PQ-)Intervall-Verlängerung nach einer interponierten Kammerextrasystole (verborgene Leitung oder »concealed conduction«): Die Erregung der Kammerextrasystole wird in den AV-Knoten geleitet, dort aber blockiert. Da der AV-Knoten dadurch teilweise depolarisiert wird, kann der nächste normale Sinusschlag nur langsamer fortgeleitet werden.

Herzschädigungen) oder **toxisch** (Digitalis, Antiarrhythmika usw.) bedingt und entweder **irreversibel** (permanent) oder **reversibel**, d.h. transitorisch (vorübergehend), andauernd oder intermittierend (kurzfristig bzw. vereinzelt auftretend) sein.

Die oben beschriebenen Leitungsstörungen kommen auf den einzelnen Ebenen mit unterschiedlicher Häufigkeit vor. So ist z.B. eine Wenckebach-Periodizität im AV-Knoten ein typischer, im His-Purkinje-System ein seltener Block, jedoch darf man aufgrund des Blocktyps keine definitive Aussage über die Blockstelle machen. Die Tabelle B.9.1 zeigt das Vorkommen der einzelnen Blocktypen an den verschiedenen Stellen des Leitungssystems.

Der Wechsel des Blocktyps an einer Stelle als auch das gleichzeitige Vorkommen von Leitungsstörungen auf verschiedenen Ebenen des Erregungsleitungssystems sind häufig.

	SA	Atrium	AV-Knoten	His-Bündel	Kammerleitungssystem
Block I. Grades	+	+	++	++	++
Block II. Grades Typ I	+	+	++	+	+
Block II. Grades Typ II	+	−	−	++	++
2:1-, 3:1-Block	+	−	++	++	++
Block III. Grades	+	−	++	++	++

++ häufig; + selten; − nicht bekannt

Tabelle B.9.1 Blocktypen auf verschiedenen Ebenen des Leitungssystems.

9.2 Sinuatrialer Block (SA-Block)

Der SA-Block I. Grades kann im EKG nicht diagnostiziert werden. Da die Sinuserregung mit elektrokardiographischen Methoden (mit EKG oder mit gewöhnlichen intrakardialen Aufzeichnungen) nicht darstellbar ist, kann das Intervall zwischen Sinus- und Vorhoferregung nicht gemessen werden. Mit spezieller, intrakardialer Ableitungstechnik gelingt es in 50 %, ein Sinusknotenpotential zu registrieren.

Im Rahmen einer elektrophysiologischen Untersuchung kann die sinuatriale Leitungszeit annäherungsweise berechnet werden. Die zuerst von Strauss 1973 beschriebene Methode macht sich zu eigen, daß vorzeitige atriale Depolarisationen, die man mittels der programmierten Stimulation künstlich erzeugt, in den Sinusknoten eindringen, diesen depolarisieren und so zu einem »reset« der normalen Sinusknotentätigkeit führen. Der Abstand zwischen der induzierten Vorhofextrasystole und der nächsten Sinusdepolarisation (A_2–A_3) ist abhängig von der spontanen Zykluslänge des Sinusknotens (A_1–A_1) sowie der retrograden und antegraden **sinuatrialen Leitungszeit** (Abb. B.9.6). Die intraatriale Leitung wird bei der Kalkulation vernachlässigt. Setzt man voraus, daß antegrade und retrograde Leitung gleich schnell sind, so errechnet sich die sinuatriale Leitungszeit wie folgt:

$$SALZ = (A_2–A_3 − A_1–A_1) : 2 \text{ (Abb. B.9.6).}$$

In praxi muß man so vorgehen, daß mit einem Extrastimulus relativ spät in der Diastole begonnen und anschließend die Vorzeitigkeit zunehmend vergrößert wird. Von einem bestimmten Kopplungsintervall an ist das A_2–A_3-Intervall nicht mehr kompensatorisch, sondern entspricht einer nicht-kompensatorischen Pause. Zu diesem Zeitpunkt hat ein »reset« der Sinusknotenzellen stattgefunden, die SALZ kann bestimmt werden. Normalwerte liegen

zwischen 70 und 120 ms. Die praktische Bedeutung der Bestimmung der sinuatrialen Leitungszeit ist sicherlich

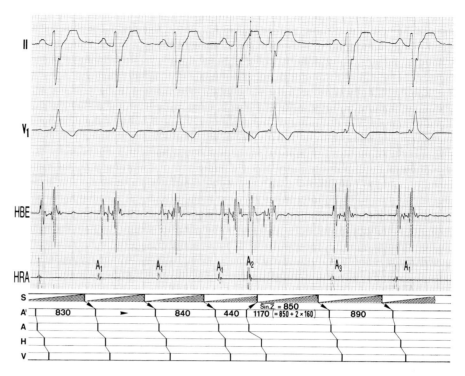

Abb. B.9.6 Berechnung der sinuatrialen Leitungszeit.
A' und A' Sin: hochatriale Erregung vom Sinusreiz; A' St: stimulierte hochatriale Erregung; Sin Z: Sinuszyklus. Die punktierte Fläche bezeichnet die Spontandepolarisation des Sinusknotens (siehe Text).

gering, obwohl bei Patienten mit Sinusknotenerkrankung auch dieser Parameter überwiegend pathologisch verlängert ist (in der Regel über 120 ms).

Beim SA-Block II. Grades muß eine intermittierende Leitungsunterbrechung zwischen Sinusknoten und Vorhof angenommen werden, so daß einige Sinusreize den Vorhof gar nicht erreichen und dadurch komplette Herzaktionen (P-QRS-T) ausbleiben.

Beim SA-Block II. Grades Typ I (Wenckebach-Periodizität) geht dem Ausfall der Überleitung der Sinuserregung eine progressive Leitungsverzögerung (zwischen Sinusknoten und Vorhof) voraus (Abb. B.9.7).

Die Interpretation dieser Störung ist nur unter Rekonstruktion beziehungsweise Schätzung der nicht meßbaren SA-Überleitungszeit möglich und bleibt deshalb stets hypothetisch. Es können ähnliche EKG durch Sinusextrasystolen oder Sinusarrhythmien entstehen.

Bei einer typischen Wenckebach-Periodizität ist die Zunahme des Überleitungsintervalles zwischen dem ersten und zweiten Schlag der Periodizität am größten und wird dann progressiv kleiner. Da das Leitungsintervall auf dem EKG unkenntlich bleibt – lediglich seine Änderung wird durch die Schlagänderung angezeigt – kommt es bei typischer Wenckebach-Periodizität zu einem Herzschlagausfall nach einer zunehmenden P-P-Verkürzung (Abb. B.9.7).

Bei atypischer Wenckebach-Periodizität, bei der die Überleitungsverzögerung keine abnehmende Tendenz hat, kann ein Ausfall, der immer kleiner als zwei P-P-Intervalle ist, nach einer unveränderten oder sogar zunehmenden P-P-Folge entstehen (Abb. B.9.8).

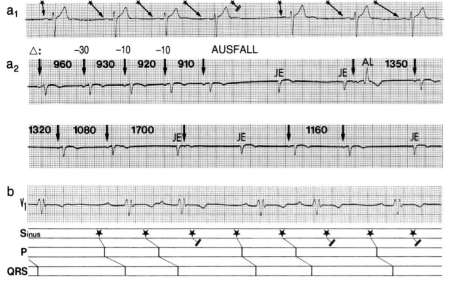

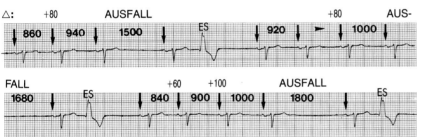

Abb. B.9.7 Typische Wenckebach-Periodizität in der sinuatrialen Leitung (SA-Block II. Grades Typ I).
a) Die progressive Verzögerung der Überleitung ist am längsten zwischen dem 1. und 2. Schlag der Periode; dann werden die weiteren Verzögerungen immer kleiner. Bei a₂ sieht man auch junktionale Ersatzschläge (JE) und nachher eine deutliche Abnahme der Sinusfrequenz mit Sinusarrhythmie und höhergradigen SA-Blockierungen als Zeichen einer Sinusknotenkrankheit; b) regelmäßige 3:2-Perioden in der SA-Leitung (AL: aberrante Leitung).

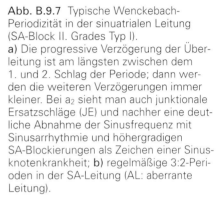

Abb. B.9.8 Atypische Wenckebach-Periodizität mit Kammerextrasystolen. Die Zunahme der Leitungsintervalle zwischen den einzelnen Schlägen ist unregelmäßig. Die Kammerextrasystolen folgen regelmäßig den Ausfällen, d. h. den längeren RR-Intervallen. Beispiel für die durch Bradykardie bzw. RR-Intervallverzögerung ausgelösten Extrasystolen entsprechend der »rule of bigeminy« (LANGENDORF).

Beim SA-Block II. Grades Typ II (Mobitz-II-Block) bleibt ein Herzschlag ohne vorangehende Änderung des P-P-Intervalles aus, so daß ein Abstand von einem doppelten (oder vielfachen) P-P-Intervall entsteht (Abb. B.9.9). Jedoch wird bei nicht ganz stabiler Sinusfrequenz das durch den Ausfall eines ganzen Herzzyklus entstehende Intervall nicht immer genau das Doppelte (oder Mehrfache) des vorangehenden oder nachfolgenden sein, so daß die Differentialdiagnose »Sinusarrhythmie« oder »blockierte Sinusextrasystolen« lauten muß.

Der SA-Block II. Grades Typ 2:1, 3:1 usw. ist im EKG nicht von einer Sinusbradykardie zu unterscheiden. Eine plötzliche Änderung im Blockverhältnis, die zum Beispiel durch eine Änderung der tatsächlichen Sinusfrequenz ausgelöst wird, kann diese Blockform demaskieren. So wird z. B., wenn ein 2:1-Block in eine 1:1-Überleitung übergeht, die Herzfrequenz verdoppelt, wenn der Block sich aber in einen 3:1-Block verwandelt, sinkt die Herzfrequenz auf Zweidrittel der vorherigen usw.

Der totale SA-Block (SA-Block III. Grades) ist vom **Sinusstillstand (Sinusarrest)** nicht zu unterscheiden. Es kommt zum Stillstand des ganzen Herzens, bis ein sekundäres oder tertiäres Automatiezentrum einspringt. Übernimmt dieses seine Schrittmacherfunktion nur verzögert, wird unter Umständen ein Morgangni-Adams-Stokes-Anfall ausgelöst (s. Kap. B.10).

Sinuatriale Blockierungen II. Grades mit dem gelegentlichen Ausfall einer Herzaktion werden häufig bei Herzgesunden, insbesondere auch bei Kindern, jungen Erwachsenen und Sportlern, beobachtet, ohne daß daraus eine symptomatische Bradykardie resultieren würde (Abb. B.9.9). SA-Blockierungen höheren Grades mit längerer resultierender Asystolie kommen im Rahmen des Sinusknotensyndroms, bei hypersensitivem Karotis-Sinus-Reflex sowie bei starker Vagusreizung, z. B. im Rahmen einer Ösophago- oder Bronchoskopie, vor. SA-Blockierungen können auch durch Medikamentenwirkung provoziert werden. In Frage kommen vor allem Digitalis, Betablocker, Antiarrhythmika und chronische Lithiumbehandlung.

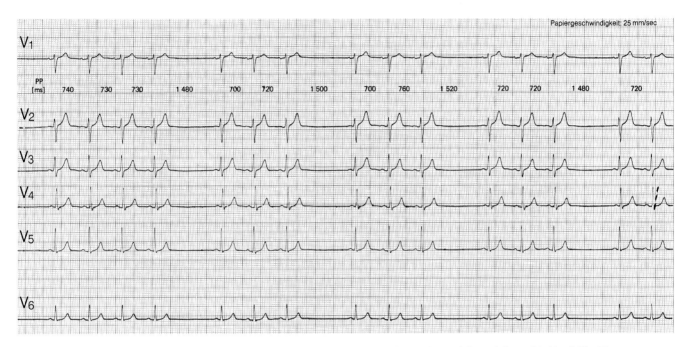

Abb. B.9.9 Wiederholte sinuatriale Blockierungen II. Grades. Die Zeitverhältnisse zeigen, daß es sich um Mobitz-II-Blockierungen handelt.

9.3 Intraatrialer Block

Eine Leitungsverzögerung zwischen der rechten hochatrialen und tiefatrialen Region, **intraatrialer Block I. Grades,** kommt häufig bei Sinusknotenerkrankung, Kardiomyopathien, Myokarditis, Dilatation der Vorhöfe usw. vor. Der intraatriale Block äußert sich im EKG mit einer Verlängerung des P-Q-(P-R-)Intervalles. Bis heute sind nur wenige Fälle eines Blockes II. Grades Typ I (Wenckebach-Periodizität) auf Vorhofebene oder eines vollständigen Blockes zwischen dem linken und rechten Vorhof beschrieben worden. Der intraatriale Block ist nur mit intrakardialer Aufzeichnung erkennbar, das P-A(= Vorhofpotential in der His-Bündel-Ableitung) ist auf ≥ 50 ms verlängert. Im EKG findet sich eventuell ein AV-Block I. Grades (Abb. B.9.10).

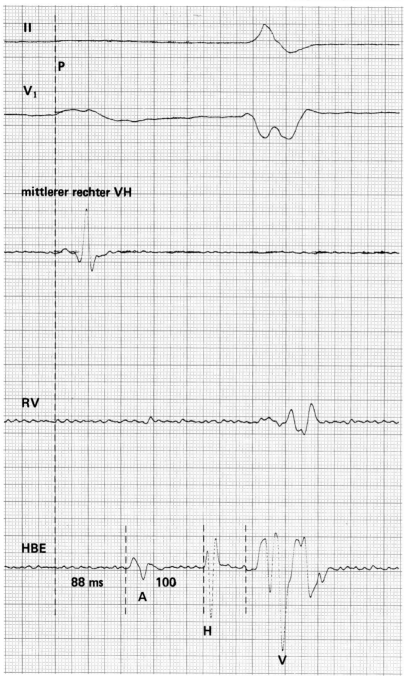

II

P

V₁

mittlerer rechter VH

RV

HBE

88 ms   100

A

H

V

Abb. B.9.10 Ausgeprägter intraatrialer Block I. Grades: Die Zeit von Beginn der Vorhofdepolarisation im Oberflächen-EKG bis zur Depolarisation des tiefen rechten Vorhofs (A in HBE) beträgt 88 ms. Die übrigen Leitungszeiten sind normal. Im Oberflächen-EKG besteht ein AV-Block I. Grades.

9.4 Atrioventrikuläre Blockierungen
(Abb. B.9.11)

9.4.1 AV-Block I. Grades

Die AV-Überleitung ist verlangsamt, die Vorhofaktionen werden aber regelmäßig und ohne Ausfälle auf die Kammern übergeleitet. Die P-Q-Dauer überschreitet den gültigen Höchstwert von 0,20 s. Bei Kindern unter zwölf Jahren liegt der zulässige Maximalwert bei 0,12 bis 0,14s (s. Kap. A.25). Die P-Zacke kann bei mäßiger Leitungsstörung nach, bei starker Verzögerung im T (Abb. B.9.12), ST oder QRS oder sogar kurz vor QRS der vorangehenden Aktion liegen, so daß eine AV-Überleitung von mehr als Sinusperiodendauer zustande kommen kann.

Klinisch wird die P-Q-Verlängerung des AV-Blockes I. Grades vor allem bei Vagotonie (sie ist in diesem Fall labil und verschwindet während Arbeitsbelastung, Atropin und Sympathikomimetika), bei Myokarditis sowie unter der Behandlung mit Digitalis, ß-Blockern, Verapamil und anderen Antiarrhythmika beobachtet. AV-Blockierungen I. Grades können jedoch im Rahmen jeder Herzerkrankung vorkommen.

Wechselnde P-Q-Verlängerungen entstehen bei doppelseitigem Schenkelblock mit alternierendem Leitungsausfall in den Schenkeln und bei der longitudinalen Dissoziation des AV-Knotens.

Beim AV-Block I. Grades, der im AV-Knoten entsteht, wird im intrakardialen Elektrogramm das Intervall zwischen dem tief atrialen Potential (A) und dem His-Bündel-Potential (H) über 130 ms verlängert (Abb. B.9.13a und B.9.14).

Ein AV-Block I. Grades kann auch durch eine Leitungsstörung innerhalb des His-Bündels verursacht werden (Abb. B.9.13b). Elektrographische Zeichen dieser Leitungsstörung sind:

a) Verbreiterung des His-Potentials über 25 ms (Abb. B.9.15).
b) Verdoppelung des His-Potentiats, »Split-HIS« (Abb. B.9.16).
c) H-V-Intervall-Verlängerung mit normalem QRS-Komplex, da eine genau gleichmäßige Verzögerung der Überleitung in allen drei ventrikulären Leitungsbahnen (rechter Schenkel, linker anteriorer und posteriorer Faszikel) höchst unwahrscheinlich ist.
d) Eigene Beobachtungen weisen darauf hin, daß das regelmäßige Verschwinden des His-Potentias bei vorzeitiger Stimulation ein Zeichen des latenten His-Bündel-Blockes ist (Abb. B.9.16).

Eine Verbreiterung der His-Bündel-Erregung um 10 bis 20 ms oder eine Separation der zwei H-Wellen von 20 ms wird auf das P-Q-Intervall keinen signifikanten Effekt haben: das heißt, dieser Block ist im EKG regelmäßig nicht erkennbar, doch besitzt er eine größere prognostische Bedeutung als der Block I. Grades im AV-Knoten.

Eine Leitungsstörung im **ventrikulären spezifischen Leitungssystem** kann ebenfalls eine P-Q-(P-R-)Intervallverzögerung (AV-Block I. Grades) verursachen. Bei dieser Blockform findet sich die Leitungsverzögerung in der intrakardialen Aufzeichnung zwischen dem H- und V-Potential (Abb. B.9.13c). In der Regel wird dieser Block von einem deformierten schenkelblockförmigen QRS-Komplex begleitet und ist eine Form des trifaszikulären Blockes (siehe Kapitel B.9.6.9): eine der Kammerleitungsbahnen leitet die Erregung lediglich verlangsamt, die übrigen beiden Bahnen überhaupt nicht oder nur mit einer noch größeren Verlangsamung. Man muß hier betonen, daß eine P-Q-Verlängerung mit deformiertem QRS-Komplex keineswegs einen trifaszikulären Block zu diagnostizieren erlaubt. Ein Schenkelblock mit AV-Knotenblock I. Grades oder sogar mit einem intraatrialen Block I. Grades ruft das gleiche Bild hervor.

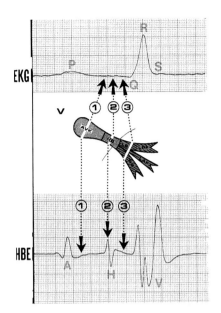

◄ **Abb. B.9.11** Die Projektion der atrioventrikulären Blöcke auf das EKG und auf das HBE (Block 1 im AV-Knoten, Block 2 im His-Bündel, Block 3 unterhalb des His-Bündels).

▼ **Abb. B.9.12** Ausgeprägter AV-Block I°.
Die PQ- bzw. PR-Zeit beträgt über 400 ms. Die P-Welle verschmilzt in fast allen Ableitungen mit der T-Welle der vorangehenden Kammeraktion (▼). Zusätzlich besteht ein kompletter Rechtsschenkelblock. Es ist hieraus jedoch nicht abzuleiten, ob die Überleitungsverzögerung im AV-Knoten oder im His-Purkinje-System stattfindet.

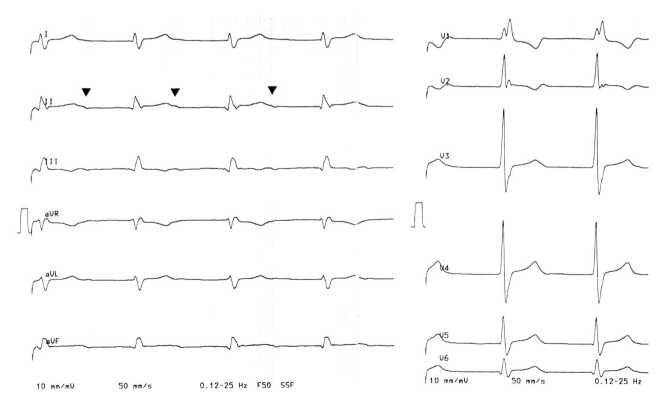

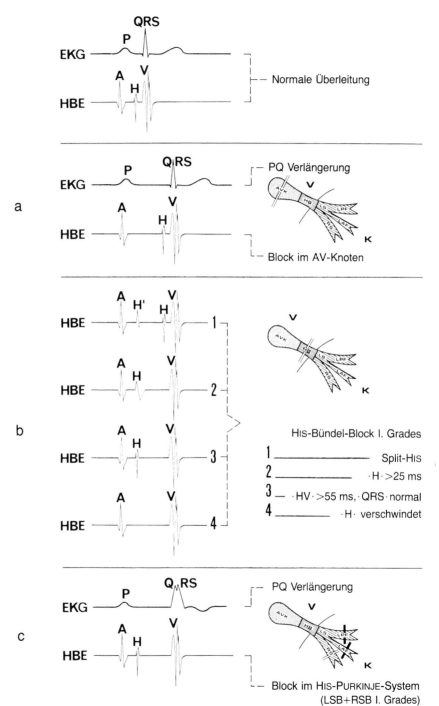

EKG

QRS

P

Normale Überleitung

HBE

A   V

H

---

a

EKG

P   Q|RS

PQ Verlängerung

HBE

A   V

H

Block im AV-Knoten

---

b

HBE

A   H'   V   H

1

HBE

A   H   V

2

HBE

A   H   V

3

HBE

A   V

4

His-Bündel-Block I. Grades

1 ———————— Split-His

2 ——————— ·H· >25 ms

3 — ·HV· >55 ms,· QRS· normal

4 ———————— ·H· verschwindet

---

c

EKG

P   Q|RS

PQ Verlängerung

HBE

A   V

H

Block im His-Purkinje-System
(LSB+RSB I. Grades)

Abb. B.9.13 Die möglichen Überleitungsstörungen bei PQ-Intervall-Verlängerung
(AV-Block I. Grades).

433

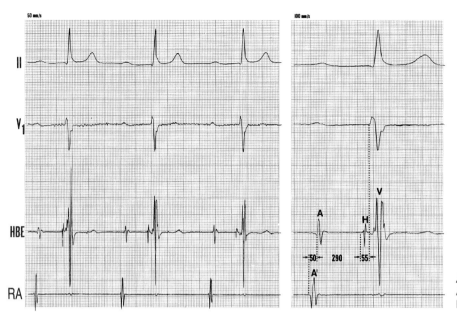

Abb. B.9.14 AV-Block I. Grades im AV-Knoten (zwischen dem A- und H-Potential).

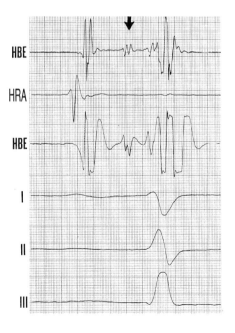

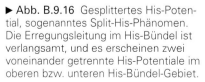

◀ **Abb. B.9.15** Verbreiterung und Splitterung des His-Potentials (His-Bündel-Block I. Grades).

▶ **Abb. B.9.16** Gesplittertes His-Potential, sogenanntes Split-His-Phänomen. Die Erregungsleitung im His-Bündel ist verlangsamt, und es erscheinen zwei voneinander getrennte His-Potentiale im oberen bzw. unteren His-Bündel-Gebiet.

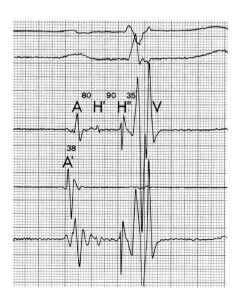

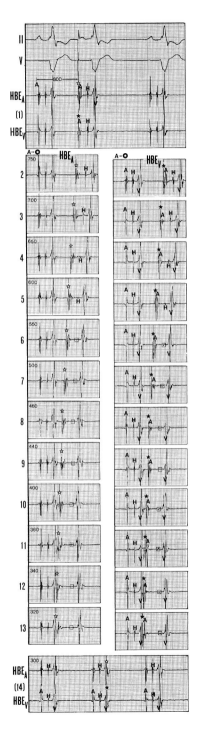

9.4.2 AV-Block II. Grades

Der AV-Block II. Grades ist durch das Auftreten vereinzelter oder periodischer (z. B. im Verhältnis 2:1, 3:1 usw.), seltener aufeinanderfolgender AV-Leitungs- und Kammersystolenausfälle charakterisiert. Auf dem Boden des Verhältnisses von P-Wellen zu Kammerkomplexen auf der einen Seite sowie dem Verhalten der Überleitungszeit vor und nach der blockierten Vorhoferregung lassen sich drei verschiedene Typen des AV-Blockes II. Grades voneinander abgrenzen:

9.4.2.1 AV-Block II. Grades Typ I (synonym: Typ Wenckebach, Typ Mobitz I)

Das EKG-Bild ist charakterisiert durch eine zunehmende Verlängerung des PQ-Intervalles bis zu einem Höchstwert, nach dem die AV-Überleitung ausfällt (Abb. B.9.18). Die dadurch entstehende Kammerpause ist bei typischer Wenckebach-Periodizität stets kürzer als zwei P-P-Intervalle. Das auf eine blockierte P-Welle folgende PQ-Intervall des ersten wieder übergeleiteten

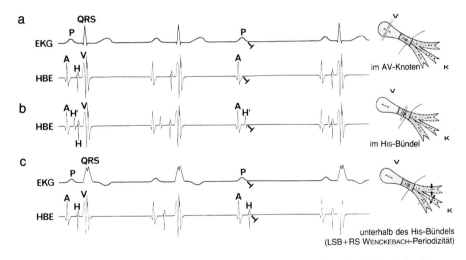

Abb. B.9.18 Die progressive Leitungsverzögerung und der Ausfall beim Wenckebach-(Mobitz-I-)Block finden sich: **a)** im AV-Knoten: zwischen dem A- und H-Potential, **b)** im His-Bündel: zwischen den beiden H-Potentialen, **c)** unterhalb des His-Bündels: nach dem H-Potential (siehe Text).

◄ Abb. B.9.17 Verschwinden des His-Potentials bei vorzeitiger Vorhofstimulation. Bei progressiv größerer Vorzeitigkeit (ab 800 bis 550 ms, 1–6) wird das His-Potential progressiv kleiner. Bei und über einer Vorzeitigkeit von 500 ms (7–13) verschwindet es (latente Leitungsstörung im His-Bündel). Bei einer Vorzeitigkeit von 300 ms wird der Stimulus nicht mehr beantwortet (14; fällt in die effektive Refraktärperiode der Vorhöfe).

Schlages ist aufgrund der vorhergehenden langen Erholungszeit in der Regel das kürzeste der übergeleiteten Aktionen (Abb. B.9.19). Die relative Zunahme der Überleitungszeit ist beim zweiten übergeleiteten Schlag am größten. Ist dies nicht der Fall, wird die Wenckebach-Blockierung als »atypisch« bezeichnet. **Atypische Wenckebach-Blockierungen** sind jedoch keineswegs selten.

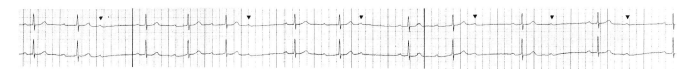

Abb. B.9.19 AV-Block II° Typ I (Wenckebach); Ausschnitte aus einer Langzeit-EKG-Registrierung: Man erkennt einen Sinusrhythmus mit einer Herzfrequenz von 56/min. Es kommt zu periodischen Ausfällen (▼), wobei es sich um 3:2- und 4:3-Wenckebach-Periodizitäten handelt. Zuletzt Übergang in 2:1-AV-Block. (Registriergeschwindigkeit 25 mm /sec.)

Erklärt wird die Wenckebach-Periodizität durch eine Diskrepanz zwischen der supraventrikulären Zyklusperiode (Frequenz) und der relativen Refraktärzeit des Überleitungssystems: Trifft die supraventrikuläre Erregung in die relative Refraktärperiode der Überleitung, so löst sie ein Aktionspotential mit noch längerer Refraktärperiode aus. Der Vorgang wiederholt sich, bis eine supraventrikuläre Erregung schließlich in die effektive Refraktärperiode einfällt, so daß sie blockiert ist und die Kammererregung ausfällt.

Am häufigsten tritt der AV-Block II. Grades Typ Wenckebach im AV-Knoten auf (ca. 70 % der Fälle). Da Vagotonie diese Blockform begünstigt, wird er überwiegend im Ruhezustand beobachtet und ist nicht selten ein Zufallsbefund, wenn Patienten aus anderer Indikation heraus mittels 24-Stunden-Langzeit-EKG untersucht werden. Meistens besteht dann auch eine Sinusbradykardie (Abb. B.9.19). Viel seltener ist das Auftreten eines AV-Block II° Typ I bei hoher Herzfrequenz und adrenergem Drive, z.B. im Rahmen eines Belastungs-EKGs. Da adrenerger Drive und Vagolyse die Leitung im AV-Knoten eher verbessern, ist ein belastungsabhängiger AV-Block fast immer im His-Purkinje-System lokalisiert (Abb. B.9.20).
Bei AV-Block II° Typ Wenckebach im AV-Knoten zeigt sich der Block im intrakardialen Elektrogramm zwischen dem A- und dem H-Potential (Abb. B.9.18, B.9.21): Der progressiven PQ-Verlängerung entspricht eine AH-Verlängerung. Im Falle der blockierten P-Welle zeigt die intrakardiale HBE-Ableitung ein A-Potential, dem keine H- und V-Potentiale folgen. Seltener als im AV-Knoten sind Wenckebach-Periodizitäten mit entsprechendem EKG-Bild eines AV-Blockes II. Grades Typ I im His-Bündel lokalisiert. Die progressive Verzögerung der AV-Leitung ist dann meistens deutlich geringer ausgeprägt, als es der Fall ist, wenn die Wenckebach-Periodizität im AV-Knoten stattfindet (Abb. B.9.22). Atypische Wenckebach-Periodizitäten sind bei Lokalisation im His-Bündel besonders häufig. Das intrakardiale EKG zeigt eine progressive Prolongation des H_1H_2 (Split-His)-Intervalls mit schließlichem Block im Anschluß an H_1 ohne nachfolgendes H_2- und V-Potential.
Aufgrund der nur geringen Leitungsverzögerung imitiert dieser Block im His-Bündel häufig einen Mobitz-II-Block, da insbesondere bei einer Schreibgeschwindigkeit von nur 25 mm/s die Verzögerung nicht erfaßt wird.

Eine Wenckebach-Periodizität **unterhalb** des His-Bündels, im Kammerleitungssystem, bedeutet einen periodischen Ausfall in einem, zwei oder drei Faszikeln. Ein Ausfall der Kammeraktion kommt erst dann zustande,

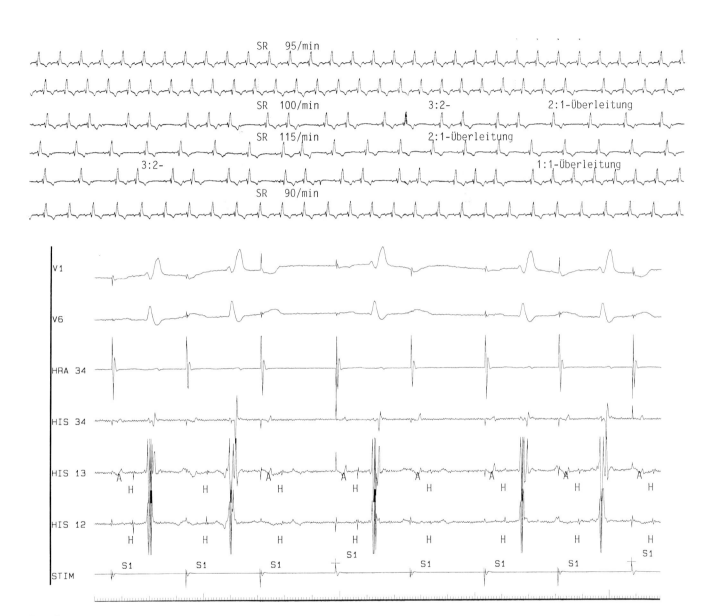

Abb. B.9.20 AV-Block II° Typ I bei zunehmender Herzfrequenz.

a) Ausschnitt aus einem Belastungs-EKG. Dargestellt ist die Ableitung V_1. Bei 50 Watt besteht Sinusrhythmus 95/min. mit AV-Block I° und komplettem Rechtsschenkelblock. Mit steigender Sinusknotenfrequenz kommt es nach einzelnen Ausfällen zu Wenckebach-Periodizitäten mit 4:3-, 3:2- und schließlich 2:1-Überleitung bei einer Sinusknotenfrequenz von 115/min.. Die Halbierung der Kammerfrequenz führt zu Atemnot und zum Abbruch der Belastung. Mit Rückgang der Sinusknotenfrequenz kommt es nach 3:2-Wenckebach-Periodizität wieder zu 1:1-Überleitung bei einer Sinusfrequenz von 90/min.

b) Vorhofstimulation bei der gleichen Patientin: Bei einer Zykluslänge von 540 ms besteht AV-Block II° Typ I. Der Zunahme der Überleitungszeit im Oberflächen-EKG entspricht in den His-Bündel-Ableitungen eine Zunahme der HV-Zeit. Der blockierten P-Welle entspricht im intrakardialen EKG ein A- und H-Potential. Der Block dürfte im distalen His-Bündelstamm liegen.

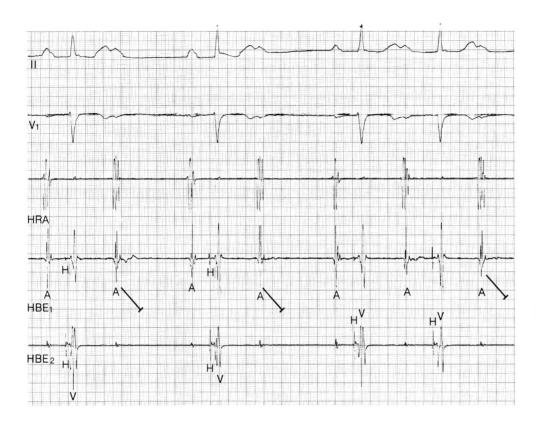

Abb. B.9.21 AV-Block II. Grades Typ Mobitz I (Wenckebach). Der Block befindet sich zwischen A- und H-Potential, d. h. im AV-Knoten. Zu Beginn der Aufzeichnung besteht 2:1-Block, dann Übergang in 3:2-Wenckebach-Periodizität.

wenn nur noch eine der Kammerbahnen leitungsfähig ist. Das Bild dieser Leitungsstörung ist wie folgt: breiter QRS-Komplex, wobei eine progressive P-Q-Verlängerung durch eine H-V-Verlängerung hervorgerufen wird (Abb. B.9.18c). Die Seltenheit dieser Situation erklärt, daß man bis Anfang der 70er Jahre der Meinung war, unterhalb des His-Bündels existiere überhaupt keine Wenckebach-Periodizität.

In den letzten Jahren hat man jedoch einige Formen dieser Gruppe von Blöcken nachgewiesen. Wir selbst sahen auch eine Form von Rechtsschenkel-Wenckebach-Periodizität bei Vorhof-Bigeminus (Abb. B.9.23).

Die Instabilität des Mobitz-I-Blockes voraussetzend, müssen wir annehmen, daß hier eine fast unendliche Variationsmöglichkeit besteht, die mit dem EKG gar nicht, mit Hilfe der intrakardialen Aufnahmen auch nicht immer ganz genau spezifizierbar ist. Denken wir z. B. daran, wie ein EKG aussehen könnte, wenn im rechten Schenkel eine 3:2-, im links-anterioren Faszikel eine 2:1- und im links-posterioren Faszikel eine 5:4-Periodizität existieren würde (Abb. B.9.24).

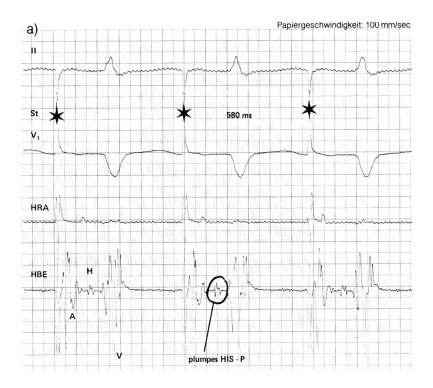

a)

Papiergeschwindigkeit: 100 mm/sec

II

St

580 ms

V₁

HRA

HBE

H

A

V

plumpes HIS - P

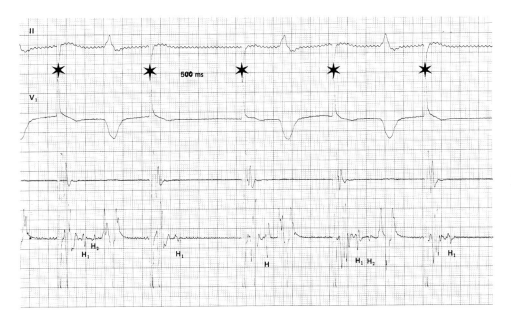

II

500 ms

V₁

H₂

H₁

H₁

H

H₁ H₂

H₁

Abb. B.9.22 AV-Block II. Grades Typ Mobitz I im His-Bündel.
a) Bei einer Zykluslänge von 580 ms ist das His-Potential mehrfach aufgesplittert, plump;
b) bei einer Zykluslänge von 500 ms kommt es zu zunehmender Aufsplitterung des His-Potentials (H₁/H₂), es entsteht eine 3:2-Wenckebach-Periodizität im His-Bündel. Bei der blockierten Erregung sieht man nur ein H₁-Potential.

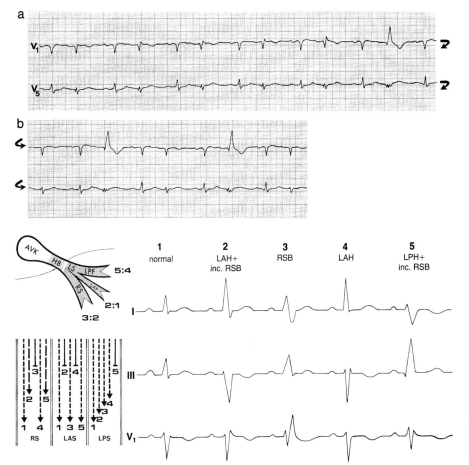

Abb. B.9.23 a) Wenckebach-Periodizität im rechten Schenkel bei Vorhof-bigemi-nie. Bei den extrasystolischen Schlägen bildet sich progressiv ein RSB aus (Aus-fall der Leitung im rechten Schenkel), und dann **b)** leitet der rechte Schenkel die Vorhofextrasystolen mit einem 2:1-Block.

Abb. B.9.24 Schematisch konstruiertes EKG bei einer ausgedachten Leitungs-störung im trifaszikulären Leitungs-system (siehe Text).

9.4.2.2 AV-Block II. Grades Typ II (synonym: Typ Mobitz II) (Abb. B.9.25)

Ohne vorherige Verlängerung des PQ-Intervalls kommt es zur plötzlichen Blockierung einer, seltener auch mehrerer P-Wellen. Das im Anschluß an die blockierte P-Welle vorhandene PQ- bzw. PR-Intervall entspricht dem PQ-Intervall vor der blockierten Vorhoferregung. Bei Anwendung dieser Kriterien ist der AV-Block II. Grades Typ Mobitz II aus-schließlich im His-Purkinje-System lokalisiert, wobei etwa ein Drittel der Blockierungen im His-Bündel selbst, zwei Drittel distal davon gelegen sind (Abb. B.9.26). Liegt der Block im His-Bündel, so ist der QRS-Komplex meistens nicht verbreitert (kein Schenkelblockbild; Abb. B.9.27).

Zeigen die übergeleiteten Aktionen im His-Bündel-Elektrogramm ein Split-HIS, so liegt im Falle einer intra-His'schen Blockierung der AV-Block zwischen den beiden Anteilen des His-Potentials. Bei distalem His-Bündel-Block registriert man in der Regel ein H-Potential ohne nachfolgende V-Welle, während bei sehr proximaler Lage des Intra-His-Blockes gelegentlich eine A-Welle als letztes Potential abgeleitet wird, was dann zur Fehldiagnose eines intranodalen AV-Blocks führen kann. In Gegenwart eines kompletten Linksschenkelblockes ist der Mobitz-II-Block meistens distal des His-Bündels lokalisiert.

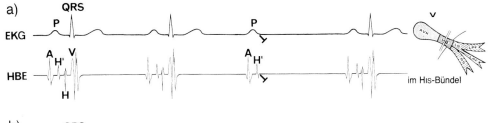

a)

EKG

HBE

im His-Bündel

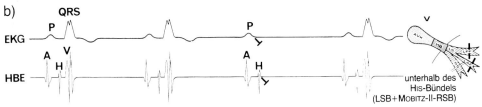

b)

EKG

HBE

unterhalb des
His-Bündels
(LSB+Mobitz-II-RSB)

Abb. B.9.25 Mobitz-II-Block:
Der plötzliche Leitungsausfall
findet sich:
a) im His-Bündel: zwischen den
beiden H-Potentialen oder **b)**
unterhalb des His-Bündels:
nach dem H-Potential. Im AV-
Knoten existiert – nach unseren heutigen Kenntnissen –
kein Mobitz-II-Block
(siehe Text).

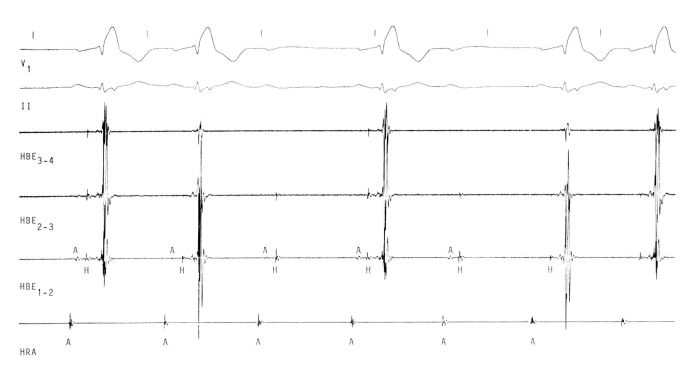

Abb. B.9.26 Mobitz-II-Block.
Als Grundrhythmus besteht Sinusrhythmus mit einer Frequenz von 69/min. sowie ein kompletter Rechtsschenkelblock. Die PQ-Zeit ist
mit 0,24 ms etwas verlängert. Die intrakardialen Ableitungen zeigen, daß zur blockierten P-Welle jeweils ein Vorhofpotential aus dem
hohen und tiefen Vorhof sowie ein His-Potential gehört. Der Block befindet sich distal des abgeleiteten His-Potentials, am ehesten im
Stamm des li. Schenkels.

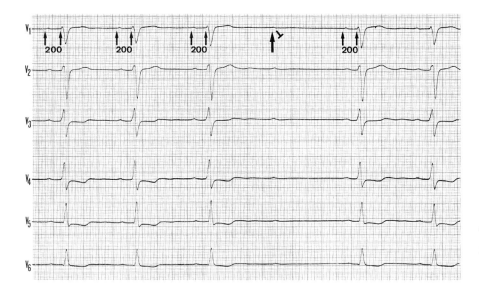

Abb. B.9.27 Mobitz-II-Block bei einem Patienten mit MORGAGNI-ADAMS-STOKES-Anfällen. Der Block muß im His-Bündel lokalisiert werden, da die QRS-Konfiguration normal ist (siehe Text).

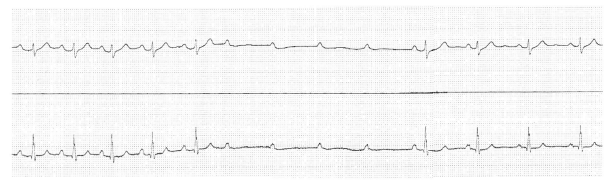

Abb. B.9.28 Mobitz-II-Block
Ausschnitt aus einer Langzeit-EKG-Registrierung einer Patientin mit rezidivierenden Synkopen. Zu Beginn besteht Sinusrhythmus mit einer Frequenz um 102/min. bei AV-Block I. Grades. Ohne Zunahme der PQ-Zeit und ohne wesentliche Veränderung der Zykluslänge des Sinusrhythmus kommt es zu plötzlichem Ausfall der Überleitung auf die Kammer. Von der AV-Blockierung sind 4 P-Wellen betroffen. Die PQ-Zeit der fünften, wieder übergeleiteten P-Welle entspricht der PQ-Zeit vor dem Block.

Bei Auftreten dieses Blockes unterhalb des His-Bündels in einem Faszikel oder Schenkel sieht man plötzliche Schenkelblockbilder einzelner Aktionen ohne Störung des Verhältnisses der A- und H-Wellen mit konstantem vorhergehendem H-V-Intervall. Bei mehrfachen Mobitz-II-Blöcken in verschiedenen Schenkeln bzw. Faszikeln variiert das EKG-Bild des QRS-Komplexes.

Es besteht Übereinstimmung darüber, daß der Mobitz-II-Block aufgrund seiner Lokalisation im His-Purkinje-System eine schlechtere Prognose als der Mobitz-I-Block (= Wenckebach) hat. Das Auftreten von MAS-Anfällen durch plötzliche totale AV-Blockierungen ist möglich, Übergänge in AV-Block III. Grades sind häufig (Abb. B.9.28).

9.4.2.3 Höhergradiger AV-Block II. Grades (Typ 2:1, 3:1 u. a.)

Diese Form des AV-Blocks II. Grades kommt auf allen Ebenen des atrioventrikulären Leitungssystems vor (Abb. B.9.29). Folgt ein 2:1-Block eindeutig einer 3:2- oder 4:3-Wenckebach-Blockierung mit deutlicher Zunahme der PQ-Zeit während der Wenckebach-Periodizität, so ist er meistens im AV-Knoten lokalisiert (Abb. B.9.19). Besteht ständig eine 2:1- bzw. 3:1-Blockierung, so ist eine Zuordnung zu einem bestimmten Teil des Erregungsleitungssystems nicht möglich. Über die Hälfte der Fälle mit konstantem 2:1- oder 3:1-Block ist im His-Purkinje-System lokalisiert, nur etwa 30 % im AV-Knoten. Sitzt der Block im AV-Knoten, so sieht man in der HBE-Ableitung lediglich A-Potentiale ohne nachfolgende H- und V-Potentiale (Abb. B.9.29a und B.9.30a). Bei Blockierung im His-Bündel erkennt man bei übergeleiteten Aktionen im typischen Fall ein Split-HIS, jede blockierte P-Welle zeigt im intrakardialen EKG dann lediglich ein H_1 im Anschluß an das A-Potential. Das A-H1-Intervall ist im Falle von Überleitung oder Block identisch (Abb. B.9.29b). Ein distaler His-Bündel-Block wird angenommen, wenn die regelmäßigen Kammerausfälle bei normaler Konfiguration des QRS-Komplexes in der HBE-Ableitung durch V-Potential-Ausfälle ohne Änderung des H-Potentials und des A-H-Verhältnisses gekennzeichnet sind.

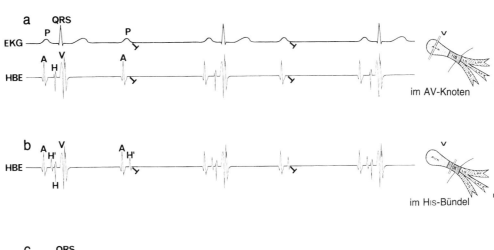

Abb. B.9.29 2:1-Block: Die regelmäßigen Leitungsausfälle finden sich
a) im AV-Knoten: zwischen dem A- und H-Potential,
b) im His-Bündel: zwischen den beiden H-Potentialen,
c) unterhalb des His-Bündels: nach dem H-Potential (siehe Text).

Wenn der Block **unterhalb** des His-Bündels in einem Schenkel liegt, verursacht er einen 2:1-, 3:1- usw. Schenkelblock. In Verbindung mit Leitungsstörungen in den übrigen Teilen des Kammerleitungssystems bringt dieser Block 2:1-, 3:1- usw. Ausfälle bei schenkelblockförmigem QRS-Komplex (Abb. B.9.30 b und B.9.29c), weiterhin der sogenannte bilaterale Schenkelblock (Alternation: RSB- und LSB-förmiger QRS- Komplex; Abb. B.9.33).

Wie der Mobitz-II-Block haben auch diese Blöcke eine ungünstige Prognose.

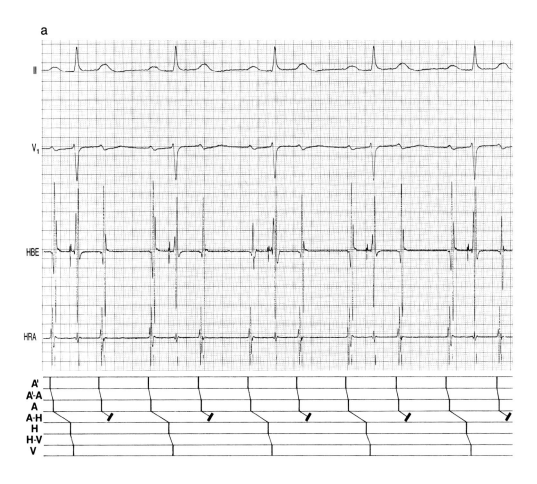

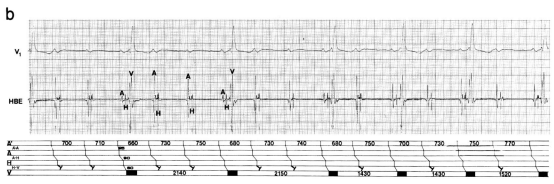

Abb. B.9.30 Höhergradiger AV-Block II. Grades.
a) 2:1-Block im AV-Knoten: Den blockierten P-Wellen entsprechen A-Potentiale in der HRA- und HBE-Ableitung.
b) 3:1-infra-His-Block: den blockierten P-Wellen entsprechen A- und H-Potentiale in der HBE-Ableitung.

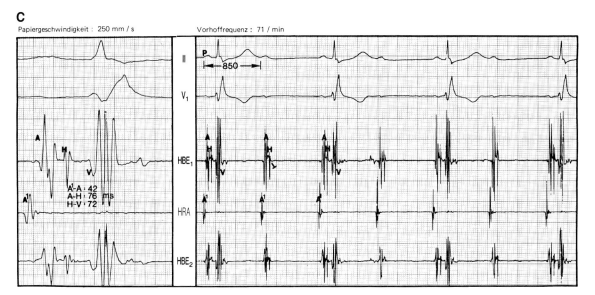

Papiergeschwindigkeit : 250 mm / s   Vorhoffrequenz : 71 / min

II

V₁

HBE₁

HRA

HBE₂

A-A : 42
A-H : 76 ms
H-V : 72

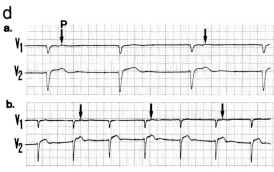

d

a.

V₁

V₂

b.

V₁

V₂

Abb. B.9.30 Höhergradiger AV-Block II. Grades.
c) 2:1-Block unterhalb des His-Bündels bei gleichzeitigem komplettem RSB und LPH (trifaszikulärer Block II. Grades). Bei den übergeleiteten Schlägen ist die HV-Zeit deutlich verlängert (72 ms).
d) Retrograder 2:1-Block bei Sinusstillstand und junktionaler Ersatztätigkeit.

9.4.3 AV-Block III. Grades

Die AV-Leitung ist auf dem Niveau des AV-Knotens, des His-Bündelstammes oder beider Schenkel vollständig unterbrochen (Abb. B.9.31). **Vorhöfe und Kammer schlagen dissoziiert** im Rhythmus ihrer eigenen Schrittmacher. Im Gegensatz zur frequenzbedingten AV-Dissoziation wird in diesen Fällen von einer **blockbedingten Dissoziation** gesprochen (Abb. B.9.32).

Im EKG erscheinen die Vorhofwellen und Kammerkomplexe ohne jegliche gegenseitige Beziehung. Die P-Wellen folgen mit der ihnen eigenen, gegenüber der Kammer schnelleren Frequenz des Grundrhythmus und wandern immer wieder durch die QRS-Komplexe hindurch. Insbesondere im Falle kongenitaler totaler AV-Blockierung können sich Ersatzrhythmus und Sinusrhythmus gegenseitig beeinflussen; man beobachtet eine ventrikulophasische Sinusarrhythmie. Bei ungefähr 80 % liegt ein Sinusrhythmus, bei 20 % Vorhofflimmern oder Vorhofflattern vor. Ein AV-junktionales sekundäres oder ein tertiäres (ventrikuläres) Automatiezentrum übernimmt die Führung der Kammern. Es besteht also ein AV-junktionaler oder ventrikulärer Ersatzrhythmus (Kapitel B.3.3 und B.3.4), der die Tätigkeit der Kammern und dadurch die Förderleistung des Herzens mit einer niedrigeren, gewöhnlich aber regelmäßigen Frequenz aufrechterhält, welche derjenigen des peripheren Pulses entspricht (z. B. 40/min). Die Kammerkomplexe zeigen je nach Lage des Blockes und Ersatzschrittmachers verschiedene Form und Frequenz.

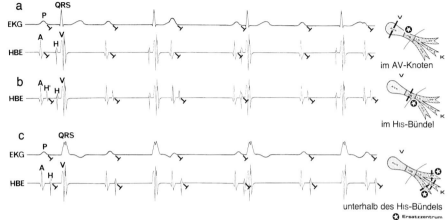

Abb. B.9.31 Die unabhängige Vorhof- und Kammertätigkeit durch einen AV-Block III. Grades
a) im AV-Knoten: zwischen dem A- und H-Potential; **b)** im His-Bündel: zwischen den beiden H-Potentialen; **c)** unterhalb des His-Bündels: nach dem H-Potential (siehe Text).

In etwa 20 % der Fälle besteht ein **AV-Knoten-Block,** wobei in den intrakardialen Ableitungen die P-Wellen durch A-, die QRS-Komplexe durch H- und nachfolgende V-Potentiale repräsentiert werden (Abb. B.9.31a und B.9.32). Das Ersatzzentrum befindet sich meistens im proximalen His-Bündel, seine Frequenz liegt zwischen 40 und 60/min. Die Kammerkomplexe sind normal breit und supraventrikulär geformt, normale ventrikuläre Leitungsverhältnisse vorausgesetzt (Abb. B.9.32). In einer kleinen Zahl besteht gleichzeitig ein Schenkelblock, so daß dennoch deformierte und verbreiterte Kammerkomplexe auftreten. Im EKG kann die supraventrikuläre Automatie in diesen Fällen aus der relativ hohen Kammerfrequenz vermutet werden; bewiesen ist sie, wenn sich in Vergleichskurven vor Eintritt des AV-Blockes identische AV-übergeleitete Kammerkomplexe darstellen.

Wenn die atrioventrikuläre Leitung im His-Bündel unterbrochen ist, entspricht die P-Welle des EKG einem A- und H-Potential, der QRS-Komplex einem zweiten H-Potential (H') und einem V-Potential im intrakardialen Elektrogramm (Abb. B.9.31b). Ein Ersatzzentrum kann entweder im unteren Teil des His-Bündels oder in der Kammer liegen, und dementsprechend leistet es eine Frequenz, die dem sekundären oder tertiären Zentrum entspricht. Der QRS-Komplex wird meistens auch beim tiefen His-Bündel-Ersatzrhythmus deformiert, da in diesem Gebiet die Leitungsfasern schon parallel in Richtung des rechten oder linken Tawara-Schenkels laufen.

Beim totalen Block **unterhalb** des His-Bündels gehört in der intrakardialen Ableitung ein A- und H-Potential zur P-Welle und lediglich ein V-Potential zum deformierten QRS-Komplex (Abb. B.9.31c und B.9.33). Die Herztätigkeit wird durch eine ventrikuläre oder tertiäre Automatie geführt. Die Kammerfrequenz liegt meistens unter 40/min. und darunter, der QRS-Komplex ist verbreitert, seitenverspätet und zeigt diskordante Kammerendteile (schenkelblockartiges Bild). Tertiäre Ersatzzentren sind häufig instabil, so daß es durch plötzlichen Ausfall des Ersatzrhythmus auch zu Adams-Stokes-Anfällen kommen kann. Eine andere Ursache für das Auftreten von MAS-Anfällen stellen bradykardieinduzierte Torsades de pointes dar, wie sie in der Vorschrittmacher-Ära häufig zu beobachten waren (Abb. B.10.6).

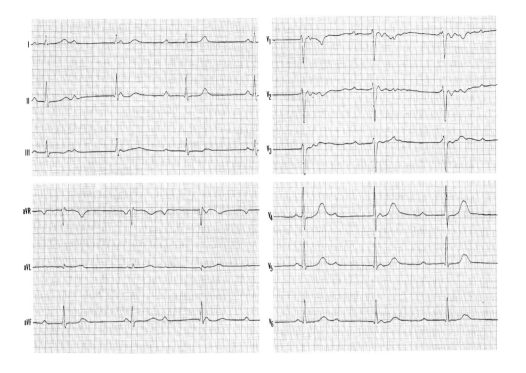

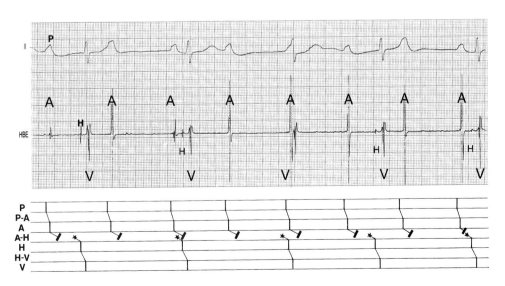

Abb. B.9.32 AV-Block III. Grades im AV-Knoten (zwischen A- und H-Potential).

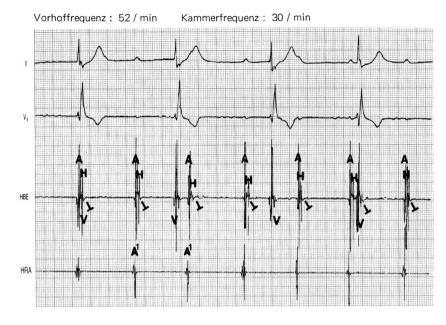

Vorhoffrequenz : 52 / min   Kammerfrequenz : 30 / min

Abb. B.9.33 AV-Block III. Grades unterhalb des His-Potentials (trifaszikulärer Block III. Grades). Die QRS-Konfiguration zeigt einen RSB und LPH und ändert sich nicht nach Ausbildung des kompletten AV-Blockes (siehe Abb. B.9.30: 2:1-Block bei dem gleichen Patienten); das heißt, die Kammerersatztätigkeit stammt vom rechtsanterioren Faszikel (Papiergeschwindigkeit: 25 mm/s).

Das klassische Bild dieses Blockes besteht aus unabhängiger Vorhof- und Kammertätigkeit mit breiten QRS-Komplexen und langsamer Kammerersatztätigkeit. Er ist im EKG eindeutig erkennbar und repräsentiert eine klassische Indikation zur Schrittmacher-Therapie.

Aus elektrophysiologischer Sicht ist die Frage des kompletten Blocks unterhalb des His-Bündels jedoch komplizierter, da im Infra-His-Niveau die Impulse durch drei Schenkel fortgeleitet werden. So können durch solitäre bzw. kombinierte Blockbildungen in den einzelnen Schenkeln verschiedene klinische Bilder hervorgerufen werden: mono-, bi- und trifaszikuläre Blöcke. Ein Block III. Grades in einem Schenkel führt zu einem monofaszikulären Block, d.h. zu **Hemiblöcken** (LAH, LPH) oder RSB. Das gleiche EKG-Bild kann auch aufgrund eines Blockes I. Grades entstehen, da schon bei Verspätung der Impulsleitung in einem Schenkel die Kammermuskulatur durch die anderen Schenkel depolarisiert wird. Ein lokaler Block I. Grades ist meistens verantwortlich für die frequenzabhängigen Schenkelblöcke (Abb. B.9.37). Bei Blockbildung in zwei oder drei Schenkeln sehen wir die verschiedenen Variationen von **bifaszikulären** oder **trifaszikulären Blöcken** einschließlich des schon erwähnten totalen Infra-His-Blockes.

9.5 AV-Block bei zugrunde liegendem Vorhofflimmern

Auch bei Vorhofflimmern beobachtet man unterschiedliche Typen von AV-Überleitungsstörungen. Am häufigsten ist eine Bradyarrhythmie, die – wenn sie nur in Ruhe nachweisbar ist und es zu einem guten Herzfrequenz-Anstieg unter Belastung kommt – auf eine AV-Knoten-Leitungsstörung zurückzuführen ist. Plötzliche Kammerasystolien in Gegenwart von Vorhofflimmern bei sonst normaler oder gar erhöhter Kammerfrequenz sind hingegen eher auf plötzliche Blockierungen im His-Purkinje-System zurückzuführen. Dies gilt insbesondere dann, wenn der QRS-Komplex im Sinne eines kompletten Schenkelblocks verändert ist (Abb. B.9.34a).

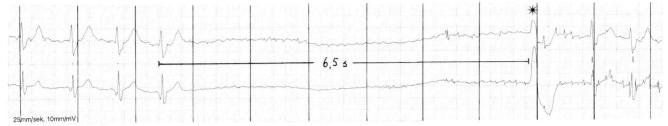

Abb. B.9.34 AV-Block bei zugrundeliegendem Vorhofflimmern.

a) »MOBITZ-II-Block«. Als Grundrhythmus besteht Vorhofflimmern mit eher tachykarder Überleitung auf die Kammer, der QRS-Komplex ist im Sinne eines Schenkelblocks verbreitert. Man erkennt eine plötzliche Asystolie der Kammer, erst nach 6,5 Sekunden kommt es zu einem ventrikulären Ersatzschlag (*). Der plötzliche Ausfall der AV-Überleitung spricht für einen Block im His-Purkinje-System entsprechend einem MOBITZ-II-Block.

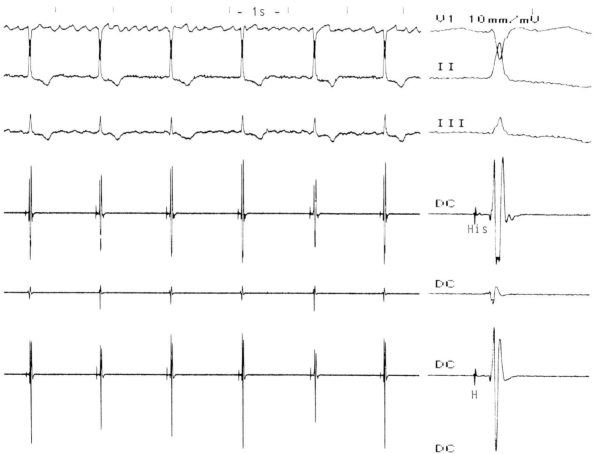

b) AV-Block III°. In den Oberflächenableitungen sind die Vorhofflimmerwellen gut erkennbar, die Kammertätigkeit ist ganz regelmäßig. In den intrakardialen Ableitungen (DC) aus der His-Bündel-Region geht jeder V-Welle ein His-Potential voran. Der totale AV-Block ist also im AV-Knoten lokalisiert.

449

Ein AV-Block III. Grades bei Vorhofflimmern ist durch die regelmäßige Kammerfrequenz erkennbar, die sonst für Vorhofflimmern typische Variation der Zykluslänge (absolute Arrhythmie) fehlt. (Abb. B.9.34b)

9.6 Pseudoblock

Mit dem Begriff »Pseudoblock« bezeichnet man diejenigen Leitungsstörungen, die im Leitungssystem als physiologische Antwort auf ein elektrophysiologisches Ereignis auftreten.

Concealed conduction: Man sieht häufig, daß nach einer Kammerextrasystole der folgende Sinusschlag mit einem verzögerten P-Q-(P-R-)Intervall in die Kammer fortgeleitet wird (Abb. B.9.5). Die Ursache dafür ist, daß die Erregung der Kammerextrasystole in retrograder Richtung in den AV-Knoten eindringt, einen Teil von ihm erregt, aber wegen der Schwäche der Erregung (z.B. **decremental conduction**) oder wegen der relativen Refraktärität des AV-Knotens die Vorhöfe nicht erreichen und stimulieren kann. Die vom nächsten Sinusschlag stammende Vorhoferregung trifft dann auf einen noch unvollständig repolarisierten AV-Knoten und wird mit einer verzögerten AV-Knotenleitung in die Kammer übertragen oder sogar blockiert.

Langendorf und Mehlmann haben schon im Jahre 1947 angenommen, daß His-Bündel-Extrasystolen in beiden (ante- und retrograden) Richtungen blockiert werden können, folglich im EKG nicht erscheinen, jedoch im Leitungs-

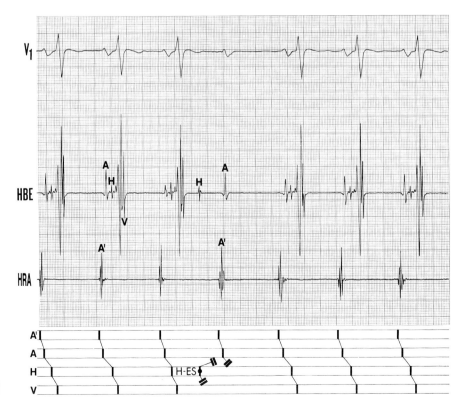

Abb. B.9.35 Pseudoblock. Eine His-Bündel-Extrasystole, die sowohl in antegrader wie auch in retrograder Richtung blockiert wird, ermüdet die AV-Knoten-Leitung (»concealed conduction«); demnach kann der folgende regelmäßige Sinusschlag den AV-Knoten nicht passieren, und es entsteht das EKG-Bild eines Mobitz-II-Blockes.

system lokale Erregungen verursachen, die sich auf die Fortleitung der nachfolgenden Schläge auswirken und auch Blockbilder hervorrufen können. Diese Theorie wurde mit der Methode der intrakardialen Elektrographie bestätigt. In der Abbildung B.9.35 sieht man ein typisches EKG-Bild eines Mobitz-II-Blockes, der bei einem intakten Leitungssystem durch eine His-Bündel-Extrasystole hervorgerufen wurde. Der Unterschied zwischen prognostischer Bedeutung und therapeutischer Konsequenz einer Extrasystole und eines Mobitz-II-Blockes macht es verständlich, daß man bei der Beurteilung verschiedener Leitungsstörungen die Möglichkeit von Pseudoblöcken (auch wenn sie nicht häufig vorkommen) in Betracht ziehen muß.

9.7 Intraventrikuläre Erregungsleitungsstörungen

9.7.1 Begriffsbestimmung

Die intraventrikulären Leitungsstörungen entstehen durch vollständige Unterbrechung oder durch eine mehr oder weniger starke **Verlangsamung der Erregungsleitung im spezifischen Leitungssystem.** Liegt die Störung in einem der Tawara-Schenkel, spricht man von Rechtsschenkelblock (RSB) oder Linksschenkelblock (LSB). Erregt ein Schenkel nur teilweise das Gebiet des anderen Schenkels wegen einer mäßigen Leitungsverzögerung, so entsteht das Bild eines inkompletten Schenkelblockes. Wird die ganze rechte oder linke Kammer wegen der deutlichen Leitungsstörung oder wegen einer vollständigen Leitungsunterbrechung im zugehörigen Schenkel durch muskuläre Leitung erregt, erscheint ein komplettes Schenkelblockbild (Abb. B.9.36). Kurz nach seiner Abzweigung aus dem His-Bündel teilt sich der linke Schenkel in einen anterioren (superioren) und posterioren (inferioren) Faszikel. Das ganze ventrikuläre Leitungssystem wird deshalb als ein trifaszikuläres System betrachtet. Eine Leitungsstörung in einem der linken Faszikel wird als Hemiblock (linksanteriorer und linksposteriorer Hemiblock) bezeichnet. Der LSB und die Kombination des RSB mit einem Hemiblock sind bifaszikuläre Blöcke, eine zusätzliche Leitungsstörung in der dritten Leitungsbahn bedeutet einen trifaszikulären Block. Ein wechselnd auftretender Block im rechten und linken Schenkel ist der sogenannte **bibranchiale** oder **bilaterale Schenkelblock** (Abb. B.9.39) Es gibt auch umschrie-

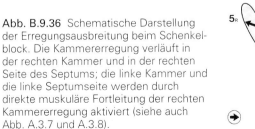

Abb. B.9.36 Schematische Darstellung der Erregungsausbreitung beim Schenkelblock. Die Kammererregung verläuft in der rechten Kammer und in der rechten Seite des Septums; die linke Kammer und die linke Septumseite werden durch direkte muskuläre Fortleitung der rechten Kammererregung aktiviert (siehe auch Abb. A.3.7 und A.3.8).

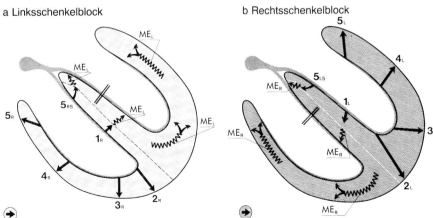

451

bene oder generalisierte Verzögerungen der Erregungsausbreitung mit entsprechender QRS-Verbreiterung, die sich nicht immer seitenlokalisieren lassen und durch eine umschriebene (Infarkt, Fibrose usw.) oder diffuse (Hypertrophie, Dilatation, Fibrose, Hyperkaliämie, Hypothermie usw.) Alteration der Arbeitsmuskulatur verursacht sein können. Die Kombination von Leitungsverzögerung in der spezifischen und in der Arbeitsmuskulatur ist ebenfalls möglich (Abb. B.9.37).

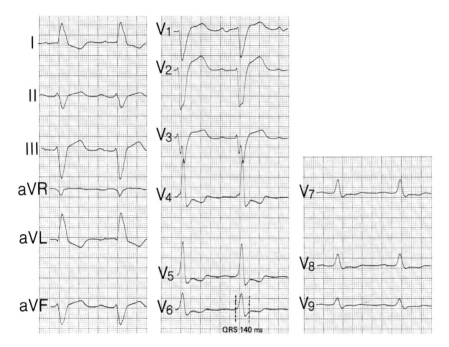

Abb. B.9.37 LAH mit zusätzlicher diffuser intraventrikulärer Erregungsausbreitungsstörung. Trotz einer QRS-Verbreiterung auf 140 ms sollte die Diagnose eines kompletten Linksschenkelblocks nicht gestellt werden, da weder in V_6 noch in den Zusatzableitungen V_7–V_9 eine Verspätung der Erregungsausbreitung über dem linken Ventrikel festzustellen ist. Vielmehr besteht ein linksanteriorer Hemiblock mit zusätzlicher Erregungsausbreitungsstörung aufgrund einer Antiarrhythmikatherapie.

Bei **Schenkelblöcken** ist die Erregungsausbreitung verzögert, und die Depolarisation dauert länger als normal. **Die QRS-Breite im EKG ist verlängert.** Die Erregungswelle breitet sich in der betroffenen Kammer nicht entlang dem spezifischen Leitungssystem, sondern auf muskulärem Weg vom unversehrten kontralateralen Schenkel über die Septum- und parietale Kammermuskulatur aus und wird dadurch verlangsamt. Die QRS-Verbreiterung ist am stärksten, wenn zusätzlich zum Schenkelblock auch die intramurale Leitung in der Arbeitsmuskulatur gestört ist. Es ist irrelevant, ob eine vollständige Unterbrechung oder nur eine hochgradige Verlangsamung der Schenkelleitung vorliegt. Deshalb entspricht auch die später zu besprechende Unterscheidung von **vollständigem** und **unvollständigem Schenkelblock** nicht etwa einer vollständigen oder unvollständigen Unterbrechung der Schenkelleitung, sondern nur einer vollständigen bzw. unvollständigen Aktivierung der vom Schenkelblock betroffenen Kammer von der gesunden Seite her.

Da die Erregungsausbreitung bei Schenkelblock abnorme Wege benutzt, wird auch die Erregungsrückbildung pathologisch. Es kommt sekundär auch zu Veränderungen des ST-T-Abschnittes (gegensinnige Verlagerung).

Der Schenkelblock wird als vollständig bezeichnet bei einer QRS-Dauer von minimal 0,12 s, als unvollständig bei einer solchen von 0,10–0,11 s. **Angedeutet** ist ein Schenkelblock, wenn QRS zwar nicht verbreitert, das EKG aber rein formal gewisse typische Veränderungen des Schenkelblockes zeigt. Bei zusätzlich schwer geschädigtem Myokard (verzögerte intramurale Leitung) kann sich QRS sehr stark (bis 0,20 s) verbreitern. Die Ursache eines Schenkelblockes kann eine umschriebene, hochgelegene Läsion eines Tawara-Schenkels sein. Unvollständige Schenkelblockbilder treten auch im Rahmen einer Kammerhypertrophie oder -dilatation auf, da die Erregungsausbreitung durch das hypertrophierte und dilatierte Myokard langsamer erfolgt (Kapitel A.9.2.3).

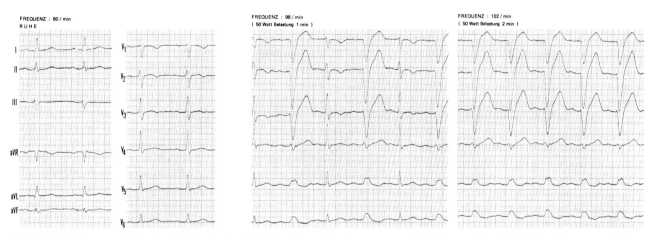

Abb. B.9.38 Frequenzabhängiger Linksschenkelblock: bei einer Sinusfrequenz von 80/min. werden die Vorhofschläge normal übergeleitet; bei einer Frequenz von 98/min erscheint ein 2:1-LSB, und bei einer Frequenz von ab 102/min erfolgt die Überleitung ausschließlich mit LSB (sogenannter Phase-III-Block; siehe auch Kapitel B.1.4).

Die zu einer ventrikulären Leitungsstörung führenden organischen Läsionen sind vielfältig. Klinisch am wichtigsten sind Kardiomyopathien, Myokarditiden, koronare Herzkrankheit und Kammerhypertrophie, weiterhin toxische, allergische und traumatische Schädigungen.

Prognostisch ist eine lokalisierte Veränderung im Leitungssystem besser als die Verursachung eines Schenkelblockes durch generalisierte Myokarderkrankungen. Selbstverständlich wird auch die Prognose der mono-, bi- und trifaszikulären Blöcke in erster Linie von der Grundkrankheit und von den übrigen klinischen Befunden bestimmt. In der Regel haben der linksposteriore Hemiblock und der Linksschenkelblock, der fast stets eine kardialorganische Schädigung (am häufigsten koronare Herzkrankheit, Aortenvitien, Kardiomyopathien, Hypertonie) anzeigt, eine wesentlich ungünstigere Prognose als der linksanteriore Hemiblock und der Rechtsschenkelblock.

Die ventrikuläre Leitungsstörung kann permanent (irreversibel) oder temporär (reversibel), z. B. im akuten Stadium einer Myokarditis, nach Herzoperation oder im Rahmen einer Hyperkaliämie, vorhanden sein. Sonderformen stellen frequenzabhängige Blockierungen dar, bei denen tachykardieinduzierte (sogenannter Phase-III-Block) von bradykardieinduzierten Blockbildern (Phase-IV-Block) abgegrenzt werden. Dabei sind tachykardieinduzierte Schenkelblockbilder häufiger als bradykardieabhängige (Abb. B.9.38 und B.1.7) Wie häufig frequenzabhängige Blockierungen in einen konstanten Block übergehen, ist derzeit nicht bekannt.

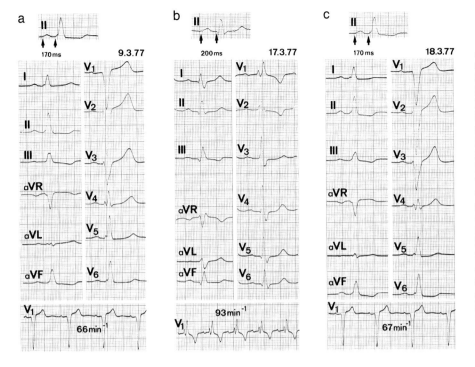

Abb. B.9.39 Bilateraler Schenkelblock. a) und c) Bei einer Frequenz von 66–67/min leitet nur der rechte Schenkel, und es entsteht ein LSB-Bild. Das PQ-Intervall beträgt 170 ms; b) bei höheren Frequenzen (93/min) sieht man ein RSB-Bild mit einer Verlängerung des PQ-Intervalles (200 ms). Mit einem His-Bündel-Elektrogramm wurde bei diesem Patienten festgestellt, daß die Umschaltung vom LSB auf RSB bei einer Frequenz von 88/min erfolgt, parallel verzögert sich plötzlich das HV-Intervall von 45 auf 75 ms; die Änderung wird durch unterschiedliche Leitungsgeschwindigkeiten im rechten und linken Schenkel und durch frequenzbedingten Block erklärt; der rechte Schenkel leitet schneller (HV 45 ms, PQ 170 ms; a) und c), wird aber durch höhere Frequenz blockiert (frequenzbedingter RSB), dann übernimmt die Kammerleitung den langsamer leitenden linken Schenkel (H-V 75 ms, PQ 170 ms; b).

Sehr selten ist die Beobachtung einer Alternation von Rechts- und Linksschenkelblock, das sogenannte bilaterale Schenkelblockbild (Abb. B.9.39).

9.7.2 Einfache intraventrikuläre Erregungsleitungsstörung

Der leichteste Grad einer intraventrikulären Leitungsstörung kennzeichnet sich durch eine QRS-Gruppe an der oberen Grenze der normalen Dauer (0,09–0,10 s) mit geringgradigen Knotungen und Kerbungen. Eine Lokalisation in eine Kammer oder einen bestimmten Bezirk einer Kammer ist gewöhnlich nicht möglich. Diese Veränderungen finden sich sehr oft bei Herzgesunden, Vagotonie, Trichterbrust usw.. (Abb. B.9.40). Die pathologische Bewertung der einfachen ventrikulären Leitungsstörung hat mit großer Vorsicht und nur im Zusammenhang mit der klinischen Gesamtsituation zu erfolgen.

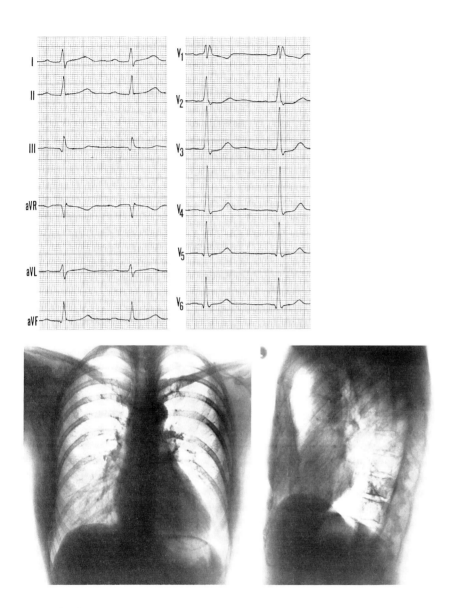

Abb. B.9.40 Atypischer inkompletter RSB bei Trichterbrust (S in Ableitungen I und V₆ ist klein und schmal, die elektrische Achse dreht sich im Gegenuhrzeigersinn).

9.7.3 Linksanteriorer Hemiblock (LAH)
(Abb. B.9.2, B.9.41, B.9.42)

Die Erregungsausbreitung ist im linksanterioren Faszikel unterbrochen oder stark verzögert, so daß die Aktivierung über den linksposterioren Faszikel stattfindet. Die Initialvektoren sind deshalb nach inferior und rechts gerichtet, was zu Q-Zacken in I und aVL in der Frontalebene führt. Die späteren Vektoren hingegen sind dann ganz nach superior und links ausgerichtet, woraus tiefe S-Zacken in II, III und aVF resultieren. In der Frontalebene kommt es 455 zu einem überdrehten Linkstyp mit einer Haupt-QRS-Achse negativer als –30°, meistens negativer als –45°. Folgende Kriterien erlauben also die Diagnose eines linksanterioren Hemiblockes:

Überdrehter Linkstyp, qR-Konfiguration in I und aVL, in II, III und aVF hingegen besteht eine rS-Konfiguration. In aVL ist der obere Umschlagspunkt gegenüber den linkspräkordialen Ableitungen verspätet. Die QRS-Breite beträgt < 120 ms, es sei denn, es besteht zusätzlich eine diffuse intraventrikuläre Erregungsausbreitungsstörung (Abb. B.9.37). Sekundär kann es zu Erregungsrückbildungsstörungen mit T-Negativierung in I und aVL kommen.

Der linksanteriore Hemiblock ist die häufigste intraventrikuläre Erregungsausbreitungsstörung. Die Prävalenz in einer klinisch normalen Bevölkerung beträgt im Alter unter 40 Jahren 0,5–2 %, bei 40–60jährigen um 10 %, während bei über 70jährigen in bis zu 20 % ein linksanteriorer Hemiblock nachzuweisen ist. Die Prognose wird durch den isolierten Befund eines linksanterioren Hemiblockes nicht ungünstig beeinflußt. Unter den Herzerkrankungen spielt die koronare Herzkrankheit als Ursache für einen linksanterioren Hemiblock die größte Bedeutung. Hier soll ein LAH vor allem auf eine hochgradige Stenose im Bereich des Ramus interventricularis anterior hinweisen. Selten ist ein linksanteriorer Hemiblock auch angeboren und kommt dann vor allem im Zusammenhang mit einem Septum-primum-Defekt und der Trikuspidalatresie vor (siehe Teil A.15.1).

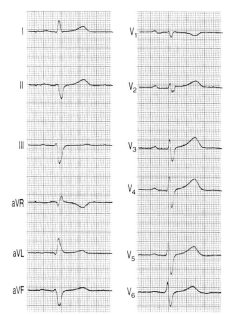

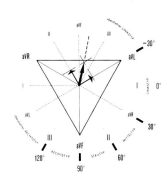

Abb. B.9.41 Linksanteriorer Hemiblock (siehe Text).

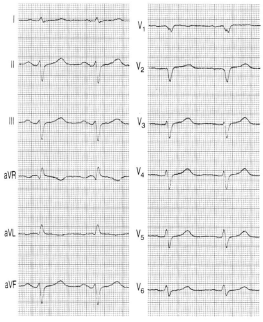

Abb. B.9.42 Typisches Bild eines LAH. Die langsame Entwicklung der R-Zacken könnte auf einen hochliegenden Anteroseptalinfarkt hinweisen; das EKG-Bild wird jedoch auch durch den LAH hinreichend erklärt, der sogar zu kleinen q-Zacken in V_2 und V_3 führen kann.

9.7.4 Linksposteriorer Hemiblock (LPH)
(Abb. B.9.2, B.9.43)

Im Gegensatz zum LAH ist der Befund eines LPH ausgesprochen selten. Folgende EKG-Merkmale weisen auf eine Unterbrechung des linksposterioren Faszikels hin.

Rechts-, in der Regel überdrehter Rechtstyp (Haupt-QRS-Achse +90° bis +140°), wobei andere Ursachen für Rechtsachsenabweichung ausgeschlossen sein müssen (insbesondere Rechtshypertrophie); rS-Konfiguration in I und aVL, qR-Konfiguration in II, III und aVF. In aVF ist die R-Zacke häufig etwas geknotet und der OUP verspätet. Die Gesamt-QRS-Breite ist bei Fehlen zusätzlicher Erregungsausbreitungsstörungen < 120 ms. Die prognostische Bedeutung eines isolierten linksposterioren Hemiblockes ist nicht eindeutig geklärt. Sichere Hinweise auf eine damit verbundene schlechte Prognose gibt es jedoch nicht.

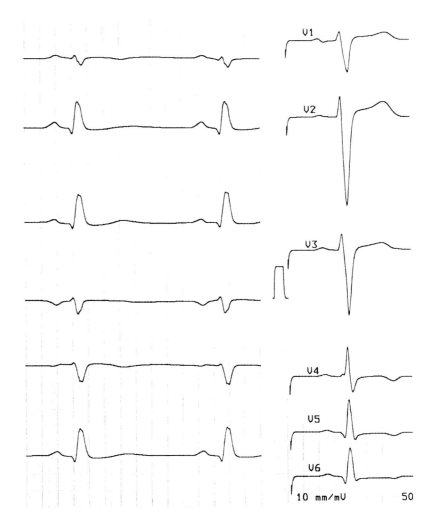

Abb. B.9.43 Links-posteriorer Hemiblock. EKG eines 40-jährigen Patienten mit einer links-ventrikulären Kardiomyopathie unklarer Ätiologie. Eine Rechtsherzbelastung ist ausgeschlossen. Bei Sinusrhythmus findet sich eine Haupt-QRS-Achse von 105°, der QRS-Komplex ist auf 110 ms verbreitert.

457

9.7.5 Rechtsschenkelblock (RSB)
(Abb. B.9.2 und B.9.36)

Da die normale initiale Kammererregung durch den linken Schenkel läuft, wird der Rechtsschenkelblock durch eine normale initiale Erregung des ventrikulären Systems und der anschließenden linksventrikulären Wandteile gekennzeichnet. Deshalb sind beim Rechtsschenkelblock wesentlich mehr zusätzliche diagnostische Aufschlüsse (Infarkt, Hypertrophie) möglich als beim Linksschenkelblock, bei dem die abnorme Erregungsausbreitung und Erregungsrückbildung das EKG-Bild ganz bestimmen. Nur im letzten Teil der QRS-Schleife bzw. des QRS-Komplexes werden wegen der verspäteten Depolarisation des rechten Ventrikels die Vektoren nach rechts und vorn abgelenkt. Da die abnorme Komponente der Depolarisation im Verhältnis zum Linksschenkelblock massenmäßig relativ klein ist, findet sich – mit Ausnahme der rechtspräkordialen Ableitungen – in der Regel ein unveränderter ST-T-Abschnitt, der bei Hypertrophie, Koronarinsuffizienz, Digitalis usw. den üblichen Reaktionen unterliegt.

a) Der vollständige Rechtsschenkelblock

Diagnostisch für den Rechtsschenkelblock im EKG (Abb. B.9.43) ist die Verspätung der größten Negativitätsbewegung $> 0,05$ s in V_{1-2} mit hoher, breiter, gesplitterter (M-Form) Kammeranfangsschwankung in V_{1-2} (rsR', rR', RsR' usw.). Es darf in diesen Ableitungen ein kleines Q vorangehen, v.a. wenn der RSB Folge einer Rechtshypertrophie ist und eine rechts-atriale Vergrößerung vorliegt (siehe Kapitel A.9.1.2.2 und 9.2.3.3). In der Ableitung mit der deutlichsten Verspätung der größten Negativitätsbewegung (V_1 oder V_2 oder V_3) verläuft die ST-Strecke oft leicht gesenkt, T und U sind meist negativ.
Beim typischen Bild des Rechtsschenkelblockes (sogenannter **Wilson-Block**) besteht in I, aVL, V_{5-6} eine QRS-Verbreiterung auf $\geq 0,12$ s infolge einer breiten, plumpen S-Zacke bei schlanken, hohen R (Abb. B.9.43 und B.9.44). Der ST-T-Abschnitt verhält sich diskordant zur terminalen QRS-Schwankung. In aVR ist R oder R' gewöhnlich überhöht. In III und aVF ist die Kammeranfangsschwankung bei Rechts- und Steillage stark positiv (QR oder qR), bei Mittellage geringer positiv (qR oder qr) und bei Linkslage stark gesplittert und vorwiegend negativ mit terminalen plumpen r (Sr oder sr).
Der seltene, früher als **klassischer Rechtsschenkelblock** bezeichnete Typ, ist genau das Spiegelbild des Linksschenkelblockes (Abb. B.9.46) in den rechtspräkordialen Ableitungen. Der QRS-Komplex ist auf 0,12 s oder mehr verbreitert infolge eines tiefen, breiten und oft gesplitterten S (rS) in I und aVL und eines hohen, breiten und aufgesplitterten R (Rs) in III und aVF. In II besteht ein intermediäres Bild.

Klinische Bedeutung des kompletten Rechtsschenkelblockes: Im Gegensatz zum kompletten Linksschenkelblock weist ein kompletter Rechtsschenkelblock nicht unbedingt auf eine zugrundeliegende Herzerkrankung hin. Die Häufigkeit des kompletten RSB nimmt mit dem Alter zu und beträgt bei 60jährigen etwa 1 %, bei über 70jährigen 5–6 %. Die Patienten mit isoliertem Rechtsschenkelblock haben im Vergleich zu Kontrollpersonen ohne Rechtsschenkelblock keine schlechtere Prognose. Übergänge in höhergradige AV-Blockierungen sind extrem selten.

In 70–80 % der Fälle liegt jedoch neben der Leitungsstörung eine kardiovaskuläre Erkrankung vor. Zu nennen sind die koronare Herzkrankheit – insbesondere Zustand nach Myokardinfarkt –, rechtsherzbelastende Vitien, chronisches Cor pulmonale, Kardiomyopathien.

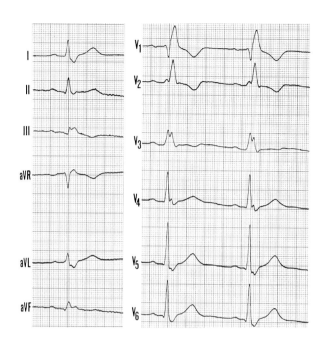

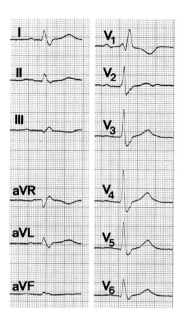

◄ Abb. B.9.44 Bild eines Rechtsschenkelblockes. QRS-Dauer 0,15 s, OUP in V₁ 0,10 s; tiefe, breite S-Zacke in Ableitungen I, V₅₋₆, hohe gesplitterte R-Zacken in den rechtspräkordialen Ableitungen (siehe Text).

Abb. B.9.45 Rechtsschenkelblock vom WILSON-Typ; rsR'-Konfiguration in V₁, QRS-Dauer 0,16 s, OUP in V₁, 0,11 s.

b) Der angedeutete oder unvollständige Rechtsschenkelblock

Der unvollständige (oder partielle) Rechtsschenkelblock (Abb. B.9.46 und B.9.472) unterscheidet sich vom vollständigen dadurch, daß QRS nur bis 0,11 s verbreitert ist und die oben besprochenen QRS-Konfigurationen in den Extremitätenableitungen und rechtspräkordialen Ableitungen in weniger starker Ausprägung gefunden werden.

Angedeutet ist der Rechtsschenkelblock, wenn bei normaler QRS-Dauer in V₁ lediglich eine geringe Verspätung der größten Negativitätsbewegung sowie QRS- Splitterungen (rsr', rSr', rr') vorkommen, während die Veränderungen in den Extremitätenableitungen (S in I und aVL, r' in aVR, QRS-Dauer normal) nur diskret oder gar nicht vorhanden sind (Abb. B.9.46).

Der **unvollständige** Rechtsschenkelblock kommt bei Hypertrophie und insbesondere Dilatation der rechten Kammer (wie z.B. bei Vorhofseptumdefekt), bei partieller Leitungsunterbrechung im rechten Tawara-Schenkel selbst, aber auch bei Herzgesunden und Leistungssportlern vor (Abb. B.9.47); bei letzteren ist die Ursache des inkompletten RSB die physiologische Rechtshypertrophie und Dilatation des rechten Ventrikels, die sich nach Beendigung des Trainings wieder zurückbilden kann.

Der angedeutete Rechtsschenkelblock, auch physiologischer angedeuteter Rechtsschenkelblock genannt, hat dagegen nie eine pathologische Bedeutung und wird bei sehr vielen Herzgesunden, besonders bei Vagotonikern und Asthenikern, beobachtet. Er ist ein häufiger Zufallsbefund.

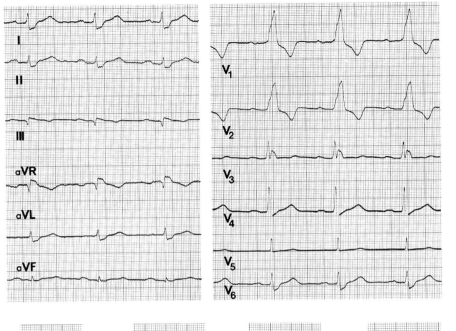

Abb. B.9.46 Sogenannter klassischer Rechtsschenkelblock; QRS-Dauer 0,15 s, OUP in V$_{1-2}$ 0,10 s. Die QRS-Konfiguration in V$_{1-2}$ ist ähnlich wie bei einem Linksschenkelblock in V$_{5-6}$.

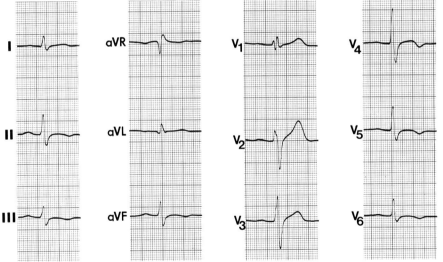

Abb. B.9.47 Angedeuteter Rechtsschenkelblock; QRS-Dauer 0,10 s, OUP in V$_1$ 0,06 s.

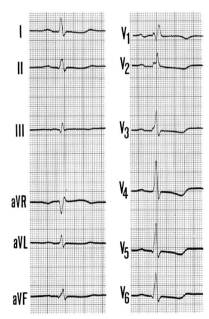

Abb. B.9.48 Unvollständiger Rechtsschenkelblock bei Vorhofseptumdefekt (Secundum-Typ); QRS-Dauer 0,11 s, OUP in V$_1$ 0,09 s.

9.7.6 Linksschenkelblock (LSB)
(Abb. B.9.3)

Das EKG zeigt einen QRS-Komplex, der auf über 0,12 s verbreitert, stark gekerbt, geknotet (M-Form), eventuell plump gestaucht, selten überhöht und in den zum linken Ventrikel gerichteten Ableitungen (I, aVL, V_{5-6},) positiv ist. Entsprechend ist QRS in III, aVR, aVF und V_{1-3} überwiegend negativ. Rechtspräkordial ist r sehr klein oder fehlt, S meist ungewöhnlich tief und stark verbreitert; linkspräkordial fehlen die Q- und S-Zacken. Der Übergang von den rechtspräkordial stark negativen S- zum linkspräkordial vorherrschenden R-Zacken geschieht meist abrupt in V_{4-5} (Abb. B.9.49). Der Beginn der größten Negativitätsbewegung in V_{5-6} ist immer verspätet, d.h. länger als 0,06 s. Gelegentlich wird die Verspätung oder die stark gesplitterte M-Form des QRS-Komplexes weiter links hinten, d.h. in V_{7-8} gefunden (Abb. B.9.50).

ST und T sind der Hauptschwankung gewöhnlich entgegengesetzt, das heißt in I, aVL und V_{5-6} gesenkt bzw. negativ und in III, aVR, aVF, V_{1-3} stark gehoben bzw. positiv. U verändert sich analog zu ST und T. Nur in seltenen Fällen fehlt die Diskordanz der Nachschwankung, so daß ST isoelektrisch, T und U positiv bleiben (Abb. B.9.49).

In den Extremitätenableitungen ist das Verhalten des QRS-Komplexes beim Linksschenkelblock etwas variabler als im Brustwand-EKG. In der Mehrzahl entwickelt sich der größte QRS-Momentanvektor nach links, oben und hinten,

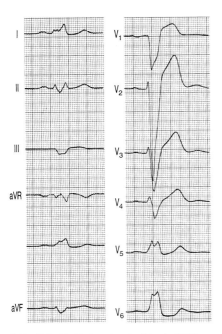

Abb. B.9.49 Linksschenkelblock. QRS-Dauer 0,18 s, OUP in V_6 0,12 s; konkordante Kammerendteile in I, II, aVL und V_5–V_6.

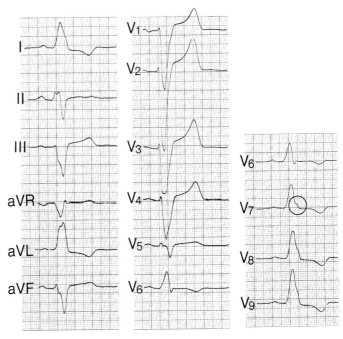

Abb. B.9.50 Kompletter Linksschenkelblock mit überdrehtem Linkstyp. Die Verspätung der Erregungsausbreitung über dem linken Ventrikel ist in diesem Fall erst in der Ableitung V_7 und V_8 erkennbar (vgl. auch Abb. B.9.31).

461

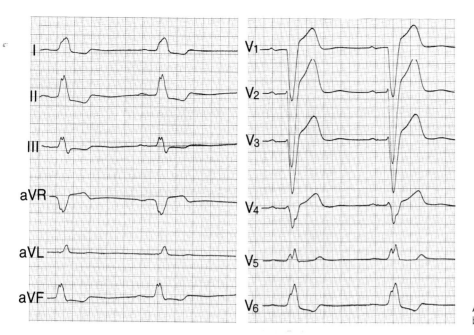

Abb. B.9.51 Kompletter Linksschenkelblock, konkordanter Typ (siehe Text).

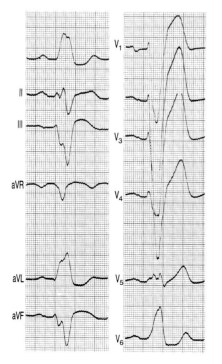

◀ Abb. B.9.52 Linksschenkelblock mit überdrehtem Linkstyp.

▶ Abb. B.9.53 Inkompletter
Linksschenkelblock: Die QRS-
Breite beträgt 110 ms, die
initiale R-Zacke in V₁ fehlt
ebenso wie das septale Q in
V₆. Die Erregung über dem lin-
ken Ventrikel ist verspätet
(OUP 0,08 ms in V₆).

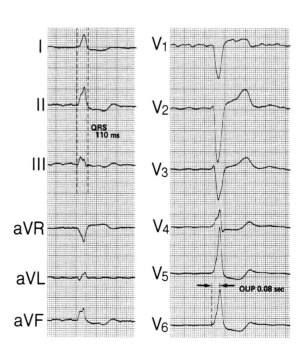

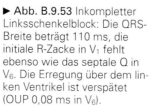

462

so daß das plumpe R in I und aVL positiv, in III und aVF negativ wird. R in II gleicht sich bald mehr I, bald mehr III an. Bei gegensätzlicher Entwicklung der Kammeranfangsschwankung in I und III spricht man von der **diskordanten Form des Linksschenkelblockes** (Abb. B.9.49 und B.9.44). In seltenen Fällen steht der größte QRS-Momentanvektor in der Frontalebene steiler, so daß R in allen drei bipolaren Extremitätenableitungen positiv erscheint (**konkordante Form**; Abb. B.9.51). In den meisten Fällen findet sich eine normale oder linke Haupt-QRS-Achse (+30° bis −30°). Ein überdrehter Linkstyp ist seltener und weist auf eine besonders schwerwiegende kardiovaskuläre Grunderkrankung hin (Abb. B.9.52).

Ein inkompletter (unvollständiger) Linksschenkelblock wird dann diagnostiziert, wenn die QRS-Breite weniger als 120 ms beträgt und gleichzeitig eine Verbreiterung und Knotung der R-Zacke in I, aVL, V_5 und V_6 vorhanden ist. Das normalerweise vorhandene septale Q in diesen Ableitungen sollte fehlen.

Die Kammerendteile sind häufig konkordant. Mit zunehmendem Ausmaß der Linksschenkelblockierung – nach SODI-PALLARES lassen sich drei Grade abgrenzen – nimmt die M-förmige Knotung und Deformierung in den linkspräkordialen Ableitungen und damit die gesamte QRS-Breite zu. Beim Linksschenkelblock I. Grades sind in den rechtspräkordialen Ableitungen noch kleine R-Zacken vorhanden, die schließlich beim LSB II. bis III. Grades vollständig verschwinden, es finden sich statt dessen tiefe, breite QS-Komplexe. Die häufigste Ursache für einen inkompletten Linksschenkelblock ist eine ausgeprägte Linkshypertrophie im Rahmen einer Druckbelastung (Abb. B.9.53).

Klinische Bedeutung: Ein kompletter Linksschenkelblock weist praktisch immer auf eine kardiovaskuläre Erkrankung hin. Die häufigsten Ursachen sind koronare Herzkrankheit, Aortenvitien, Hypertonie, Kardiomyopathie, Myokarditis. Der isolierte Befund eines kompletten Linksschenkelblockes bei sonst fehlenden Hinweisen auf koronare Herzerkrankung oder Myokardschaden wird von einigen Autoren auch als latente Kardiomyopathie angesehen. Der elektrokardiographische Befund eines kompletten Linksschenkelblocks sollte Anlaß für regelmäßige Kontrolluntersuchungen sein.

Die Prognose von Patienten mit Linksschenkelblock ist in erster Linie abhängig von der zugrundeliegenden Erkrankung und dem Ausmaß des Myokardschadens. Übergänge in höhergradige AV-Blockierungen kommen vor, sind jedoch selten.

9.7.7 Rechtsschenkelblock mit linksanteriorem Hemiblock
(Abb. B.9.3)

Elektrokardiographische Kriterien dieser Leitungsstörung sind das **Rechtsschenkelblockbild** in den Brustwandableitungen **mit überdrehtem Linkstyp** in den Extremitätenableitungen (Abb. B.9.54): qR in I und aVL sowie rS in II, III und aVF. Diese Kombination sieht man nicht selten bei koronarer Herzerkrankung, bei Kardiomyopathien und beim Vorhofseptumdefekt vom Ostium-primum-Typ (ASD I). Bei normalen Leitungsverhältnissen im links posterioren Schenkel (normales H-V-Intervall) ist die Entwicklung eines totalen Herzblockes bei diesen Patienten selten.

Die Prognose des RSB + LAH ist durch die Leitungsstörung per se nicht beeinflußt, sondern abhängig von der zugrundeliegenden Herzerkrankung. Auch die

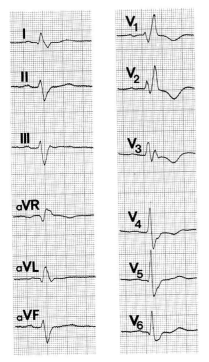

Abb. B.9.54 Bifaszikulärer Block. Das EKG zeigt die Merkmale des RSB und des LAH (siehe Text).

relativ große Zahl an »plötzlichen Herztoden« bei Patienten mit bifaszikulärem Block wird heute im allgemeinen mehr auf das Auftreten von ventrikulären Tachyarrhythmien, insbesondere Kammertachykardien, zurückgeführt und nicht so sehr auf plötzliche totale AV-Blockierungen.

9.7.8 Rechtsschenkelblock mit linksposteriorem Hemiblock (Abb. B.9.3)

Elektrokardiographische Zeichen sind ein **Rechtsschenkelblock mit einer Rechtsachse über +90°**: rS in I und aVR und qR in II, III und aVF. Das EKG-Bild in den rechtspräkordialen Ableitungen entspricht häufig dem des sogenannten klassischen Rechtsschenkelblockes (Abb. B.9.55): Ähnlich wie bei linksposteriorem Hemiblock muß hier bei der Diagnose eine rechtsventrikuläre Hypertrophie ausgeschlossen werden. Der linksposteriore Hemiblock ist eine seltene Leitungsstörung, seine Kombination mit einem Rechtsschenkelblock noch seltener. Da der linksposteriore Faszikel und der rechte Schenkel den größten Teil der Leitungsfasern enthalten, ist die Prognose dieser Blockkombination immer sehr ernst. Es leitet nur noch der kleinste, verletzbarste linksanteriore Faszikel. Damit besteht die Gefahr der Entwicklung eines kompletten Herzblocks mit langsamer ventrikulärer Ersatztätigkeit, was klinisch zu Morgagni-Adams-Stokes-Anfällen führen kann. Viele Autoren stellen deshalb bei der Kombination RSB + LPH die Indikation zur prophylaktischen Schrittmacher-Implantation. Am Herz-Zentrum Bad Krozingen wird bei diesen Patienten erst dann ein Schrittmacher präventiv implantiert, wenn bei der intrakardialen elektrophysiologischen Untersuchung eine Leitungsstörung des linksanterioren Schenkels bestätigt wird.

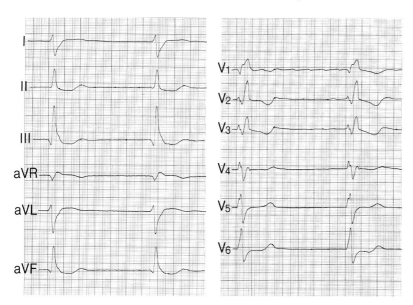

Abb. B.9.55 Bifaszikulärer Block. RSB + LPH. Das EKG zeigt die Merkmale des RSB und des LPH bei zugrunde liegendem Vorhofflimmern.

9.7.9 Trifaszikulärer Block (Abb. B.9.4)

Ein trifaszikulärer Block liegt vor, wenn im Oberflächen-EKG das Bild eines bifaszikulären Blocks vorhanden ist (RSB + LAH, RSB + LPH, LSB) und gleichzeitig im intrakardialen Elektrokardiogramm eine verlängerte H-V-Zeit als Zeichen einer

Leitungsstörung im 3. Faszikel nachgewiesen wird (Abb. B.9.56 und B.9.57). Dabei kann im Oberflächen-EKG das PQ-Intervall normal oder verlängert sein. Die Indikation zur prophylaktischen Schrittmachertherapie wird unten diskutiert. Besteht lediglich eine H-V-Zeitverlängerung, so kann die Leitungsstörung als trifaszikulärer Block I. Grades bezeichnet werden. Ein trifaszikulärer Block II. Grades mit Nachweis eines MOBITZ-I-, MOBITZ-II- oder höhergradigen Blocks im leitenden Faszikel stellt immer eine Indikation zur Schrittmacherbehandlung dar. Der trifaszikuläre Block III. Grades ist eine Form des totalen AV-Blockes. Aufgrund der peripheren Lokalisation ist der Ersatzrhythmus in der Regel sehr langsam, die Patienten sind fast immer symptomatisch.

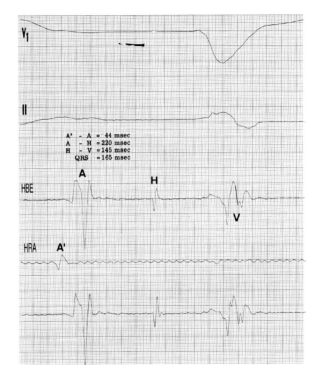

Abb. B.9.56 Trifaszikulärer Block I. Grades: Linksschenkelblock mit deutlicher H-V-Intervallverzögerung (siehe Text).

9.7.10 Arborisationsblock, Fokalblock, unspezifischer intraventrikulärer Block

Schon die Vielzahl der benutzten Synonyme weist darauf hin, daß zum einen die Definition unscharf und zum anderen die pathophysiologischen Voraussetzungen unklar sind. Die Lokalisation dieser Leitungsstörungen soll distal der spezifischen Tawara-Schenkel liegen. Die QRS-Komplexe sind in der Regel diffus mehrfach geknotet und verbreitert, ohne daß eine Rechtsschenkelblock- oder Linksschenkelblockkonfiguration erkennbar wäre (Abb. B.9.58). Von einigen Autoren werden auch der »periinfarction block« in diese Gruppe der Leitungsstörungen einbezogen. In den meisten Fällen liegt eine bedeutsame myokardiale Schädigung vor, zusätzliche metabolische Veränderungen, insbesondere Elektrolytverschiebungen, können eine Rolle spielen. Auch unter Antiarrhythmikatherapie sind diffuse ventrikuläre Erregungsausbreitungsstörungen im Sinne eines Arborisationsblockes beschrieben worden.

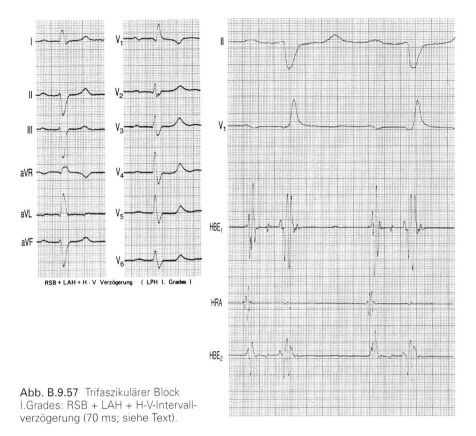

Abb. B.9.57 Trifaszikulärer Block I.Grades: RSB + LAH + H-V-Intervallverzögerung (70 ms; siehe Text).

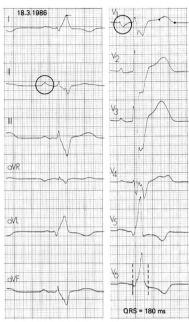

Abb. B.9.58 Arborisationsblock: Der QRS-Komplex ist auf 180 ms verbreitert. Es besteht jedoch weder eine typische Rechtsschenkelblock- noch eine Linksschenkelblockkonfiguration. Die QRS-Verbreiterung ist auf eine diffuse intraventrikuläre Erregungsausbreitungsstörung auf dem Boden einer Kardiomyopathie zu interpretieren; P mitrale.

Literatur

BARRET PA, PETER CT, SWAN HJ, SINGH BN, MANDEL W (1981): The frequency and prognostic significance of ECG abnormalities in clinically normal individuals.
Prog Cardiovasc Dis 23:299
CASTELLANOS A, IYENGAR AS, AGHA AS, CASTILLO CA (1972): Wenckebach phenomenon within the atria.
Brit Heart J 34:1121
CERQUEIRA-GOMES M, TEIXEIRA AV (1971): Wenckebach phenomenon in the posterior division of the left branch.
Am Heart J 82:377
COHEN HC, SINGER DH (1995): Bundle branch block and other forms of aberrant intraventricular conduction: Clinical aspects. In: Mandel W. J. (Ed.): Cardiac arrhythmias.
J.B. Lippincott, Philadelphia S. 513
CRAMER M, HARIMAN RJ, BOXER RA, KONGRAD E, HOFFMAN BF (1978): Catheter recordings of sinuatrial node potential in the in situ canine heart.
Am J Cardiol 41:374
CSAPO G, WEISSWANGE A (1978): Disappearing His deflection. Electrophysiological evidence for conduction defect within the HIS bundle.
Brit Heart J 40:1153

DAMATO AN, LAU SH, HELFANT RH, STEIN E, BERKOWITZ WD, COHEN SI (1969): Study of atrioventricular conduction in man using electrode catheter recordings of HIS bundle activity.
Circ 39:287
DENES P, DHINGRA RC, WU D, CHUQUIMIA R, F. AMAT-Y-LEON F, WYNDHAM CR, ROSEN KM (1975): H-V interval in patients with bifascicular block (right bundle branch block and left anterior hemiblock): Clinical electrocardiographic and electrophysiologic correlations.
Am J Cardiol 35:23
DENES P, LEVY L, PICK A, ROSEN KM (1975): The incidence of typical and atypical A-V Wenckebach periodicity.
Am Heart J 89:26
DHINGRA RC, AMAT-Y-LEON F, WYNDHAM CH R, SRIDHAR SS, WU D, DENES P, ROSEN KM (1978): Significance of left axis deviation in patients with chronic left bundle branch block.
Am J Cardiol 42:551
DHINGRA RC, DENES P, WU D ET AL (1975): Chronic right bundle block and left posterior hemiblock: Clinical electrophysiologic and prognostic observations.
Am J Cardiol 36:867
DHINGRA RC, DENES P, WU D, WYNDHAM CH R, AMAT-Y-LEON F, TOWNE WD, ROSEN KM (1976): Prospective observations in patients with chronic bundle branch block and marked H-V prolongation.
Circ 53:600
FRANCHI F, MORACE G, FANTINI F (1973): Wenckebach phenomenon in the bundle-branch system.
Brit Heart J 35:590
GRAY R, KAUSHIK VS, MANDEL WJ (1976): Wenckebach phenomenon occuring in the distal conducting system in a young adult.
Brit Heart J 38:204
GUIMOND C, PUECH P (1976): Intra-HIS bundle blocks (102 cases).
Europ J Cardiol 4/4:481
HARDARSON T, ARNASON A, ELIASSON GJ, PALSSON K, EYJOLFSSON K, SIGFUSSON N (1987): Left bundle branch block: prevalence, incidence, follow-up and outcome.
Eur Heart J 8:1075
HARIMAN RJ, KONGRAD E, BOXER RA, WEISS MB et al. (1980): Methods for recording electrical activity of the sinoatrial node and automatic atrial foci during cardiac catheterization in human subjects.
Am J Cardiol 45:775
HECHT HH, KOSSMANN CE, CHILDERS RW, LANGENDORF R, LEV M, ROSEN KM, PRUITT RD ET AL (1973): Atrioventricular and intraventricular conduction: Revised nomenclature and concepts.
Am J Cardiol 31:232
JORDAN JL, MANDEL WJ (1995): Disorders of sinus function. In: Mandel W. J.: Cardiac arrhythmias.
JB Lippincott Philadelphia S. 245
KREGER BE, ANDERSON KM, KANNEL WB (1989): Prevalence of intraventricular block in the general population: The Framingham Study.
Am Heart J 117:903
KULBERTUS H, COLLIGNON P (1969): The association of right bundle branch block with left superior or inferior intraventricular block. Its relationship to complete heart block and Stokes-Adams syndrome.
Brit Heart J 31:435
KULBERTUS HE (1973): The magnitude of risk of developing complete heart block in patients with LAD-RBBB.
Am Heart J 86:278
KULBERTUS HE, DELEVAL-RUTTEN F, ALBERT A, DUBOIS M, PETIT JM (1981):
Electrocardiographic changes occuring with advancing age. In: Wellens H. J. J., Kulbertus H. E. (Eds.): What's new in electrocardiography? Martinus Nijhoff Medical Division, The Hague 300.
McANULTY JH, RAHIMTOOLA SH, MURPHY E, DEMOTOS H, RITZMANN L, KANAREK PE, KAUFMAN S (1982): Natural history of »high risk« bundle-branch block.
N Engl J Med 307:137
MEDRANO GA, BRENES C, DEMICHELI A, SODI-PALLARES D (1972): Clinical, electrocardiographic and vectorcardiographic diagnosis of left anterior subdivision block isolated or associated with RBBB.
Am Heart J 83:441
MEDRANO GA, BRENES C, DEMICHELI A, SODI-PALLARES D (1972): Clinical, elctrocardiographic and vectorcardiographic diagnosis of left posterior subdivision block, isolated or associated with RBBB.
Am Heart J 83:727
MILLAR RNS, MAURER BJ, REID DS, WRAY R, BIRKHEAD JS, SHILLINGFORD JP (1973): Studies of intra-atrial conduction with bipolar atrial and HIS electrograms.

Brit Heart J 35:604

MOBITZ W (1924): Über die unvollständige Störung der Erregungsüberleitung zwischen Vorhof und Kammer des menschlichen Herzens.
Z Ges exp Med 41:180

MYERBURG RJ, GOODMAN JS, MARRIOTT HJL (1963): Atypical forms of the Wenckebach phenomenon.
Am J Cardiol 11:418

MYERBURG RJ, KESSLER KM, CASTELLANOS A (1994): Recognition, clinical assessment, and management of arrhythmias and conduction disturbances. In: Schlant RC, Alexander RW: The Heart, eighth edition.
McGraw-Hill New York S. 705

NARULA OS, SCHERLAG BJ, SAMET P (1969): HIS bundle blocks and HIS bundle rhythms
Chest 56:238

NARULA OS, SAMET P (1970): Wenckebach and Mobitz II A-V block due to lesions within the HIS bundle and bundle branches.
Circ 41:947

NARULA OS, RUNGE M, SAMET P (1972): Second degree Wenckebach type A-V-block due to block within the atrium.
Brit Heart J 34:1127

NARULA OS (1975): Current concepts of atrioventricular block. In: HIS bundle electrocardiography and clinical electrophysiology.
FA Davis, Philadelphia S. 139

NEUSS H (1983): Differentialdiagnose der Herzrhythmusstörungen. Bradykarde Herzrhythmusstörungen. In: Lüderitz B. (Hrsg.): Herzrhythmusstörungen. Handbuch der Inneren Medizin Band IX/1.
Springer, Berlin/Heidelberg/New York S. 549

PUECH P, GROLLEAU R, GUIMOND C (1978): Incidence of different types of A-V block and their localization by HIS bundle recordings. In: Wellens H.J.J., Lie KI, Janse M.J. (Eds.): The conduction system of the heart.
Martinus Nijhoff Medical Division, The Hague S. 467

REIFFEL JA, GANG E, GLIKLICH J, WEISS MB, DAVID JC, PATTON NJ, BIGGER JT (1980): The human sinus node electrogram: A transvenous cathetertechnic and a comparison of directly measured and indirectly estimated sinu-atrial conduction time in adults.
Circ 62:1324

ROSENBAUM MB, LEPESCHKIN E (1955): Bilateral bundle branch block.
Am Heart J 50:38

ROSENBAUM MB, NAU GJ, LEVI RJ, HALPERN S, ELIZARI MV, LAZZARI JO (1969): Wenckebach periods in the bundle branches
Circ 40:79

ROSENBAUM MB, ELIZARI MV, LAZZARI JO (1970): The hemiblocks: New concepts of intraventricular conduction based on human anatomical, physiological and clinical studies.
Oldsmar, Tampa Tracings/Fla.

SANDOE E, SIGURD B (1984): Arrhythmia. Diagnosis and management.
Fachmedizin AG, St. Gallen

STEINBECK G (1983): Differentialdiagnose der Herzrhythmusstörungen. Invasive Verfahren. In: Lüderitz B. (Hrsg.): Herzrhythmusstörungen. Handbuch für Innere Medizin, Band IX/1.
Springer, Berlin/Heidelberg/New York S. 485

STRAUSS HC, SAROFF AL, BIGGER JT, GIARDINA EGV (1973): Premature atrial stimulation as a key to the understanding of sinoatrial conduction in men.
Circ 47:86

TOUBOUL P, IBRAHIM M (1972): Atrioventricular conduction defects in patients presenting with syncope and normal P-R interval.
Brit. Heart J. 34:1005

VERA Z, MASON DT, FLETCHER RD, AWAN NA, MASUMI RA (1976): Prolonged His-Q interval in chronic bifascicular block: Relation to impending complete heart block.
Circ 53:46

WATANABE Y, DREIFUS L, MAZGALEV T (1995): Atrioventricular block: Basic concepts. In: Mandel W. J.: Cardiac Arrhythmias
J.B. Lippincott Philadelphia S. 417

WENCKEBACH KF (1899): Zur Analyse des unregelmäßigen Pulses.
Z Klin Med 37:475

WHO/ISFC TASK FORCE (1979): Classification of cardiac arrhythmias and conduction disturbances.
Am Heart J Vol 98:263

WILLEMS JL, ROBLES EO, BERNARD R, COUMEL P, FISCH C, KRIKLER D, MAZUR NA, MEIJLER FL, MOGENSEN L, MORET P, PISA Z, RAUTAHARJU M, SURAWICZ B, WATANABE Y, WELLENS HJJ (1985): Criteria for intraventricular conduction disturbances and preexcitation
J Am Coll Cardiol 5/6:1261

10 Durch Rhythmusstörungen ausgelöste Bewußtseinsstörungen

10.1 MORGAGNI-ADAMS-STOKES-(MAS-)Syndrom

Als MORGAGNI-ADAMS-STOKES- (oder als ADAMS-STOKES-)Syndrom werden die klinischen Folgeerscheinungen einer kurz dauernden zerebralen Minderdurchblutung aufgrund einer akuten Herzrhythmusstörung zusammengefaßt. Die meist lebensbedrohlichen und klinisch hochdramatischen Symptome sind in erster Linie abhängig von der Dauer der akuten Hirnischämie, aber auch vom vorbestehenden Funktionszustand der zerebralen Blutversorgung (Zerebralsklerose, Karotisstenose). Sie reichen von kurzdauerndem Schwindel und Schwarzwerden vor den Augen (Dauer des Kreislaufstillstandes 3–4s) über echten Bewußtseinsverlust bzw. Synkopen (10–20s) und Krämpfe (25–30s) bis zum Atemstillstand (60s) oder Exitus (kritische Grenze 3–4 min., kürzer bei vorgeschädigtem Hirnkreislauf). Definitive neurologische Störungen können, wenn die Anfälle sich häufen, zurückbleiben.

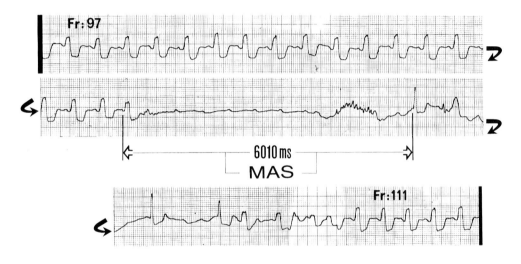

Abb. B.10.1 Lähmungsform des MORGAGNI-ADAMS-STOKES-Syndroms bei intermittierendem totalem AV-Block (MOBITZ II-Block). Nach dem Anfall kommt es zu einer reflektorischen Sinustachykardie.

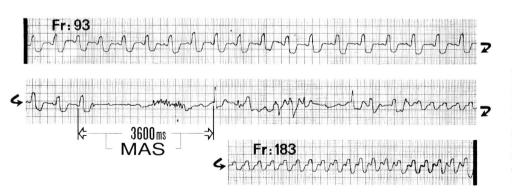

Abb. B.10.2 Mischform des MORGAGNI-ADAMS-STOKES-Syndroms (gleicher Patient wie bei Abb. B.10.1). Nach einer durch intermittierenden totalem AV-Block ausgelöste 3600 ms dauernde Kammerasystolie bildet sich eine Kammertachykardie mit einer Frequenz von 193/min aus.

469

Die Pathogenese der Anfälle besteht entweder in einem potentiell reversiblen Herzstillstand (**Lähmungsform** [Abb. B.10.1]) oder in einer durch sehr hohe Kammerfrequenzen (**Erregungsform**) bedingten massiven Verminderung des Herzminutenvolumens.

Lähmungs- und Erregungsform des MAS-Syndroms können auch nebeneinander auftreten (**Mischform des MAS-Syndroms** [Abb. B.10.2]), das heißt, ein Kammerstillstand kann ein Kammerflimmern auslösen, oder ein Kammerflimmern kann in einen Kammerstillstand übergehen.

Bei der Lähmungsform bzw. asystolischen oder adynamischen Form wird die Hirnischämie durch folgende nur im EKG sicher erfaßbaren Störungen verursacht:

1. Extrem bradykarder (< 20/min.) Sinusrhythmus oder ein langsamer Kammerersatzrhythmus bei totalem AV-Block (Oligosystolie [Abb. B.10.3]);

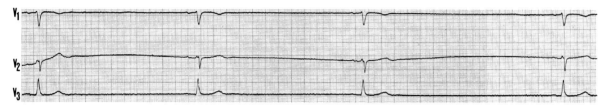

Abb. B.10.3 Sinusrhythmus mit einer Durchschnittsfrequenz von 20/min; sogenannte Oligosystolie.

2. Stillstand des ganzen Herzens (totale Asystolie) infolge Sinusstillstands oder sinuaurikulären Blocks ohne oder mit verspätet einspringendem (lange präautomatische Pause) AV-junktionalem oder ventrikulärem Ersatzrhythmus (Abb. B.10.4 und B.10.5);

3. Stillstand der Kammern (ventrikuläre Asystolie) bei AV-Block II. Grades Typ Mobitz II (Abb. B.9.28, B.10.1) und bei AV-Block III. Grades ohne oder mit intermittierend aussetzender tertiärer Automatie.

Allen Varianten der Lähmungsform gemeinsam ist demnach eine fehlende oder zuwenig ausgeprägte Kammerautomatie. Besonders bei plötzlich auftretenden oder zwischen unvollständigem oder vollständigem Grad hin und her wechselnden AV-Blockierungen erwacht die Kammerautomatie nicht immer schnell genug, so daß in der langen präautomatischen Pause ein MORGAGNI-ADAMS-STOKES-Anfall auftritt. Wird der AV-Block permanent, findet sich meistens auch eine stabile Kammerautomatie. Synkopen treten in diesen Fällen dann auf, wenn die Kammerautomatie infolge eines intermittierenden Austrittsblockes plötzlich ab- oder ausfällt (Block im Block). Die Vorhoftätigkeit wird während des Anfalles nicht unterbrochen; ihre Frequenz nimmt zu Beginn gewöhnlich leicht zu und fällt später wieder etwas ab.

Die Erregungsform bzw. hyperdynamische oder tachysystolische Form des MORGAGNI-ADAMS-STOKES-Syndroms basiert auf einer extrem beschleunigten Kammeraktivität. Für den Schweregrad der klinischen Symptome ist neben der Dauer der Störung hier vor allem das Ausmaß der Frequenzerhöhung entscheidend. Je nach Funktionslage der zerebralen Blutversorgung vor dem Anfall und auch je nach der kompensatorischen Erhöhung des peripheren Widerstandes (der Anfall tritt oft bei Beginn der Tachykardie auf und klingt trotz Persistenz derselben ab) liegt die kritische Kammerfrequenz bei 200–300/min. Folgende nur im EKG sicher erfaßbaren Störungen können ihr

zugrunde liegen:

1. Sehr hochfrequente supraventrikuläre Tachykardien;
2. paroxysmales Vorhofflimmern mit sehr hoher Kammerfrequenz (Vorhofflimmern bei WPW-Syndrom);
3. Vorhofflattern bei Übergang von 2:1- in 1:1-Leitung;
4. paroxysmale monomorphe und polymorphe Kammertachykardien und
5. Torsades-de-pointes-Kammertachykardien oder auch selbstlimitierende Episoden von Kammerflimmern (selten).

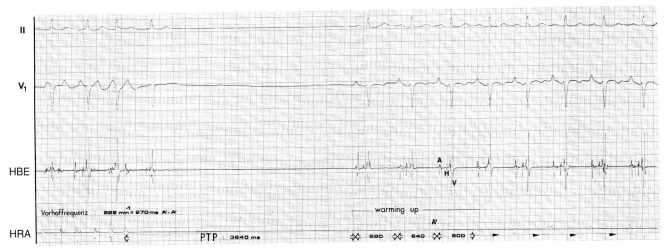

Abb. B.10.4 Lange posttachykardische Pause (PTP) nach einer Vorhoftachykardie.

Die klassische Form des MAS-Syndroms beruhte auf plötzlichen hochgradigen AV-Blockierungen, wobei es sich z.T. um Patienten mit permanentem AV-Block III° handelte, bei denen es intermittierend zu einem Verlust der Ersatztätigkeit kam. Nicht selten waren auch Torsades-de-pointes-Kammertachykardien in Gegenwart eines AV-Blocks II oder III° und Kammerbradykardie (Abb. B.10.6). Seitdem durch die weitverbreitete EKG-Diagnostik Leitungsstörungen häufig schon zu Beginn diagnostiziert werden und eine engmaschige Kontrolle des Patienten zur Folge haben, nimmt der Anteil hochgradiger AV-Blockierungen bei den Patienten mit rezidivierenden Synkopen deutlich ab. Es kommt in der Regel schon nach der ersten Synkope oder auch nur diskreter neurologischer Symptomatik zur Schrittmacher-Implantation. Ähnliches läßt sich auch für die Sinusknoten-Erkrankung zeigen (s.u.). Hier ist

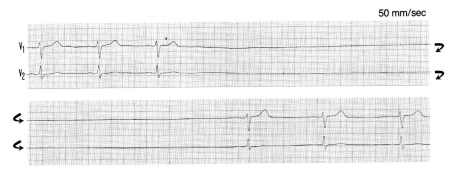

Abb. B.10.5 Effekt von Karotissinusmassage bei hypersensitivem Karotissinussyndrom: Sinusstillstand (Sinusarrest) von 8560 ms.

471

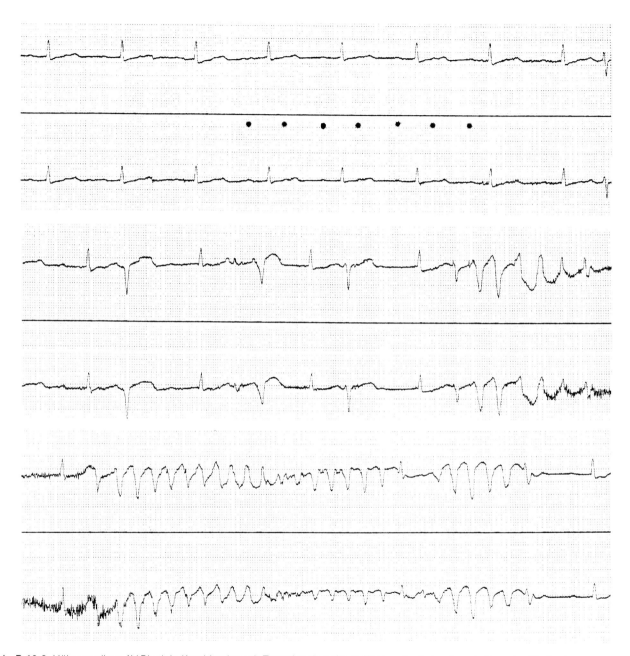

Abb. B.10.6 Höhergradiger AV-Block in Kombination mit Torsades-de-pointes-Kammertachykardien als Ursache für Synkopen. Als Grundrhythmus besteht ein Sinusrhythmus um 100/min. Bei 2:1-AV-Block beträgt die Kammerfrequenz 50/min. Ein ventrikulärer Bigeminus induziert »short-long-cycle-sequences«, was zu QT-Verlängerung und konsekutiver Torsades-de-pointes führt. (Auszug aus einer Langzeit-EKG-Registrierung, Registriergeschwindigkeit 25 mm/sec.)

es vor allen Dingen die routinemäßige Durchführung von Langzeit-EKGs zur Abklärung von Schwindel, die zur frühzeitigen Diagnose der Sinusknotenerkrankung und konsekutiver Schrittmacher-Implantation führt.

Seit Beginn der 80er Jahre gilt die elektrophysiologische Untersuchung als ein wichtiges Instrument zur weiteren Abklärung von Patienten mit Verdacht auf rhythmusbedingte Synkopen, wenn die bisherigen Untersuchungen, insbesondere das Ruhe- und Langzeit-EKG, keinen eindeutigen diagnostischen Hinweis erbracht haben. Der Wert der elektrophysiologischen Untersuchung ist vor allem dann sehr hoch, wenn es sich um Patienten mit struktureller Herzerkrankung, insbesondere mit Zustand nach Herzinfarkt, handelt. Durch programmierte Kammerstimulation werden bei entsprechenden Patienten dann häufig monomorphe Kammertachykardien induziert, was als spezifischer Befund zu interpretieren und Voraussetzung für eine Therapiefindung ist. Problematischer ist die Induktion von polymorphen Kammertachykardien oder gar Kammerflimmern bei Patienten mit bisher ausschließlichen Synkopen in der Vorgeschichte.

10.2 Karotissinussyndrom

Als Karotissinussyndrom bezeichnen wir das klinische Bild rezidivierender Schwindelzustände oder synkopaler Anfälle, die durch eine gesteigerte Reflexantwort der Barorezeptoren der Karotissinus bedingt sind. Typische Symptome sind das Auftreten von Schwindel, z. B. beim Rasieren oder Zuknöpfen eines zu engen Kragens, extreme Halsbewegungen (Dreh- als auch Streckbewegungen) gehen den Anfällen ebenfalls häufig voraus. Die Diagnose stützt sich auf die Anamnese, die einen Anhalt für bradykardieinduzierte Synkope bzw. Schwindelattacke ergibt, sowie auf den pathologischen Karotisdruckversuch (Abb. B.10.7). Im Normalfall führt die Karotissinusmassage nur

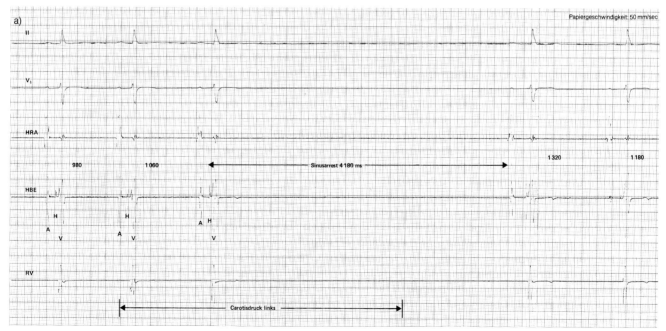

Abb. B.10.7 Hypersensitiver Karotissinusreflex.
a) Bei leichter Massage des linken Karotissinus kommt es zu einem Sinusarrest ohne Ersatzrhythmus für ca. 4,2 s.

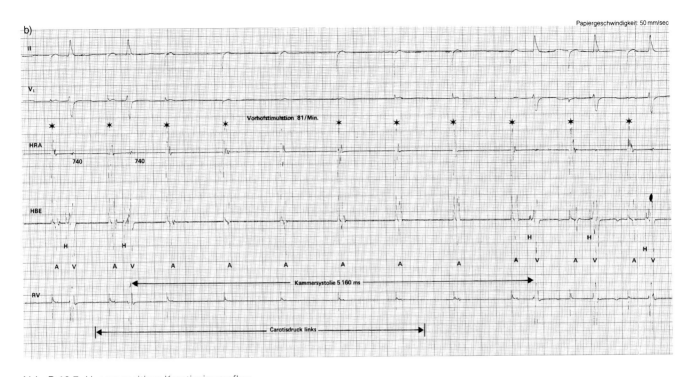

Abb. B.10.7 Hypersensitiver Karotissinusreflex.
b) Bei Wiederholung des Karotisdruckversuches unter konstanter Vorhofstimulation erkennt man eine Kammerasystolie von 5,16 s durch totalen AV-Block. Die pathologische Reflexantwort bezieht also nicht nur den Sinusknoten sondern auch den AV-Knoten ein.

zu einer geringfügigen Herzfrequenzabnahme (maximal 25 % der Ausgangsfrequenz) und zu einem geringen Blutdruckabfall (siehe auch Kapitel A.8.3.4.1). Beim hypersensitiven Karotissinusreflex kommt es hingegen zu Asystolie durch Sinusarrest oder hochgradigem AV-Block. Die Reflexantwort am AV-Knoten kann in der Regel erst dadurch demaskiert werden, wenn während des Karotisdruckversuchs die Vorhoffrequenz durch Stimulation konstant gehalten wird (Abb. B.10.7). Steht die Frequenzverlangsamung bzw. die Asystolie im Vordergrund, so spricht man von einem kardioinhibitorischen Typ, ist der Blutdruckabfall ausgeprägt bei nur geringer Herzfrequenzabnahme, so wird dies als vasodepressorischer Typ bezeichnet. Schließlich grenzt man noch einen zentralen Typ ab, bei dem weder Blutdruck- noch Herzfrequenzabfall sehr ausgeprägt sind und trotzdem neurologische Symptome auftreten. Die Karotissinusmassage sollte nicht kritiklos bei allen Patienten mit unspezifischem Schwindel eingesetzt werden, da dies zu einer Vielzahl falsch-positiver Ergebnisse und konsekutiver Schrittmacher-Implantation führt. So zeigten PFISTERER ET al. 1977, daß ein pathologischer Karotisdruckversuch schon bei 50jährigen in etwa 15 % gefunden wird, auch wenn keinerlei verdächtige Symptome bestehen. Bei 80–90jährigen steigt die Häufigkeit eines pathologischen Karotisdruckversuches sogar auf etwa 35 % an. Ein hypersensitiver Karotisreflex ist in den meisten Fällen mit einer Hypertonie und einer koronaren Herzerkrankung vergesellschaftet.
Therapie der Wahl ist die Implantation eines Schrittmachers, wobei in vielen Fällen ein VVI-Schrittmacher ausreicht. Die AV-sequentielle Stimulation durch DDI- bzw. DDD-Schrittmacher sollte dann angewendet werden, wenn neben der kardioinhibitorischen eine stärkere vasodepressorische Komponente vorhanden ist (siehe unten).

10.3 Sinusknotenerkrankung (sick sinus syndrome [SSS])

Neben den vegetativ ausgelösten Störungen der Sinusknotentätigkeit (Karotissinussyndrom) gibt es sinusale Störungen der Erregungsbildung und -leitung, denen eine organische Ursache zugrunde liegt. Sie treten unter verschiedenen Formvarianten häufig intermittierend auf und lassen sich generell unter dem Begriff »Sinusknotensyndrom«, »sick sinus syndrome« einordnen.

Die Sinusknotenerkrankung ist eine der häufigsten Ursachen für Schwindel und Synkopen insbesondere bei Patienten über 70 Jahre. Die Minderdurchblutung des Gehirns ist Folge extremer Bradykardie, intermittierendem Sinusstillstand und insbesondere auch einem Wechsel zwischen bradykarden Rhythmusstörungen und intermittierendem Vorhofflimmern (Bradykardie-/Tachykardiesyndrom). Insbesondere auch bei längeren Episoden von Vorhofflimmern kann es zu Thrombenbildung in den Vorhöfen und konsekutiven Embolien insbesondere ins Gehirn kommen.

Das sick-sinus-Syndrom kann also wie folgt manifestieren:

1. eine persistierende **Sinusbradykardie** (Abb. B.2.3);
2. Perioden von **Sinusknotenstillstand** (Abb. B.3.3, B.3.4 und B.10.5);
3. **Bradykardie-Tachykardie-Syndrom** (Abb. B.10.7 und B.10.8, B.10.9);
4. **sinuatrialer Block** (Abb. B.10.12).

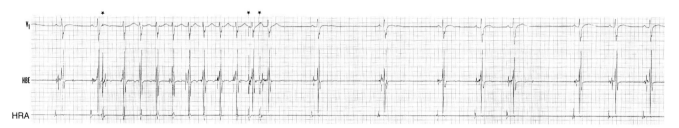

Abb. B.10.8 Durch Stimulation ausgelöste und eingestellte Re-entrant-Tachykardie bei longitudinaler Dissoziation des AV-Knotens. Der Tachykardie-(Re-entry-) Kreislauf anterograd via langsame (siehe die langen AH-Intervalle in HBE während der Tachykardie) und retrograd via schnelle Leitungsbahn; nach der Tachykardie langsame Sinustätigkeit mit Warming-up-Phänomen und einem SA-Block.

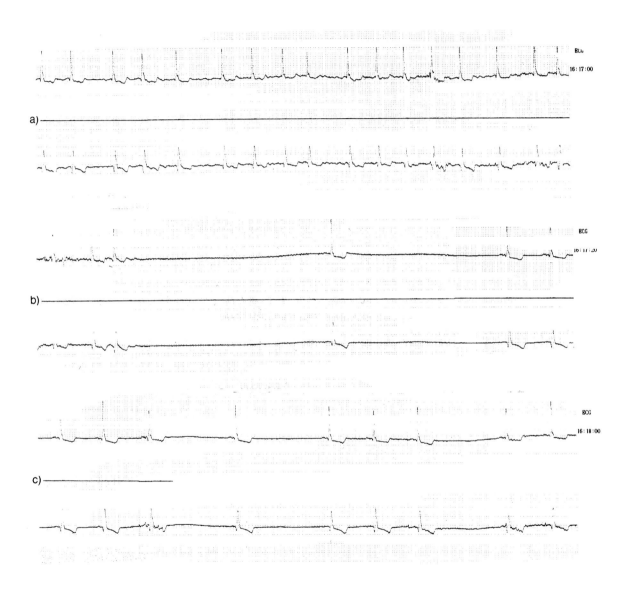

Abb. B.10.9 Sick sinus syndrome: Ausschnitt aus einer Langzeitspeicher-EKG-Aufzeichnung (Papiergeschwindigkeit 25 mm/s).
a) 16:17:00 Vorhofflimmern; b) 16:17:20 spontanes Ende des Vorhofflimmerns; nach einem asystolischen Intervall von ca. 5 Sekunden kommt ein 1. Sinusschlag; die darauffolgende Pause wird durch einen 4:1-SA-Block hervorgerufen; c) 16:18:00 SA-Blockierungen II. Grades Typ 2:1 und MOBITZ II.

Von der Definition her sollte begrifflich der sinuatriale Block als Erregungsleitungsstörung von der sinusalen Erregungsbildungsstörung abgegrenzt werden. Dagegen spricht auch nicht die Tatsache, daß eine Trennung klinisch durch das konventionelle EKG häufig nicht möglich ist. Der Sinusstillstand nach Elektrokonversion gehört zum gleichen Formenkreis dieses Krankheitssyndroms.

Pathophysiologisch darf als sicher angenommen werden, daß beim Sinusknotensyndrom in den meisten Fällen eine echte Erregungsbildungsstörung im Sinusknoten besteht, die durch eine primäre langsame Impulsbildung (langsame Phase-4-Depolarisation) eine Sinusbradykardie oder einen Sinusstillstand herbeiführt. Die gestörte Impulsweitergabe zum Vorhof bedeutet sinuatriale Blockbildung und wurde im Kapitel der »Störungen der Erregungsleitung« (Kapitel B.9.2) besprochen.

Die Ursachen für die Störung der Sinusknoten-Tätigkeit sind sicherlich mannigfaltig: Pathologisch-anatomisch findet man Sklerosierungen des Sinusknotens, Amyloid-Ablagerungen, Hinweise auf chronische Mangeldurchblutung der Sinusknotenarterie u.a. Je progredienter die Erkrankung wird, um so mehr nimmt die Funktion der Schrittmacherzellen ab, die Automatie kann schließlich vollkommen zum Erlöschen kommen.

Als Folge der Bradykardie können ektopische Zentren wirksam werden. Die Bradykardie führt darüber hinaus zu inhomogenen Refraktärperioden des Vorhofmyokards, wodurch Re-entry-Tachykardien wie Vorhofflattern und Vorhofflimmern begünstigt werden. Wechseln Bradykardie und Tachyarrhythmie ab, so spricht man von einem **Bradykardie-Tachykardie-Syndrom.**

Häufig kommt es beim Übergang von einer Tachyarrhythmie zu Sinusrhythmus zu einer länger anhaltenden Asystolie (posttachykarde Pause), die dann den Schwindel oder die Synkope des Patienten hervorruft (Abb. B.10.9). Häufig ist es auch die antiarrhythmische Therapie, die zur Behandlung tachyarrhythmischer Episoden eingesetzt wird, die dazu führt, daß eine beginnende Sinusknoten-Funktionsstörung manifest wird. Besonders lange präautomatische Pausen können dann auftreten, wenn eine antiarrhythmische Kombinationstherapie (z.B. Digitalis + Sotalol) sowohl die Sinusknoten-Automatie als auch potentielle Ersatzzentren unterdrückt.

Die Diagnose einer Sinusknotenfunktionsstörung ist vom Oberflächen-EKG her häufig unmöglich, da es keinerlei Auffälligkeiten zeigt. In längeren Rhythmusstreifen können jedoch manchmal schon Phasen von SA-Blockierungen oder Sinusarrest festgehalten werden. Die wichtigste diagnostische Maßnahme bei Verdacht auf »sick sinus syndrome« ist die Langzeitspeicher-EKG-Untersuchung über mindestens 24 Stunden, wodurch es in den meisten Fällen gelingt, auf die Krankheit hinweisende Rhythmusstörungen in Form von SA-Blockierungen, Phasen von Sinusarrest, Episoden von Vorhofflimmern oder anderen supraventrikulären Tachykardien zu dokumentieren (Abb. B.10.9, B.10.10). Weitere Möglichkeiten der Sinusknotenfunktionsprüfung stellen dar:

• Intrinsische Herzfrequenz: Durch Gabe von Betablocker (z.B. Metoprotol 0,2 mg/kg) und Atropin (0,04 mg/kg) läßt sich der Sinusknoten pharmakologisch »denervieren«, d.h., die dann zu beobachtende Herzfrequenz ist nicht mehr durch das vegetative Nervensystem moduliert, sondern repräsentiert die Automatie des Sinusknotens. Die intrinsische Herzfrequenz ist altersabhängig und läßt sich nach der Formel von JOSÉ wie folgt berechnen:

$$IHR = 118,1 - (0,57 \times Alter).$$

Liegt der berechnete Wert mehr als 15 % unterhalb der berechneten IHR, so gilt der Parameter als positiv im Hinblick auf eine Sinusknotendysfunktion.

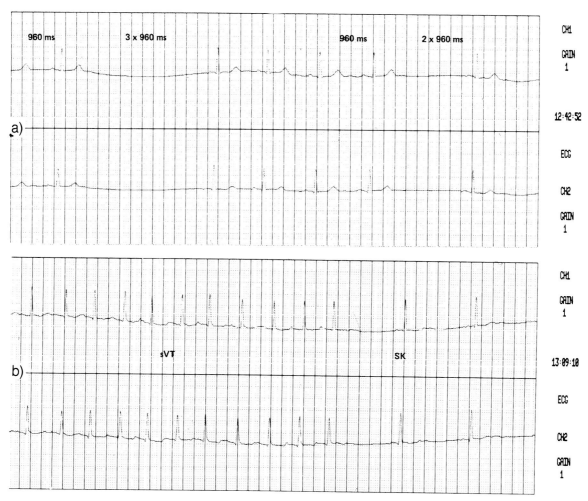

Abb. B.10.10 Sick sinus syndrome im Langzeit-EKG.
a) intermittierende SA-Blockierungen; b) paroxysmale supraventrikuläre Tachykardien (svT).

• Atropintest: Durch die Gabe von Atropin kommt es beim Gesunden zu einem sehr deutlichen Anstieg der Sinusknotenfrequenz. Auch wenn eine Vagusreizung Ursache für die Sinusbradykardie ist, läßt sie sich durch Atropin antagonisieren. Ein kranker Sinusknoten steigert seine Frequenz nur gering, häufig verzögert, gelegentlich auch gar nicht nach Atropingabe. Die Literaturangaben über die normale Frequenzsteigerung des Sinusknotens nach Atropin sind jedoch sehr unterschiedlich (+ 25 %, auf mindestens 90 oder 100/min., + 25 Schläge/min. usw.).

• Belastungs-EKG: Patienten mit Sinusknotenerkrankung zeigen häufig nur einen inadäquaten Herzfrequenzanstieg bei Belastung. Da ein Großteil der Patienten jedoch neben der Sinusknotenfunktionsstörung eine die Belastung limitierende kardiale Grunderkrankung hat oder aufgrund des Alters nur zu geringer körperlicher Leistung fähig ist, hat das Belastungs-EKG bei Verdacht auf »sick sinus syndrome« nur eine untergeordnete diagnostische Bedeutung.

478

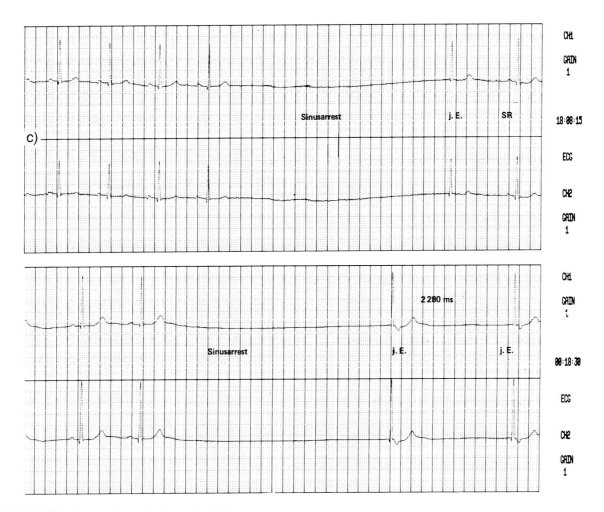

Abb. B.10.10 Sick sinus syndrome im Langzeit-EKG.
c) Episoden von Sinusarrest (j. E.: junktionale Ersatzschläge, zuletzt als Ersatzrhythmus mit einer CL von 2280 ms; beachte die retrograde Vorhoferregung).

• Sinusknotenerholungszeit (Abb. B.10.11 und B.10.12): Hochfrequente Vorhofstimulation führt zu einer temporären Unterdrückung der Sinusknotentätigkeit (overdrive suppression). Im Anschluß an die Stimulation kehrt die Schrittmachertätigkeit nach einer präautomatischen Pause zurück, wobei meistens typische »Warming-up-Phänomene« beobachtet werden. Liegt eine gestörte Sinusknotenfunktion vor, so sind verlängerte präautomatische Pausen häufig. Die Zeit von der letzten induzierten Vorhofsystole bis zum Wiederauftreten der Sinusknotentätigkeit wird als Sinusknotenerholungszeit bezeichnet. Normalwerte bei Sinusknotengesunden liegen um 1000–1100 ms, als Höchstwert werden allgemein 1500 ms akzeptiert. Da die Sinusknotenerholungszeit abhängig von der Grundfrequenz des Sinusknotens ist, empfiehlt sich, auch die korrigierte Sinusknotenerholungszeit anzugeben. Sie errechnet sich wie folgt:

479

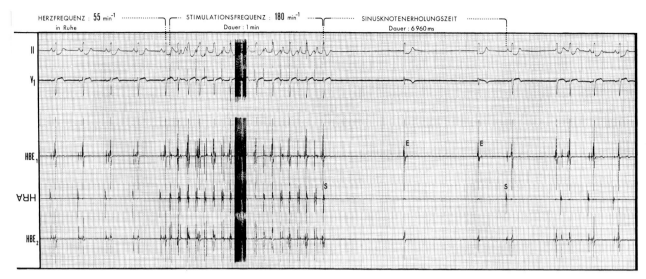

Abb. B.10.11 Pathologische Sinusknotenerholungszeit (SKEZ). In der langen poststimulatorischen Pause treten junktionale Ersatzschläge auf, die aber die Bestimmung der SKEZ nicht stören, da sie im AV-Knoten retrograd blockiert sind und keine Vorhoferregung auslösen (siehe HRA).

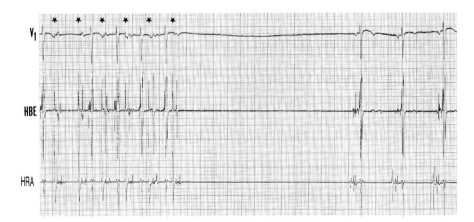

Abb. B.10.12 Pathologische SKEZ (5200 ms) ohne Ersatztätigkeit in Form eines 6:1-SA-Blockes nach der Vorhofstimulation.

$$KSKEZ = SKEZ - CL \text{ (CL = durchschnittliche Zykluslänge der Spontanaktivität).}$$

Oberste Grenzwerte liegen je nach Arbeitsgruppe zwischen 375 und 525 ms. In unserem Labor gilt eine korrigierte Sinusknotenerholungszeit über 500 ms als pathologisch. Patienten mit Sinusknotensyndrom haben überwiegend verlängerte Sinusknotenerholungszeiten. Deutlich verlängerte Sinusknotenerholungszeiten (über 2 s) weisen fast immer auf eine Sinusknotenfunktionsstörung hin, wobei Sinusknotenerholungszeiten bei schrittmacherpflichtigen Patienten signifikant länger sind als solche bei Patienten mit mäßig ausgeprägter Sinusknotendysfunktion. Der Nachweis einer verlängerten Sinusknotenerholungszeit ist somit ein sehr spezifischer Befund einer Sinusknotenfunktionsstörung. Auf der anderen Seite schließt eine normale Sinusknotenerholungszeit einen kranken Sinusknoten nicht aus. Angaben über die Häufigkeit abnorm verlängerter Erholungszeiten bei Sinusknotensyndrom schwanken zwischen 35 und 90 %. Eine Hauptursache für eine falsch-negative Sinusknotenerholungszeit dürften retrograde sinuatriale Leitungsblockierungen sein, so daß der Sinusknoten durch die Vorhofstimulation gar nicht depolarisiert wird. Die poststimulatorische Pause ist dann kürzer oder gleich der spontanen Zykluslänge, ein Warming-up-Phänomen wird nicht beobachtet (Abb. B.10.13). Neben einer pathologischen Sinusknotenerholungszeit weist auch das Auftreten sekundärer Sinuspausen im Anschluß an die hochfrequente Stimulation auf eine Sinusknotenfunktionsstörung hin. Dabei handelt es sich in erster Linie wahrscheinlich um sinuatriale Blockierungen.

• Sinuatriale Leitungszeit: Auf die Bestimmung der SALZ wurde oben schon hingewiesen (siehe Kapitel B.9.2). Bei Patienten mit Sinusknotenerkrankung ist dieser Wert meistens verlängert. Er kann als zusätzlicher Parameter zur Schrittmacher-Indikationsstellung herangezogen werden.

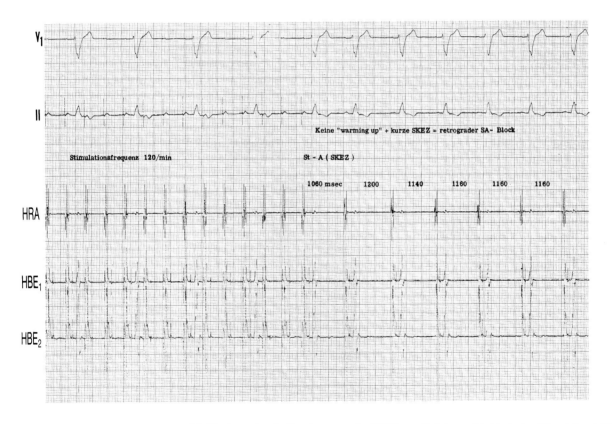

Abb. B.10.13 Beispiel eines retrograden SA-Blockes, der die Bestimmung der SKEZ unmöglich macht. Nach der Stimulation tritt der erste Sinusschlag vorzeitiger, als es der regelmäßigen Dauer des Sinuszyklus entspricht, auf und zeigt kein Warming-up-Phänomen; wegen eines retrograden SA-Blockes kann der Sinusknoten von der Vorhofstimulation nicht depolarisiert werden: Er schlägt weiter in seinem Eigenrhythmus und nimmt nach Abbruch der Overdrive-Stimulation wieder die Führung der Herztätigkeit ohne Änderung seiner Funktionseigenschaften auf.

Prognose und Therapie der Sinusknotenerkrankung

Die Prognose des Sinusknotensyndroms ist alleine von der kardialen Grunderkrankung, insbesondere dem Vorhandensein einer koronaren Herzerkrankung und/oder eines bedeutsamen Myokardschadens, abhängig. Fehlen Hinweise auf Koronarerkrankung und Myokardschaden, so entspricht der klinische Verlauf im Hinblick auf die Mortalität dem eines altersentsprechenden Vergleichskollektivs ohne Hinweise auf Sinusknotenerkrankung. Daraus ist zu schließen, daß die Prognose quoad vitam durch die Implantation eines Schrittmachers bei Sinusknotensyndrom nicht zu bessern ist. Zweifelsfrei kann jedoch die Lebensqualität symptomatischer Patienten durch einen Herzschrittmacher gebessert werden, da durch die antibradykarde Stimulation Schwindel und Synkopen verschwinden. Es besteht die eindeutige Indikation zur Implantation eines vorhofstimulierenden Systems, wobei in den meisten Fällen ein AAI-Schrittmacher, evtl. mit der Option der Frequenzanpassung (AAI-R-System) ausreichen sollte (s.u.). Die Häufigkeit des Übergangs in eine 2-Knoten-Erkrankung mit der Notwendigkeit einer zusätzlichen Kammerstimulation wird überschätzt.

Etwa 20 % der Patienten mit Sinusknotensyndrom entwickeln im weiteren Verlauf chronisches Vorhofflimmern, wodurch ein Teil der Patienten wieder asymptomatisch wird. Die frühzeitige Implantation eines vorhofstimulierenden Herzschrittmachers vermag bei einem Teil der Patienten den Übergang in chronisches Vorhofflimmern zu verhindern. Unter ausschließlicher Kammerstimulation tritt Vorhofflimmern hingegen signifikant häufiger auf und ist dann auch mit einer gehäuften Inzidenz von peripheren Embolien verknüpft. Trotz der inzwischen auch durch proskeptive randomisierte Untersuchungen eindeutig belegten Vorteile eines vorhofstimulierenden Herzschrittmachers bei Sinusknotenerkrankung betrug der Anteil der VVI- bzw. der VVI-R-Schrittmacher bei dieser Indikation 1995 in Deutschland noch fast 50 %.

Literatur

ADAMS R (1827): Cases of diseases of the heart, accompanied with pathological observations.
Dublin Hosp. Res. 4:396
ALPERT MA, CURTIS JJ, SANFELIPPO JF, FLAKER GC, WALLS JT, MUKERJI V, VILLARREAL D, KATTI SK, MADIGAN NP, MORGAN RJ (1987): Comparative survival following permanent ventricular and dual-chamber pacing for patients with chronic symptomatic sinus node dysfunction with and without congestive heart failure.
Am Heart J 113:958
ANDERSEN HR, THUESEN L, BAGGER JP, VESTERLUND T, THOMSEN PEB (1994): Prospective randomised trial of atrial versus ventricular pacing in sick-sinus syndrome.
Lancet 344:1523
BLÖMER H, WIRTZFELD A, DELIUS W, SEBENING H (1977): Das Sinusknoten-Syndrom.
Beiersdorf-Schriftenreihe, Dr. med. Straube-Verlag, Erlangen
BÜCHNER CH, THIERFELDER K (1982): Die klinische Relevanz des Karotisdruckversuchs bei der Indikation zur Schrittmachertherapie.
Herzschrittmacher 2:25
DELIUS W, WIRTZFELD A, SEBENING H, BLÖMER H (1975): Bedeutung der Sinusknotenerholungszeit beim Sinusknotensyndrom.
Dtsch Med Wschr 100:2305
DIMARCO JP, GARAN H, HARTHORNE W, RUSKIN JN (1981): Intracardiac elektrophysiologic techniques in recurrent syncope of unknown cause.
Ann Intern Med 95:542
FERRER MI (1974): The sick sinus syndrome.
Futura Publishing Co., Mount Kisko/New York
GUPTA PK, LICHTSTEIN E, BADUI E (1974): Appraisal of sinus nodal recovery time in patients with sick sinus syndrome.
Am J Cardiol 34:265

JENSEN G, SIGURD B, SANDOE E (1975): Adams-Stokes seizures due to ventricular tachydysrhythmias in patients with heart block: Prevalence and problems of management.
Chest. 67:43
JORDAN JL, MANDEL WJ (1995): Disorders of sinus function. In: Mandel W.J. (Ed.): Cardiac arrhythmias: mechanisms, diagnosis and management.
J.B. Lippincott, Philadelphia S. 245
KAPLAN BM, R. LANGENDORF R, LEV M, PICK A (1973): Tachycardia-bradycardia syndrome (so-called »sick sinus syndrome«).
Am J Cardiol 37:497
KAPOOR WN, KARPF M, WIEAND S, PETERSON JR, LEVEY GS (1983): A prospective evaluation and follow-up of patients with syncope
N Engl J Med 309:197
KULBERTUS HE (1983): Experience with permanent pacing in the sick sinus syndrome. In: Dreifus L.S. (Ed.): Pacemaker therapy.
FA Davis, Philadelphia S.189
LÜDERITZ B (1986): Herzschrittmacher. Therapie und Diagnostik kardialer Rhythmusstörungen.
Springer, Berlin/Heidelberg/New York
LÜDERITZ B (1986): Spezielle Syndrome. III. Karotis-Sinus-Syndrom. In: Lüderitz B. (Hrsg.): Herzschrittmacher. Therapie und Diagnostik kardialer Rhythmusstörungen.
Springer, Berlin/Heidelberg/New York S. 404
LÜDERITZ B (1986): Schrittmacherbehandlung. In: Lüderitz B. (Hrsg.): Herzschrittmacher. Therapie und Diagnostik kardialer Rhythmusstörungen.
Springer, Berlin/Heidelberg/New York S. 233
MANDEL WJ, HAYAKAWA H, DANZIG R, MARCUS HS (1971): Evaluation of sino-atrial node function in man by overdrive suppression.
Circ 44:59
MANOLIS AS, LINZER M, SALEM D, ESTES III NAM (1990): Syncope: Current diagnostic evaluation and management.
Ann Intern Med 112:850
MANOLIS AS (1993): The clinical spectrum and diagnosis of syncopyvasovagl syndrom: prolonged asystole provoced head up-tilt.
Herz 18:143
MOE T (1949): Morgagni-Adams-Stokes attacks caused by transient recurrent ventricular fibrillation in a patient without apparent organic heart disease.
Am Heart J 37:811
MORADY F, SHEN E, SCHWARTZ A, HESS D, BHANDARI A, SUNG RJ, SCHEINMAN MM (1983): Long-term follow-up of patients with recurrent unexplained syncope evaluated by electrophysiologic testing.
J Am Coll Cardiol 2:1053
MORGAGNI G (1769): »Letter the Ninth Which Treats Epilepsy«. In: De Sedibus et Causis Morborum, 1761. Alexander B. (Trans.): The seats and causes of diseases.
Millar and Cadell, London S.192
MORLEY CA, SUTTON R (1984): Carotid sinus syncope.
Intern J Cardiol 6:287
NARULA OS, SAMET P, JAVIER RP (1972): Significance of sinus node recovery time.
Circ 45:140
PFISTERER M, HEIERLI B, BURKART F (1977): Hypersensitiver Karotis-Sinus-Reflex bei älteren Patienten.
Schweiz Med Wschr 107:1565
RASMUSSEN K (1981): Chronic sinus node disease: Natural cause and indications for pacing.
Europ Heart J 2:455
ROSENQVIST M, BRANDT J, SCHÜLLER H (1986): Atrial versus ventricular pacing in sinus node disease: A treatment comparison study.
Am Heart J 111:292
SHAW DB, HOLMAN RR, GOWERS JI (1980): Survival in sinuatrial disorder (sick sinus syndrome).
Brit Med J 280:139
STEINBECK G (1986): Diagnostische Elektrostimulation. Bradykarde Rhythmusstörungen. 1.1 Sinusknotenfunktionsprüfung. In: Lüderitz B. (Hrsg.): Herzschrittmacher. Therapie und Diagnostik kardialer Rhythmusstörungen.
Springer, Berlin/Heidelberg/New York S. 51
STOKES W (1946): Observation on some cases of permanently slow pulse.
Quart J Med 2:73
STRAUSS HC, WALLACE AG (1978): Direct and indirect techniques in the evaluation of sinus node function. In: Wellens H.J.J., Lie K.I., Janse M.J.: The conduction system of the heart.
Martinus Nijhoff Medical Division, The Hague S. 227
WIRTZFELD A, SEBENING H (1973): Das Sinusknotensyndrom.
Dtsch Med Wschr 98:1

11 Schrittmachertherapie

Der erste Schrittmacher wurde Ende 1958 von den Schweden Senning und Elmquist implantiert, wobei die Batterie noch von außen aufgeladen werden mußte. Die Entwicklung des vollimplantierten batteriebetriebenen Schrittmachers war wenig später abgeschlossen. In den folgenden Jahren verlief die Entwicklung stürmisch: Schon 1963 stellten Nathan und Center ein erstes Zweikammersystem vor, 1964 waren bereits die festfrequenten, asynchronen Schrittmacher überholt, das »Demand-Prinzip« wurde eingeführt (eine ausführliche Darstellung der historischen Entwicklung findet sich u.a. bei Lüderitz 1986).

Zur Zeit dürften über 250.000 Schrittmacherpatienten in Deutschland leben, jährlich werden etwa 35.000 Erstimplantationen durchgeführt. Im Rahmen dieses EKG-Buches ist es nicht möglich, sämtliche im Zusammenhang mit der Schrittmachertherapie entstehenden Probleme zu diskutieren und abzuhandeln. Hier sei auf ausführliche Darstellungen (u.a. Chung 1995, Fischer und Ritter 1997, Lüderitz 1986, Stangel et al 1991) verwiesen. Aufgrund der großen Zahl der betroffenen Patienten ist es jedoch erforderlich, daß jeder praktizierende Arzt mit den wichtigsten Grundbegriffen der Schrittmacherbehandlung vertraut ist. Ferner soll an dieser Stelle ein Überblick über die Schrittmacherindikationen gegeben sowie das EKG des Schrittmacherpatienten beschrieben werden.

11.1 Indikation zur Schrittmachertherapie

An dieser Stelle sollen die Indikationen zur permanenten Schrittmacherbehandlung besprochen werden (Tab. B.11.1)

I. Symptomatische Bradykardie
   1. Sinusknotensyndrom
   2. Bradyarrhythmia absoluta
   3. AV-Block II. bis III. Grades

II. MAS-Anfälle (Schwindel, [Prä-]Synkopen)
   1. Sinusknotensyndrom (plötzliche SA-Blockierungen oder Sinus arrest, Tachykardie-Bradykardie-Syndrom)
   2. Paroxysmale AV-Blockierungen höheren Grades
   3. Karotissinussyndrom

III. Prophylaktische Indikationen (nicht unumstritten)
   1. Trifaszikulärer Block (HV-Intervall > 100ms bei komplettem LSB oder RSB + LAH/LPH)
   2. A- oder wenig symptomatische Sinusknotenerkrankung beim älteren Menschen
   3. Kongenitaler AV-Block III°
   4. Erworbener AV-Block III° ohne jegliche Symptomatik

Tabelle B.11.1 Indikation zur permanenten Schrittmachertherapie

11.1.1 Behandlung symptomatischer Bradykardien

Die Abnahme der Herzfrequenz unter einen »kritischen Wert« führt zu einer Reduktion des Herzzeitvolumens. Dabei ist dieser kritische Wert individuell sehr verschieden und u.a. vom Myokardzustand, einer begleitenden Klappen- oder Koronarerkrankung abhängig. Auch die Auswirkungen des verminderten Herzzeitvolumens auf den

Gesamtorganismus, insbesondere auch auf die zerebrale Durchblutung, sind nicht bei jedem Menschen gleich. Typische Zeichen einer erniedrigten zerebralen Durchblutung sind Schwindel und Synkope, das verminderte Herzzeitvolumen kann sich jedoch auch als Angina pectoris, Herzinsuffizienz, kardiogener Schock oder in Form allgemeiner Schwäche ausdrücken. Je geringer die Symptomatik ist, um so kritischer muß überlegt und überprüft werden, ob die Anhebung der Herzfrequenz durch einen Herzschrittmacher wirklich das klinische Problem löst. Treten Symptome nur intermittierend auf, so ist nach Möglichkeit der Zusammenhang zwischen bradykarder Herzrhythmusstörung und klinischen Symptomen zu belegen.

Die Sinusknotenkrankheit (unter Einschluß des Tachykardie-/Bradykardie-Syndroms) stellte auch 1995 die häufigste Indikation zur Schrittmachertherapie in Deutschland (ca. 38 % Erstimplantationen), gefolgt vom AV-Block III. Grades (ca. 25 %), der Bradyarrhythmia absoluta (ca. 25 %) sowie dem AV-Block II. Grades (ca. 12 % der Erstimplantationen).

Der Wert der Schrittmachertherapie in der Verbesserung der Symptomatik (insbesondere bei Schwindel und Synkope) ist unbestritten. Die Auswirkung auf die Lebenserwartung der Patienten muß differenzierter betrachtet werden. Gebessert wird die Prognose von Patienten mit MAS-Anfällen auf dem Boden plötzlicher hochgradiger AV-Blockierungen: Die 5-Jahres-Überlebensrate solcher Patienten stieg nach Einführung der Schrittmachertherapie von etwa 30 % auf über 60 % an, verglichen mit nur medikamentös behandelten Patienten. Für Patienten mit Sinusknotensyndrom gilt dies nicht; ihre Prognose ist in erster Linie von der zugrundeliegenden kardialen Erkrankung, insbesondere dem Vorhandensein einer koronaren Herzerkrankung oder einer Herzinsuffizienz, abhängig. Hingegen ist die Lebensqualität der mit Schrittmacher behandelten Patienten gegenüber solchen, die nur medikamentös behandelt wurden, eindeutig besser, denn nach Schrittmacherimplantation verschwinden weitgehend Synkope, Schwindelanfälle und transitorische ischämische Attacken. Auch nimmt die Neigung zu supraventrikulären Tachyarrhythmien, insbesondere zu Vorhofflimmern, nach Schrittmacherimplantation ab, wobei hier vorhofstimulierende Systeme solchen mit reiner Kammerstimulation eindeutig überlegen sind. Die geringere Inzidenz von Vorhofflimmern geht einher mit einem selteneren Auftreten zerebraler Embolien.

Eine niedrige Kammerantwort bei chronischem Vorhofflimmern (Bradyarrhythmia absoluta) kann ebenfalls zu neurologischen Symptomen wie Schwindel oder gar Synkopen führen. RR-Abstände von mehr als 3 s werden dann in der Regel während Langzeitspeicher-EKG gefunden. Beim asymptomatischen Patienten sollte der zufällige Nachweis eines langen RR-Intervalls im Zusammenhang mit einer absoluten Arrhythmie jedoch nicht zur Schrittmacherimplantation führen. In vielen Fällen geht die Bradyarrhythmia absoluta mit einer bedeutsamen myokardialen Schädigung einher. Anhebung der Herzfrequenz durch permanente Kammerstimulation kann dann zumindest vorübergehend die hämodynamische Situation bessern, insbesondere wenn unter Schrittmacherschutz erst eine Digitalisierung möglich wird. Die Prognose der Patienten wird jedoch auch nach Schrittmacherimplantation durch die Grunderkrankung bestimmt, die durchschnittliche 5-Jahres-Überlebensrate liegt nach Rettig et al nur um 50 %. Auch beim Karotissinussyndrom (siehe Kapitel B.10.2) gilt die Implantation eines Schrittmachers als Therapie der Wahl, wenn es sich um einen überwiegend kardioinhibitorischen Typ handelt (siehe oben). Bei gleichzeitig vorhandener vasodepressorischer Komponente kann jedoch die Symptomatik auch nach Schrittmacherimplantation bestehen bleiben. Es hat sich gezeigt, daß die vasodepressorische Komponente im Anfallsfall am besten dadurch »aufgefangen« wird, wenn ein AV-sequentieller Stimulationsmodus besteht (siehe unten).

11.1.2 Prophylaktische Schrittmachertherapie

Wie häufig Schrittmacherimplantationen bei Patienten ohne jegliche auf eine Bradykardie zu beziehende Symptomatik vorgenommen werden, ist nicht bekannt. Ihre Zahl wird auf etwa 5 % aller Implantationen geschätzt. Ziel der Behandlung ist die Prognoseverbesserung. Unsicherheit besteht nach wie vor darüber, bei welchen Patienten man erwarten kann, daß durch die Schrittmacherimplantation die Prognose verbessert oder zumindest das Auftreten bedeutsamer Symptome verhindert wird. Eine gewisse Einigkeit besteht darüber, daß der Nachweis eines AV-Blocks II. Grades Typ Mobitz II im His-Purkinje-System eine Indikation zur prophylaktischen Schrittmachertherapie darstellt. Über die Bedeutung der Schrittmacherbehandlung bei asymptomatischen Patienten mit verschiedenen Formen faszikulärer Blockierungen herrscht unverändert Unsicherheit, insbesondere auch deshalb, weil verschiedene Langzeitbeobachtungen unterschiedliche Ergebnisse erbracht haben. Hierbei ist auch nach wie vor nicht geklärt, inwieweit der Nachweis einer verlängerten Infra-His'schen Leitungszeit (HV-Intervall bei der elektrophysiologischen Untersuchung) als Entscheidungshilfe herangezogen werden kann. In einer älteren Untersuchung zeigten NARULA et al., daß bei Patienten mit Rechtsschenkelblock und linksanteriorem Hemiblock bei gleichzeitiger Verlängerung des HV-Intervalls (> 50 ms) die Mortalität ohne Schrittmacherbehandlung 10mal höher lag als bei vergleichbaren Patienten mit Rechtsschenkelblock und LAH ohne HV- Verlängerung (36 % gegenüber 3 %). Hingegen betrug die Mortalität einer Untergruppe mit HV-Verlängerung und Schrittmacherimplantation nur 13 %. An einem größeren Patientenkollektiv von 517 Patienten bestätigten Dhingra et al. die schlechtere Prognose von Patienten mit HV-Verlängerung und bifaszikulärem Block, wobei das jedoch zu Lasten der schwerwiegenderen und fortgeschritteneren Grundkrankheit, insbesondere auch der Koronararteriosklerose, ging. Die Progredienz zu höhergradigem AV-Block war während einer mittleren Beobachtungszeit von 3,4 Jahren klein, jedoch in der Gruppe mit verlängerter HV-Zeit signifikant größer (4,5 % gegenüber 0,6 %). Eine generelle Empfehlung zur prophylaktischen Implantation eines Herzschrittmachers bei der Konstellation bifaszikulärer Block + HV-Verlängerung leiten die Autoren bei der relativ geringen Inzidenz höhergradiger AV-Blockierungen nicht ab. Auch eine prospektive Untersuchung von McANULTY et al. bestätigte die geringe jährliche Inzidenz höhergradiger AV-Blockierungen bei chronischem bifaszikulären Block (ca. 1 % pro Jahr). Ein möglicherweise sehr hohes Risiko zur Progression eines totalen AV-Blocks haben jedoch solche Patienten, die ein HV-Intervall von mehr als 100 ms aufweisen. Das gleiche gilt wahrscheinlich für Patienten, bei denen durch hochfrequente Vorhofstimulation Infra-His'sche Blockierungen höheren Grades provoziert werden.
Trotz der oben diskutierten Unsicherheiten empfehlen wir in Übereinstimmung mit den Richtlinien zur Herzschrittmachertherapie der Deutschen Gesellschaft für Kardiologie, Herz- und Kreislaufforschung eine präventive Schrittmacher-Implantation bei

a) Rechtsschenkelblock + LAH/LPH oder komplettem LSB mit einem HV-Intervall von >100 ms;
b) bei bifaszikulärem Block + höhergradigem Intra- oder Infra-His'schem Block bei Spontanfrequenz oder hochfrequenter Vorhofstimulation.

Bestehen flüchtige neurologische Symptome, sollte die Schrittmacherindikation sicherlich eher großzügig gestellt werden. Besondere Vorsicht muß auch dann gelten, wenn bei beginnendem trifaszikulären Block eine Therapie mit Antiarrhythmika der Klasse I indiziert ist. Diese Medikamente beeinträchtigen die Erregungsausbreitung im His-Purkinje-System weiter und können so einen latenten Block in einen manifesten überführen. Die Injektion von 25–50 mg Ajmalin wird von einigen Autoren als Provokationstest zur Demaskierung latenter Infra-His'scher Leitungsstörungen benutzt; der Wert dieses Tests ist jedoch umstritten.
Auch bei Patienten mit Sinusknotenfunktionsstörung ohne darauf direkt zu beziehende Symptome kann gelegentlich eine prophylaktische Schrittmacherimplantation erforderlich werden. Eine Notwendigkeit ist dann gegeben,

wenn zusätzlich Betablocker oder die Sinusknotenfunktion weiter verschlechternde Antiarrhythmika gegeben werden sollen. Die Anhebung der Herzfrequenz im Zusammenhang mit einer manifesten Herzinsuffizienz, z.B. bei einer Kardiomyopathie, kann ebenfalls notwendig sein, auch wenn die Bradykardie als solche nicht zu neurologischen Erscheinungen geführt hat. Ferner sollte eine prophylaktische Schrittmacherbehandlung bei alten Patienten mit zerebrovaskulärer Insuffizienz überlegt werden, wenn immer wieder längere asystolische Pausen von über 2 s dokumentiert werden. Eindeutige elektrophysiologische Kriterien, die bei der Indikationsstellung zur Schrittmacherbehandlung bei asymptomatischen oder nur wenig symptomatischen Patienten helfen könnten, existieren nicht.

11.2 Grundbegriffe der Schrittmachertherapie

Unipolare/bipolare Stimulation

Grundsätzlich kann die Stimulation über eine unipolare oder auch eine bipolare Schrittmacherelektrode erfolgen. Bei der unipolaren Stimulation ist die Kathode (negativer, differenter Pol) die Elektrodenspitze, während die Anode (positiver, indifferenter Pol) das Schrittmachergehäuse darstellt. Bei der bipolaren Stimulation ist der indifferente, positive Pol in die Schrittmacherelektrode integriert und nur wenige Millimeter von der Kathode entfernt. Die Vorteile der unipolaren Elektrodenausführung sind zum einen ein geringerer Durchmesser und größere Bruchsicherheit, zum anderen liegt die Reizspannungsschwelle gegenüber der bipolaren Stimulation etwas niedriger, ferner ist die Detektionsempfindlichkeit für endokardiale Signale größer. Die letztere Eigenschaft bedingt jedoch auch eine größere Störanfälligkeit in bezug auf externe Signale, elektromagnetische Felder oder auch Muskelpotentiate. Bei einem Großteil der heute angebotenen Schrittmachersysteme ist nach der Implantation sowohl der Stimulationsmodus als auch die Art der Wahrnehmung (unipolar vs. bipolar) programmierbar. Voraussetzung für die Durchführung einer solchen Programmierung ist dann jedoch selbstverständlich die vorherige Implantation einer bipolaren Elektrode.

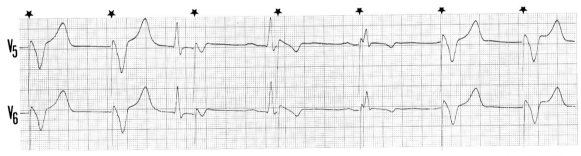

Abb. B.11.1 Starrfrequente Schrittmacherstimulation. Die Schrittmacherimpulse erscheinen unabhängig von dem Grundrhythmus und lösen, wenn sie nicht in die Refraktärperiode der Spontanschläge fallen, eine ventrikuläre Kontraktion aus.

Asynchrone (starrfrequente) Stimulation, Bedarfs-(Demand-)Stimulation, getriggerte (synchrone) Stimulation

Bei der starrfrequenten oder asynchronen Stimulation werden mit einer fixen Schrittmacherfrequenz Impulse abgegeben, die immer dann zu einer Antwort auf Vorhof-oder Kammerebene führen, wenn der entsprechende Herzteil nicht refraktär ist (Abb. B.11.1). Es handelt sich dabei praktisch um ein künstliches parasystolisches Zentrum mit

Eintrittsblock. Starrfrequente Schrittmachersysteme stellen heute einen Anachronismus dar und werden nicht mehr implantiert. Die meisten modernen Aggregate sind jedoch vorübergehend in starrfrequente Stimulationsweise zu programmieren, was gelegentlich von Vorteil sein kann, wenn man z. B. im Zusammenhang mit einer elektrochirurgischen Behandlung Störungen des Schrittmachersystems erwarten kann. Darüber hinaus wird bei der Schrittmacherfunktionskontrolle durch Magnetauflegen kurzzeitig eine starrfrequente Stimulation durchgeführt (siehe unten; Abb. B.11.2).

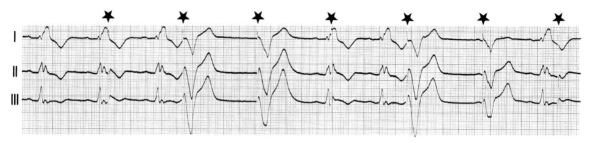

Abb. B.11.2 Prüfung der Funktion eines Bedarfsschrittmachers bei hoher Eigenfrequenz durch Ausschalten der Bedarfsfunktion mit Magnet.

a

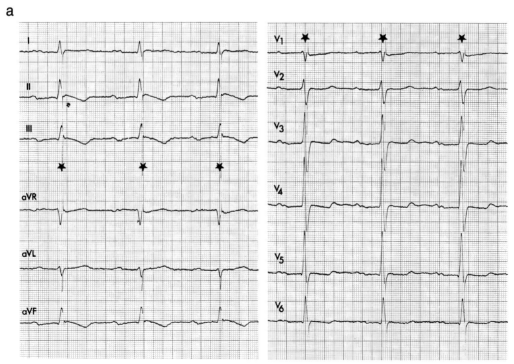

Abb. B.11.3 Kammerschrittmacher in VVT-Funktion bei einem Patienten mit rezidivierenden Synkopen: Der Schrittmacher stimuliert etwa 40 ms nach R noch in die absolute Refraktärperiode. Eine Kammerdepolarisation erfolgt dadurch nicht (a);

b

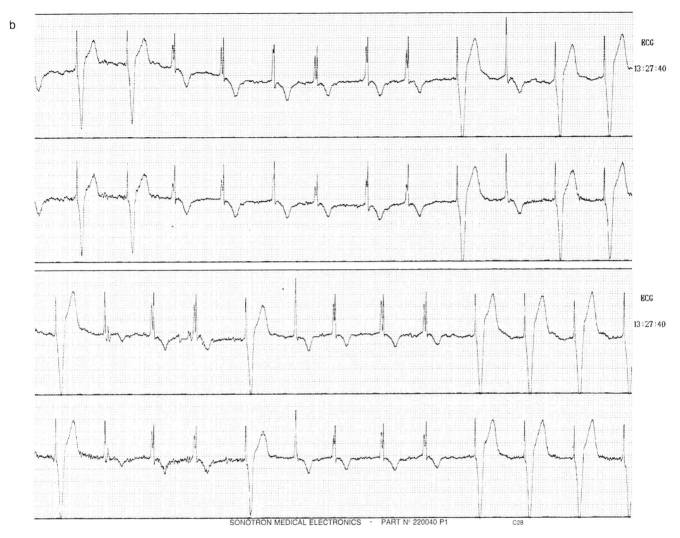

ECG

13:27:40

ECG

13:27:40

SONOTRON MEDICAL ELECTRONICS - PART N° 220040 P1   C28

Abb. B.11.3 b) Langzeit-EKG-Aufzeichnung: Fällt das Triggersignal bei Abfall der Eigenfrequenz unter die Schrittmacher-Programmfrequenz, erfolgt Kammerstimulation (es handelt sich um einen anderen Patienten als unter a).

Bei der getriggerten, synchronen Stimulation löst das gesenste intrakardiale Signal (R- oder P- Welle) eine Schrittmacherstimulation aus, die unmittelbar im Anschluß an das gesenste Signal erfolgt. Der abgegebene Impuls erreicht das Myokard jedoch während der absoluten Refraktärzeit und bleibt somit ohne Antwort (Abb. B.11.3a). Fällt die Spontanfrequenz unter die programmierte Basisfrequenz des Schrittmachersystems, so stimuliert der Schrittmacher mit der programmierten bzw. eingestellten Basisfrequenz festfrequent (Abb. B.11.3b). Nachteil dieser Stimulationsweise ist der hohe Energieverbrauch, da ja auch während ausreichender Spontanfrequenz Impulse

489

abgegeben werden. Der getriggerte Stimulationsmodus kann gelegentlich gewählt werden, wenn durch Muskelartefakte eine Inhibition des Schrittmachers erfolgt und dadurch symptomatische Asystolien entstehen.

Die heute am häufigsten benutzte Stimulationsweise sowohl in Kammer- als auch in Vorhof-Position stellt die R-Zacken- bzw. P-Wellen-inhibierte Funktionsweise dar (Abb. B.11.4). Dabei wird das Schrittmacheraggregat durch die Wahrnehmung intrakardialer Signale inhibiert und somit ausgeschaltet. Die Stimulation beginnt, wenn nach einem wahrgenommenen Eigenimpuls eine Pause verstreicht, die größer als das Basisstimulationsintervall des Schrittmachers ist.

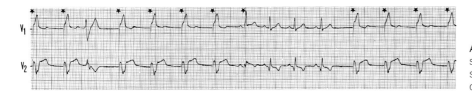

Abb. B.11.4 Stimulation mit Bedarfsschrittmacher. Spontanschläge – Extrasystole oder Sinusrhythmus – schalten die Schrittmachertätigkeit aus.

Hysterese

Bei einer Reihe von Aggregaten ist eine sogenannte Hysterese zu programmieren. Dadurch ist es möglich, daß die Eigenfrequenz auch unter die programmierte bzw. eingestellte Schrittmacherstimulationsfrequenz abfällt (Abb. B.11.5). Erst wenn eine kritische untere Spontanfrequenz erreicht wird, setzt der Schrittmacher ein und stimuliert dann mit einer höheren, vorher programmierten Frequenz. Vorteil einer solchen Hystereseschaltung ist die Begünstigung der eigenen Herzaktivität bzw. die Verhinderung unnötiger Interferenzen zwischen Spontanaktivität und Schrittmacherrhythmus. Das kommt vor allem dann zum Tragen, wenn Patienten überwiegend einen ausreichenden Eigenrhythmus haben, gelegentlich jedoch durch Sinusknotenstillstand, z.B. im Rahmen eines hypersensitiven Karotissinussyndroms oder plötzliche AV-Blockierungen, eine Kammerstimulation benötigen.

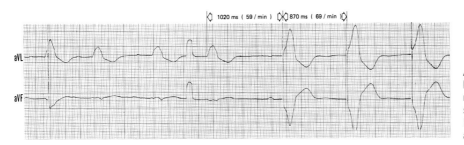

Abb. B.11.5 Schrittmacher mit Frequenzhysterese. Der Schrittmacher beginnt nach einem RR-Ausfall von 1020 ms zu stimulieren und gibt dann Impulse in Intervallen von 870 ms (Frequenz 69/min.) ab.

Empfindlichkeit (»sensitivity«)

Die Empfindlichkeit des Schrittmachersystems entscheidet, welche intrakardialen Signale detektiert werden können. Hohe Empfindlichkeit bedeutet in diesem Zusammenhang das Erkennen auch kleiner intrakardialer Signale, ist die Sensitivität gering, werden auch größere Signale unter Umständen nicht erkannt und führen dann zu einem Fehlverhalten des Demand-Schrittmachers durch vorzeitige Stimulation. Die meisten Schrittmachersysteme sind

490

heute in bezug auf ihre Eingangsempfindlichkeit programmierbar, wobei der Bereich in der Regel zwischen 0,5 und 6 mV liegt. Ist die Empfindlichkeit zu hoch, sind Inhibitionen des Systems durch Muskelpotentiale oder andere Störsignale häufig (»oversensing«) (Abb. B.11.6), bei zu geringer Empfindlichkeit kann es zu unerwünschter Stimulation unmittelbar im Anschluß an Eigenaktionen (normale oder auch ektope QRS-Komplexe) kommen. Besonders problematisch kann die Programmierung der optimalen Empfindlichkeit bei Vorhofschrittmachern sein, da die P-Welle ja nur eine sehr geringe Amplitude hat.

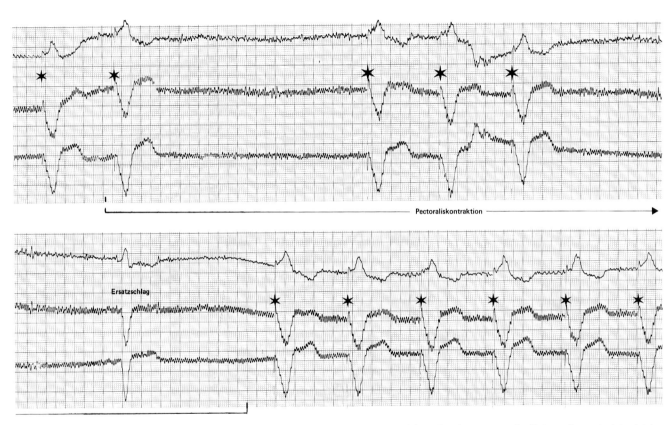

Abb. B.11.6 Inhibition eines VVI-Schrittmachers durch Sensen von Muskelpotentialen: das Anspannen der Pektoralismuskulatur inhibiert das Schrittmachersystem, es kommt zu asystolischen Intervallen von fast 3 s.

Refraktärzeit

Jeder Schrittmacher besitzt eine Refraktärperiode, die in der Regel zwischen 200 und 500 ms liegt und bei vielen Schrittmachern heute stufenweise zu programmieren ist. Diese Zeit ist definiert als das poststimulatorische Intervall, in dem eine Triggerung der Detektionseinheit des Schrittmachers (Sensing) nicht erfolgen kann. Dadurch wird z.B. verhindert, daß eine Inhibition des Aggregates durch Repolarisationsvorgänge (T-Welle) erfolgen kann.

Impulsamplitude, Impulsbreite

Impulsbreite (in ms) und Impulsamplitude (in Volt) bestimmen den »Output« des Schrittmachers. Beide Parameter sind heute in aller Regel programmierbar. Eine Herunterprogrammierung der Impulsamplitude ist möglich, wenn nach anfänglicher postoperativer Reizschwellenerhöhung die chronische Reizschwelle nach ein bis drei Monaten erreicht ist. Durch entsprechende Umprogrammierung wird die Stimulationsenergie geringgehalten und die Lebensdauer des Aggregates erhöht.

Impulsintervall, Schrittmacherfrequenz

Heutige Schrittmachersysteme haben einen programmierbaren variablen Frequenzbereich. Dabei ist die Zykluslänge umgekehrt proportional der Stimulationsfrequenz. (s.a. Kap. A.25)

11.3 Schrittmacher-Code, SM-Funktionsweisen

Die Funktionsweise eines Schrittmachersystems wird heute üblicherweise mit einem 3–5-Buchstaben-Code beschrieben, wobei dem Punkt 5 eine untergeordnete Bedeutung beikommt. Der 1. Buchstabe bezeichnet den Stimulationsort (V = Ventrikel, A = Vorhof, D = Vorhof und Ventrikel), der 2. Buchstabe den Ort des Sensing (im Ventrikel, im Vorhof, im Ventrikel + Vorhof), der 3. Buchstabe kennzeichnet die Betriebsart (I = inhibiert, T = getriggert, D = R-Zacken-inhibiert, P-Wellen-getriggert auf Kammerebene, P-Wellen-inhibiert auf Vorhofebene). Der 4. Buchstabe beschrieb ursprünglich, ob ein Schrittmacher einfach oder multiprogrammierbar war und ob er Telemetriefunktionen hatte. Heute dient er praktisch ausschließlich dazu, die Möglichkeit der Frequenzadaptation (rate response) anzuzeigen. In solchen Fällen folgt den ersten 3 Buchstaben ein R. Der 5. Buchstabe beschreibt antitachykarde Funktionen, die jedoch heute in antibradykardie Schrittmacher kaum noch inkorporiert werden, sondern Teilfunktionen implantierbarer Kardioverter/Defibrillator-Systeme darstellen (s.u.).

Ein DDD-Schrittmacher besitzt die weitestgehendsten Funktionssmöglichkeiten und ist im Prinzip in alle anderen Funktionsweisen programmierbar.

AAI-Funktion

Der Schrittmacher arbeitet als Vorhof-Demand-Schrittmacher (Abb. B.11.7). Die Elektrode ist üblicherweise im rechten Vorhof (Herzohr oder freie Wand) verankert. Der Stimulus wird abgegeben, wenn die Vorhoffrequenz unter die eingestellte Interventionsfrequenz des Aggregates abfällt. Vorhofextrasystolen inhibieren das Aggregat. Indikation zur AAI-Stimulation ist in erster Linie das Sinusknotensyndrom, insbesondere die pathologische symptomatische Sinusbradykardie ohne begleitende AV-Knoten-Leitungsstörung. AAI-Schrittmacher machten 1995 jedoch nur 2,6 % der implantierten Schrittmachersysteme aus.

VVI-Funktion

Ventrikel-Demand-Schrittmacher sind nach wie vor die am häufigsten implantierten Systeme (1995 ca. 55 %). Die Schrittmacherelektrode liegt in der Regel endokardial im rechten Ventrikel. Der Schrittmacher wird durch Kammerdepolarisationen inhibiert (Abb. B.11.4).

Abb. B.11.7 Funktionsweise eines Schrittmachers in Vorhofposition (AAI). Im Anschluß an eine Episode mit Vorhofflimmern kommt es zuerst zu einer Sinusaktion (SR), dann jedoch wahrscheinlich zu Sinusstillstand, so daß der Vorhofschrittmacher in Aktion tritt. Während des Vorhofflimmerns und der Sinusaktion ist der Schrittmacher inhibiert. (E: Eichzacke)

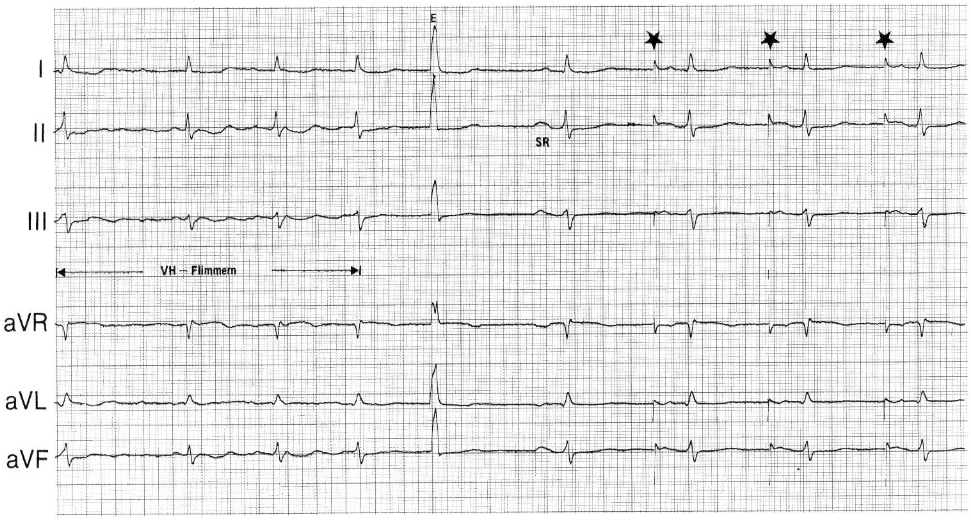

DDD-Funktion

Aggregate mit der Möglichkeit der DDD-Stimulation wurden zu Beginn der 80er Jahre eingeführt. Während 1988 erst 10,9 % aller in Deutschland implantierten Schrittmachersysteme DDD-Schrittmacher waren, betrug ihr Anteil bei Erstimplantationen 1995 bereits ca. 40 %. An den Universitätszentren und auch am Herz-Zentrum Bad Krozingen lag ihr Anteil immer deutlich höher. 2/3 aller 1996 am Herz-Zentrum Bad Krozingen implantierten Herzschrittmacher waren DDD-Systeme. Ein DDD-Schrittmacher kann im Vorhof und in der Kammer sowohl sensen als auch stimulieren, die Kammerantwort erfolgt nach gesenstem Vorhofereignis getriggert (Abb. B.11.8a und b). Der Vorhof wird nur dann stimuliert, wenn die eigene Sinusknotenfrequenz unter die programmierte Interventionsfrequenz herabsinkt (Abb. B.11.8c). Die Kammerstimulation erfolgt dann nach einem programmierbaren AV-Intervall (PQ-Delay). Ist die AV-Knotenleitung des Patienten intakt bzw. rascher als das programmierte AV-Delay, so wird die Kammerstimulation unterdrückt. Da die Kammerstimulation getriggert erfolgt, folgt sie sämtlichen Vorhoferregungen bis zu einer programmierbaren maximalen Frequenz (tracking limit), so daß eine physiologische Herzfrequenzsteigerung bei Belastung erfolgt (Abb. B.11.11b). Wichtigste Indikation zur Implantation eines DDD-Schrittmachers ist der AV-Block II. und III. Grades mit intakter Sinusknotenfunktion. Weitere etablierte Indikationen stellen das Schrittmachersyndrom unter VVI-Stimulation dar sowie die pathologische Sinusbradykardie bei der Sinusknotenerkrankung, wenn gleichzeitig eine AV-Knotenleitungsstörung besteht. Die physiologische, AV-sequentielle Stimulation mit synchronisierter Vorhof- und Kammertätigkeit ist vor allem auch bei Patienten mit Herzinsuffizienz von Bedeutung. Die grundsätzliche Implantation eines DDD-Systems bei der Sinusknotenerkrankung lehnen wir in Übereinstimmung mit anderen Arbeitsgruppen ab. Hier reicht in vielen Fällen ein AAI-System aus. Umstritten ist die Bedeutung AV-sequentieller Stimulation bei Karotissinussyndrom (siehe oben). Ist die vasopressorische Komponente stark ausgeprägt, so kann im Bedarfsfall die beste Hämodynamik durch eine AV-sequentielle Stimulation gewährleistet sein, weshalb im Einzelfall statt eines VVI-Systems ein DDD-System indiziert sein kann.

DDD-Schrittmacher sind grundsätzlich auch in andere Funktionsweisen umzuprogrammieren:

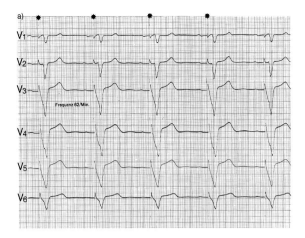

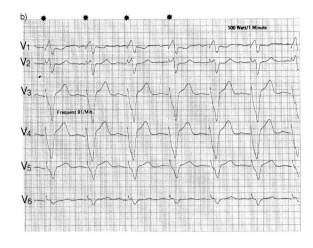

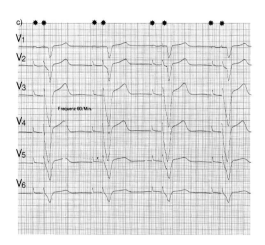

Abb. B.11.8 Funktionsweise eines DDD-Schrittmachers.
a) Die Sinusknotenfrequenz liegt oberhalb der untersten programmierten Interventionsfrequenz. Im Anschluß an die gesensten Vorhofsignale erfolgt eine Kammerstimulation mit dem programmierten AV-Delay (vorhofgesteuertes Kammer-Pacing); **b)** bei Belastung Anstieg der Sinusknotenfrequenz auf 91/min. Auf jede gesenste Vorhofaktion erfolgt eine Kammerstimulation; **c)** während der Erholungsphase Abfall der Spontanfrequenz unter die programmierte Interventionsfrequenz von 60/min. Nun wird auch der Vorhof mit der programmierten Interventionsfrequenz von 60/min. stimuliert, nach einem AV-Delay von 160 ms erfolgt die Kammerstimulation (AV-sequentielles Pacing).

DDI-Funktion

Der Schrittmacher ist in der Lage, sowohl im Vorhof als auch in der Kammer zu detektieren und auch zu stimulieren. Die Kammerstimulation ist jedoch nie vorhofgetriggert, d.h. hochfrequente Vorhofaktivität wird nicht durch schnelle Kammerstimulation beantwortet. Der DDI-Modus kann von Vorteil sein, wenn intermittierende Vorhofarrhythmien ein Problem darstellen. Im Falle von Vorhofflimmern verhält sich der Schrittmacher dann wie ein VVI-System.

DVI-Funktion

Bei dieser Funktionsart findet im Vorhofteil kein Sensing mehr statt. Eine Umprogrammierung in DVI-Funktion kommt nur dann in Frage, wenn auf Vorhofebene Detektionsprobleme entstehen. Werden auf Ventrikelebene elektrische Ereignisse gesenst, wird sowohl der Vorhof- als auch der Kammerkanal inhibiert.

VAT-Funktion

Aggregate mit dieser Funktionsweise wurden bereits Anfang der 60er Jahre entwickelt und implantiert, sie stellen die ersten Zweikammerschrittmacher dar. Dabei wird die Vorhofaktion gesenst, die Kammerstimulation erfolgt dann getriggert. Eine Detektionsmöglichkeit auf Kammerebene hingegen besteht nicht. Indikation zur Implantation solcher Systeme war der totale AV-Block. Aufgrund der großen Nachteile durch fehlendes Kammersensing wird eine solche Funktionsart heute nicht mehr gewählt.

VDD-Funktion

DDD-Schrittmacher sind auch in VDD-Funktion zu programmieren. Die Vorhofelektrode dient dann nur noch der Detektion von Vorhoferregungen, die Kammerstimulation erfolgt vorhofgesteuert. Ein Vorteil zur DDD-Stimulation besteht eigentlich nicht.
Neuerdings werden jedoch auch VDD-Schrittmacher angeboten, die keine eigene Vorhofelektrode mehr benötigen. Statt dessen benutzen diese Schrittmachersysteme eine tripolare Elektrode, wobei über die unipolare Spitze in der Kammer detektiert und stimuliert wird und ein ca. 10 bis 15 cm weiter proximal davon angebrachtes bipolares Elektrodenpaar die Vorhofaktivität detektiert. Die Indikation zur Implantation eines VDD-Systems mit tripolarer Elektrode ist die AV-Knoten-Erkrankung bei erhaltener Sinusknoten-Funktion. Der Marktanteil solcher VDD-Systeme wächst ständig und dürfte derzeit bei etwa 5 % der Neuimplantationen liegen.

Aktivitätsanpassung (Frequenzadaptation, R-Funktion)

Die frequenzadaptive Stimulation sowohl im Ein- als auch im Zweikammerbereich ist die jüngste Entwicklung in der Herzschrittmachertechnologie. Voraussetzung war die Integration von Sensoren in das Herzschrittmachersystem, die auf verschiedenste Art und Weise körperliche Aktivität wahrnehmen. Die Physiologie und auch die Technologie ist dermaßen komplex, daß es unmöglich wäre, im Rahmen dieses Kapitels auch nur einen Eindruck zu verschaffen. Es seien deshalb an dieser Stelle nur die wichtigsten Sensoren bzw. physiologischen Meßgrößen erwähnt. Den bisher weitesten Einsatz haben Systeme erfahren, die in den Schrittmacher Beschleunigungsaufnehmer integriert haben, die bei körperlicher Belastung aktiviert werden, was dann für eine Frequenzbeschleunigung des Schrittmachers ausgenutzt werden kann. Mitte der 80er Jahre wurden Schrittmacher eingeführt, die atmungsgesteuert sind, wobei z.T. die Atemfrequenz, z.T. auch nur die thorakale Impedanz gemessen wird. Die Messung der zentralen Blutkörpertemperatur wurde erstmals 1976 von CSAPO et al. zur Steuerung einer frequenzadaptiven Schrittmachertherapie vorgeschlagen und im weiteren Verlauf in mehreren Systemen verwirklicht. Voraussetzung ist hier eine spezielle Stimulationssonde, in deren Kopf auch ein entsprechender Thermistor integriert ist. Das QT-Intervall stellt ebenfalls eine Meßgröße dar, die sich unter Einfluß von Katecholaminen unter Belastung im Sinne einer Verkürzung verändert. Die QT-zeit-gesteuerten Schrittmacher setzen diese Verkürzung in eine Frequenzsteigerung um. Die bisher genannten Systeme haben klinische Verbreitung gewonnen, wobei die mittels Beschleunigungaufnehmer ausgestatteten Schrittmacher den größten Marktanteil besitzen. Grundsätzlich – und z.T. auch schon in kleineren Serien realisiert – sind auch andere physiologische Parameter, insbesondere hämodynamische Meßgrößen wie rechtsarterialer Druck, Kontraktilitätsindizes und anderes mehr, erfaßbar und in einen Schrittmacher integrierbar. Für ausführliche Darstellungen des Problems der frequenzadaptiven Stimulation sei u.a. auf die Darstellung von Stangel, Heuer u. Wirtzfeld (1991) sowie Fischer und Ritter (1996) verwiesen.

Automatisches »Mode-switching«

Neigt ein Patient mit höhergradigem AV-Block und normaler Sinusknotenfunktion gleichzeitig zu paroxysmalem Vorhofflimmern, so kommt es nach Implantation eines DDD- oder auch VDD-Systems im Falle von Vorhofflimmern zu

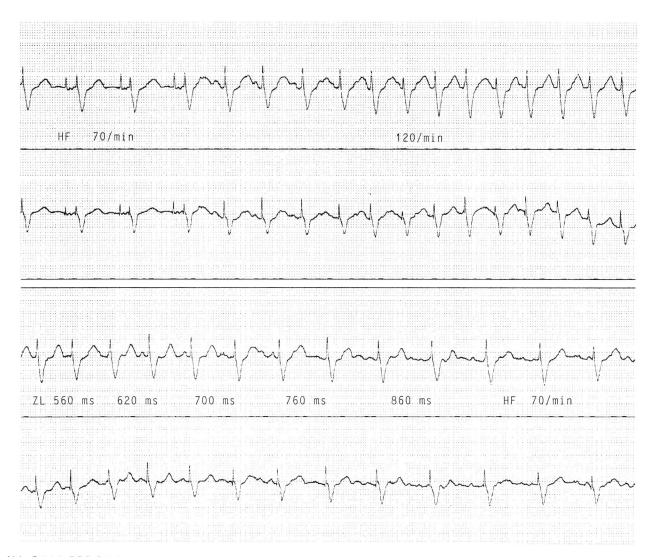

Abb. B.11.9 DDD-Schrittmacher mit der Option des »mode-switchings«.
Zu Beginn besteht AV-sequentielle Stimulation mit einer Frequenz von 70/min. Es kommt dann zu einer atrialen Tachyarrhythmie, der Schrittmacher stimuliert kurze Zeit am »Tracking-Limit« (120/min.). Die Detektion der hohen atrialen Frequenz führt zu »mode-switch«, die Kammerfrequenz wird schrittweise auf die Ausgangs-Herzfrequenz zurückgeführt. Während der VVI-Stimulation ist das zugrunde liegende Vorhofflimmern/-flattern gut erkennbar.

Tachyarrhythmien der Kammer entsprechend der einprogrammierten maximalen Folgefrequenz des Schrittmachers (Tracking-Limit). Ein automatisches Mode-switching kann für solche Patienten von großem Vorteil sein Abb. B.11.9). Werden hochfrequente Vorhofaktivitäten detektiert, so verläßt der Schrittmacher den DDD- bzw. VDD-Modus zugunsten des DDI- oder VDI-Modus, evtl. verknüpft mit der R-Funktion (VDI-R oder DDI-R). Mode-switching-Optionen werden inzwischen von den meisten Herstellern angeboten, wobei die Algorithmen sehr unterschiedlich sind.

11.4 Beurteitung der Funktion des Schrittmachers aufgrund des konventionellen EKG, Schrittmacherkontrolle

Die Funktionstüchtigkeit des Schrittmachers sollte regelmäßig in 6- bis 12-monatigen Abständen überprüft werden. In den meisten Fällen wird diese Kontrolle an den implantierenden Schrittmacherzentren durchgeführt, jedoch sollte jeder praktizierende Arzt in der Lage sein, mit einem normalen EKG eine intakte oder auch fehlerhafte Schrittmacherfunktion zu erkennen. Dies gilt insbesondere für Einkammersysteme, die ja unverändert die große aller Schrittmachersysteme darstellen. Um einen Befund korrekt erheben zu können, müssen dem Arzt eine Reihe von Angaben zur Verfügung stehen, die in der Reget aus dem Schrittmacherausweis des Patienten ersichtlich sind:

1. Typ des Schrittmachers;
2. Zeitpunkt der Implantation oder des Aggregatwechsels;
3. Art und Lokalisation der Stimulation;
4. programmierte Frequenz;
5. Magnetfrequenz;
6. Escape-Intervall der Stimulation (Hysterese) und
7. Austauschkriterien (Hinweise auf Aggregat- bzw. Batterieerschöpfung).

Das EKG eines Patienten mit einem Einkammersystem (AAI- oder VVI-Funktion) ist gekennzeichnet entweder durch reine Schrittmachertätigkeit oder einen Wechsel zwischen spontanen und durch den Schrittmacher induzierten Herzaktionen. Im ersten Fall kann nur die Pacing-Funktion des Schrittmachers überprüft werden, im Falle von vorherrschendem bzw. ausschließlichem Eigenrhythmus erlaubt das EKG ohne zusätzliche Manipulationen nur eine Aussage über das Sensingverhalten des Schrittmachers. Im Falle eines Wechsels zwischen Eigenaktionen und Schrittmacherrhythmus kommt es ferner üblicherweise zu Fusionsschlägen, bei denen der QRS-Komplex oder die P-Welle mehr oder weniger stark deformiert ist. Liegen ausschließlich Eigenaktionen vor, so empfiehlt es sich, die Funktionstüchtigkeit des Systems dadurch zu überprüfen, in dem man durch Karotissinusmassage die Herzfrequenz so weit verlangsamt, daß diese unterhalb der Interventionsfrequenz des Schrittmachers liegt.
Eine weitere Möglichkeit, das Stimulationsverhalten des Schrittmachers zu überprüfen, stellt der Magnettest dar. Durch Auflage eines Magneten auf die Haut oberhalb des Aggregates wird die Funktionsweise des Schrittmachers auf asynchrone Stimulation (VOO, AOO) gestellt (Abb. B.11.2). Die Frequenz der Stimulation ist typenbedingt unterschiedlich, sie kann höher, gleich oder auch niedriger als die Interventionsfrequenz des Schrittmachers liegen. Aufgrund der starrfrequenten Stimulationsweise sieht man Spikes, die durch den normalen EKG-Zyklus hindurchwandern und nur dann zu einer Kammerantwort führen, wenn der Stimulus das Myokard außerhalb der Refraktärperiode erreicht. In den meisten Fällen geht die Abnahme der Magnetfrequenz parallel zur Abnahme der Batteriespannung, so daß hier eine leichte Methode zur Erkennung von Batterieerschöpfung besteht. Der Magnet sollte so lange aufgelegt bleiben, bis man Aktionen außerhalb der Refraktärperiode des entsprechenden Herzabschnittes   497

mit nachfolgendem Capture dokumentiert hat. Durch die Umschaltung des Schrittmachers in asynchrone Stimulationsweise können bei Kammerstimulation einzelne Stimuli in die sogenannte vulnerable Phase einer Normalaktion fallen und so Kammertachykardien oder gar Kammerflimmern auslösen. Obwohl diese Komplikation sicherlich eine Rarität darstellt, sollte die Schrittmacherkontrolle mit Magnettest nur dann durchgeführt werden, wenn ein Defibrillator zur Verfügung steht.

Neben den oben dargestellten Funktionskontrollen, die in erster Linie bei Einkammersystemen zur Anwendung kommen, haben moderne Schrittmachersysteme eine eingebaute Telemetrie, mit deren Hilfe verschiedene Schrittmacherparameter ständig kontrolliert werden können (z. B. Batteriespannung, Elektrodenwiderstand u.a.). Die Weiterentwicklung der Mikroelektronik macht es darüber hinaus möglich, in den Schrittmacher zunehmend Speicherfunktionen zu integrieren, die dem Arzt bei der Kontrolluntersuchung detaillierte Informationen zur Stimulationshäufigkeit, aber auch zu dem Auftreten von Tachykardien oder das intrinsische Herzfrequenzspektrum geben. Diese Kontrollen können in der Regel nur am kardiologischen Zentrum bzw. Implantationszentrum oder bei einem entsprechend ausgebildeten und ausgerüsteten Facharzt erfolgen.

Das EKG des Schrittmacherpatienten

Die Konfiguration der P-Welle als auch des QRS-Komplexes der Normalaktion wird durch die Anwesenheit eines ventrikulären Schrittmachersystems in der Regel nicht beeinflußt. In den meisten Fällen kommt es hingegen unter permanenter Schrittmacherstimulation zu einer unspezifischen Veränderung der Kammerendteile: Die ST-Strecke ist häufig leicht gesenkt, die T-Welle präterminal oder – seltener – auch terminal negativ. Die Ursache für diese Repolarisationsstörung ist nach wie vor nicht eindeutig geklärt (Abb. B.11.10).

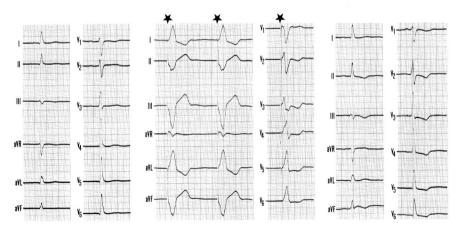

Abb. B.11.10 Ausbildung einer diffusen T-Negativität mit geringer ST-Senkung nach acht Monaten Schrittmachertherapie.

Bei rechtsventrikulärer Stimulation sind die QRS-Komplexe linksschenkelblockähnlich deformiert, wobei die QRS-Konfiguration jedoch nicht nur vom Stimulationsort, sondern auch durch den Myokardzustand und die dadurch bedingte Erregungsausbreitung modifiziert werden kann. Erfolgt die Stimulation in der Spitze der rechten Kammer, so ist die Haupt-QRS-Achse superior und nach links gerichtet, bei einer mehr basalen Stimulation kann in der Frontalebene eine normale Haupt-QRS-Achse vorhanden sein. Treten bei rechtsventrikulärer Stimulation rechtsschenkelblockähnliche QRS-Komplexe auf, so muß an eine Elektrodenperforation gedacht werden (Abb. B.11.11). Bei linksventrikulärer Stimulation haben die QRS-Komplexe rechtsschenkelblockähnliche Morphologie, die Haupt-QRS-Achse richtet sich nach dem Ort der Stimulation im linken Ventrikel. Permanente linksventrikuläre Stimulation kommt jedoch praktisch nicht vor.

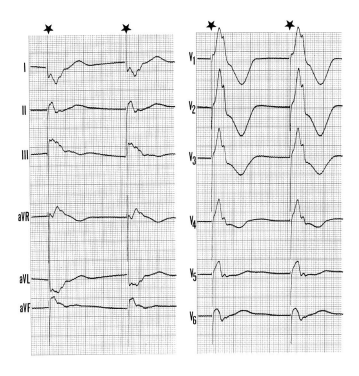

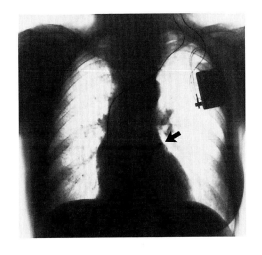
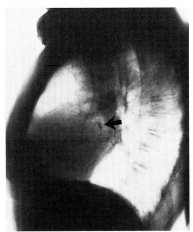

Abb. B.11.11 Linkskammerstimulation durch Elektrodendislokation. Die Elektrode hat sich von der rechten Kammer in den rechten Vorhof, durch ein Foramen ovale in den linken Vorhof und in die linke Kammer geschoben.

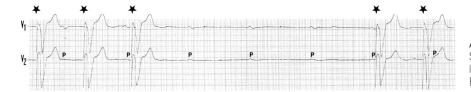

Abb. B.11.12 Bei Ausschalten der Schrittmachertätigkeit mit externer Stimulation tritt bei diesem Patienten ein AV-Block III. Grades ohne Ersatztätigkeit auf.

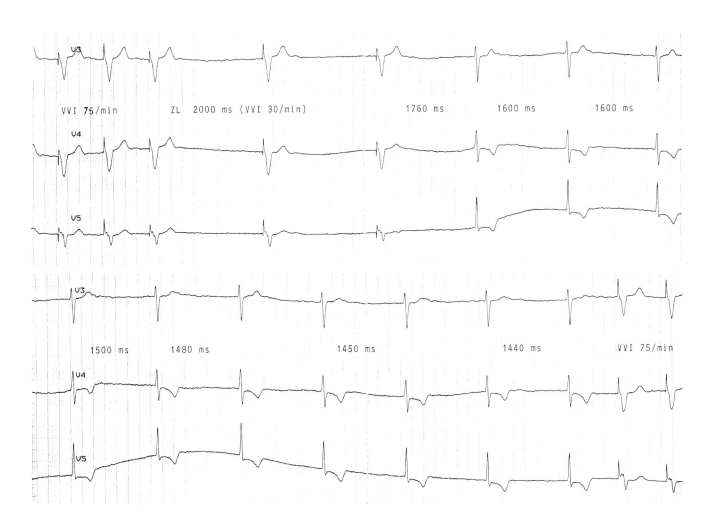

Abb. B.11.13 Überprüfung des Eigenrhythmus bei einem Patienten mit AV-Block III° nach His-Bündel-Ablation. Zu Beginn reine Kammerstimulation mit der Interventionsfrequenz von 75/min. Die Zunahme der Zykluslänge auf 2000 ms ist Folge der Herunterprogrammierung der Interventionsfrequenz auf 30/min. Beim 6. QRS-Komplex handelt es sich um einen ersten junktionalen Ersatzschlag. Der junktionale Ersatzrhythmus zeigt ein typisches Warming-up mit Abnahme der Zykluslänge von 1600 auf 1440 ms.

Bei permanenter Elektrosystolie besteht bei Bedarfsschrittmachern die Möglichkeit, durch externe Stimulation das Aggregat zu inhibieren. Dadurch kann der aktuelle Rhythmus des Patienten analysiert werden, auch wenn zum Zeitpunkt der Kontrolle eine Elektrosystolie herrscht. Insbesondere bei AV-Block III. Grades sind jedoch durch die permanente Schrittmacher-Stimulation potentielle Ersatzzentren unterdrückt, so daß bei abrupter Inhibierung des Schrittmachers eine Kammerasystolie besteht Abb. B.11.12). Günstiger ist es, den Herzschrittmacher in seiner Interventionsfrequenz auf z.B. 30/min. herunterzuprogrammieren, um so den Ersatzzentren die Möglichkeit zur spontanen Depolarisation zu schaffen. Abb. B.11.13)

Die Beurteilung des Eigenrhythmus von Herzschrittmacher-Trägern kann auch dann von großem Nutzen sein, wenn z.B. der Verdacht auf akuten Myokardinfarkt besteht.

Erkennen wichtiger Fehlfunktionen im EKG:

Oversensing: Der Schrittmacher wird inadäquat inhibiert; als Störsignale kommen in erster Linie patienteneigene Muskelpotentiale oder auch T-Wellen in Frage, seltener externe Störfelder (elektromagnetische Felder) (Abb. B.11.14).

Undersensing: Der Schrittmacher nimmt intrinsische P-Wellen oder R-Zacken nicht wahr, so daß es zu einer unberechtigten Impulsabgabe kommt. Neben den dadurch bedingten subjektiven Palpitationen für den Patienten kann es selten auch zur Induktion von tachykarden Vorhof- oder Kammerarrhythmien, im schlimmsten Fall zu Kammerflimmern kommen (Abb. B.11.15).

Stimulationsausfall (»Exit-block«): Der abgegebene Schrittmacher-Impuls führt nicht zu einer Depolarisation des entsprechenden Herzabschnittes (Vorhof oder Kammer), ist also ineffektiv. Als Ursache kommt eine falschprogram-

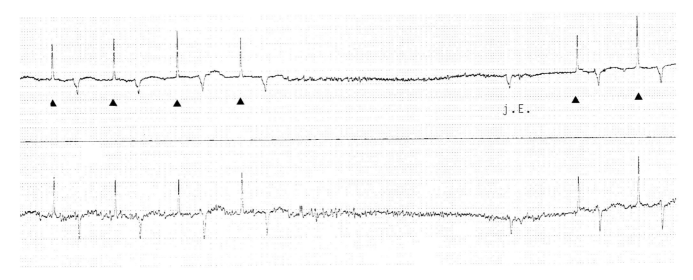

Abb. B.11.14 Oversensing.
Zu Beginn besteht Vorhofstimulation mit einer Frequenz von 66/min. Die große Amplitude der Schrittmacher-Spikes weist darauf hin, daß es sich um ein unipolares System handelt. Nach dem 4. QRS-Komplex kommt es zu einer Asystolie von ca. 4 Sekunden, bevor ein junktionaler Ersatzschlag die Pause beendet. Anschließend wieder einwandfreie Vorhofstimulation. Die hochfrequente Artefaktüberlagerung des EKGs deutet auf Inhibition des Schrittmachers durch Muskelpotentiale hin.

501

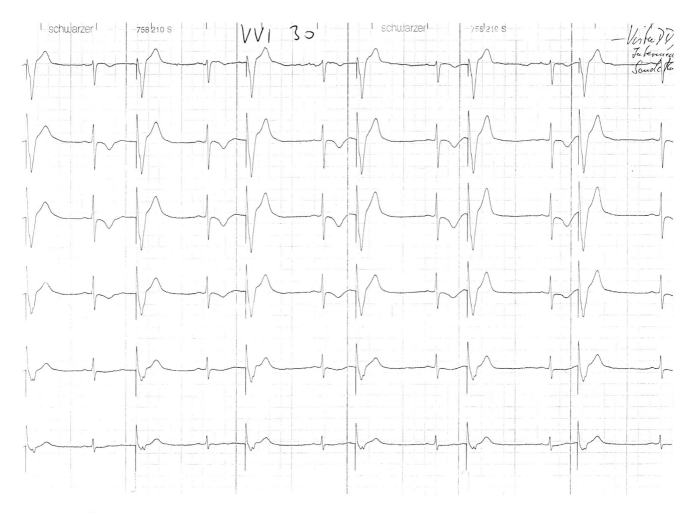

Abb. B.11.15 Undersensing.

mierte Impulsstärke mit zu geringer Energieabgabe, ein myokardialer Reizschwellenanstieg oder auch ein Elektrodenbruch in Frage (Abb. B.11.16).

Schrittmacher-Tachykardie: Häufigste Ursache ist das Auftreten von Vorhofflimmern oder -Flattern bei Patienten, die mit einem DDD-Schrittmacher versorgt sind. Ist der Schrittmacher nicht mit einem Fall-back- oder Modeswitch-Algorithmus ausgestattet, so stimuliert er im Falle einer Vorhofarrhythmie entsprechend seiner programmierten maximalen Synchronfrequenz, er stimuliert am »Tracking-Limit« (Abb. B.11.17).

Selten geworden sind sog. »Endless Loop«-Tachykardien (ELT) (Synonym: Pacemaker Mediated Tachycardia, PMT). Sie können z.B. dadurch entstehen, daß eine ventrikuläre Extrasystole nach retrograder VA-Leitung von der atrialen

502

Elektrode detektiert wird, woraufhin sofort wieder eine getriggerte Kammerstimulation erfolgt. Wird diese ebenfalls zum Vorhof zurückgeleitet, kommt es zu u.U. anhaltenden Tachykardien. Moderne Schrittmacher haben Algorithmen, eine ELT zu erkennen und rasch zu beenden.

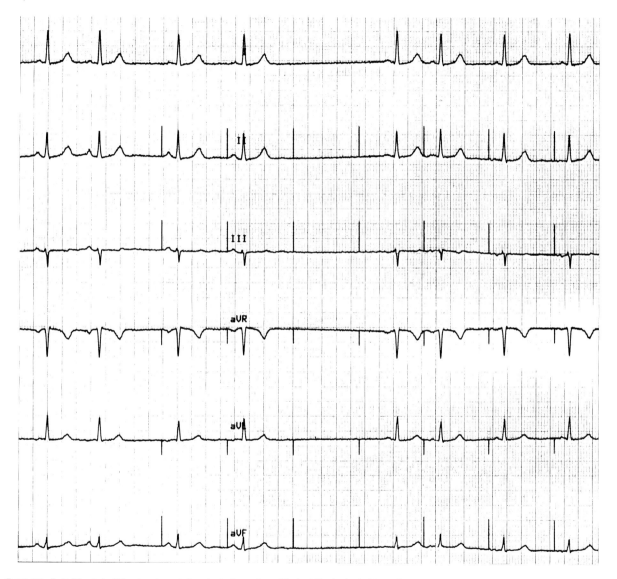

Abb. B.11.16 Exit-Block bei Zustand nach Implantation eines Vorhof-Bedarfschrittmachers.
Zu Beginn finden sich Eigenaktionen in etwas wechselnder P-Morphoplogie, der Vorhof-Bedarfschrittmacher ist inhibiert. Nach einem Hysterese-Intervall von 1080 ms kommt es zu Schrittmacherstimulation (Vorhofstimulation) mit der Programmfrequenz von 60/min. (Stimulationsintervall 1000 ms). Der 3. und 4. abgegebene Schrittmacher-Spike führt nicht zu einer Vorhofdepolarisation, es ist stattdessen ein SA-Block erkennbar.

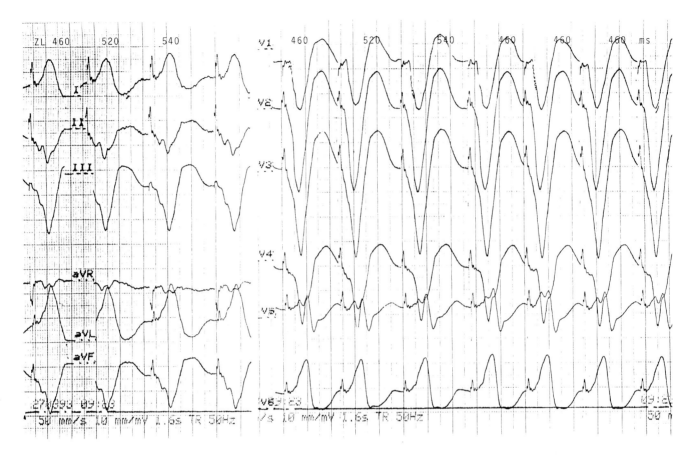

Abb. B.11.17 »Schrittmacher-Tachykardie«.

Man erkennt eine Tachykardie mit breitem QRS-Komplex, wobei jedem Kammerkomplex ein Schrittmacher-Spike vorausgeht. Die Zykluslänge ist nicht regelmäßig, sie beträgt zwischen 460 und 540 ms entsprechend einer mittleren Frequenz um 125/min. Die Ursache für die Tachykardie ist zugrunde liegendes Vorhofflimmern. Die Kammerstimulation erfolgt im Bereich des Tracking-Limits. Die unregelmäßigen Kammeraktionen erklären sich durch wechselndes Wahrnehmungsverhalten im Bereich des Vorhofkanals.

Literatur

ALT A, BLÖMER H (1985) (HRSG.): Herzschrittmachertherapie in der Praxis.
Tempo Medical, München
ALT E, BEHRENBECK DW, FISCHER W, SCHORN A, SCHMITT HT, SONNTAG F (1995): Empfehlungen zur Schrittmachernachsorge –
Zusammenarbeit zwischen implantierendem Krankenhaus und niedergelassenen Kollegen bei der Nachsorge von Schrittmacherpatienten
Z Kardiol 84:420

AWENHAUS H (1985): Indikationen für DDD-Schrittmacher. In: Alt A., Blomer H. (Hrsg.): Herzschrittmachertherapie in der Praxis.
Tempo Medical, München S. 102

BAROLD SS (1995): The Fourth Decade of Cardiac Pacing: Hemodynamic, Electrophysiological, and Clinical Considerations in the Selection of the Optimal Pacemaker. In: Zipes D.P., Jalife J. (Eds.): Cardiac Electrophysiology, From Cell to Bedside.
W.B. Saunders Philadelphia London Toronto, S. 1366

BEHRENBECK DW, SOWTON E, FONTAINE G, WINTER UJ (EDS.) (1985): Cardiac pacemakers.
Steinkopff Darmstadt

BERNSTEIN AD, CAMM AJ, FLETCHER RD, GOLD RD, RICKARDS AF, SMYTH NPD, SPIELMAN SR, SUTTON R (1987): The NASPE/BPEG generic pacemaker code for antibradyarrhythmia and adaptive-rate pacing and antitachyarrhythmia devices.
PACE 10:794

BREIVICK K, OHM OJ, SEGADAL L (1979): Sick sinus syndrome treated with permanent pacemaker in 109 patients: A follow-up.
Acta med Scand 206:153

CHARDACK WM, GAGE AD, GREATBATCH W (1960): A transistorized selfcontained, implantable pacemaker for the long-term correction of heart block.
Surgery 48:643

DHINGRA RC, PALILEO E, STRASBERG B, SWIRYN S, BAUERNFEIND RA, WYNDHAM CHR, ROSEN KM (1981): Significance of the HV interval in 517 patients with chronic bifascicular block.
Circulation 64:1265

DREIFUS LS, FISCH C, GRIFFIN JC, GILLETTE PC, MASON JW, PARSONNET V (1991): Guidelines for implantation of cardiac pacemakers and antiarrhythmia devices. A report of the American College of Cardiology/American Heart Association Task Force on Assessment of Diagnostic and Therapeutic Cardiovascular Procedures (Committee on Pacemaker Implantation).
Ciculation 84:455

EDHAG O, SWAHN A (1976): Prognosis of patients with complete heart block or arrhythmic syncope, who were not treated with artificial pacemakers.
Acta med Scand 200:447

ESCHER DJW, FURMAN S, FISHER JD (1981): The natural history of the paced patients with sick sinus syndrome as compared with patients with heart block.
Pace 4:43

FISCHER W, RITTER PH (HRSG.) (1997): Praxis der Herzschrittmacher-Therapie.
Spinger Berlin Heidelberg New York

FISHER JD (1978): Obscure syncope: to pace or not to pace.
Pace 1:146

FRÖHLIG G, SCHIEFFER H (1994): Mode Switching bei paroxysmaler atrialer Tachyarrhythmie.
Herzschr Elektrophys 5:43

JUNGE-HÜLSING G, HARDINGHAUS E (HRSG.) (1982): Herzschrittmacher – Leitfaden für Praxis und Klinik.
Hippokrates-Verlag, Stuttgart

KULBERTUS HE (1983): Experience with permanent pacing in the sick sinus syndrome. In: Dreifus LS (Ed.): Pacemaker therapy.
FA Davis, Philadelphia S. 189

LEMKE B, FISCHER W, SCHULTEN H und die Arbeitsgruppen Herzschrittmacher und Arrhythmie der Deutschen Gesellschaft für Kardiologie/Herz- und Kreislaufforschung (1996): Richtlinien zur Herzschrittmachertherapie. Indikationen, Systemwahl, Nachsorge der Kommission für Klinische Kardiologie der Deutschen Gesellschaft für Kardiologie/Herz- und Kreislaufforschung.
Z Kardiol 85:611

LÜDERITZ B (1986): Herzschrittmacher. Therapie und Diagnostik kardialer Rhythmusstörungen.
Springer, Berlin/Heidelberg/New York

LÜDERITZ B (1986): Spezielle Syndrome. III. Karotis-Sinus-Syndrom. In: Lüderitz B. (Hrsg.): Herzschrittmacher. Therapie und Diagnostik kardialer Rhythmusstörungen.
Springer, Berlin/Heidelberg/New York S. 404

LÜDERITZ B (1986): Schrittmacherbehandlung. In: Lüderitz B. (Hrsg.): Herzschrittmacher. Therapie und Diagnostik kardialer Rhythmusstörungen.
Springer, Berlin/Heidelberg/New York S. 233

MCANULTY JH, RAHIMTOOLA SH, MURPHY E, DEMOTOS H, RITZMANN L, KANAREK PE, KAUFMAN S (1982): Natural history of »high risk« bundle-branch block.
N Engl J Med 307:137

MCKENNA WJ, ROWLAND E, DAVIES J (1980): Failure to predict developement of atrio-ventricular block with electrophysiological testing supplemented by ajmaline.
Pace 3:666
MOND HG (1994): Permanent Cardiac Pacemacers: Techniques of Implantation, Testing, and Surveillance. In: Schlant R. C., Alexander R. W.: The Heart, 8. Aufl.
McGraw-Hill S. 815
MORLEY CA, SUTTON R (1984): Carotid sinus syncope
Intern J Cardiol 6:287
NARULA OS, GANN D, SAMET P (1975): Prognostic value of H-V-intervals. In: Narula O.S. (Ed.): His-bundle electrography and clinical electrophysiology.
FA Davis, Philadelphia S.437
NAUMANN D'ALNONCOURT C (1983): Elektrotherapie von Herzrhythmusstörungen. Bradykarde Rhythmusstörungen. In: Lüderitz B (Hrsg.): Herzrhythmusstörungen. Handbuch der Inneren Medizin, Band IX/1.
Springer, Berlin/Heidelberg/New York S. 935
ODEMUYIWA O, CAMM J (1992): Prophylactic pacing for prevention of sudden death in congenital complete hear block?
PACE 15:1526
RETTIG G, SCHIEFFER H, DOENECKE P, FLÖTHNER R, DREWS H, BETTE L (1975): Langzeitprognose bei Schrittmacherpatienten.
Herz/Kreislauf 7:497
ROSENQVIST M, BRANDT J, SCHÜLLER H (1988): Long-term pacing in sinus node disease: effects of stimulation mode on cardio-vascular morbidity and mortality.
An Heart J 116:16
SCHEINMAN MM, PETERS RW, SAUVE MJ (1982): Value of H-Q-interval in patients with bundle-branch block and the role of prophylactic permanent pacing
Am J Cardiol 50:1316
SHAW DB, HOLMAN RR, GOWERS JI (1980): Survival in sinuatrial disorder (sick sinus syndrome)
Brit Med J 280:139
SEIPEL L, BUB E, S. DRIWAS S (1975): Kammerflimmern bei Funktionsprüfung eines Demand-Schrittmachers
Dtsch Med Wschr 100:2439
SEIPEL L (1986): Bradykarde Rhythmusstörungen. Atrioventrikuläre Erregungsleitung. In: Lüderitz B (Hrsg.): Herzschrittmacher. Therapie und Diagnostik kardialer Rhythmusstörungen.
Springer, Berlin/Heidelberg/New York S. 91
THORMANN J, SCHLEPPER M (1983): Hämodynamische Auswirkungen kardialer Arrhythmien. In: Lüderitz B (Hrsg.): Herzrhythmusstörungen. Handbuch für Innere Medizin, Band IX/1.
Springer, Berlin/Heidelberg/New York S. 355
TREESE N, LEMKE B, JAKOB M (1996): Klinischer Stellenwert der Einelektroden-VDD-Stimulation
Herzschr Elektrophys 7:2
TZIVONI D, STERN S (1975): Pacemaker implantation based on ambulatory ECG monitoring in patients with cerebral symptoms.
Chest 67:274
WIRTZFELD A, SCHMITT G, GOEDEL-MEINEN L (1985): Hämodynamische Gesichtspunkte bei der Schrittmachertherapie. In: Alt A, Blömer H. (Hrsg.): Herzschrittmachertherapie in der Praxis.
Tempo Medical, München S. 87
WITTE J (1986): Bradykarde Rhythmusstörungen. 2. Implantationstechniken und Komplikationen der Herzschrittmachertherapie. In: Lüderitz B. (Hrsg.): Herzschrittmacher. Therapie und Diagnostik kardialer Rhythmusstörungen.
Springer, Berlin/Heidelberg/New York S. 200

12. Implantierbare Kardioverter/Defibrillatoren (ICD)

Die Entwicklung des Konzepts eines voll automatischen implantierbaren Defibrillators geht auf MIROWSKI et al. (1970) zurück und wurde 1980 erstmals an einem Patienten am St. John's Hopkins Medical Center in Baltimore realisiert (MIROWSKI et al. 1980). Schon bald war klar, daß diese neue Therapieform einen entscheidenden Fortschritt bei der Behandlung lebensbedrohlicher ventrikulärer Tachyarrhythmien bei ausgewählten Risikopatienten darstellen könnte (Abb. B.12.1). Neben der zu Beginn stark begrenzten Verfügbarkeit der Systeme stand einem weit verbreiteten Einsatz vor allem die im Zusammenhang mit der Implantation auftretende Morbidität und Mortalität entgegen. Bis 1988 war eine Thorakotomie zum Anbringen der epikardialen Patch-Elektroden erforderlich, seitdem stehen zuverlässige transvenöse Defibrillationselektroden zur Verfügung. Wurden in den ersten 5 Jahren nur ca. 800 Patienten weltweit mit einem AICD-System versorgt, so waren es in den Jahren 1986 bis 1989 schon etwa 9000 Neuimplantationen. 1993 wurden weltweit über 20000 Implantationen durchgeführt. In den 16 Jahren seit der Einführung in klinische Praxis sind entscheidende technologische Entwicklungen vollzogen worden, die zur weiten Verbreitung und Akzeptanz der Behandlungsform geführt haben. Die Miniaturisierung der Mikroelektronik machte eine stetige Verkleinerung der Aggregate möglich, so daß heute eine Sub- bzw. auch schon präpektorale Implantation üblich ist. Die jetzt verfügbaren Systeme, die inzwischen auch von verschiedenen Herstellern angeboten werden, sind alle – wie moderne Herzschrittmacher – von außen programmierbar. Die wichtigsten Funktionen seien kurz dargestellt:

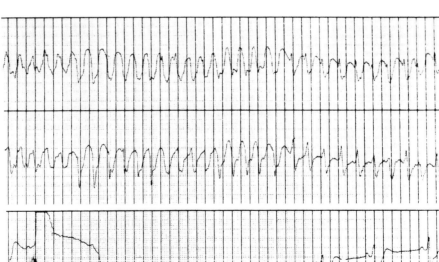
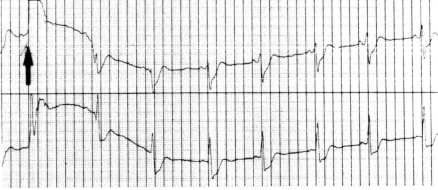

Abb. B.12.1 Automatischer implantierbarer Defibrillator.

Ausschnitte aus einer Langzeit-EKG-Registrierung des ersten Patienten, dem am Herz-Zentrum Bad Krozingen 1986 ein automatischer Defibrillator implantiert worden war. Man erkennt eine hochfrequente ventrikuläre Tachykardie, die durch einen 34-Joules-Schock beendet und in Sinusrhythmus überführt wird. Anamnestisch waren der Defibrillator-Implantation zweimal ein Herz-Kreislauf-Stillstand sowie mehrere Synkopen durch Kammertachykardie vorausgegangen.

507

Arrhythmieerkennung

Die erste Generatorgeneration (bis 1982) konnte aufgrund des integrierten Erkennungsalgorhythmus »nur« Kammerflimmern detektieren und dann durch einen entsprechenden hochenergetischen Schock terminieren. Inzwischen ist die Programmierung unterschiedlicher Tachykardiezonen durch zuverlässige Frequenzerkennung möglich, was eine differenzierte Therapie durch das Gerät zur Folge hat. Neben der Tachykardiefrequenz sind weitere Kriterien in die Detektionsalgorhythmen integriert oder programmierbar wie »Frequenzstabilität« (wichtig zur Differenzierung der Kammertachykardie von einer Tachyarrhythmia absoluta bei Vorhofflimmern), plötzlicher »Frequenzsprung« (wichtig zur Abgrenzung von einer Sinustachykardie, z.B. bei extremer Belastung) u.a.m. Unmittelbar vor Abgabe eines programmierten Schocks erfolgt in der Regel eine Überprüfung des Herzrhythmus, um einen unnötigen und damit schmerzhaften Schock für den Patienten zu vermeiden, falls es zwischenzeitlich zu einer Spontansistierung der Kammertachykardie gekommen ist.

Therapieformen

Die Schockenergien sind frei zwischen z.B. 0,5 und 34 (40) Joules programmierbar. Für unterschiedliche Tachykardiefrequenzen können unterschiedliche Energien programmiert werden. Kommt es durch einen »low energy Schock« (z.B. 2 Joules) nicht zur Terminierung der Kammertachykardie, sondern statt dessen zur Akzelleration der Frequenz, würde der nächste Schock mit einer höheren Energie (z.B. 25 Joule) abgegeben.
Ein Teil der Systeme besitzt die Möglichkeit der **antitachykarden Stimulation** (ATP; Abb. B.12.2).

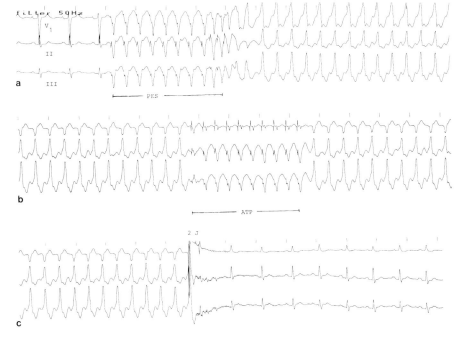

Abb. B.12.2 Funktionsweise eines ICD-Systems mit antitachykarder Stimulationsmöglichkeit. Es handelt sich um eine postoperative Testung des Systems. Dargestellt sind die Ableitungen V_1, V_2 und V_3.
a) Über das implantierte System wird durch programmierte Stimulation (PES) eine monomorphe Kammertachykardie induziert.
b) Nach einwandfreier Detektion der Tachykardie erfolgt eine antitachykarde Stimulation (ATP), die jedoch nicht in der Lage ist, die Kammertachykardie zu terminieren.
c) Entsprechen der Programmierung des Systems folgt nun Abgabe eines 2-Joules-Schocks, der sofort zu Sinusrhythmus führt.

Erfahrungen aus der elektrophysiologischen Diagnostik der vergangenen 20 Jahre haben gezeigt, daß ein großer Teil monomorpher Tachykardien durch Stimulationstechniken zu terminieren ist, was gegenüber einer Schockabgabe viele Vorzüge aufweist: schnellerer Therapiebeginn, da eine Kondensatoraufladung nicht erfolgen muß (je nach programmierter Schockenergie beträgt die Ladezeit 2–8 s), minimaler Energieverbrauch und insbesondere auch keinerlei Schmerzen für den Patienten. Die Arbeitsgruppe um LÜDERITZ und MANZ in Bonn hatte 1986 erstmals versucht, durch Implantation zweier Systeme – eines antitachykarden Schrittmachers und eines Defibrillators – die abgegebenen Schocks zu reduzieren. Die Integration des antitachykarden Pacing in den ICD hat vor allem für solche Patienten eine Bedeutung, die neben hochfrequenten Tachykardien mit Kreislaufbeeinträchtigung oder gar Herzstillstand auch rezidivierende Kammertachykardien mit langsamerer Frequenz aufweisen. Dies zu erkennen, ist u.a. Aufgabe der elektrophysiologischen Diagnostik vor der Implantation eines ICD. Die endgültige Programmierung sowohl der Schockenergien als auch der antitachykarden Stimulation erfolgt nach Implantation des Systems im Rahmen einer elektrophysiologischen Nachuntersuchung – meistens nicht invasiv (siehe unten) – vor Entlassung des Patienten.

Antibradykarde Stimulation, »Post-Schock-Pacing«

Alle heutigen Systeme haben einen »normalen« VVI-Schrittmacher integriert, was für einzelne Patienten z.B. mit zusätzlichen langen Pausen bei chronischem Vorhofflimmern von Bedeutung sein kann. Gelegentlich kommt es aber auch nur im Anschluß an einen Elektroschock zur Terminierung einer Kammertachykardie oder von Kammerflimmern zu einer längeren Asystolie, was durch Einprogrammierung des Post-Schock-Pacing für z.B. 30 s verhindert werden kann (Abb. B.12.3). Für diese Zeit kann der Schrittmacher z. B. auch auf eine besonders hohe Energieabgabe (z. B. 7,5 V) und höhere Frequenz (z.B. 80/min.) programmiert werden. Seit Ende 1996 gibt es nun auch ICD-Systeme mit integriertem DDD-Schrittmacher, so daß auch Patienten mit permanenter Bradykardie infolge AV-Block II° und III° oder Sinusknotendysfunktion optimal versorgt werden können. Neben der multipolaren Elektrode, die zur Kammerstimulation und Defibrillation im rechten Ventrikel liegt, muß eine zusätzliche bipolare Vorhofelektrode plaziert und an das Aggregat angeschlossen werden.

Integrierte Datenspeicher, Telemetriefunktion

Inzwischen üblich sind Meßdaten, wie sie auch aus der Schrittmachertherapie seit vielen Jahren bekannt sind, wie Ermittlung des Elektrodenwiderstandes während Kammerstimulation, Übertragung des aktuellen Batteriezustandes etc. Ein entscheidender Fortschritt stellte die Integration von Daten-Ereignisspeichern dar, die entweder die registrierten Zykluslängen vor einer Intervention und danach oder sogar die Echtzeit-EKGs über die intrakardialen Elektroden registrieren und abspeichern. So ist es im Zusammenhang mit den Funktionskontrollen möglich, genauen Aufschluß über die stattgefundene Arrhythmieereignisse zu bekommen, was zum einen die Effektivität des Systems belegt, zum anderen jedoch auch Umprogrammierungen und Therapieanpassung ermöglicht.

Nicht invasive, programmierte Stimulation (NIPS)

Mit Hilfe der integrierten NIPS-Programme lassen sich postoperativ die präoperativ dokumentierten Rhythmusstörungen induzieren, so daß im elektrophysiologischen Labor »on line« die Wirksamkeit der Systeme hinsichtlich ihrer Erkennung und Terminierung der induzierten Arrhythmien überprüft werden kann (Abb. B.12.2 und B.12.3).

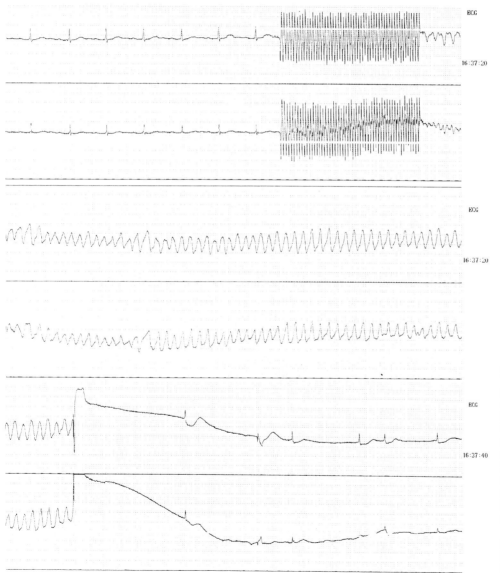

Abb. B.12.3 Postoperative Testung eines ICD-Systems. Durch Applikation von hochfrequentem Wechselstrom wird Kammerflimmern induziert. Es wird einwandfrei erkannt und nach Ladung der Kondensatoren durch einen 34-Joules-Schock terminiert. Im Anschluß an die Defibrillation erkennt man nach einem Hysterese-Intervall für 2 Aktionen ein »Postschock-Pacing«.

(Aufzeichnung der Episode mittels eines 2-Kanal-Langzeit-EKG-Registriersystems.)

Indikationen zur Implantation eines ICD

Die zur Zeit noch geltenden Empfehlungen wurden 1989 (North American Society of Pacing and Electrophysiology), 1990 (American College of Cardiology), 1991 (NASPE; LEHMANN u. SAKSENA 1991), für die Europäische Gesellschaft für Kardiologie 1992 (BREITHARDT et al. 1992) und in Deutschland 1991 und zuletzt 1994 (Kommission für Klinische Kardiologie, unter Mitwirkung der Arbeitsgruppe Interventionelle Elektrophysiologie der Deutschen Gesellschaft für Herz-Kreislauf-Forschung 1994) publiziert. Angesichts der raschen Entwicklung der ICD-Systeme, ihrer zunehmenden Sicherheit und der drastischen Abnahme der perioperativen Morbidität und Mortalität (unter 0,5 %) seit Einführung der transvenösen Implantationstechniken bedürfen die Richtlinien immer einer raschen Anpassung. Dazu kommt, daß erste prospektive Untersuchungen zeigen, daß für ausgewählte Patienten auch eine prophylaktische Defibrillator-Implantation – also noch vor Eintreten eines ersten klinischen Ereignisses – in Frage kommt. Die derzeitigen Richtlinien sind in Tab. B.12.1 aufgelistet.

a) Gesicherte Indikationen

1. Zustand nach hämodynamisch wirksamer Kammertachykardie oder Kammerflimmern, wenn die Rhythmusstörung anläßlich einer elektrophysiologischen Untersuchung induzierbar ist und mittels antiarrhythmischer Therapie nicht kontrolliert werden kann.

2. Zustand nach Kammerflimmern oder hämodynamisch wirksamer Kammertachykardie auch bei Nichtinduzierbarkeit während der elektrophysiologischen Basisuntersuchung in Gegenwart einer eingeschränkten li.-ventrikulären Funktion (LF < 40 %).

3. Spontanrezidiv einer ventrikulären Tachyarrhythmie, die zuvor als mittels programmierter Kammerstimulation einstellbar eingestuft worden war.

b) Relative Indikationen

1. Zustand nach ventrikulärer Tachyarrhythmie und Nichtinduzierbarkeit bei der basiselektrophysiologischen Untersuchung bei guter li.-ventrikulärer Funktion.

2. Zustand nach antitachykarder Operation (Endokardresektion) und persistierender Induzierbarkeit monomorpher Kammertachykardien

3. Zustand nach hämodynamisch nicht tolerierter ventrikulärer Tachyarrhythmie im Zusammenhang mit einer myokardialen Ischämie, wenn die Ursache (Myokardischämie) durch Revaskularisationsmaßnahmen nicht zuverlässig behoben werden kann oder die Arrhythmie nach erfolgter Revaskularisation weiter induzierbar ist.

4. Patienten mit rezidivierenden, gut tolerierten Kammertachykardien, bei denen eine zuverlässige Terminierung durch antitachykarde Stimulation möglich ist.

5. Patienten mit Synkopen und induzierbaren monomorphen Kammertachykardien in Gegenwart einer kardialen Grunderkrankung.

Tab. B.12.1 Indikation zur Implantation eines ICD.

Wirksamkeit der Defibrillator-Therapie

Reduktion der plötzlichen Todesrate und auch der Gesamtmortalität

Es gibt keine abgeschlossene und publizierte (bis Februar 1997) prospektive, randomisierte Untersuchung zur Frage der Prognoseverbesserung durch ICD-Therapie bei Hochrisiko-Patienten (Zustand nach Reanimation bei Kammerflimmern oder Kammertachykardie). Alle publizierten Serien belegen übereinstimmend eine Rate an plötzlichem Herztod von nur 0–2 % für das erste und von max. 8 % für den Zeitraum bis zu 5 Jahren nach Implantation. NISAM et al. (1991) geben eine Rate von 1,6 und 4,5 % nach 1 bzw. 5 Jahren an, wobei die ersten 10000 Patienten, die einen Defibrillator erhielten, analysiert wurden. Diese plötzlichen Todesraten stehen in klarem Kontrast zu

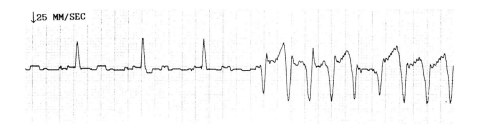

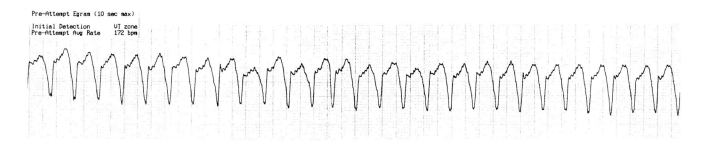

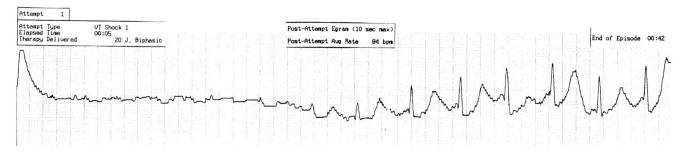

Abb. B.12.4 Effektivitätskontrolle bei ICD-Systemen, Speicherung analoger Ereignis-EKGs.
Bei den ersten 3 Aktionen besteht noch Sinusrhythmus. Eine spät einfallende Extrasystolie induziert eine zu Beginn etwas unregelmäßige, dann jedoch ganz monomorphe Kammertachykardie mit einer Frequenz von 172/min. Die Detektion führt zur Ladung der Kondensatoren und Abgabe eines biphasischen 20-Joules-Schocks, der zu Sinusrhythmus führt.

den früher mitgeteilten Ereignisraten bei entsprechenden Patienten in der Größenordnung von 30 bis 50 % innerhalb von 2 Jahren. Nach heutiger Meinung haben die Patienten die schlechteste Prognose, die nach überlebtem Herzstillstand induzierbar sind (d. h. bei der elektrophysiologischen Untersuchung wird eine anhaltende Kammertachykardie oder Kammerflimmern ausgelöst) und für die durch serielle Testung keine effektive antiarrhythmische Therapie gefunden werden kann, sie also induzierbar bleiben.

Ob bei Patienten mit Zustand nach Reanimation durch die Implantation eines ICDs auch die Gesamtmortalität und nicht nur die plötzliche Todesrate gesenkt werden kann, ist Untersuchungsziel mehrerer prospektiver Untersuchungen an entsprechenden Patienten (Cardiac Arrest Study Hamburg, Canadian Implantable Defibrillator Study, Antiarrhythmics vs. Implantable Defibrillators-Study). Nichtrandomisierte retrospektive Untersuchungen wiesen in diese Richtung (Übersicht bei SCHLEPPER et al. 1995, BÖCKER et al. 1997).

Weitere Untersuchungen klären die Rolle des implantierbaren Defibrillators als prophylaktische Maßnahme bei Hochrisiko-Patienten, also noch bevor es zu einem arrhythmogenen Ereignis gekommen ist. Während MUSTT (Buxton et al 1993) noch nicht abgeschlossen ist, wurde im März 1996 MADIT vorzeitig beendet und die Ergebnisse im Dezember 1996 publiziert: Es fand sich ein hochsignifikanter Überlebensvorteil für Patienten, die – gekennzeichnet durch eine schlechte links-ventrikuläre Funktion nach Myokardinfarkt, eine nichtanhaltende Kammertachykardie während des Langzeit-EKGs sowie die Induktion anhaltender ventrikulärer Tachyarrhythmien bei der elektrophysiologischen Untersuchung und persistierender Induzierbarkeit unter Procainamid – einen Defibrillator implantiert bekamen. Die Kontrollgruppe war mit Antiarrhythmika, überwiegend Amiodaron und Sotalol, behandelt worden. Sollten weitere Untersuchungen die MADIT-Ergebnisse bestätigen, so werden in Zukunft prophylaktische ICD-Implantationen vorgenommen werden.

Literatur

THE AVID INVESTIGATORS: Antiarrhythmics versus implantable defibrillators (AVID) – rationale, design, and methods (1995):
Am J Cardiol 75:470
BÖCKER D, BLOCK M, BORGGREFE M, BREITHARD G (1997): Defibrillators are superior to antiarrhythmic drugs in the treatment of ventricular tachyarrythmias.
Eur Heart J 18:26
BUXTON AE, FISHER JD, JOSEPHSON ME, LEE KL, PRYOR DB, PRYSTOWSKY EN, SIMSON MB, DICARLO L, ECHT DS, PACKER D, GREER GS, TALAJIC M AND THE MUSTT INVESTIGATORS (1993): Prevention of sudden death in patients with coronary artery disease: The multicenter unsustained tachycardia trial (MUSTT).
Prog Cardiovas Dis 3:215
CONNOLLY SJ, GENT M, ROBERTS RS (1993): Canadian implantable defibrillator study (CIDS): Study design and organization.
Am J Cardiol 72:103F
FOGOROS RN (1993): The effect of the implantable cardioverter defibrillator on sudden death and on total survival.
PACE 16:506
KLEIN H, TRÖSTER J, TRAPPE HJ, BECHT I, SICLARI F (1990): Der implantierbare automatische Kardioverter-Defibrillator (AICD).
Herz 2:211
LÜDERITZ B, JUNG W, DEISTER A, MARNEROS A, MANZ M (1993): Lebensqualität nach Implantation eines Kardioverters/Defibrillators bei malignen Herzrhythmusstörungen.
Dtsch med Wschr 118:285

MARKEWITZ A, HEMMER W (Hrsg.) (1997): Handbuch der Defibrillator-Chirurgie.
Medplan München

MIROWSKI M, MOWER MM, STAEWEN WS, TABATZNIK B, MENDELOFF AI (1970): Standby automatic defibrillator. An approach to prevention of sudden coronary death.
Arch Intern Med. 126:158

MOSS AJ, HALL JW, CANNOM DS, DAUBERT JP, HIGGINS SL, KLEIN H, LEVINE JH, SAKSENA S, WALDO AL, WILBER D, BROWN MW, HOE M (1966): Improved survival with an implanted defibrillator in patients with coronary disease at high risk for ventricular arrhythmia.
N Engl J Med 335:1933

PRIORI SG, BORGGREFE M, CAMM AJ, HAUER RNW, KLEIN H, KUCK KH, SCHWARTZ PJ, TOUBOUL P, WELLENS HJJ (1994): Role of the implantable defibrillator in patients with idiopathic ventricular fibrillation. Data from the UCARE Internationl Registry.
Eur HJ 16 (Abstract Suppl): 597

SAKSENA S, PARSONNET V (1988): Implantation of a cardioverter/defibrillator without thoracotomy using a triple electrode system.
JAMA 259:69

SAKSENA S, BREITHARDT G, DORIAN P, GREENE HL, MADAN N, BLOCK M (1966): Nonpharmacological therapy for malignant ventricular arrhythmias: Implantable Defibrillator trials.
Progr Cardiovasc Dis XXXVIII:429

SAKSENA S, MADAN N, LEWIS C (1996): Implantable cardioverter-defibrillators are preferable to drugs as primary therapy in sustained ventricular tachyarrhythmias.
Prog Cardiovasc Dis XXXVIII:445

SCHLEPPER M, NEUZNER J, PITSCHNER HF (1995): Implantable cardioverter defibrillator: Effect on survival.
PACE 18:569

SINGER I (Hrsg.) (1994): Implantable Cardioverter Defibrillator.
Futura Publishing New York

SWEENEY MO, RUSKIN JN, GARAN H, MCGOVERN BA, GUY ML, TORCHIANA DF, VLAHAKES GJ, NEWELL JB, SEMIGRAN MJ, DEC GW (1995): Influence of the implantable cardioverter/defibrillator on sudden death and total mortality in patients evaluated for cardiac transplantation.
Circulation 92:3273

WIETHOLT D, ULBRICHT L, GÜLKER H (Hrsg.) (1997): Implantierbare Kardioverter-Defibrillatoren.
Thieme Stuttgart New York

SIEBELS J, CAPPATO R, RUPPEL R, SCHNEIDER MAE, KUCK KH, THE CASH INVESTIGATORS: Preliminary results of the Cardiac Arrest Study Hamburg (CASH).
Am J Cardiol 72:109F

514

Sachwörter- und Abbildungsverzeichnis

(Die mit * gekennzeichneten Ziffern weisen auf Seiten mit entsprechenden Abbildungen oder Tabellen hin.)

H

527

Abkürzungen

A	Atrial, Vorhof
AP	Aktionspotential
	Angina pectoris
ARVD	Arrhythmogene rechtsventrikuläre Dysplasie
ATP	Antitachykarde Stimulation (pacing)
AV	Atrio-ventrikulär
AVNRT	AV-Knoten-Re-entrytachykardie
AVRT	Atrio-ventrikuläre Re-entrytachykardie
BCI	Belastungskoronarinsuffizienz
CMT	»circus movement tachycardia« (Re-entry-Tachykardie unter Einbeziehung einer akzessorischen Leitungsbahn)
CL	»cycle length« (ZL: Zykluslänge)
CMP	Kardiomypathie
CS	Koronarsinus
DC	»direct« current (Gleichstrom; bei Kardioversion bzw. Defibrillation)
EKG	Elektrokardiogramm
EPU	Elektrophysiologische Untersuchung
ERP	Effektive Refraktärperiode
HBE	His-Bündel-Elektrogramm
HCM	Hypertrophe Kardiomyopathie
HOCM	Hypertrophe obstruktive Kardiomyopathe
HF	Herzfrequenz
	Hochfrequenz- (Katheterablation)
HPS	His-Purkinje-System
HRA	»high right atrium« (hoher rechter Vorhof; Katheterposition)
HWI	Hinterwandinfarkt
FRP	Funktionelle Refraktärperiode
GNB	Größte Negativitätsbewegung
KHK	Koronare Herzkrankheit
LA	Linker Vorhof
LAH	Linksanteriorer Hemiblock
LPH	Linksposteriorer Hemiblock
LRA	»low right atrium» (tiefer rechter Vorhof; Katheterposition)
LSB	Linksschenkelblock
LV	Linker Ventrikel
LVH	Linksventrikuläre Hypertrophie

MAP	Monophasisches Aktionspotential Bezeichnung des Lokal-EKG vom Mapping-Katheter
OUP	Oberer Umschlagspunkt
PM	Pacemaker (Schrittmacher)
RA	Rechter Vorhof
RF	»radiofrequency« (»-ablation«; syn.: HF-Ablation)
RP	Refraktärperiode
RSB	Rechtsschenkelblock
RV	Rechter Ventrikel
RVA	»right ventricular apex« (Katheterposition: rechtsventrikuläre Spitze)
RVH	Rechtsventrikuläre Hypertrophie
RVOT	»right ventricular outflow tract« (rechtsventrikulärer Ausflußtrakt)
SA	Sinu-atrial
SK	Sinusknoten
SKEZ	Sinusknotenerholungszeit
SLI	Sokolow-Lyon-Index
SSS	»sick sinus syndrome« (Sinusknotensyndrom)
SVES	Supraventrikuläre Extrasystole
SVT	Supraventrikuläre Tachykardie
V	Ventrikulär, Kammer
VA	Ventrikulo-atrial (z.B. Leitungszeit)
VES	Ventrikuläre Extrasystole
VF	»ventricular fibrillation« (Kammerflimmern)
VKG	Vektorkardiogramm
VT	Ventrikuläre Tachykardie
WPW	Wolff-Parkinson-White
ZL	Zykluslänge